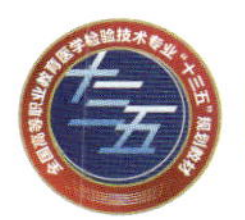

• 全国高等职业教育医学检验技术专业“十三五”规划教材 •

血液学检验

（供医学检验技术专业使用）

主　编　闫晓华　吴　芹　王富伟

副主编　高春艳　朱爱民　杨新春　牟凤林　魏爱婷

编　者　（以姓氏笔画为序）

王立立（四川中医药高等专科学校）
王富伟（漯河医学高等专科学校）
朱爱民（南华大学附属娄底医院）
刘阔叶（娄底职业技术学院）
闫晓华（山东医学高等专科学校）
牟凤林（重庆三峡医药高等专科学校）
杨　茜（菏泽医学专科学校）
杨新春（四川卫生康复职业学院）
李启松（江苏医药职业学院）
李宝华（山东第一医科大学）
吴　芹（江苏医药职业学院）
张文娟（陕西能源职业技术学院）
陈　鑫（漯河医学高等专科学校第一附属医院）
高春艳（哈尔滨医科大学大庆校区）
高菊兴（临沂市人民医院）
曹婷婷（沧州医学高等专科学校）
程振娜（山东医学高等专科学校）
解小红（重庆三峡中心医院）
魏爱婷（漯河医学高等专科学校第三附属医院）

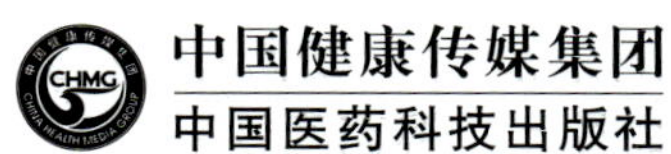

中国健康传媒集团
中国医药科技出版社

内容提要

本教材为“全国高等职业教育医学检验技术专业‘十三五’规划教材”之一，系根据本套教材的编写指导思想和原则要求，结合专业培养目标和本课程教学目的、内容与任务要求编写而成。本教材具有专业针对性强、紧密结合新时代职业教育体系发展要求，符合行业用人需要的特点。内容主要包括造血检验基础理论、细胞形态学特征及其检验、红细胞疾病检验、白细胞疾病检验、血栓与止血检验及其应用等。本教材为书网融合教材，即纸质教材有机融合电子教材，教学配套资源（PPT、微课、视频等），题库系统，数字化教学服务（在线教学、在线作业、在线考试）。

本教材主要供高等职业学校医学检验技术专业师生学习使用，也可作为其他相关专业的教材。

图书在版编目（CIP）数据

血液学检验 / 闫晓华，吴芹，王富伟主编 . —北京：中国医药科技出版社，2019.12

全国高等职业教育医学检验技术专业“十三五”规划教材

ISBN 978-7-5214-1453-0

Ⅰ . ①血…　Ⅱ . ①闫… ②吴… ③王…　Ⅲ . ①血液检查－高等职业教育－教材　Ⅳ . ①R446.11

中国版本图书馆CIP数据核字（2019）第266757号

美术编辑　陈君杞

版式设计　易维鑫

出版　**中国健康传媒集团**｜中国医药科技出版社

地址　北京市海淀区文慧园北路甲22号

邮编　100082

电话　发行：010-62227427　邮购：010-62236938

网址　www.cmstp.com

规格　889 × 1194mm $^1/_{16}$

印张　26

字数　571千字

版次　2019年12月第1版

印次　2021年12月第2次印刷

印刷　三河市万龙印装有限公司

经销　全国各地新华书店

书号　ISBN 978-7-5214-1453-0

定价　96.00元

获取新书信息、投稿、为图书纠错，请扫码联系我们。

数字化教材编委会

主　编　闫晓华　吴　芹　王富伟

副主编　高春艳　朱爱民　杨新春　牟凤林　魏爱婷

编　者（以姓氏笔画为序）

王立立（四川中医药高等专科学校）
王富伟（漯河医学高等专科学校）
朱爱民（南华大学附属娄底医院）
刘阔叶（娄底职业技术学院）
闫晓华（山东医学高等专科学校）
牟凤林（重庆三峡医药高等专科学校）
杨　茜（菏泽医学专科学校）
杨新春（四川卫生康复职业学院）
李启松（江苏医药职业学院）
李宝华（山东第一医科大学）
吴　芹（江苏医药职业学院）
张文娟（陕西能源职业技术学院）
陈　鑫（漯河医学高等专科学校第一附属医院）
高春艳（哈尔滨医科大学大庆校区）
曹婷婷（沧州医学高等专科学校）
徐明辉（哈尔滨医科大学大庆校区）
程振娜（山东医学高等专科学校）
解小红（重庆三峡中心医院）
魏爱婷（漯河医学高等专科学校第三附属医院）

出版说明

为深入贯彻《现代职业教育体系建设规划（2014—2020年）》以及《医药卫生中长期人才发展规划（2011—2020年）》文件的精神，满足高等职业教育医学检验技术专业培养目标和其主要职业能力的要求，不断提升人才培养水平和教育教学质量，在教育部、国家卫生健康委员会及国家药品监督管理局的领导和指导下，在全国卫生职业教育教学指导委员会医学检验技术专业委员会有关专家的大力支持和组织下，在本套教材建设指导委员会主任委员胡野教授等专家的指导和顶层设计下，中国医药科技出版社有限公司组织全国50余所高职高专院校及其附属医疗机构近150名专家、教师历时1年多精心编撰了“全国高等职业教育医学检验技术专业‘十三五’规划教材”，该套教材即将付梓出版。

本套教材包括高等职业教育医学检验技术专业理论课程主干教材共计10门，主要供全国高等职业教育医学检验技术专业教学使用。

本套教材定位清晰、特色鲜明，主要体现在以下方面。

一、紧扣培养目标，满足职业标准和岗位要求

本套教材的编写，始终坚持“去学科、从目标”的指导思想，淡化学科意识，遵从高等职业教育医学检验技术专业培养目标要求，对接职业标准和岗位要求，培养具有一定的科学文化水平，良好的职业道德、工匠精神和创新精神，具有较强的就业能力、一定的创业能力和支撑终身发展的能力；掌握医学检验和临床医学的基本知识，具备医学检验工作的技术技能，面向卫生行业临床检验技师、输血技师、病理技师等职业群，能够从事人体各种标本检验及鉴定等工作的高素质技术技能人才。本套教材从理论知识的深度、广度和技术操作、技能训练等方面充分体现了上述要求，特色鲜明。

二、体现专业特色，整体优化，紧跟学科发展步伐

本套教材的编写特色体现在专业思想、专业知识、专业工作方法和技能上。同时，基础课、专业基础课教材的内容与专业课教材内容对接，专业课教材内容与岗位对接，教材内容着重强调符合基层岗位需求。教材内容真正体现检验医学工作实际，紧跟学科和临床发展步伐，内容具有科学性和先进性。强调全套教材内容整体优化，注重不同教材内容的联系与衔接，并避免遗漏和不必要的交叉重复。

三、对接考纲，满足临床医学检验技士资格考试要求

本套教材中，涉及临床医学检验技士资格考试相关课程教材的内容紧密对接《临床医学检验技士资格考试大纲》，并在教材中插入临床医学检验技士资格考试“考点提示”，有助于学生复习考试，提升考试通过率。

四、书网融合，使教与学更便捷更轻松

全套教材为书网融合教材，即纸质教材与数字教材、配套教学资源、题库系统、数字化教学服务有机融合。通过“一书一码”的强关联，为读者提供全免费增值服务。按教材封底的提示激活教材后，读者可通过PC、手机阅读电子教材和配套课程资源（PPT、微课、视频等），并可在线进行同步练习，实时反馈答案和解析。同时，读者也可以直接扫描书中二维码，阅读与教材内容关联的课程资源，从而丰富学习体验，使学习更便捷。教师可通过PC在线创建课程，与学生互动，开展在线课程内容定制、布置和批改作业、在线组织考试、讨论与答疑等教学活动，学生通过PC、手机均可实现在线作业、在线考试，提升学习效率，使教与学更轻松。此外，平台尚有数据分析、教学诊断等功能，可为教学研究与管理提供技术和数据支撑。

编写出版本套高质量教材，得到了全国知名专家的精心指导和各有关院校领导与编者的大力支持，在此一并表示衷心感谢。出版发行本套教材，希望受到广大师生欢迎，并在教学中积极使用本套教材和提出宝贵意见，以便修订完善，共同打造精品教材，为促进我国高等职业教育医学检验技术专业教育教学改革和人才培养做出积极贡献。

中国医药科技出版社

2019年11月

全国高等职业教育医学检验技术专业“十三五”规划教材

建设指导委员会

前　言

Foreword

血液学检验是医学检验技术专业必修的核心课程之一。为保证血液学与检验体系的完整性，从理论和实际应用方面反映血液学与检验领域的新进展，力争使本书成为一本适用于教学和临床应用，培养学生终生学习能力的教材和参考书。本教材的编写力求做到三个贴近、三个坚持。三个贴近是：一贴近岗位，应加强与临床的衔接，注重培养学生的专业素质，以适合实际工作的需要；二贴近学生，增加引导性和可读性，使学生有兴趣学、容易学；三贴近时代，反映医学科学研究新成果，吸收国内外先进的学科概念、教学理念、教学模式、教学方法，与行业发展接轨。三个坚持是：一坚持创新教材体系，促进学科发展；二坚持教材实用性、拓展性；三坚持理论知识职业化、诊断依据标准化。

本教材除绪论外，共分为四篇十九章，第一篇造血与造血检验技术，主要介绍造血检验基础理论、细胞形态学及其检验技术的应用发展；第二篇红细胞疾病检验，包括贫血概述、铁代谢障碍性贫血检验、DNA合成障碍性贫血检验、造血功能障碍性贫血检验、溶血性贫血检验及其他红细胞疾病检验；第三篇白细胞疾病检验，包括白细胞检验基础、白血病检验、浆细胞病检验、恶性淋巴瘤检验、骨髓增殖性肿瘤检验、骨髓增生异常综合征检验、骨髓增生异常－骨髓增殖性肿瘤及其他白细胞疾病检验；第四篇血栓与止血检验及其应用，包括血栓与止血检验及血栓与止血检验的临床应用。

在编写过程中，根据高等职业教育的特点和要求，在阐述基本理论、基本知识、基本技能的基础上，注重理论和方法的先进性、可靠性和实用性，着重介绍当今公认的规范化诊断标准、检验方法及其方法学评价和临床应用，突出对学生基本技能的培养。为了便于学生课前预习和课后复习，在每章列有学习目标、案例讨论、知识拓展、知识链接、考点提示和试题等。同时，书中配有大量图片和表格，有利于学生理解和掌握。

本教材由17所院校及相关单位的19名专家经精心策划、认真编写、相互审阅、集体定稿完成。得到了各编者及其所在单位领导的大力支持。在此，一并致以衷心的感谢。由于编者学识和水平有限，书中不妥和疏漏之处在所难免，敬请各位专家和读者批评指正，以便修订完善。

编　者
2019年9月

目　录

Contents

第二篇　红细胞疾病及其检验

第三篇 白细胞疾病检验

第四篇 血栓与止血检验及其应用

绪 论

学习目标

1. **掌握** 临床血液学与血液学检验的概念。
2. **熟悉** 血液学与检验的关系。
3. **了解** 血液学和血液学检验的发展。
4. 具有解释血液学检验课程定位的能力。
5. 能明白血液学检验学习的任务、方法及要求。

一、血液学概述

血液学（hematology）是医学科学的一个独立分支，主要研究对象是造血组织和血液。根据其研究内容和范围又分为多个分支，包括血细胞形态学，研究血液中有形成分的形态；血细胞生理学，研究细胞来源、增生、分化和功能；血液生化学，研究血细胞的组成、结构、代谢和血浆成分；血液免疫学，研究血细胞的细胞免疫和体液免疫；血液遗传学，研究血液病的遗传和信息传递方式；血液流变学，研究血液的流动性和血细胞的变形性；实验血液学，研究实验技术和实验方法的建立等。近年来，随着基础学科的飞速发展，实验技术的突飞猛进，促使血液学的研究内容和范畴不断地深入和扩大，开辟了许多新的领域，如血细胞生物学和血液分子生物学等。总体上血液学可分为临床血液学、基础血液学、实验血液学和血液学检验。

临床血液学（clinical hematology）是以疾病为研究对象、基础理论与临床实践紧密结合的综合性临床学科，主要包括来源于造血组织的原发性血液病以及非血液病所致的继发性血液病。重点研究各种血液病（如贫血、白血病、血栓与止血性疾病等）的致病原因、发病机制、临床表现和诊疗措施等，也研究其他疾病（如肝病、肾病、脑血管病、冠心病、糖尿病、传染病、恶性肿瘤、免疫病、遗传病以及外科手术、严重创伤、药物治疗等）所致的血液学异常。近年来，利用分子标志物对白血病进行免疫学分型和对血栓前状态进行精确诊断也取得了极大的进展，使血液病的诊疗水平和预防措施不断提高和发展。

基础血液学（principle and mechanism of hematology）是研究血液的各种组分，是对血液学基本概念、基本理论的研究，是血液病预防、诊断、治疗的基础，是指导血液学发展的纲领性学科。

实验血液学（experiments in hematology）是根据各种血液学理论和学说进行的体内和体外实验，或者是分子、蛋白水平的模式研究，以证实理论和学说的正确性，并为临床血液学研究提供必要的基础。是血液学研究的重要环节，也是血液学与其他学科关联、与生命科学协同的重要途径，也被认为是可独立展开研究的重要组成部分。

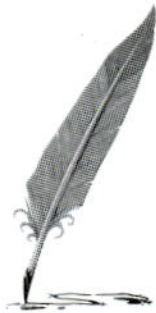

血液学检验（laboratory hematology）是以血液学理论为基础，以检验实验方法为手段，以血液病为研究对象，创建理论–检验–疾病相互结合、紧密联系的临床分支学科，研究和分析血液及造血组织的病理变化，阐述血液病的发生机制，协助诊断、疗效观察和预后判断的一门学科。它既属于血液学（hematology）范畴，又属于检验医学（laboratory medicine）的分支。近20年来，随着分子生物学技术的发展，血细胞的分子、结构及其在发病中作用机制的研究加深了对血液病理论和实践的认识，将血液学提高到崭新的“分子血液学”水平。聚合酶链反应、蛋白质组学技术等分子生物学技术在血液学检验中的应用，使认识和诊断血液疾病由细胞水平提升到亚细胞水平和分子组学水平。不断发现的新的分子标志物如血细胞CD分子、融合基因和小分子非编码RNA等也对白血病及淋巴瘤等恶性血液病的精确诊断与分型提供了特异性更强、灵敏度更高的分子水平实验室指标，染色体原位杂交技术（fluorescence in situ hybridization，FISH）在白血病的细胞遗传学诊断和微量残留白血病检测中发挥了重要作用。

二、血液学和血液学检验的发展

血液学和血液学检验的发展是随着科学技术的进步和临床医学的发展不断前进的。血液学检验从最原始的手工法发展到目前的全自动分析方法，从细胞学水平发展到分子生物学水平，期间经历了几个世纪。关于血液的记载早在公元前3~4世纪就有人提出，祖国医学《黄帝内经》中也有记载，但对血液的起源、组成和功能认识长期以来是片面，甚至是唯心的。随着显微镜的发明，1673年、1749年和1842年先后用显微镜观察血液中红细胞、白细胞和血小板的形态，使血液有形成分成为血液学工作者主要研究对象。19世纪中后期血细胞计数方法的发明和改进、血细胞来源于骨髓组织及血细胞染色方法的建立等，使血液学的研究进入到细胞形态学阶段。1900年红细胞ABO血型系统的发现和确立，开创了输血领域的新时代，1929年骨髓穿刺针的发明，使骨髓细胞检查成为血细胞形态研究的重要内容。1945年Coombs建立了抗球蛋白试验，为免疫血液学的研究做出了重要贡献。1949年证实镰状细胞贫血是血红蛋白结构异常所致，提出了“分子病”的概念，对疾病的认识进入分子水平。20世纪初，血细胞的生成、造血干细胞及造血调控成为血液学研究的焦点。

（一）血细胞研究发展史

血细胞的研究已有300余年的历史。随着血细胞检验技术的不断改进，光学显微镜精密度的不断提高和染色技术的不断发展，使细胞形态更容易辨认和鉴别。暗视野显微镜、相差显微镜、偏光显微镜及电子显微镜的发明和应用，对血细胞形态学的研究更加充实。19世纪60年代开始了解到血细胞产生于骨髓，骨髓中有幼稚血细胞，这些幼稚细胞成熟后释放入血液。1953年美国库尔特（W.H.Coulter）研制出世界上第一台自动血细胞计数仪，成功用于血细胞计数，目前已有各种半自动化和全自动化血细胞计数分析仪不断问世，并在世界范围内广泛应用，大大推动了血细胞计数和分类计数的发展。

1. 红细胞研究发展史 对红细胞功能的认识开始于1871—1876年，发现红细胞具有携带氧的能力，并参与组织呼吸作用，1900—1930年对此有更全面的了解。1935年发现红细胞内有碳酸酐酶，明确了红细胞与血液酸碱平衡有密切关系。40年代逐渐建立血库，1946年肯定了红细胞在人体内的寿命为120天左右，为人类安全输血提供了依据。1959年以后对红细胞糖代谢有了全面的了解，1967年以后明确了红细胞内2，3–二磷酸甘油醛作用于

脱氧血红蛋白，有利于组织获得更多的氧。近40年来明确了红细胞结构与脂肪和蛋白的关系。80年代发现在体外用糖苷酶可以将A型、B型血转化为O型血，并初步获得成功，用聚乙二醇处理红细胞掩蔽其抗原位点，将Rh阳性转换为Rh阴性，改变了血源不足的状况。

2. 白细胞研究发展史

（1）对粒细胞的认识　1892—1930年已知中性粒细胞有趋化、吞噬和杀灭细菌的作用，1986年证实其杀菌作用依赖于细胞内的过氧化物酶。嗜酸性粒细胞的嗜酸性颗粒虽然至今还不十分清楚，但早在1949年发现嗜酸性颗粒可转变成夏科－莱登结晶（Charcot-Leyden crystal），进一步发现嗜酸性粒细胞含有阳离子蛋白，能杀死微小生物。嗜碱性粒细胞中的嗜碱性颗粒含有组胺、5-羟色胺等成分，并参与过敏反应。

（2）对单核细胞的认识　单核细胞的功能在1910年被报道，其不仅能吞噬一般细菌和较难杀灭的特殊细菌（如结核分枝杆菌、麻风分枝杆菌），也能吞噬较大的真菌和单细胞寄生虫，故曾被称为“打扫战场的清道夫”。20世纪60年代后发现，单核细胞杀死和消化吞噬物质主要靠细胞内大量的溶酶体，并将外来物质消化后递呈抗原给淋巴细胞，不仅在免疫过程中发挥重要作用，还能分泌多种细胞因子，调节淋巴细胞和其他细胞的生长、增殖或受抑。1976年后将Aschoff（1924）提出的“网状内皮系统”（reticulo-endothelial system，RES）更名为“单核－吞噬细胞系统”（mononuclear phagocyte system，MPS）。单核细胞是MPS中较短暂停留于血液内的细胞，进入组织后转变成组织细胞，吞噬异物则称为吞噬细胞。

（3）对淋巴细胞的认识　过去认为淋巴细胞是淋巴系统中最末的一代，1959年以来发现，淋巴细胞受丝裂原和抗原刺激后可转化为免疫母细胞，并进行有丝分裂和增殖。浆细胞是B淋巴细胞受抗原刺激后转化的一种能分泌免疫球蛋白的细胞。淋巴细胞虽然形态相似，但具有不同功能，B细胞能产生抗体，T细胞能产生多种细胞因子，起杀伤、辅助、抑制或诱导作用等。其实各类淋巴细胞还有更细的分工：1个淋巴细胞只对1~2种抗原起反应，抗原有千千万万，可以想象淋巴细胞分工的复杂性。T细胞还能产生多种细胞激活素（cytokine）。

3. 血栓与止血研究发展史　1842年发现了血小板，至1882年才知道它有止血和修复血管的作用。1923年发现血小板的黏附和聚集功能，且受体内凝血酶、肾上腺素、胶原、前列腺素等物质的影响。血小板超微结构的研究发现了血小板内各种亚结构，明确了某些物质的产生和分泌与这些亚结构有关。激光共聚焦显微镜断层扫描单个血小板和流式细胞仪观察群体血小板激活过程中钙离子的变化，证实血小板的“外钙内流”在其激活过程中发挥重要作用，为血栓性疾病的诊断及抗血小板药物的研究奠定了基础。近年来发现，血小板的活化以出芽的方式形成囊泡，或以伪足断裂的方式形成血小板颗粒（platelet micropaticle，PMP），检测血液中PMP可了解血小板参与血栓和血液凝固的能力。血小板激活后释放的P-选择素与白细胞和/或单核细胞膜受体结合，形成血小板－白细胞聚集物和/或血小板－单核细胞聚集物，是反映动脉血栓形成的特异性标志物之一。

对血栓与止血的认识开始于出血问题上，例如血友病，早在2000年以前犹太人的《法典》中已有记载。20世纪50年代后对凝血机制有了深入认识，60年代“瀑布学说”成为公认的凝血机制。60年代末，各种先天性凝血因子缺乏症或功能异常症的发现，证实了各种凝血因子均参与止血过程。70年代加速了对各种凝血因子结构与功能的研究，发现了新的凝血与纤溶相关因子，如α_2纤溶酶抑制物和蛋白C等。80年代开展了对纤维连接蛋白等黏

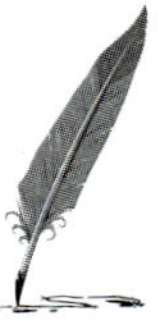

附分子的研究，对血管内皮细胞、血小板、血液凝固、纤溶系统、白细胞及其他凝血抑制物等进行克隆，阐明止血与血栓的分子机制。90年代至今，对组织因子抑制物、抗凝血酶、血栓与止血分子标志物的功能和作用机制进行研究，拓宽了血栓与止血的研究领域。

随着分子生物学、免疫学等研究的不断深入，对内皮细胞、血小板、凝血与纤溶等在血栓形成中的作用从分子水平有了更了深入的研究，在血栓与止血方面建立了一系列方法，用于诊断出血和凝血障碍性疾病，监测血栓性疾病的危险因素和抗凝溶栓的疗效，检测其分子标志物的变化，成为研究和诊断出血及血栓性疾病的重要依据。

三、血液学与检验的关系

（一）血液学与临床

血液不断循环于全身各组织、器官，因此全身各系统疾病可以表现为血液异常，血液系统疾病也可表现为其他组织和器官的功能变化。

1. 血液病合并非血液系统疾病 某些血液病可累及其他脏器出现特异性表现，如轻型血友病患者，因关节出血首先就诊于骨科；巨幼细胞贫血患者，因神经和消化系统症状就诊于神经科和消化科；白血病和粒细胞缺乏症患者常因伴严重的喉头感染和水肿急诊入五官科；多发性骨髓瘤患者可因骨痛或神经症状就诊于骨科或神经科，也可因肾衰竭就诊于肾内科；皮肤性淋巴瘤患者，如Sezary综合征（SS）和蕈样肉芽肿（MF），多因瘙痒性、浸润性或剥脱性皮损等首诊于皮肤科；有经验的眼科医师可发现巨球蛋白血症典型的眼底变化（视网膜扩张呈结节状“腊肠样”）。许多遗传性血液病常因其他疾病就诊或住院时发现。

2. 非血液系统疾病合并血液病 许多非血液系统疾病也可出现血液系统的表现，如消化系统疾病、慢性肝炎、肾病综合征、自身免疫性疾病及恶性肿瘤等可诱发贫血；呼吸系统疾病或某些肿瘤可引起红细胞显著增高；绝大多数的细菌感染可引起白细胞增高，甚至出现“类白血病反应”；某些病毒和革兰阴性杆菌感染可引起白细胞减少，显著减少见于应用某些药物（如抗癌药物、解热镇痛药或药物过敏等）；慢性肝病、肾衰竭等可伴有出血表现；外科手术、产科意外以及严重感染等可出现弥散性血管内凝血。

许多非血液系统疾病可同时存在血液系统疾病，如脾切除后血小板显著增高；妊娠可伴有自身免疫性血小板减少性紫癜。

（二）血液学检验相关内容

1. 血液学检验的定位 检验医学（laboratory medicine）已成为一门独立的学科，血液学检验是检验医学的一个重要分支，其任务是利用血细胞检验、生理学、病理学、超微结构、生物化学、免疫学、遗传学、细胞生物学和分子生物学技术等，对血液系统和非血液系统疾病引起的血液异常进行基础理论研究和临床诊治观察，从而推动和促进临床血液学的发展。

2. 血液学检验技师的责任 血液学基础与临床研究，不仅需要基础研究人员和血液专科医师，还需要检验技师的参与，他们相互配合，密切合作，共同完成血液病的预防和诊疗。检验技师不仅要有扎实、全面的基础医学和临床医学知识，还要熟练掌握血液病的检验技能，并具有与临床医师沟通的能力。许多血液病的症状相同或相似，如急性白血病、再生障碍性贫血和骨髓增生异常综合征均有贫血、感染和出血等表现，但血象和骨髓象检

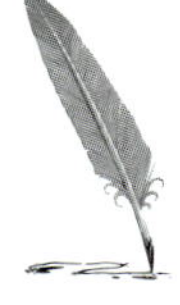

查结果却相差甚远。因此，检验技师的任务艰巨，责任重大。

血液学检验技师应掌握诊断和动态观察血液病的相关实验，创新检验项目，具有一定程度的临床医学知识。新型的查房制度不仅需要临床医师参加，还需要从事检验学、放射学、药物学、营养学和护理学的专家共同讨论诊断和治疗问题。现代医学科学的发展日新月异，某一学科的专家不可能全面掌握所有的知识，只有各学科相互交叉渗透，才能促进医学水平的不断提高。

3. 学习血液学检验的要求 血液学检验是一门综合性医学应用学科，涉及的知识和技能非常广泛。因此，在学习过程中应注意以下几个方面。

（1）基础理论与实践相结合 在学习血细胞形态学和血液病诊断过程中，要与组织胚胎学、生物学、病理学、细胞遗传学等基础知识联系起来，更好地理解血细胞的发生发展规律、血细胞形态学变化特点。用显微镜观察细胞形态时，要把细胞的理论描述与观察到的细胞特征反复比较，使之变成自己的切身体会，切忌死记硬背。由于细胞形态变化较大，不要仅满足识别较典型的细胞，要在反复观察各种疾病不同细胞的过程中把握细胞共性的变化，同时也注意个性的特征；要全面观察，善于与周围的细胞和其他视野的细胞比较，总结特征性变化规律。

（2）检验结果与临床相结合 细胞形态学检查结果变化较大，加之血液病的病因和临床表现错综复杂，所以应结合临床症状、体征、细胞化学染色及其他检查结果综合分析，才能得出正确结论。必要时应该与临床医生沟通，避免误诊。

（3）多学科横向联系 如在学习溶血性疾病和止血与血栓性疾病检查时，注意与生理学、病理学、生物化学与免疫学检查等相关知识和检测方法相结合，才能深入了解溶血、止血的生理变化及相关疾病的临床特征，更好地理解和解释实验结果。

（4）规范操作，统一诊断标准 选择合适实验方法，规范实验操作，采用公认的血液病诊断标准，为血液病的诊断和治疗提供可靠的依据。

本章小结

绪论介绍了血液学、临床血液学、基础血液学、实验血液学、血液学检验的概念和研究内容，回顾了血液学的发展史，阐述了血液学与临床的关系，明确了血液学检验的定位、职业责任及学习要求。

习 题

一、简答题

1. 血液学检验的定义是什么？
2. 血液学检验与临床的关系如何？
3. 血液学检验的学习要求有哪些？

（闫晓华）

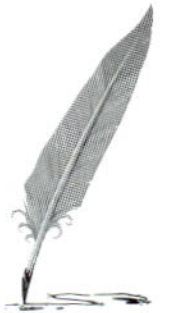

第一篇

造血与造血检验技术

第一章

造血检验基础理论

学习目标

1. **掌握**　血细胞的增殖、发育与成熟。
2. **熟悉**　造血器官与造血微环境、造血干细胞分化与调控。
3. **了解**　细胞凋亡的基本概念及基因调控。
4. 具有区分血细胞形态的能力。
5. 能根据患者状态做出血液病初步诊断。

案例讨论

【案例】

患者女性，15岁。低热、关节疼痛、鼻出血7天入院。查体：双侧颈部及腋下淋巴结均肿大，肝、脾肋下1cm，胸骨压痛（+）；实验室检查：血红蛋白80g/L，白细胞3.5×10^9/L，白细胞分类：中性成熟粒细胞30%、淋巴细胞20%、原始细胞50%、血小板18.5×10^9/L，POX阳性反应。

【讨论】

1. 根据以上资料患者诊断可能是什么？
2. 如需确诊，还需要进一步进行哪些实验室检查？

第一节　造血器官与造血

扫码“学一学”

造血器官（hematopoietic organ）是能够生成并支持造血细胞分化、发育、成熟的组织器官。人体的造血器官起源于中胚层的原始间叶细胞，主要包括骨髓、胸腺、淋巴结、肝脏和脾脏等。

造血器官生成各种血细胞的过程称为造血（hematopoiesis）。血液中的造血细胞包括红细胞系统、粒细胞系统和巨核细胞系统的细胞，另外还包括淋巴细胞系统、单核细胞系统、浆细胞系统等细胞。人体的造血过程可分为胚胎期造血及出生后造血。不同的造血时期主要的造血器官各不相同。

一、胚胎期造血

根据胚胎发育过程中造血中心的迁移，胚胎期造血可分为：中胚叶造血、肝脏造血和

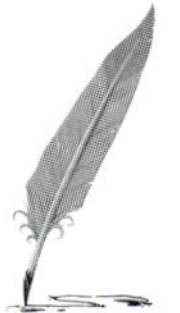

骨髓造血。

（一）中胚叶造血（卵黄囊造血）

大约在人胚发育第2周末，胚外中胚层的间质细胞在内胚层细胞的诱导下开始分化，这些具有自我更新能力的细胞，在卵黄囊壁上形成了聚集的细胞团，称为血岛（blood island）（图1–1）。血岛是人类最初的造血中心，是血管和原始造血发生的原基。最初的血岛是实心的细胞团，岛周边部分的间质细胞分化成为扁平的内皮细胞，逐渐发育形成原始的血管壁；血岛中央部分的细胞逐渐游离下来，形成最早的造血干细胞（hematopoietic stem cell，HSC）。最初的原始血细胞为原红样细胞，其分化能力有限，仅仅能够产生类似于巨幼样的原始红细胞，且不能分化为成熟的红细胞，细胞内含有一种Hb–Gower1，称为第一代巨幼红细胞。约在第7周，红细胞形态才趋于正常，相继产生Hb–Gower2和Hb–Portland。血岛内不含有粒细胞和巨核细胞。

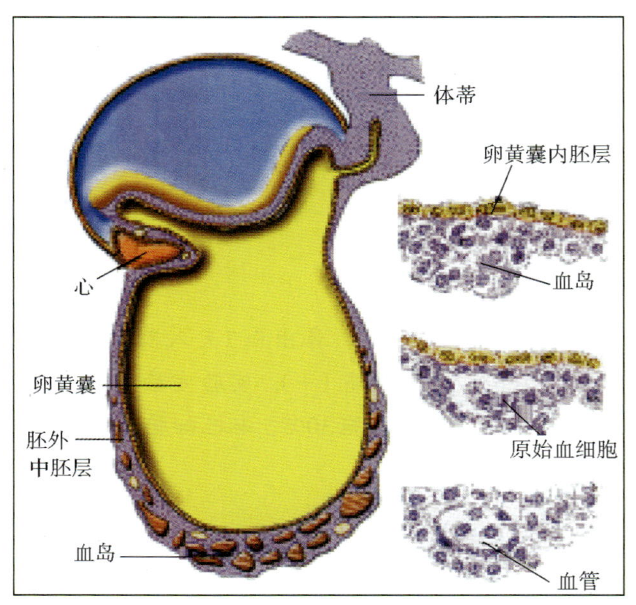

图1–1　卵黄囊血岛形成

在胚胎发育中，早期胚胎的内细胞团（inner cell mass，ICM）可出现胚胎干细胞，另外，卵黄囊间质细胞及原始生殖细胞经过诱导后也可以成为胚胎干细胞。胚胎干细胞是全能干细胞（totipotent stem cell，TSC），具有分化为机体各器官细胞的能力，也能分化出造血干细胞。随着胚胎的发育，原始血细胞随血液大量迁移到肝、脾和淋巴组织等部位，在适宜的微环境中发生增殖、分化。至胚胎第6周，卵黄囊的造血功能逐渐退化，由肝脏和脾脏取代其继续进行造血。

（二）肝脏造血

肝脏造血的发生，是由卵黄囊血岛产生的造血干细胞随血流迁移到肝脏后种植而引起的。在胚胎第6周初，由胚胎干细胞分化而来的造血干细胞随血流迁入肝原基，在肝内增殖形成造血组织灶。胚胎第3~6个月，肝是主要的造血场所。此期肝造血的特点主要以生成红细胞为主，约90%的血细胞为有核红细胞，仍然为巨幼型，但形态很快趋于正常。此后不再合成Hb–Gower1和Hb–Gower2，主要合成的血红蛋白是胎儿血红蛋白F（HbF），此为

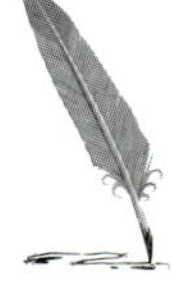

第二代幼红细胞。胚胎第4个月以后的胎肝才有粒细胞生成，肝脏不生成淋巴细胞。

在肝脏造血的同时，造血干细胞经血流也进入胸腺、脾和淋巴结，在这些器官相继发生造血。

脾脏造血的发生约始于胚胎第5周，胚胎肝脏的造血干细胞经血流入脾，在此增殖、分化和发育。此时主要产生红细胞和粒细胞。第5个月后，又产生淋巴细胞和单核细胞，以后红细胞和粒细胞生成明显减少，至出生后，脾脏仅产生淋巴细胞。

胸腺造血的发生约始于胚胎第6周，在胚胎期产生淋巴细胞、少量的红细胞和粒细胞，胚胎后期，胸腺成为诱导和分化T淋巴细胞的器官。

淋巴结造血的发生约始于胚胎第7~8周，淋巴结产生红细胞的时间很短，自胚胎第4个月由肝脏、胸腺和骨髓发育成熟的T、B淋巴细胞迁入其中，使其终身只产生淋巴细胞和浆细胞。

在胚胎肝脏造血最旺盛的第4个月，骨髓已具有初步的造血功能，以后逐渐取代肝脏造血，胚胎第5个月肝脏造血逐渐减弱，到出生时停止。

（三）骨髓造血

骨髓的造血细胞大部分来源于肝脏，部分来源于脾脏。自胚胎第14周，骨髓开始造血，第5个月以后骨髓造血已高度发育，髓腔中呈现密集的造血细胞灶且各系造血细胞均可见到，这时骨髓成为造血中心。从此肝、脾造血功能减退，骨髓造血迅速增加。骨髓造血为第三代造血，此时，红细胞中的血红蛋白除血红蛋白F（HbF）外，已产生了少量的血红蛋白A（HbA）和少量的血红蛋白A2（HbA2）。骨髓是产生红细胞、粒细胞和巨核细胞的主要场所。同时骨髓也产生淋巴细胞和单核细胞，因此骨髓不仅是造血器官，还是一个中枢淋巴器官。

胚胎三个造血阶段不是截然分开，而是互相交替此消彼长的（图1-2）。各类血细胞形成的顺序分别是：红细胞、粒细胞、巨核细胞、淋巴细胞和单核细胞。

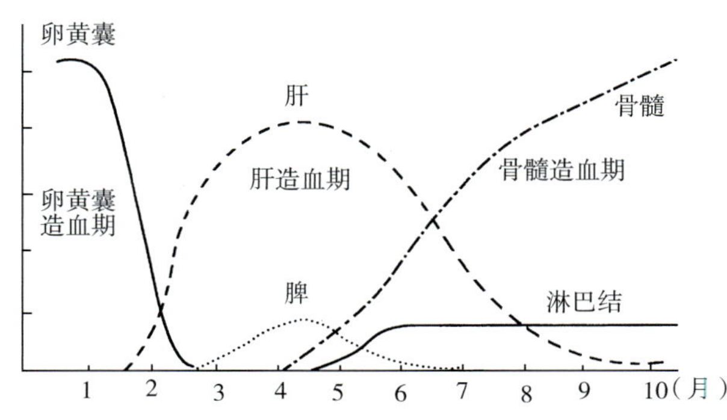

图1-2　胚胎期造血部位示意图

二、出生后造血

出生后造血分为骨髓造血和淋巴器官造血。人体主要的造血器官包括骨髓、胸腺、脾和淋巴结。骨髓是正常情况下唯一产生红系、粒系和巨核系三系细胞的场所，同时也能生成淋巴细胞和单核细胞。而其他的造血器官包括胸腺、脾、淋巴结等淋巴组织成为终生制造生成淋巴细胞的器官。

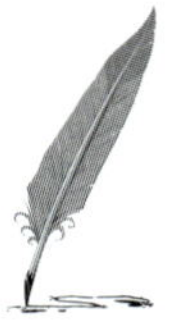

（一）骨髓造血

骨髓位于骨松质的腔隙中，肉眼观是一种海绵样、胶状的组织，封闭在坚硬的骨髓腔内，健康成人骨髓组织重量为1600～3700g，平均2800g，占体重的3.4%～5.9%。骨髓按其组成和功能分为红骨髓（主要由造血细胞组成）和黄骨髓（主要由脂肪细胞组成），各自约占骨髓总量的50%左右。

1. 红骨髓 红骨髓是参与造血的骨髓，有着活跃的造血功能。不同年龄的人群红骨髓的分布是不同的，5岁以下的儿童全身的骨髓腔内均为红骨髓，5～7岁后骨髓中开始出现脂肪细胞。随着年龄的增长，红骨髓由远心端向近心端逐渐开始脂肪化，至18岁时，红骨髓仅存在于扁平骨、短骨及长管状骨的近心端，如颅骨、胸骨、脊椎骨、肋骨、髂骨以及肱骨和股骨的近心端。因此，在做骨髓穿刺或活检时，胸骨、脊椎棘突和髂骨等处适用于成人，胫骨粗隆则适用于2岁以下的婴幼儿。红骨髓主要由结缔组织、血管、神经及造血实质细胞组成，骨髓内有丰富的血管系统，其中血窦是最突出的结构。血窦内是成熟的血细胞，血窦间是各种造血细胞。在骨髓中，造血细胞的分布是有一定区域性的。红细胞和粒细胞常呈岛状分布，形成红细胞造血岛和粒细胞造血岛。红细胞造血岛位于血窦附近，随着有核红细胞的成熟，逐渐远离巨噬细胞，贴近血窦壁，准备脱核，成为网织红细胞，并通过内皮细胞胞质进入血窦；粒细胞造血岛远离血窦，位于造血索中央，因粒细胞有活跃的运动功能，成熟后移向血窦，穿过血窦壁进入血流；巨核细胞伸出伪足，紧贴在血窦壁上，此处窦壁仅为一层内皮细胞，巨核细胞胞质的伪足伸入血窦内，血小板从巨核细胞的胞质分离后即可直接被释放进入血流；单核细胞散在于造血细胞之间；淋巴细胞、组织细胞和浆细胞等组成的淋巴小结，往往散在分布于造血索中。

2. 黄骨髓 骨髓中的造血细胞被脂肪细胞替代，成为脂肪化的骨髓，称为黄骨髓。黄骨髓在正常情况下不再参与造血，但其中仍保留少量的造血细胞，当机体需要时，又可重新变为红骨髓，恢复造血功能，是潜在的造血组织。因此，正常情况下，骨髓造血具有较强的代偿能力。

（二）淋巴器官造血

淋巴器官可分为中枢淋巴器官和周围淋巴器官，中枢淋巴器官包括骨髓和胸腺，是淋巴细胞产生、增殖、分化和成熟的场所；周围淋巴器官包括脾、淋巴结和弥散的黏膜淋巴组织（如扁桃体），是淋巴细胞聚集和免疫应答发生的场所。在骨髓内，造血干细胞分化形成淋巴干细胞，淋巴干细胞再分化成T、B淋巴祖细胞。B淋巴祖细胞在骨髓内发育；T淋巴祖细胞随血流迁移至胸腺、脾和淋巴结内发育成熟。

1. 胸腺 胸腺位于胸骨后，左右两叶，是中枢淋巴器官。胚胎后期及初出生时，胸腺重10～15g，胸腺发育至青春期时约为30g，青春期后胸腺逐渐退化，被脂肪组织取代。胸腺的主要功能是产生淋巴细胞和分泌胸腺素。来自于骨髓的造血干细胞在胸腺皮质内增殖并在胸腺素的作用下，被诱导分化为免疫活性细胞，然后进入髓质，释放入血并迁移到周围淋巴器官的胸腺依赖区，成为胸腺依赖淋巴细胞即T细胞。T细胞成熟后可进入血液，也可在周围淋巴器官中定居、增殖并参与细胞免疫应答。

2. 脾 脾是周围淋巴器官，在胚胎期已参与造血。脾实质部分由红髓、白髓和边缘区组成。脾切面大部分呈红色，称红髓，其间散布着的灰白色结节，称白髓。红髓由脾窦和脾索构成。脾窦即脾血窦，是一种静脉性血窦，形态不规则，相互连接成网，窦壁由一层长

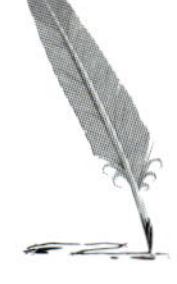

杆状的内皮细胞平行排列而成。内皮细胞之间常有不完整的基膜及环行网状纤维围绕，故血窦壁如同一种多孔隙的栅栏状结构，形成许多2～5μm宽的间隙，脾索内的血细胞可经此穿越进入血窦。由于窦壁间隙狭小，血细胞必须变形后才能流回血窦。如果血细胞有异常，如球形红细胞，由于变形能力差，不容易穿越窦壁流回血窦，在血窦外侧滞留，而被巨噬细胞吞噬，便会形成血管外溶血。

脾索由网状结缔组织构成支架，网中充满各种细胞，包括巨噬细胞、淋巴细胞、粒细胞、红细胞和少量浆细胞。白髓由脾动脉周围淋巴鞘和脾小结构成，淋巴鞘沿中央动脉分布，包围在中央动脉周围，是脾的胸腺依赖区，区内主要是T细胞。脾小结位于脾动脉周围淋巴鞘内一侧，内有生发中心，主要含B细胞，是脾脏B细胞依赖区。边缘区是白髓和红髓之间副皮质的一部分，内有T、B淋巴细胞及较多巨噬细胞。

正常情况下，出生后脾脏除制造淋巴细胞外，不再参与制造其他细胞。脾脏是T细胞、B细胞分化成熟的主要场所之一，当有外来抗原时，可参与免疫反应。因此，脾不仅有造血功能，还有免疫、清除、储血、滤血等多种功能。

3. 淋巴结　淋巴结是周围淋巴器官，在胚胎期已参与造血。淋巴结由被膜、皮质和髓质组成。B细胞在淋巴结皮质区的生发中心增殖、发育，皮质深层和滤泡间隙为副皮质区，主要是由胸腺迁移而来的T细胞聚集的场所，因此又称胸腺依赖区。髓质在淋巴结中央，由髓索和髓窦组成，髓索主要含B细胞和浆细胞，以及巨噬细胞、肥大细胞、嗜酸性粒细胞等。髓窦中则有许多巨噬细胞和网状细胞，对淋巴液起滤过作用。出生后淋巴结只产生淋巴细胞和浆细胞，淋巴细胞可以经血流向组织、淋巴器官迁移，再返回血流，不断地进行淋巴细胞再循环。

（三）髓外造血

正常情况下，胎儿出生后2个月，骨髓外的组织如肝、脾、淋巴结等将不再制造红细胞、粒细胞和血小板，但是在某些病理情况下，如骨髓纤维化、骨髓增生性疾病及某些恶性贫血时，这些组织又可重新恢复造血功能，称为髓外造血（extramedullary hematopoiesis）。

髓外造血是机体对血细胞需求明显增高或对骨髓造血障碍的一种代偿，常见于儿童，这种代偿作用有限且不完善。由于肝、脾、淋巴结等组织无骨髓-血屏障（marrow- blood barrier，MBB）结构，幼稚细胞不经筛选即可进入外周血循环，导致外周血中出现较多幼稚血细胞及细胞碎片。髓外造血部位除肝、脾、淋巴结外，还可累及胸腺、肾上腺、腹腔的脂肪、胃肠道等，常可导致相应器官肿大。

扫码“学一学”

第二节　造血干/祖细胞及骨髓间质干细胞

人体从受精卵到成体的发育过程中，在胚胎和成熟组织均存在一些具有高度的自我更新和多向分化潜能，但尚未分化的干细胞。根据其发育阶段，干细胞可分为胚胎干细胞和成体（组织）干细胞。按分化潜能的大小，干细胞可分为三类：一类是全能干细胞，如胚胎干细胞。胚胎干细胞是指从早期胚胎的内细胞团中分离出来的，具有高度分化潜能的细胞系，它具有形成完整个体的分化潜能，可以无限增殖并分化成为多种细胞类型，从而可

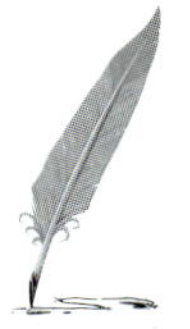

以进一步形成机体的任何组织或器官；第二类是多能干细胞，它们具有分化出多种组织细胞的潜能，但失去了发育成完整个体的能力，如造血干细胞、骨髓间质干细胞、神经干细胞等；第三类为专能干细胞，这类细胞只能向一种类型或密切相关的两种类型的细胞分化，如肝干细胞、肠上皮干细胞等。在骨髓中存在两类干细胞，即造血干细胞和骨髓间质干细胞（mesenchymal stem cell，MSC）。造血干细胞是具有高度自我更新能力和多向分化能力，在造血组织中含量极少，形态难以辨认的类似小淋巴细胞样的一群异质性细胞群体。骨髓间质干细胞是骨髓基质细胞的祖细胞，进一步形成的骨髓基质细胞是造血微环境的重要组成成分，其在造血调控中起十分重要的作用。

研究表明，骨髓中的干细胞在特定环境下可分化成多种无关的组织细胞，这种跨胚层分化的现象称为横向分化，这种横向分化潜能称为可塑性，干细胞的可塑性不但为组织器官损伤的修复提供了新思路，还使其成为一种理想的基因治疗的载体细胞，并有可能成为干细胞工程中用来克隆器官的一种新型“种子”。

一、造血干细胞

对造血干细胞的深入研究始于20世纪的60年代初，Till等采用小鼠脾集落实验法，将正常小鼠的骨髓细胞输注给受致死剂量X线照射的小鼠，8~12天后，受者小鼠脾脏上生成了肉眼可见的，由骨髓红系细胞、粒系细胞、巨核系细胞或三者混合的造血细胞组成的脾结节，即脾集落。经证实，所有这些细胞都是由单个细胞分化而来，称为脾集落形成单位（colony forming unit-spleen ，CFU-S)，脾集落生成细胞也称为多能干细胞（pluripotential stem cell)，即造血干细胞。从而证明了动物造血干细胞的存在。70年代初期，体外半固体血细胞培养技术的成功，人类的骨髓或血液也可培养出与小鼠脾集落相似的集落，证明了人类造血干细胞的存在。造血干细胞由胚胎干细胞发育而来，它是所有血细胞最原始的起源细胞。在体内，造血干细胞多数处于G_0期，即静止期，可以增殖分化为髓系干细胞和淋巴干细胞。研究认为，造血干细胞具有以下特征：①高度的自我更新能力，也称自我维持。一般认为正常造血干细胞只进行不对称有丝分裂，一个干细胞进行分裂所产生的两个子细胞，只有一个分化为早期造血祖细胞，而另一个子细胞则保持干细胞的全部特性不变，这种不对称性分裂使造血干细胞的数量始终维持在一定水平。因此，造血干细胞是机体维持高度正常造血的主要原因；②多向分化能力。在体内多种调控因子的作用下，造血干细胞可分化形成红细胞、粒细胞、单核细胞、血小板和淋巴细胞等多种细胞的祖细胞。

随着分子生物学、免疫学、细胞生物学等技术的发展，目前对造血干细胞生物化学、分子生物学、细胞遗传学和免疫学等方面的特征有了进一步的认识。近年来，对造血干细胞表面标志的研究表明：CD34是与造血干细胞和造血祖细胞密切相关的一个阶段特异性抗原，是造血干/祖细胞分离纯化的主要标志，主要存在于幼稚的造血干/祖细胞，部分骨髓基质细胞和少量的血管内皮细胞表面。成人骨髓中$CD34^+$细胞占有核细胞的1%~3%，$CD34^+$细胞群中含有可以长期重建髓系和淋巴系的造血干细胞及大量造血祖细胞，目前$CD34^+$造血细胞已经是公认的理想的造血干/祖细胞移植物。从发育生物学观点来看，$CD34^+Lin^-$细胞起源于$CD34^-Lin^-$细胞，当干细胞分化为各系的祖细胞，并出现髓系或淋巴各系的专一性标志时，如淋巴系的CD19/CD7、粒系的CD33/CD13、红系的CD71和巨核细胞系的CD41/CD61等，统称为Lin阳性（Lin^+）。当各系祖细胞分化为形态可辨认的骨髓各系原始和幼稚细胞时，CD34抗原标志消失，成为$CD34^-Lin^+$的细胞。在造血干细胞和

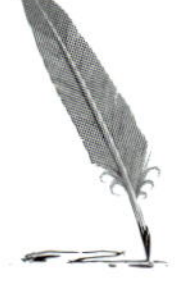

祖细胞产生、发育、分化和成熟过程中，CD34表面标志从无到有，又从有到无，对$CD34^+$及其亚群细胞的进一步研究，将为研究造血干细胞的增殖、分化及调控提供理论依据，同时也将为造血干/祖细胞的建库、扩增、造血干细胞移植、基因治疗等提供新的理论和技术保证。

在$CD34^+$细胞群中，同时有99%$CD38^-$，CD38抗原是造血干细胞向多系定向分化抗原，随分化进程其表达水平增高。

干细胞因子受体*KIT*原癌基因，编码具有酪氨酸激酶活性的跨膜受体，该受体广泛分布于造血细胞群中，KIT的配体SCF在造血干细胞的生存和增殖中起重要作用，60%~75%的人类$CD34^+$造血干细胞同时表达c- kit受体。除上述表面分化抗原，还有其他抗原在造血干细胞/祖细胞的分化过程中呈现，如干细胞抗原（Scal）、CD133抗原等。

$CD34^+$细胞可取材于成人骨髓、胎肝、胎髓、脐血和动员外周血等组织中。Huang等对上述五种来源细胞进行分选得到$CD34^+$/$CD38^-$/ HLA-DR^+细胞，它们的集落生成率（colony efficiency，CE）和爆式集落生成率（blast colony efficiency，BE）（包括混合型和分散型）分别为：胎肝72.7% ± 11.8%和72.7% ± 11.8%；胎髓60.9% ± 11.1%和11.1% ± 5.4%；脐血57.0% ± 16.5%和24.1% ± 7.3%；成人骨髓9.6% ± 7.8%和4.6% ± 3.2%；动员外周血27.2% ± 12.8%和9.0% ± 4.9%。在五种来源细胞中，$CD34^+$/$CD38^-$/ HLA-DR^+细胞在胎肝中含量最高。Holyoake等对胎肝、脐血和成人骨髓3种来源干细胞进行比较发现，CFU数量在胎肝中最高，脐血的CFU急剧减少。相比而言，成熟细胞数量以脐血为最高，而胎肝最低，骨髓CFU居中。对脐血和骨髓$CD34^+$细胞进行比较，发现在干细胞因子和粒细胞集落刺激因子作用下，脐血所形成的粒/巨噬细胞集落形成单位的大小和数量增长程度明显高于骨髓。

二、造血祖细胞

造血祖细胞（hematopoietic progenitor cell，HPC）是指一类由造血干细胞分化而来，但部分或全部失去了自我更新能力的过渡性、增殖性细胞群，也称为造血定向干细胞（hematopoietic committed stem cell）。

造血祖细胞的深入研究始于1965年由Pluznik和Sachs建立的小鼠骨髓细胞体外琼脂培养技术。即在集落刺激因子的作用下，造血细胞可在体外琼脂培养基上形成集落，每个集落称为一个集落形成单位（colony-forming unit，CFU）。早期的造血祖细胞保留了部分造血干细胞的自我更新能力，具有较强的增殖能力和一定的分化能力，但与造血干细胞相比分化方向比较局限，可以向有限的几个方向或一个方向分化和增殖。根据其分化能力，造血祖细胞可分为多向祖细胞及单向祖细胞，多向祖细胞则可以进一步分化成为单向祖细胞。造血祖细胞的分化方向一般可分为淋巴系祖细胞（CFU-L），包括T细胞祖细胞（CFU-TL）和B细胞祖细胞（CFU-BL）；红细胞祖细胞（CFU-E）；粒、单系祖细胞（CFU-GM），包括粒细胞系祖细胞和单核细胞系祖细胞；巨核细胞系祖细胞（CFU-Meg）；嗜酸性粒细胞祖细胞（CFU-Eo）；嗜碱性粒细胞祖细胞（CFU-Bas）。这些较成熟的造血祖细胞失去了自我更新能力，但具有增殖和单向分化的能力。

与造血干细胞不同，造血祖细胞表达CD34抗原较弱，可能表达CD38抗原，也可能低表达一些血细胞系列特异性抗原（如Lin抗原）。根据这一特性，可采用流式细胞技术或其他免疫学技术将造血干、祖细胞区别开来，造血祖细胞进行对称性有丝分裂，其自我更新和自我维持的能力下降，细胞边增殖边分化。由于造血干细胞高度的自我更新和自我维持

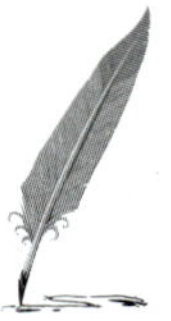

能力，而祖细胞有高度增殖能力，部分（早期祖细胞）甚至全部（晚期祖细胞）丧失了自我更新和自我维持能力，所以干细胞在体内能长期地重建造血，而早期祖细胞只能短期重建造血，晚期则完全丧失重建造血的能力。早期的造血祖细胞与造血干细胞有较相似的细胞膜糖蛋白、细胞增殖周期及代谢机制。目前对于造血干/祖细胞的认识主要依据干、祖细胞的体内、外生物学特性以及其细胞表面标志，迄今更严格意义上的区分造血干细胞与早期造血祖细胞还十分困难。

造血干/祖细胞在维持一生的造血中起着非常重要的作用，任何原因引起的造血干/祖细胞发生异常增生或抑制，在临床上都可能导致血液系统疾病，给人类健康带来严重的危害。因此，研究造血干/祖细胞的增殖、分化和调控等对基础血液学的研究和临床血液系统疾病如再生障性贫血、白血病、骨髓增生异常综合征等的发病机制、诊断、治疗、疗效观察、预后判断和药物筛选等都具有十分重要的意义。

三、骨髓间质干细胞

骨髓间质干细胞（mesenchymal stem cell，MSC）是一种成体干细胞，具有干细胞的共性，即具有多向分化潜能和高度自我更新能力，可在不同环境中分化成不同种类的细胞，如成骨细胞、脂肪细胞、心肌细胞和血管内皮细胞等。现有研究表明：骨髓间质干细胞可在一定条件下向心肌细胞转化，且移植于梗死心肌后与宿主细胞之间形成缝隙连接，成为有功能的心肌细胞，从而修复心肌组织。目前临床治疗应用的骨髓单个核细胞，是包含骨髓间质干细胞在内的一组混合细胞群。

近年来对MSC的研究取得了较大的进展，对其生物学特性也有了一定的了解。研究认为MSC占骨髓有核细胞的0.001%~0.01%，在无造血细胞和分化刺激存在的情况下贴壁生长。MSC中大约有20%的G_0期细胞，表明其强大的增殖能力。作为干细胞中的一种，MSC具有自我更新能力和多向分化能力，可形成多种组织细胞。MSC在体外经20~25次传代后，其表型和分化潜能不会发生明显的改变。MSC是骨髓造血微环境的重要成分，对造血起着十分重要的作用，它可分泌IL-6、IL-7、IL-8、IL-11、IL-12、IL-14、IL-15、白血病抑制因子（leukemia inhibitory factor，LIF）、M-CSF、FLT-3配体、SCF等多种细胞因子，对造血调控有重要作用。体外与$CD34^+$造血细胞长期培养证实MSC具有支持长期培养起始细胞（long-term culture-initating cell，LTC-IC）的功能。在IL-3、IL-6、SCF或LIF、FLT-3存在时，MSC能够促进外周血$CD34^+$细胞增殖和逆转录病毒介导的基因转染，在$CD34^+$细胞被转染的同时，MSC也被转染并表达。一般认为MSC只存在于骨髓中，但最近的研究发现，从人的骨骼肌中也分离出了MSC，它同样可以分化为骨骼肌、平滑肌、骨、软骨及脂肪。此外，也有人分别从骨外膜和骨小梁分离出MSC。同造血干细胞相似，由于目前尚无MSC的特异性标志，对MSC的特征描述及其分离方法都是以一个细胞群体的形式进行的。

MSC具有向骨、软骨、脂肪、肌肉及肌腱等组织分化的潜能，因而利用它进行组织工程学研究有如下优势：①取材方便且对机体无害，间质干细胞可取自自体骨髓，简单的骨髓穿刺即可获得；②由于间质干细胞取自自体，由它诱导而来的组织在进行移植时不存在组织配型及免疫排斥等问题；③由间质干细胞分化的组织类型广泛，理论上能分化为所有的间质组织类型，将它分化为骨、软骨或肌肉、肌腱，在治疗创伤性疾病中具有应用价值。将它分化为心肌组织，则有可能构建人工心脏。将它分化为真皮组织，则在烧伤治疗中有不可限量的应用前景。

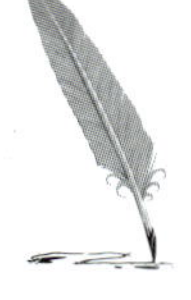

扫码"学一学"

第三节　造血微环境与造血调控

一、造血微环境

造血微环境（hematopoietic microenvironment，HIM）由骨髓基质细胞（stromal cell）、微血管、神经和基质细胞分泌的细胞因子等构成，是造血干细胞赖以生存的场所。造血微环境直接和造血细胞相接触，对造血干细胞的自我更新、定向分化、增殖及造血细胞增殖、分化、成熟、调控等起重要作用，造血细胞定居在适宜的造血微环境后，在各种调控因素的作用下，完成造血细胞增殖、分化、成熟和凋亡等过程。

（一）骨髓微血管系统

骨髓中有着丰富的微血管系统，由营养血管、动脉、小动脉和毛细血管等构成，是造血微环境的主要组成部分。骨髓的营养动脉不断分支形成微血管、毛细血管，毛细血管再注入管腔膨大的骨髓血窦，然后注入中心静脉。血窦密布于整个骨髓腔，彼此相连构成复杂的网状系统，血窦内是成熟的血细胞，血窦间是骨髓实质，即造血索。

用电子显微镜观察血窦壁结构发现血窦壁极薄，完整的血窦壁由内皮细胞、颗粒状基底膜和外皮细胞构成，但只有内皮细胞层是完整的。绝大部分血窦壁仅由一层内皮细胞构成，平时窦壁无孔，当血细胞通过时，可形成一个临时通道。造血活跃时，窦壁孔隙增多。用扫描电镜观察，血窦内的成熟细胞和血窦外的造血岛之间往往只有单层内皮细胞相隔，这有利于发育成熟的血细胞释放入血。内皮细胞转运细胞的孔道常达2~3μm，最大直径为6μm，因此，穿越的血细胞必须具有变形性（图1–3）。成熟的白细胞穿过时核必须重排成线状才能进入血窦内；而幼稚红细胞的核坚固不能变形被阻滞在血窦壁外，正常情况下，红细胞系只有网织红细胞和成熟红细胞才能进入外周血循环。巨核细胞只有胞质能穿过窦壁向血窦内释放血小板。血细胞通过后窦壁可立即修复，窦壁细胞一方面起到造血细胞的支架作用，另一方面它们也能调节造血组织的容量。处于不同功能状态的骨髓其微血管的结构不同，造血旺盛的骨髓血窦很丰富，造血功能低下的骨髓血窦减少，无造血功能的黄骨髓血窦呈毛细血管状。

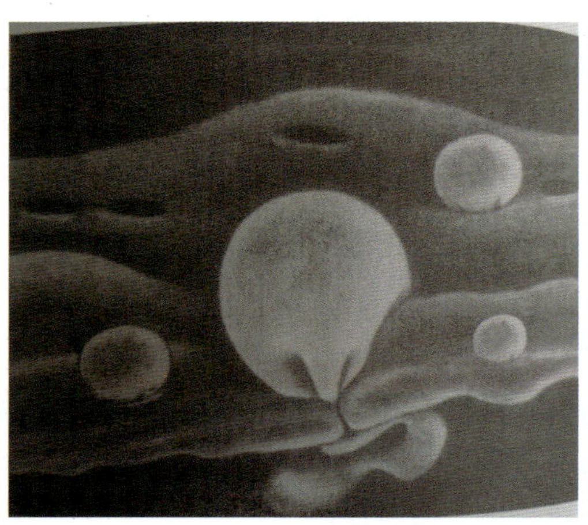

图1–3　成熟血细胞穿越血窦壁

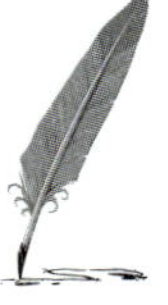

骨髓的微血管系统具有调节进出微血管各种成分的作用，如营养、能量等物质交换以及调控血细胞的释放，并有调节组织内酸碱度、氧分压、二氧化碳分压等作用。

（二）骨髓基质细胞及其分泌因子

1. 骨髓基质组胞 由基质干细胞、成纤维细胞、内皮细胞、脂肪细胞、巨噬细胞等多种细胞成分构成，是骨髓造血微环境的重要成分，是能够黏附造血干细胞并支持和调控血细胞定居、分化、增殖、成熟的内环境。骨髓基质细胞通过与造血细胞的密切接触而营养造血细胞并支持其增殖和分化。骨髓基质细胞表面的黏附结构是调节造血干/祖细胞回髓定位和信息传递的分子学基础。骨髓基质细胞除分泌造血因子外也产生大量细胞黏附因子。黏附因子可调节造血细胞的增殖和分化，协助造血细胞寻找特定的区域，选择性地将一些造血生长因子与带有相应受体的干/祖细胞黏附于基质细胞表面，在造血干/祖细胞生长发育和归巢中起重要作用。

2. 骨髓基质细胞分泌的细胞因子 在造血微环境中骨髓基质细胞分泌的细胞因子（cytokine），如粒-单系集落刺激因子（granulocyte-macrophage colony stimulating factor，GM-CSF）、干细胞因子（stem cell factor，SCF）、白细胞介素（interleukin，IL），白血病抑制因子（leukemia inhibitory factor，LIF）、转化生长因子β（transforming growth factor β，TGF-β）等对造血干/祖细胞的增殖、分化和发育起重要的正、负调控作用。基质细胞分泌的细胞因子不但直接作用于造血干/祖细胞，也作用于基质细胞，改变后者的增殖分泌状态，诱导其他细胞因子生成。上述各种因素互相影响，共同调节HSC归巢、增殖和分化。参与造血调控的细胞因子可分为两类。第一类是促进造血细胞增殖、分化的因子，也称造血生长因子（hematopoietic growth factor，HGF）。主要包括：SCF、集落刺激因子（colony stimulating factors，CSF）、白细胞介素1~18（IL-1~IL-18）、红细胞生成素（erythropoietin，EPO）、血小板生成素（thrombopoietin，TPO）等。第二类细胞因子是抑制造血的因子，主要包括TGF-β、肿瘤坏死因子α（tumor necrosis factor α，TNF-α）、干扰素γ（interferon γ，IFN-γ）等。

（三）骨髓神经

骨髓神经来自脊神经，伴骨髓动脉行走，其神经束分支沿着动脉壁呈网状分布，神经纤维终止于动脉平滑肌。但有很细的无鞘神经纤维与毛细血管的某些部位接触，或在造血细胞之间终止。骨髓静脉神经分布较动脉少，另外，还有无数的无鞘神经纤维分布在骨髓表面或骨内膜。骨髓神经调节血管的扩张或收缩，从而影响血流速度和压力，调节着血细胞的释放。骨髓神经可能对造血的调节作用也体现在：骨髓血管内皮细胞中有P物质的神经激肽（neurokinin）受体，可受无鞘神经纤维末端含有的神经介质P物质作用，以刺激造血祖细胞的生长。

二、造血调控

造血细胞的增殖、分化与成熟的调控是一个涉及多因素、多水平的复杂调控，包括基因调控和细胞因子调控等，它们以不同的调节方式共同调控造血细胞的增殖、分化、迁移、归巢和凋亡全过程，以达到调控造血、维持正常造血平衡的目的。

在上述调控因素中，细胞因子的调控占重要地位。尽管细胞因子对造血的调控机制目前还不是很清楚，但已经明确的影响造血的生长因子和抑制因子至少有50余种，由于造血

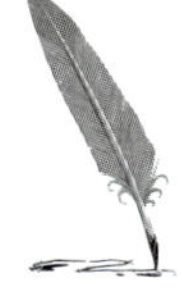

生长因子和抑制因子的作用，体内的造血调控实际上包括造血的正向调控和负向调控，两者共同维持造血活动的动态平衡，它们之间的协同作用引发了细胞内部的一系列生化反应，最终决定了造血细胞的增殖、分化、成熟、释放以及衰老、凋亡等生理活动。

（一）造血的基因调控

造血干/祖细胞增殖分化的各个环节都受到复杂的多基因的调控。该调控的完成主要是通过细胞内、外的一些信号传递（包括信号传导、基因表达、蛋白合成等多个环节）启动或关闭一系列相关基因，正、负调节基因表达产物参与对造血的正向和负向调控。从胚胎期到成人的造血过程一直都存在着造血调控基因按限定顺序开、关的表达，特别是原癌基因（proto-oncogene）和抑癌基因（tumor suppressor gene）的表达产物及信号转导（signal transduction）途径参与的调控作用是公认的。细胞增殖分化过程受正、负信号调节。原癌基因为正信号、显性；抑癌基因为负信号、隐性。

1. 原癌基因的调控 原癌基因如*C-MYC*基因、*RAS*相关基因、*C-ABL*基因、*BCL-2*基因、*C-KIT*基因等是细胞基因组的正常成员。正常时原癌基因不表达或低表达，不引起恶变。原癌基因编码的产物可分为：细胞因子、细胞因子受体、细胞内蛋白激酶、细胞内信号传递分子及转录因子等。各种产物以不同的方式参与DNA复制和特定基因的表达，促进造血细胞的增殖和调节细胞的发育。原癌基因在化学、物理、生物等因素作用下，通过点突变、染色体重排、基因扩增等途径引起结构改变可转化为癌基因，导致细胞增殖失控和分化停滞。

2. 抑癌基因的调控 抑癌基因如*P53*基因、*WT1*基因、*NF1*基因、*PRB*基因、*DCC*基因、*RB*基因等产物对细胞生长、增殖起负调控作用，并能抑制潜在的细胞恶变。抑癌基因编码的蛋白质产物可以是正常细胞增殖的负调节因子，抑制细胞增殖、诱导分化、维持基因稳定、调节生长及负性生长因子的信号传导、诱导细胞凋亡（apoptosis）等。如：*P53*基因具有转录因子的作用，可通过抑制细胞增殖基因的DNA合成，加强其基因的转录和表达；还能抑制与细胞增殖有关的基因如*C-MYC*基因。

3. 信号转导的调控 造血调控实际上受转录调控的调节。基因转录是细胞生命活动的一种重要调控方式，基因转录由一类被称为基因编码的蛋白质调节，这些蛋白质称为转录因子。转录因子将各种胞外信号向细胞内传递，并引起细胞相应反应的过程就是信号转导。原癌基因编码一些转录因子如*ERBA*、*ETS*、*FOS*、*JUN*、*MYB*、*MYC*等参与细胞内信号的转导。这些核蛋白因子能够识别，并与特定DNA序列相互作用来调节转录或特定基因的表达。信号转导也受正、负因素的调节，不同强度的信号作用出现不同的转录活动。如果信号转导出现紊乱，就会对血细胞的增殖、分化、发育及其相应的生物化学功能产生影响。体内有多条细胞信号转导途径，它们形成复杂的信号网络，并与转录因子相互作用、相互协调，使细胞在特定信号作用下，基因转导作出专一性表达，来诱导或抑制细胞增殖与分化。

（二）造血的体液调控

造血细胞的增殖、分化、成熟、凋亡等过程受到许多因素的调节，其中各类细胞因子对造血的体液调控显得尤为重要。造血体液调控因子一般可分为两大类：造血生长因子（HGF）和造血抑制因子。

1. 造血的正向调控因子 造血的正向调控主要是通过造血的正向调控因子，即造血生长因子来完成的。造血生长因子是一组低分子量糖蛋白，在体内外均可促进造血的生长和

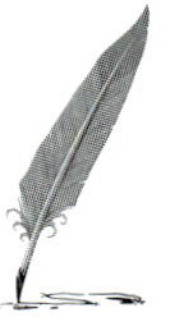

分化。造血生长因子在影响造血细胞的增殖与分化中起到十分重要的作用。体内造血生长因子生成障碍是造血干细胞不能顺利实现向终末血细胞分化的一个主要原因。而在体内造血功能极度低下的情况下，应用大剂量造血生长因子，则可以十分有效地促进或加速造血的恢复或成熟血细胞的生成。至今已经克隆大多数的HGF基因，并已测定出基因序列，且通过DNA重组技术获得了大多数造血生长因子的重组产物。纯化的造血生长因子不仅用于体外实验，有一些已作为治疗药物应用于临床，并取得了较为满意的治疗效果。近年来，人们把参与造血正向调控的因子分为两类：①主要作用于早期造血干细胞的早期造血因子（early-acting factors），包括干细胞因子（SCF）和FLT-3配体（FL）等；②作用于后阶段的晚期造血因子（late-acting lineage-special factors），包括M-CSF、GM-CSF、EPO、TPO等。

（1）干细胞因子（SCF） SCF是癌基因*C-KIT*产物的配基，即Kit-ligand（KL），相对分子量为20000~36000 kD，基因位于12q22，由基质细胞、成纤维细胞、癌细胞、纤维肉瘤细胞及肝细胞产生。目前已生产出SCF的重组产品，SCF调控造血作用有：①与IL-3或IL-2协同刺激$CD34^+Lin^-$干细胞生长；②与IL-7协同刺激前B细胞的生长；③与EPO协同刺激BFU-E的形成；④与G-CSF协同刺激CFU-G的生成；⑤与IL-3协同刺激造血祖细胞的生长；⑥与GM-CSF、IL-3或IL-6协同刺激原始细胞及巨核细胞集落的形成；⑦与IL-3、GM-CSF/IL-3融合蛋白协同提高脐血中$CD34^+$细胞的数量。SCF将成为一种外周血干/祖细胞动员剂，在脐血干/祖细胞扩增、促进骨髓移植或化疗后骨髓恢复及再障治疗等方面有广泛的应用。

（2）FLT-3配体 FLT-3配体（FL）是一个早期造血调节因子，人FL位于染色体19q13，由基质细胞合成，FL的体外造血调控作用主要是：①与IL-3、G-CSF、GM-CSF、SCF和IL-6协同促进骨髓及脐血$CD34^+$细胞形成粒-单核细胞集落、粒细胞集落或单核细胞集落；②FL在含血清的培养液中对红系祖细胞无作用，但在无血清培养液中，FL可与EPO协同促进红系造血祖细胞的增殖和分化；③FL单独或与SCF协同可促进B淋巴系祖细胞的增殖与分化；④FL与IL-3或IL-6协同作用可明显促进$CD34^+$ / $CD38^-$细胞的体外扩增；⑤FL可促进处于G_0期的HPC进入活性细胞周期，同时又能维持HPC在体外的长期增殖；⑥FL和TPO协同可促进长期培养的人$CD34^+$脐血细胞形成巨核细胞祖细胞。体内实验表明：FL可动员造血干/祖细胞由骨髓进入外周血，可有效地升高外周血$CD34^+$细胞和DC细胞的数量，提示FL可在临床上用作造血干细胞动员剂。一般认为FL主要调节最早期的造血干/祖细胞的增殖和分化，对定向的、成熟的造血细胞几乎没有作用。

（3）集落刺激因子 集落刺激因子在半固体琼脂细胞培养中能促进造血细胞集落形成。四种主要的集落刺激因子是：粒-单核细胞集落刺激因子（GM-CSF）、粒细胞集落刺激因子（G-CSF）、单核细胞集落刺激因子（M-CSF），多系集落刺激因子（CSF）又称白细胞介素3（IL-3）。这些CSF是一类低分子量糖蛋白，产生于胎盘、肾、肌肉、肺等组织以及单核细胞、活化的淋巴细胞，这些集落刺激因子不仅可用生物学方法纯化，还能用基因工程技术制备重组CSF。

粒-单核细胞集落刺激因子：GM-CSF是一种能刺激红系、粒系、单核系、巨核系及嗜酸性粒细胞祖细胞增殖、分化并形成集落的多集落造血生长因子。分子量为18~32kD，基因位于5q23-31。GM-CSF由肥大细胞、T淋巴细胞、内皮细胞、成纤维细胞和上皮细胞产生。其造血调控作用主要是：可以刺激骨髓细胞生成由粒系和单核-巨噬细胞组成的集

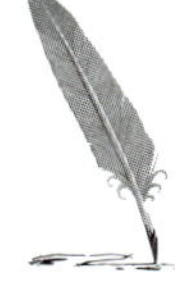

落，促进中性粒细胞和单核细胞祖细胞增殖、分化和成熟。

粒细胞集落刺激因子：G-CSF是一种刺激粒细胞集落形成的系列特异性生长因子，分子量为18～19kD。由单核细胞、巨噬细胞、内皮细胞和成纤维细胞产生。G-CSF的造血调控作用主要包括：①促进粒系祖细胞的增殖和分化形成集落；②诱导早期造血干/祖细胞从G_0期进入G_1～S期；③与IL-3、GM-CSF及其他因子协同促进造血细胞的增殖与分化；④诱导某些白血病细胞的细胞株分化成熟。G-CSF的体内作用表现在剂量依赖性中性粒细胞的增加，同时伴有单核细胞、淋巴细胞及血小板的增加。

单核细胞集落刺激因子：M-CSF又称CSF-1，分子量40～90kD，由单核细胞、巨噬细胞、成纤维细胞、上皮细胞、血管内皮细胞和成骨细胞产生。它的造血调控作用主要有：①促进单核巨噬细胞的增殖和分化；②在骨髓细胞体外琼脂培养中可以诱导生成巨噬细胞集落。

多系集落刺激因子：IL-3的分子量为14～28kD，由活化的辅助T细胞和肥大细胞分泌。它的主要造血调控作用是：①能刺激多系细胞集落生长，所获得的集落中可含有不同分化程度的幼红细胞、粒细胞、单核细胞和巨核细胞；②促进肥大细胞生长；③诱导巨噬细胞表达M-CSF；④与EPO协同作用促进BFU-E及CFU-E的增殖；⑤与CSF-1、GM-CSF、G-CSF或IL-1协同促进HPP-CFC的生长；⑥与IL-2协同促进T细胞的生长；⑦体外能促进BFU-E和髓系白血病细胞的增殖。IL-3最主要的生物学效应是在细胞发育的早期作用于造血细胞，刺激其生长和分化，在人体内IL-3能提高中性粒细胞、单核细胞、淋巴细胞、嗜酸性粒细胞和网织红细胞水平。由于IL-3因子具有一定的毒副作用，目前其临床应用较少。

（4）促红细胞生成素　促红细胞生成素（EPO）是一种糖蛋白，分子量18～32kD，由肾、胎儿肝脏产生，现已能通过基因工程人工制备。EPO的造血调控作用主要包括：①能刺激造血干细胞生成红系祖细胞及以后各阶段细胞，在干细胞培养基中加入EPO后可以获得两种集落：BFU-E和CFU-E集落，BFU-E的集落很大，在一定时候爆散成许多小的集落，即CFU-E集落，因此BFU-E被认为是较幼稚且更接近于造血干细胞的细胞，而CFU-E是介于BFU-E和原始红细胞间的细胞。实验证实CFU-E较BFU-E有更多的EPO受体，EPO作用的靶细胞在CFU-E水平上；②能促进幼红细胞分化和成熟，缩短红细胞产生的时间，促进幼红细胞脱核，提早进入血液；③促进幼红细胞合成血红蛋白；④降低红系祖细胞凋亡比例。重组人EPO在临床主要用于治疗各种贫血。

（5）白细胞介素　白细胞介素（IL）又称淋巴因子，与其他细胞因子一样均属于相对分子质量<80000的糖蛋白或多肽；存在自分泌和旁分泌两种形式；它们主要对T、B细胞的成熟、分化及其生物学功能的调节起作用；IL与其他造血因子构成复杂的网络，在造血及免疫调节中起协同或互相促进的作用。

（6）白血病抑制因子　白血病抑制因子（LIF），分子量为32～45kD，基因位于22q12，由反应性T细胞、膀胱癌细胞、单核细胞白血病细胞等产生，其主要作用是：①单独或与IL-6、GM-CSF、G-CSF联合抑制人白血病细胞HL60和U937集落的形成；②刺激巨核细胞祖细胞的增殖与分化；③促进胚胎干细胞的增殖。

（7）巨核细胞集落刺激因子和血小板生成素　巨核细胞集落刺激因子（megalokaryocyte CSF，Meg-CSF）是一种促进巨核细胞集落形成的因子，并能促进巨核细胞生成血小板，

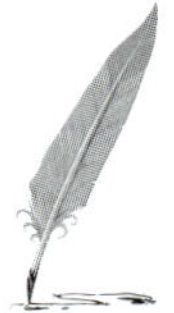

这一过程需要TPO的参与。TPO是作用于巨核细胞的特异性因子，能促进巨核系细胞的增殖与分化，促进血小板的产生。

（8）其他细胞因子　除上述因子外，还有一些细胞因子也参与造血调控，包括：胰岛素类生长因子（insulin-like growth factor，IGF）Ⅰ和Ⅱ，能刺激红系和粒系祖细胞的生长；肝细胞生长因子（hepatocyte growth factor，HGF）与其他因子协同促进祖细胞生长；血小板衍生生长因子（platelet derived growth factor，PDGF）可直接作用于红系和粒系祖细胞，间接作用于早期多系造血干细胞。

2. 造血的负向调控因子　造血的负向调控主要是通过一些造血抑制因子的调控作用来完成的。这些因子如TGF-β、TNF-α等被称为造血负调控因子，它们对于不同分化程度的造血干、祖细胞有不同程度的调控作用。

（1）转化生长因子β（TGF-β）　是一种主要的造血抑制因子。在人体内，TGF-β有TGF-β1、TGF-β2、TGF-β3三种异构体形式。大多数正常细胞和肿瘤细胞都能分泌一种以上的TGF-β。TGF-β的主要作用是参与造血的负向调控，在体内造血活跃的部位均有TGF-β的产生。TGF-β对血细胞生长的抑制作用包括：①阻止细胞进入S期，因此TGF-β能够维持造血干/祖细胞处于非增殖状态；②对多能造血干细胞有直接的抑制作用；③对造血祖细胞的增殖具有高度的选择性抑制作用；④TGF-β具有抑制多种IL和其他细胞因子产生的正向调控信号的作用。

（2）肿瘤坏死因子α(TNF-α)　主要由单核-巨噬细胞产生。TNF-α对造血的调控作用：①TNF-α能与其他因子协同抑制造血，能抑制 CFU-GEMM、CFU-GM、BFU-E和CFU-E的生长，引起红细胞生成减少和破坏增加，且这种作用是不可逆的；②TNF-α对造血祖细胞具有抑制和激活两种效应，TNF-α可以刺激人早期造血，同时TNF-α又可以抑制多种细胞因子所刺激的原始高度增生潜能的集落生成细胞（HPP-CFC）的生长。

（3）肿瘤坏死因子β（TNF-β）　主要由$CD4^+$T细胞和NK细胞产生，其参与造血调控的作用同TNF-α。

（4）干扰素α、β、γ（IFN-α、β、γ）　是一组具有抗病毒，影响细胞生长、分化和调节免疫功能等活性的蛋白质。IFN-α可由血液中的白细胞、B淋巴细胞、病毒诱导的成纤维细胞和一些肿瘤细胞产生；IFN-β主要由成纤维细胞产生。IFN-α、β在造血调控中的作用同TNF，这两类因子是造血生成过程的主要负向调控因子，研究表明TNF-α和IFN-γ可通过诱导Fas抗原对造血起负向调控作用。

（5）趋化因子　一些参与炎症与免疫反应的趋化因子是造血负调控因子的主要成员，趋化因子对造血细胞的调控作用可通过不同的途径来实现。目前研究表明。具有抑制造血干细胞进入细胞周期的趋化因子主要有：MIP-1α、PF4、NAP-2、IL-8、MCP-1、IP-10及CCF18等。MIP-1α又称造血干细胞抑制因子，它可以抑制造血干细胞形成的CFU-S、CFU-GEMM、BFU-E、CFU-GM的增殖，使造血干细胞处于G_0期，但并不影响肿瘤细胞的细胞周期。PF4和IL-8也具有类似于MIP-1α造血干细胞的保护作用。

（6）其他抑制因子　其他抑制因子还包括：前列环素（PGI_2），抑制CFU-M、CFU-GM和CFU-G；乳酸铁蛋白（lactoferrin），抑制单核细胞释放CSF和IL-1，从而抑制CFU-GM；H-subunit-铁蛋白，抑制BFU-E、CFU-GM、CFU-GEMM等。

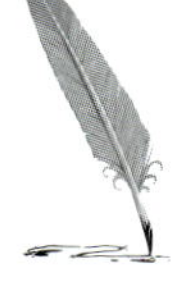

扫码"学一学"

扫码"看一看"

第四节 血细胞的生长发育

造血干细胞在造血微环境及细胞因子等的诱导下，分化成为各系祖细胞。祖细胞向下分化，成为形态可辨认的各种原始细胞，进一步发育形成具有特定功能的终末细胞。

一、血细胞的发育

血细胞的发育是连续的，包括血细胞的增殖、分化、成熟和释放等过程。血细胞的增殖是指血细胞通过分裂而使其数量增加的现象。血细胞主要是通过有丝分裂方式增殖，在血细胞增殖过程中，母细胞有丝分裂后形成的子细胞，同时都趋向分化成熟。子细胞还可进一步增殖，每增殖一次就趋向于进一步分化。一般情况下，一个原始细胞到成熟细胞可经过4~5次有丝分裂，一个原始红细胞经4~5次增殖后，可产生32个或64个成熟红细胞。由一个原始细胞经过数代的有丝分裂，形成一大堆成熟细胞，这种血细胞的增殖称为对称性增殖。

巨核细胞的增殖与其他系统增殖不同，是以连续双倍增殖DNA的方式，即细胞核成倍增殖，每增殖一次，核即增大一倍，而胞质并不分裂，因此巨核细胞体积巨大，属多倍体细胞。

1. 分化 血细胞的分化是指分裂后产生新的子细胞，在生物学性状上产生了新的特点。即通过特定基因的表达合成了特定的蛋白质，与原来的细胞有了质的不同，这种分化过程是不可逆的，是血细胞失去某些潜能同时又获得新功能的过程。

2. 成熟 血细胞的成熟是指细胞定向分化后通过增殖和演变，由原始细胞经幼稚细胞到成熟细胞的全过程。成熟包含在整个细胞发育过程中，一般来讲细胞的每一次有丝分裂和分化都伴有细胞的成熟。血细胞越成熟，其形态特征越明显，功能也越完善。

3. 释放 血细胞的"释放"是终末细胞通过骨髓屏障进入外周血循环的过程。骨髓造血是血管外造血，成熟的血细胞需要通过骨髓–血屏障进入外周血循环，未成熟的幼稚细胞不能随意进入外周血循环。

二、血细胞发育成熟的一般规律

（一）血细胞的命名

骨髓造血细胞按所属系列分为六大系统，各系依其发育水平分为原始、幼稚及成熟三个阶段；红系和粒系的幼稚阶段又分为早幼、中幼和晚幼三个时期。各系的发育顺序如下。

1. 红细胞系 原始红细胞、早幼红细胞、中幼红细胞、晚幼红细胞、网织红细胞、成熟红细胞。

2. 粒细胞系 原始粒细胞、早幼粒细胞、中幼粒细胞、晚幼粒细胞、杆状核粒细胞、分叶核粒细胞。其中也包括嗜酸性粒细胞和嗜碱性粒细胞。

3. 淋巴细胞系 原始淋巴细胞、幼稚淋巴细胞、淋巴细胞。

4. 单核细胞系 原始单核细胞、幼稚单核细胞、单核细胞。

5. 巨核细胞系 原始巨核细胞、幼稚巨核细胞、颗粒型巨核细胞、产板型巨核细胞、血小板。

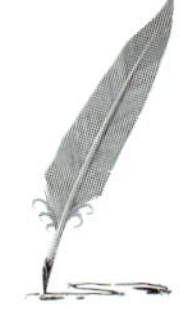

6. 浆细胞系（由骨髓B淋巴细胞受抗原刺激后转化而来） 原始浆细胞、幼稚浆细胞、浆细胞。

（二）血细胞发育成熟的一般规律

血细胞的发育成熟实际上是一个连续不断的过程，为了识别和研究等目的，人为地将细胞划分为各个阶段，在细胞分类中，处于发育中间阶段的细胞一般可划入下一阶段。血细胞发育过程中的形态演变规律（表1–2）。

表1–2　血细胞成熟过程中形态演变一般规律

项目	演变一般规律	备注
胞体大小	大→小	巨核细胞由小变大，早幼粒细胞比原始粒细胞大
核质比例	大→小	淋巴系细胞（大淋巴细胞除外）核质比例均较大
胞核大小	大→小	巨核细胞的胞核从小到大，红细胞的胞核消失
核仁	有→无	原始巨核细胞的核仁常不清晰
染色质	细致→粗糙	单核细胞及淋巴细胞的副染色质常不明显
核形	圆形→凹陷	红系、淋巴系和浆系的胞核多呈圆形
胞质量	少→多	淋巴系、浆系的胞质量变化常不大
胞质颜色	蓝色→浅蓝色	红系的胞质从深蓝色→灰蓝色→灰红色→淡红色
胞质颗粒	无→有	红系细胞无颗粒

考点提示 血细胞成熟过程中的形态演变规律。

扫码“学一学”

第五节　血细胞凋亡与自噬

长期以来，人们认为多细胞生物的细胞死亡有两种形式，即坏死和细胞凋亡。坏死（necrosis）是细胞在生理过程中意外死亡，常见于各种因素对细胞的侵袭使细胞损伤，是一种被动死亡。细胞凋亡，是由凋亡相关基因调控的细胞自主死亡。近年来研究发现，除细胞坏死和凋亡外，在某些条件下，细胞自噬（autophagy）也能导致细胞死亡，即自噬性细胞死亡。研究证明，细胞自噬性死亡也属于细胞程序性死亡，是一种不同于凋亡的新的程序性细胞死亡方式。

一、细胞凋亡与自噬的概念与特征

（一）细胞凋亡的概念与特征

1. 概念 凋亡（apoptosis）又称I型程序性细胞死亡（programmed cell death，PCD），是在相关基因调控下细胞自主而有序的死亡过程，是调控机体发育、维护内环境稳定的一种细胞死亡的生理形式，出现在机体发育的整个过程中。

2. 特征

（1）形态学特征　发生凋亡的细胞胞膜发生皱缩、凹陷，染色质变得致密，最后裂成小碎片。接着胞膜将细胞质分割包围，有些包围了染色质的片段，形成多个膜结构完整的泡状小体，称为凋亡小体（apoptotic body）。凋亡的细胞形态学改变与坏死细胞有明显区

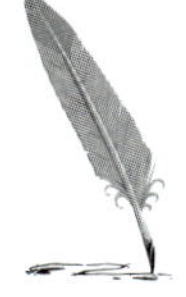

别，凋亡表现为细胞皱缩，但保持膜的完整性，染色质致密，溶酶体增多及DNA片段化等特征；而坏死则表现为细胞膜不完整、染色质分解、溶酶体解体以及DNA弥散降解等特征。

（2）生物化学特征　主要包括以下几个方面：①染色质DNA的降解；②RNA与蛋白质大分子的合成；③胞质内Ca^{2+}浓度增高；④内源性核酸内切酶与蛋白酶的激活。

（二）细胞自噬的概念与特征

1. 概念　自噬是真核细胞利用溶酶体对细胞器及蛋白质进行降解的、具有高度选择性的生物学过程，广泛存在于高等脊椎动物的细胞内。自噬具有维持细胞自我稳态、促进细胞生存的作用，然而过度自噬则可引起细胞死亡，即自噬性细胞死亡，是一种不同于凋亡的新的程序性细胞死亡方式，又称为Ⅱ型程序性细胞死亡。根据降解物与溶酶体的结合途径不同，可将自噬分为三类：①巨自噬；②微自噬；③分子伴侣介导的自噬。

2. 细胞自噬的特征

（1）形态学特征　检测自噬的"金标准"是超微结构检查。胞质中出现大量双膜自噬体和自噬溶酶体，是细胞自噬的主要形态特征。自噬起始时，细胞质内出现大量游离双层膜结构，并逐渐形成杯状凹陷，称为自噬前体（proautophagosome）。自噬前体包括细胞内代谢、损伤或应激等过程中形成的过多或异常的、待降解的大分子物质，如蛋白质、细胞器，甚至病原体等，形成自噬体（autophagosome）。自噬体外膜再与溶酶体膜相融合，内膜及其所包裹的物质进入溶酶体腔，形成自噬溶酶体（autolysosome）。自噬溶酶体多呈圆形，内含单层膜包裹的自噬体和不同程度降解的胞内物质。电子显微镜下自噬细胞的超微结构特征为：胞质和核质变暗，线粒体和内质网膨胀，高尔基复合体增大，胞膜发泡及内陷形成大量吞噬泡，也可见自噬溶酶体内最终不能降解的残体等。

（2）生物化学特征　细胞自噬是一个受严格调控的细胞内容物的降解和再循环的过程，参与细胞器的代谢和再利用，以及对细胞内生物能量的补充。自噬细胞的胞质中出现大量自噬体和自噬溶酶体是其主要特征，最后细胞由自身溶酶体消化降解，但不激活胱天蛋白酶（caspase）。在自噬溶酶体中，待降解物质在各种酶的作用下分解成氨基酸和核苷酸等，并进入三羧酸循环，产生小分子物质和ATP，被细胞再利用。

二、细胞凋亡与自噬的基因调控

（一）细胞凋亡的基因调控

调控细胞凋亡的基因有细胞生存基因和细胞死亡基因，前者促进细胞增殖和存活，后者抑制细胞增殖或促进细胞死亡。

1. 细胞生存基因　①*C-MYC*基因：是一种癌基因，能促进细胞的增殖反应，也能诱导细胞死亡；②*C-ABL*基因：是与慢性粒细胞白血病（CML）直接有关的原癌基因，定位于9号染色体上，再转位到22号染色体断裂区（*BCR*）基因位置上，形成*BCR-ABL*融合基因，其编码一种具有较高酪氨酸激酶活性的P210融合蛋白，能够促进CML骨髓细胞的增殖反应，同时抑制这类细胞的程序性死亡；③*RAS*相关基因：是一种促进细胞增殖的原癌基因，与多种肿瘤的发生、发展有密切的关系；④*BCL-2*基因：即B细胞淋巴瘤/白血病-2基因，通过阻断细胞凋亡信号传递系统的最后共同通道，抑制细胞的死亡，从而促进细胞的存活，因而成为一种重要的细胞生存基因；⑤*C-KIT*基因：属于生长因子受体类的一种原癌基因，

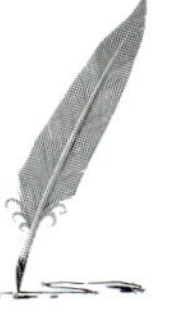

*C-KIT*的编码产物是干细胞因子受体（stem cell factor receptor，SCFR），SCFR与SCF共同促进造血细胞的生长，因此*C-KIT*也归属于细胞生存基因的范畴。

2. 细胞死亡基因 抑制细胞生长的基因包括*P53*、*RB*、*WT1*等；促进细胞死亡的基因包括*BAX*、*ICE*、*CLU*、*C-REL*等。*P53*抑癌基因缺乏时细胞凋亡明显受影响，*P53*基因可与多种癌基因和生长因子（如*C-MYC*、*BCL-2*、TGF-β、IL-3等）协同调节细胞的凋亡。

（二）细胞自噬的基因调控

细胞自噬具有进化过程的高度保守性，它的发生发展受多种基因如自噬相关基因（autophagy related gene，ATG）、蛋白激酶基因和磷酸酶基因等的调控。目前至少已鉴定出30多种自噬特异性基因及50多种相关基因。调控主要包括以下四种信号通路：①Beclin-1信号通路；② mTOR信号通路；③ P53信号通路；④ LC3信号通路。细胞自噬还存在其他多种信号通路，有待进一步深入研究。

三、细胞凋亡与自噬的生物学意义

（一）细胞凋亡的生物学意义

细胞凋亡是生命的基本现象，是细胞遵循自身程序结束其生命的主动死亡过程，是由基因控制的个别细胞发生的自主有序、有选择性的自我消亡的过程。这种淘汰机制是保证生命进化的基础，是维持体内细胞数量动态平衡的必要措施。细胞凋亡与胚胎发育、组织发生、组织分化和修复等过程有紧密的联系。在胚胎发育阶段通过细胞凋亡清除多余的和已完成使命的细胞，保证了胚胎的正常发育；在成年阶段通过细胞凋亡清除衰老和病变的细胞，保证了机体的健康。因此，细胞凋亡是机体清除体内多余、受损、衰老、病变或被病原体感染的细胞的重要手段，是一个非常重要的生物学过程。

细胞凋亡调节失控或错误会引起生物体的发育异常、功能紊乱和严重疾病。恶性肿瘤、自身免疫性疾病、病毒感染性疾病等均与细胞凋亡缺陷有关；而神经退行性疾病、骨髓发育不全性疾病、缺血性损伤和酒精中毒性肝炎等与细胞凋亡过度有关。细胞凋亡与疾病的关系表现在：通过凋亡及其机制的研究，阐明了一大类疾病的机制，并由此建立一些新的诊断和治疗方法。细胞凋亡参与了恶性肿瘤的起始过程，并对其发生起负向调控作用。恶性肿瘤前期细胞对细胞凋亡更为敏感，更易被清除，这是机体自我保护功能的表现。不同肿瘤细胞的凋亡程度不尽相同，细胞的凋亡能力随肿瘤细胞恶性程度的增加而降低。目前诱导肿瘤细胞凋亡是肿瘤治疗的重要策略。

（二）细胞自噬的生物学意义

自噬在机体稳定、组织重塑、细胞发育及内环境稳态、生物合成以及对环境的适应等方面都发挥着十分重要的作用。细胞可随时产生破损或衰老的细胞器、长寿命蛋白质、错误合成或折叠错误的蛋白质等，都需要及时清除，这主要靠自噬完成。自噬的产物如氨基酸、脂肪酸等小分子物质还可以为细胞提供一定的能量和合成物质，在代谢应激（如饥饿、生长因子缺乏、射线、化疗等）时自噬活性大大增强，为细胞度过危机提供了紧急的营养和能量支持，有利于细胞的存活。

自噬是一把“双刃剑”，对肿瘤具有促进与抑制双重作用，在肿瘤发生、转移及治疗中具有重要意义。一方面，自噬可通过隔离受损细胞器，促进细胞分化和（或）增加自噬性

死亡，抑制肿瘤的发生和转移，发挥抗肿瘤作用；另一方面，自噬能提高肿瘤细胞对应激的耐受能力，即使在应激持续存在的条件下，自噬也能维持肿瘤细胞长期存活；自噬还可以保护某些肿瘤细胞免受放疗损伤。自噬是肿瘤细胞在代谢压力增大或营养缺乏的微环境中逃避凋亡的重要机制。自噬与肿瘤的关系十分复杂，由于自噬对肿瘤细胞的双重影响，药物诱导自噬后往往会出现两种相反的结果：一方面，自噬可以协助肿瘤细胞抵抗化疗药物的凋亡诱导作用；另一方面，自噬也可增强肿瘤细胞对化疗药物的敏感性，从而主动诱导Ⅱ型程序性死亡。自噬的这一特性也为肿瘤防治提供了两种截然不同的思路：抑制自噬可提高抗癌治疗效果，激活自噬可诱导肿瘤细胞发生自噬性死亡。

细胞自噬还与细菌、病毒等病原体感染、神经退行性疾病、免疫性疾病的发生、发展、诊断、治疗及预后等密切相关。

（三）细胞凋亡与自噬的关系

细胞凋亡与自噬可共存于同一个细胞内，两者的作用和功能相互影响、制约和平衡，可在不同的状态下产生不同的结果。自噬通常有助于细胞存活，而细胞凋亡却无一例外地导致细胞死亡。最近研究证实自噬和凋亡两条通路可受某些共同因子和成分的作用，自噬和凋亡之间存在许多相同的调节蛋白，具有相似的调控途径，两者间存在着交叉反应，也可以互相重叠地发挥功能，而且一条通路可以调节和改变另一条通路的活性。抑制凋亡同样会抑制自噬的形成，相反，凋亡的激活则会诱导自噬的发生。自噬和凋亡之间存在着随生物学背景而变化的复杂动态关系。研究认为：①在某些条件下，自噬为凋亡所需，此时自噬通常优先于凋亡，进而启动凋亡；②自噬可以抑制凋亡，使肿瘤细胞的凋亡率下降；③自噬与凋亡共同促进细胞死亡。

本章小结

造血器官是能够生成并支持造血细胞分化、发育、成熟的组织器官，造血器官生成各种血细胞的过程称为造血。人体的造血过程可分为胚胎期造血及出生后造血，胚胎期造血可分为：中胚叶造血、肝脏造血和骨髓造血。出生后骨髓是正常情况下唯一产生红系、粒系、巨核系三系细胞的场所，同时也能生成淋巴细胞和单核细胞，淋巴组织成为终生制造淋巴细胞的器官。造血微环境由骨髓基质细胞、微血管、神经和基质细胞分泌的细胞因子构成，是造血干细胞赖以生存的场所。造血微环境直接和造血细胞相接触，对造血干细胞的自我更新、定向分化及造血细胞增殖、分化、成熟调控起重要作用。

胚胎干细胞是指从早期胚胎的内细胞团中分离出来的具有高度分化潜能的细胞系，它具有形成完整个体的分化潜能，可以无限增殖并分化成为全身多种细胞类型，也称为全能干细胞。造血干细胞是具有高度自我更新能力和多向分化潜能，在造血组织中含量极少，形态难以辨认的，类似小淋巴细胞样的一群异质性细胞群体。造血干细胞具有高度的自我更新能力和多向分化能力。造血祖细胞是指一类由造血干细胞分化而来，但部分或全部失去了自我更新能力的过渡性、增殖性细胞群。存在于骨髓中的另一种干细胞是骨髓间质干细胞，它同样具有多向分化潜能和自我更新能力。骨髓间质干细胞是骨髓造血微环境的重要成分，对造血和造血调控有重要作用。

血细胞的发育是连续的，包括血细胞的增殖、分化、成熟和释放等过程。在血细胞发

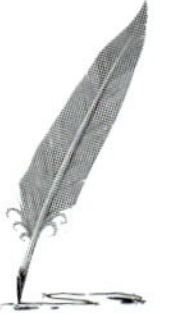

育过程中细胞形态演变遵循一定的规律。

造血细胞的增殖、分化与成熟的调控是一个涉及多因素、多水平的复杂调控，包括细胞因子的调控、基因调控等。细胞因子通过造血生长因子和造血抑制因子的作用来调控造血。

细胞死亡方式可分为细胞坏死、细胞凋亡和细胞自噬。细胞凋亡和自噬又分别称为Ⅰ型和Ⅱ型程序性细胞死亡，二者都有各自的形态学、生物化学特征和重要的生物学意义。

扫码“练一练”

习　题

一、选择题

［**A1/A2型题**］

1. 3~6个月的胚胎主要造血器官是

A. 胸腺　B. 肝脏　C. 脾脏　D. 骨髓　E. 卵黄囊

2. 下列对造血多能干细胞发生作用的造血生长因子为

A. EPO　B. IL-3　C. M-CSF　D. G-CSF　E. MeG-CSF

3. 人体内具有多向分化能力的最早的造血细胞是

A. 红系祖细胞　B. 巨核系祖细胞

C. 造血干细胞　D. 粒系祖细胞

E. T淋巴系祖细胞

4. 下列疾病中可溶性转铁蛋白受体不增加的是

A. 缺铁性贫血　B. 巨幼细胞贫血

C. 溶血性贫血　D. 无效生成性贫血

E. 再生障碍性贫血

5. 人体出生后的造血器官主要是

A. 胸腺　B. 肝脏　C. 脾脏　D. 骨髓　E. 卵黄囊

6. 中性、嗜酸性、嗜碱性粒细胞源于

A. 淋巴系干细胞　B. 粒细胞系祖细胞

C. 各自的祖细胞　D. 粒－单细胞系祖细胞

E. 单核细胞系祖细胞

7. 不具有丝分裂能力的细胞是

A. 中幼粒细胞　B. 早幼粒细胞

C. 原始粒细胞　D. 晚幼粒细胞

E. 粒系祖细胞

8. 下列哪种疾病不宜做骨髓检查

A. ITP　B. PNH　C. 多发性骨髓瘤

D. 妊娠中晚期妇女　E. 再生障碍性贫血

9. 患者女性，64岁，皮肤、面部紫色5个月余，无心、肺疾病史。查体：脾肋下3cm，肝肋下1cm。实验室检查：血红蛋白185g/L，血小板665×10^9/L，白细胞17×10^9/L。首先

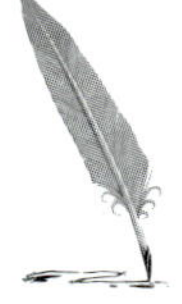

考虑下列哪种疾病

A. 骨髓增生性疾病　　B. 继发性血小板增多症

C. 真性红细胞增多症　　D. 继发性红细胞增多症

E. 原发性血小板增多症

［**A3/A4型题**］

（10～12题共用题干）

患者男性，65岁。手脚麻木伴头晕3个月，并时常有鼻出血。查体：脾肋下3.0cm，肝肋下1.5cm。实验室检查：血红蛋白150g/L，血小板1100×10^9/L，白细胞21.6×10^9/L，以中性分叶核为主，NAP积分增高

10. 首先考虑下列哪种疾病

A. 慢性粒细胞白血病　　B. 骨髓增生性疾病

C. 继发性血小板增多症　　D. 原发性血小板增多症

E. 慢性中性粒细胞白血病

11. 鼻出血是由于什么原因

A. 鼻黏膜炎症　　B. 血小板功能异常

C. 血小板增多　　D. 鼻黏膜下血管畸形

E. 凝血因子合成减少

12. 此病临床上易并发

A. 血栓形成　　B. 溶血　　C. 皮肤出血

D. 骨骼破坏　　E. 肺部感染

（13～14题共用题干）

患者男性，60岁。乏力伴右上腹胀半年。查体：脾肋下4cm；实验室检查：血红蛋白98g/L，血小板327×10^9/L，白细胞36×10^9/L，白细胞分类：成熟中性粒细胞45%、嗜碱性粒细胞2%、幼粒细胞9%、淋巴细胞33%、单核细胞1%、幼红细胞10%，粒细胞形态正常，NAP积分180分

13. 首先考虑下列哪种疾病

A. CML　　B. 类白血病反应

C. 骨髓纤维化　　D. 真性红细胞增多症

E. 溶血性贫血

14. 下列哪项不符合患者骨髓穿刺检查

A. 常常出现干抽　　B. 早期骨髓增生

C. 费城染色体阴性　　D. 造血细胞病态造血较明显

E. 晚期骨髓增生减低

［**B型题**］

（15～17题共用备选答案）

A. 5%　　B. 10%　　C. 15%　　D. 20%　　E. 30%

15. 诊断MDS-RA时，红系病态造血细胞应大于

16. WHO将原始细胞大于多少作为急性白血病的诊断标准

17. 诊断为MDS-RAS时，骨髓中环形铁粒幼红细胞应大于

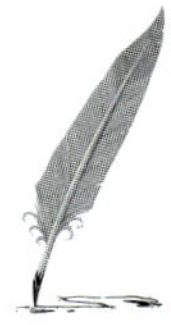

［X型题］

18. 造血干细胞的特征是

A. 自我更新　B. 对称分裂　C. 定向分化
D. 多向分化　E. 不均一性

19. 骨髓的“干抽”可见于下述哪些情况

A. 缺铁性贫血　B. 真性红细胞增多症
C. 再生障碍性贫血　D. 原发性骨髓纤维化
E. 巨幼细胞贫血

20. 外周血中出现有核红细胞可见于

A. 溶血性贫血　B. 骨髓纤维化
C. ANLL（M_6）　D. 出生1周以内的新生儿
E. 再生障碍性贫血

21. 骨髓增生异常综合征的病态造血可见

A. 小巨核细胞　B. 多个圆形巨核细胞
C. 多核巨组织细胞　D. 单圆核巨核细胞
E. 巨大血小板

二、简答题

1. 人体胚胎期和出生后造血器官及造血特点是什么？
2. 髓外造血的概念和特点是什么？
3. 什么是造血微环境，造血微环境是怎样参与造血调控的？
4. 造血干细胞的概念和特征是什么？造血祖细胞的概念和特点是什么？
5. 人体的造血受哪些因素的调控？它们是怎样调控造血的？
6. 何为细胞凋亡？细胞凋亡的形态学和生物化学特征有哪些？
7. 细胞凋亡的基因调控是怎样完成的？细胞凋亡有何生物学意义？

（朱爱民　刘阔叶）

第二章

骨髓细胞形态及检验

学习目标

1. **掌握** 血细胞的命名；血细胞发育成熟中的形态演变规律；正常细胞形态学；骨髓检查的主要临床应用；骨髓检查的适应证与禁忌证；骨髓取材满意的指标；骨髓涂片检查方法；骨髓增生程度的判断标准；骨髓象检查的注意事项；骨髓象的分析与报告；正常骨髓象；异常骨髓细胞形态变化特点及其意义。

2. **熟悉** 骨髓涂片和染色；骨髓检查的临床应用；骨髓象检查质量保证。

3. **了解** 血涂片检查及意义；血细胞检验的临床应用评价。

4. 学会正确制作骨髓涂片及检查和分析骨髓象的方法。

扫码“学一学”

第一节 骨髓细胞形态演变一般规律

血象和骨髓象的血细胞形态学检验是诊断血液系统疾病诊断、观察疗效的重要手段之一。正常血细胞形态是血象和骨髓象检验的基础。

骨髓中血细胞由原始细胞逐渐发育为成熟细胞，是一个循序渐进的过程，具有一定的规律性，掌握其规律性有助于识别各种骨髓细胞。

一、细胞体积的变化规律

一般情况下，原始细胞体积相对较大。随着细胞的逐步成熟，细胞体积逐渐变小。但巨核细胞系发育例外，细胞由小变大；粒细胞系中，早幼粒细胞体积比原始粒细胞略大。

二、细胞质的变化规律

从原始细胞到成熟细胞，胞质的量由少逐渐增多，但淋巴细胞系例外；胞质嗜碱性（深蓝色）逐渐变弱直至嗜酸性（粉红色），但单核细胞和淋巴细胞仍保持嗜碱性；胞质颗粒从无到有，由少到多。粒细胞系的特异性颗粒（specific granules）可分为嗜酸性、嗜碱性、中性三种颗粒，红细胞系无颗粒。

三、核形及大小的变化规律

从原始细胞到成熟细胞，细胞核一般由大变小，巨核细胞系则由小变大；核质比例一般逐渐减小；细胞核的形态由圆形或卵圆形逐渐变为有凹陷甚至分叶（粒细胞系和巨核细胞系），但淋巴细胞和浆细胞的胞核形态变化不明显，成熟红细胞核消失。

四、核染色质及核仁的变化规律

核染色质及核仁是衡量血细胞是否处于原始和幼稚阶段的重要客观指标之一。从原始细胞到成熟细胞，核染色质结构由细致到粗糙，排列由疏松变为紧密并进一步浓缩成块，甚至脱核（红细胞系）；核膜一般由不明显到明显，核仁由明显到模糊，最后消失。

血细胞发育过程中形态学演变的一般规律见表2–1。

表2–1 血细胞发育过程中形态学演变的一般规律

鉴别点	原始	幼稚	成熟
体积	大	中等	小
外形	圆（椭圆）	圆（椭圆）	大多圆、椭圆、卵圆形，巨核不规则
核质比	核大质少	核质比变小	核小质多
核形	圆（椭圆）	凹陷	分叶
核仁	多、清晰	少（不清）	消失
核染色质	细致	疏松	粗糙（块状）
胞质	深蓝、少	灰蓝	粉色、多

骨髓血细胞共分六个系统，每个系统又分为原始、幼稚和成熟三个阶段。粒系和红系细胞形态比较复杂，其幼稚阶段又分早、中、晚三个阶段（图2–1）。

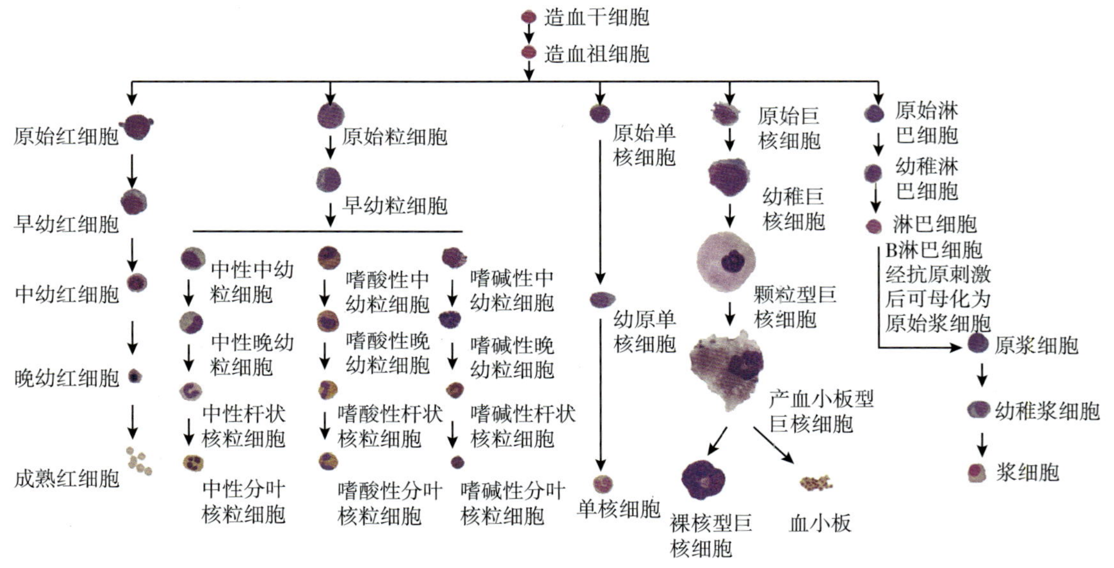

图2–1 骨髓细胞发育、名称及形态

第二节 正常骨髓细胞形态特征

扫码“学一学”

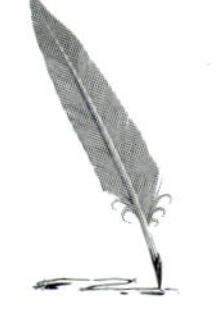

骨髓细胞的六个系统分别是：红细胞系、粒细胞系、单核细胞系、淋巴细胞系、浆细胞系和巨核细胞系。正常骨髓中主要是各阶段的有核红细胞、粒细胞、巨核细胞和成熟阶段的单核细胞、淋巴细胞及浆细胞。下面介绍光学显微镜下经瑞氏染色后观察到的各系统、

各阶段细胞的形态特征。

扫码“看一看”

一、红细胞系统

红细胞系统（简称红系）包括：原始红细胞、早幼红细胞、中幼红细胞、晚幼红细胞、网织红细胞和成熟红细胞，其中原始红细胞、早幼红细胞、中幼红细胞和晚幼红细胞阶段称为有核红细胞。

（一）原始红细胞

原始红细胞（pronormoblast）直径为15~25μm，圆形或椭圆形，边缘常有瘤状突起。胞核圆形、居中或略偏位；核染色质呈粗颗粒状，染紫红色；核仁1~3个，大小不一。染浅蓝色，边界不清楚。胞质量少，深蓝色且不透明，有油画蓝感，核周常有淡染区；胞质中无颗粒（图2-2）。

正常外周血中不出现原始红细胞，正常骨髓中原始红细胞<1%。

（二）早幼红细胞

早幼红细胞（early normoblast）直径为10~18μm，圆形或椭圆形，部分细胞可见瘤状突起。胞核圆形居中或略偏位；核染色质浓集呈粗颗粒状甚至小块状，染紫红色；核仁模糊或消失。胞质量略增多，染不透明蓝色或深蓝色，部分细胞有核周淡染区，胞质内无颗粒（图2-3）。

正常外周血中不出现早幼红细胞，正常骨髓中早幼红细胞<5%。

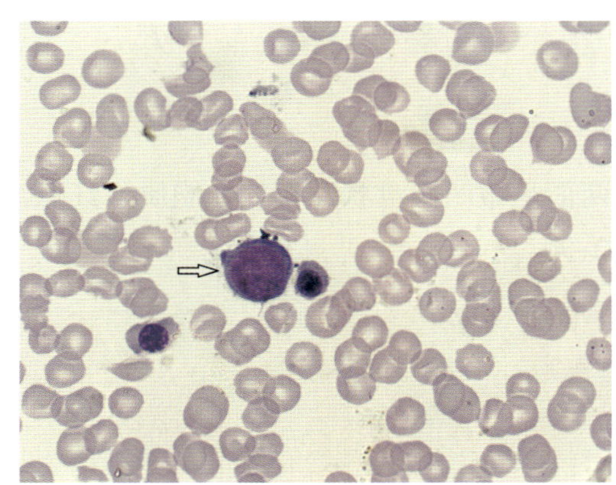

图2-2　原始红细胞

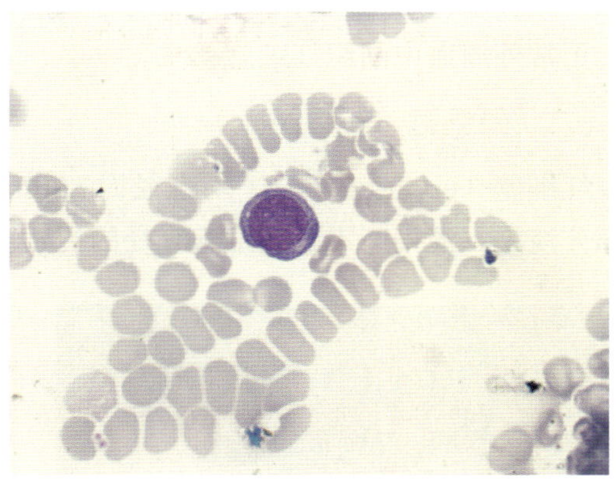

图2-3　早幼红细胞

（三）中幼红细胞

中幼红细胞（polychromatic normoblast）直径为8~15μm，圆形。胞核圆形、居中，约占胞体1/2；核染色质粗密成块，副核染色质明显，如打碎的墨砚；核仁已完全消失。胞质量增多，无颗粒。因血红蛋白合成增多而嗜碱性物质逐渐减少，故胞质呈不同程度的嗜多色性（图2-4）。

正常外周血中不出现中幼红细胞，正常骨髓中中幼红细胞约10%。

（四）晚幼红细胞

晚幼红细胞（orthochromatic normoblast）直径为7~10μm，圆形。胞核圆形、居中或略偏位，占胞体1/2以下；核染色质聚集呈数个大块或紫黑色团块（称为碳核），副核染色

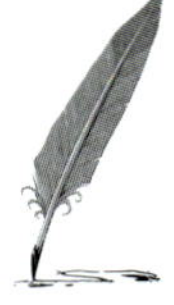

质消失或少见，可见胞核碎裂或脱核状态。胞质量多，淡红色或灰红色，接近成熟红细胞，无颗粒（图2–5）。

正常外周血中不出现晚幼红细胞，正常骨髓中晚幼红细胞约10%。

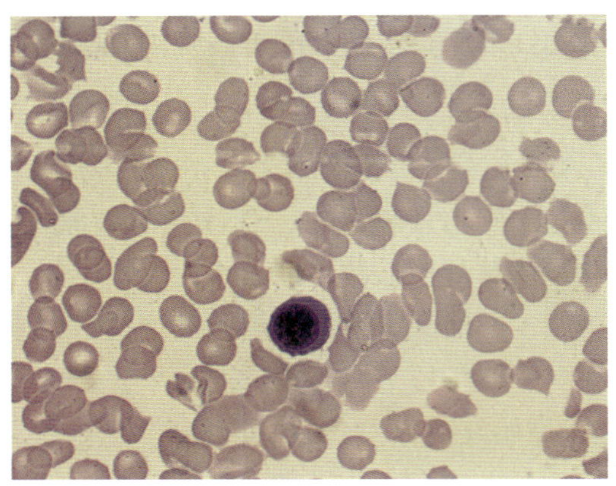

图2–4　中幼红细胞

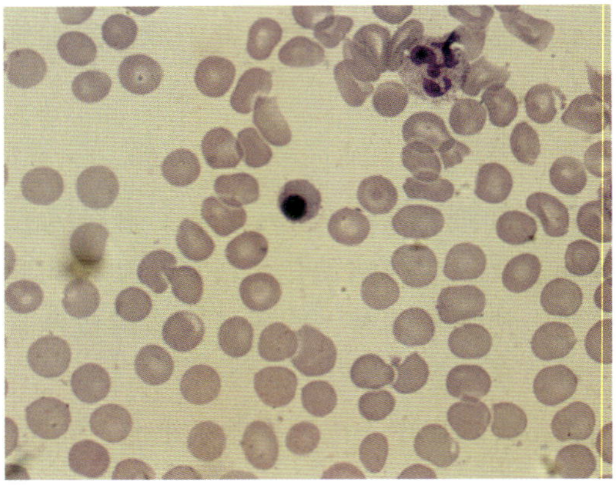

图2–5　晚幼红细胞

（五）网织红细胞

网织红细胞（reticulocyte）胞体直径为8~9μm，圆形。是晚幼红细胞脱核后尚未完全成熟的红细胞，因胞质内尚存留多少不等的嗜碱性物质RNA，瑞氏染色为嗜多色性红细胞，经煌焦油蓝活体染色，在红细胞内可看到蓝绿色的颗粒状、线状或网状结构，称为网织红细胞，此种结构越多，表示红细胞越不成熟（图2–6）。

正常外周血中网织红细胞<2%。

（六）红细胞

红细胞（erythrocyte）平均直径为7.2μm，两面呈微凹圆盘状，无核，胞质淡红色，中央部分淡染，淡染区不超过细胞直径的1/3（图2–7）。

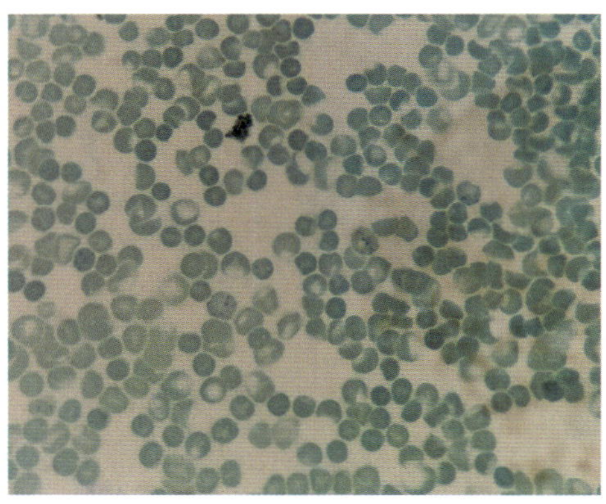

图2–6　网织红细胞（煌焦油蓝染色，×400）

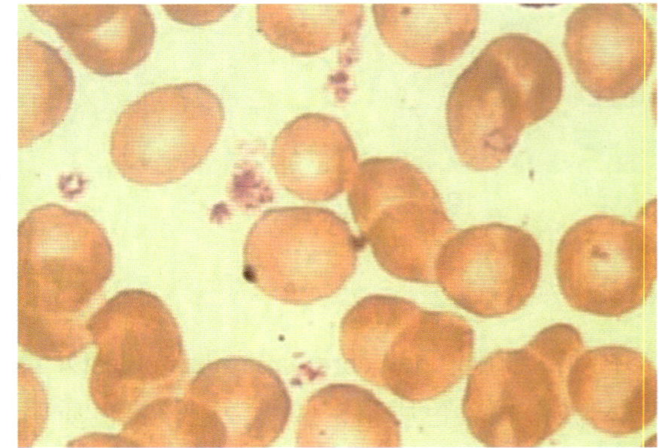

图2–7　成熟红细胞

考点提示　红系各阶段细胞形态特征。

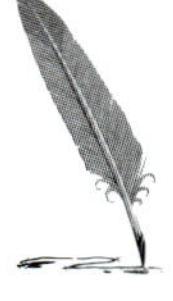

二、粒细胞系统

粒细胞系统共有六个阶段细胞，因其胞质中常有许多颗粒而得名，包括：原始粒细胞、早幼粒细胞、中幼粒细胞、晚幼粒细胞、杆状核粒细胞和分叶核粒细胞。

粒细胞系统的形态演变规律中典型变化是胞质颗粒和胞核形状。粒细胞系统的颗粒从Ⅱ型原始粒细胞开始出现，称为非特异性颗粒（又称嗜天青颗粒、嗜苯胺蓝颗粒），早幼粒细胞的非特异性颗粒最多。从中幼粒细胞阶段开始出现特异性颗粒，分别为：中性颗粒、嗜酸性颗粒和嗜碱性颗粒（图2–8）。

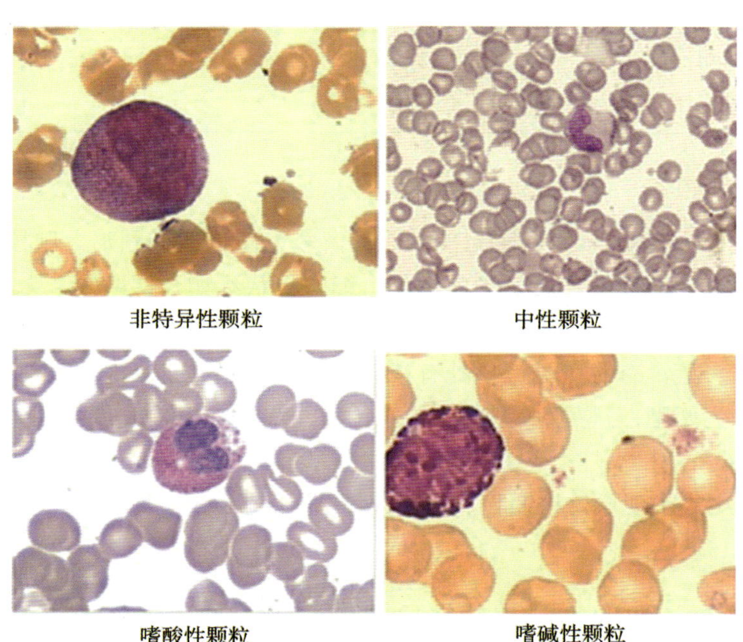

图2–8　粒细胞中四种颗粒的特征

颗粒的属性决定了细胞的类型，其功能亦不同（表2–2）。

表2–2　粒细胞胞质中四种颗粒的鉴别

鉴别点	非特异性颗粒	中性颗粒	嗜酸性颗粒	嗜碱性颗粒
大小	较中性颗粒粗	细小	粗大	最粗大
形态	大小不一 形态不一	大小一致 细颗粒状	大小一致 圆形或椭圆形，像剥开的石榴	大小不一 形态不一
数量	少数或中等量	多	多	不定，常较少
色泽	紫红色	淡紫红色或淡红色	橘红色，中幼粒和晚幼粒细胞阶段常呈紫黑色，但不如后者粗大和深染	深紫红色、深紫黑或深紫蓝色
分布	分布不均，常在质中，有时有少许颗粒覆盖在核上	均匀	均匀，紧密排列，布满胞质	分布不均，排列零乱，常覆盖在核上，使胞核轮廓不清
阶段	Ⅱ型原始粒细胞和早幼粒细胞	中性中幼粒细胞直至中性分叶核粒细胞	嗜酸性中幼粒细胞直至嗜酸性分叶核粒细胞	嗜碱性中幼粒细胞直至嗜碱性分叶核粒细胞

胞核形状从圆形→椭圆形→一侧扁平→肾形→杆状→分叶状。细胞核的变化是细胞阶

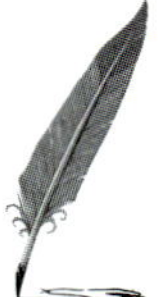

段划分的主要依据（表2–3）。

表2–3　中幼粒细胞及以下阶段的细胞核划分标准

鉴别点	核凹陷程度/假设核直径	核凹陷程度/假设圆形核直径
中幼粒细胞	/	<1/2
晚幼粒细胞	<1/2	1/2～3/4
杆状核粒细胞	>1/2	>3/4
分叶核粒细胞	核丝	核丝

（一）原始粒细胞

原始粒细胞（myeloblast）直径为10～20μm，多为圆形或椭圆形。胞核圆形或椭圆形，居中或略偏位，较大；核染色质呈均匀排列，细颗粒状犹如一层薄纱，无浓集现象，染淡紫红色；核仁2～5个，较小，清楚，呈淡蓝色。胞质量较少，绕于核周，呈透明的天蓝色或深蓝色，似水彩蓝，有时可见近核处有淡染区；多无颗粒或少许颗粒。根据颗粒有无可将原始粒细胞分为两型：Ⅰ型为典型的原始粒细胞，胞质中无颗粒；Ⅱ型胞质中有少量细小的非特异性颗粒。

正常外周血中不出现原始粒细胞，正常骨髓中原始粒细胞<2%（图2–9）。

（二）早幼粒细胞

早幼粒细胞（promyelocyte）直径为12～25μm，胞体较原始粒细胞大，多为圆形或椭圆形。胞核多为圆形、椭圆形或一侧微凹陷，核常位于中央或偏位；核染色质较原始粒细胞粗可见聚集现象，染紫红色；核仁多清晰可见，偶见核仁模糊；胞质呈淡蓝、浅蓝或深蓝色，量较多；可见数量不等、形态多样、染紫红色的非特异颗粒，又称为嗜天青颗粒（azurophilic granules）、嗜苯胺蓝颗粒或A颗粒，其颗粒分布不均，常于近核处先出现，偶见少许颗粒覆盖在核上（图2–10）。

正常外周血中不出现早幼细胞，正常骨髓中早幼粒细胞<4%。

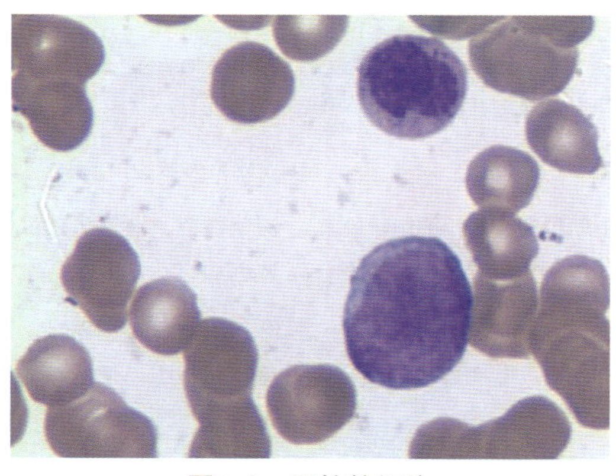

图2–9　原始粒细胞

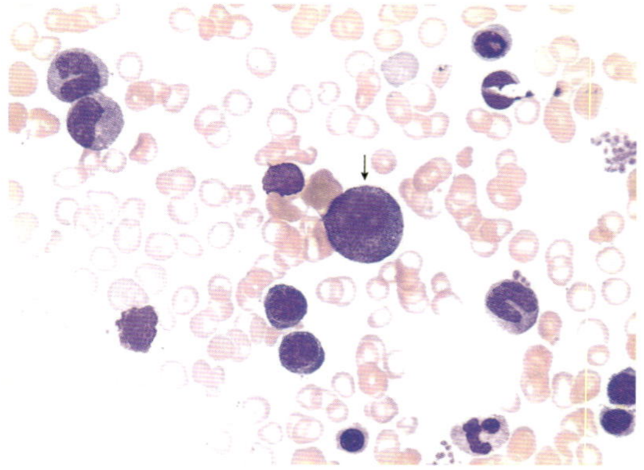

图2–10　早幼粒细胞

（三）中幼粒细胞

中幼粒细胞（myelocyte）直径为10～20μm，圆形。中性中幼粒细胞、嗜酸性中幼粒

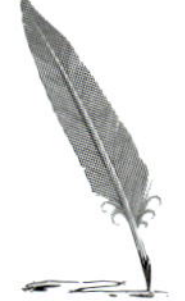

细胞、嗜碱性中幼粒细胞大小略不同。胞核常一侧扁平或略凹陷，其凹陷程度与假设圆形核直径之比常小于1/2，核常偏位，占胞体的1/2~2/3；核染色质聚集多呈索块状，染紫红色；无核仁。胞质量多，胞质现淡红，橘红或蓝色；胞质同时含两种颗粒：非特异性颗粒常分布于细胞边缘；特异性颗粒常绕核分布。根据胞质内所含特异性颗粒的不同，将细胞分为三种：中性中幼粒细胞（neutrophilic myelocyte）、嗜酸性中幼粒细胞（eosinophilic myelocyte）和嗜碱性中幼粒细胞（basophilic myelocyte）。

1. 中性中幼粒细胞　中性颗粒非常细小、大小较一致、颗粒状、分布密集。呈淡紫红色或淡红色，常于近核处先出现，由于中性颗粒非常细小，在普通显微镜下不易看清各期中性粒细胞中的中性颗粒大小及形态，因此在中性中幼粒细胞中常常只能在近核处看到均匀的浅红色区域（图2-11）。

2. 嗜酸性中幼粒细胞　嗜酸性颗粒较中性颗粒粗大、大小一致，排列紧密、橘红色，有立体感及折光性，犹如剥开的石榴。有时嗜酸性颗粒呈暗黄色或褐色，有的胞质中除嗜酸性颗粒外，还可见未成熟嗜酸性颗粒，呈紫黑色、似嗜碱性颗粒，这种嗜酸性粒细胞称为双染嗜酸性粒细胞，常出现在中幼粒细胞阶段，随细胞的成熟变为典型的嗜酸性粒细胞（图2-12）。

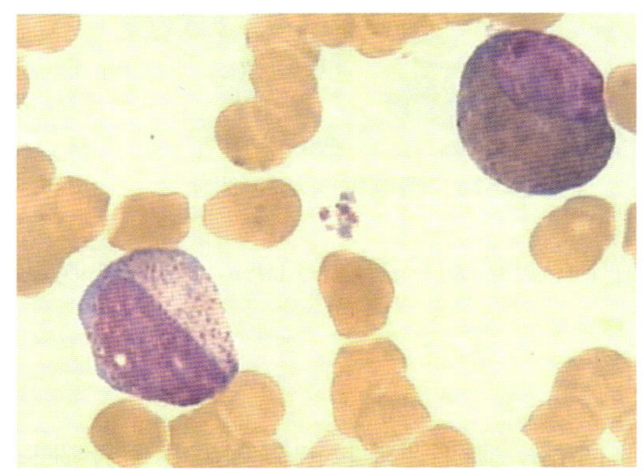

图2-11　中性中幼粒细胞

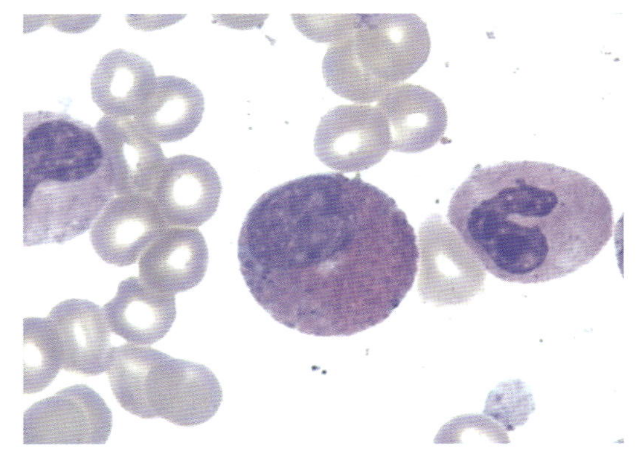

图2-12　嗜酸性中幼粒细胞

3. 嗜碱性中幼粒细胞　嗜碱性颗粒较中性颗粒粗大、大小不等、形态不一、排列凌乱、染深紫黑色或深紫红色，常覆盖于核上（图2-13）。

正常外周血中不出现中幼粒细胞，正常骨髓中中性中幼粒细胞约8%，嗜酸中幼粒细胞<1%，嗜碱性中幼粒细胞偶见。

（四）晚幼粒细胞

晚幼粒细胞（metamyelocyte）直径为10~16μm，圆形。胞核明显凹陷，核凹陷程度与假设圆形核直径之比为1/2~3/4，核呈肾形、马蹄形、半月形，常偏于一侧；核染色质粗糙呈小块，出现副核染色质（即块状核染色质之间的空隙），染紫红色。胞质量多，浅红色，充满特异性颗粒。根据所含特异性颗粒的不同将晚幼粒细胞分为：中性晚幼粒细胞（neutrophilic metamyelocyte）（图2-14）、嗜酸性晚幼粒细胞（eosinophilic metamyelocyte）（图2-15）和嗜碱性晚幼粒细胞（basophilic metamyelocyte）（图2-16）。

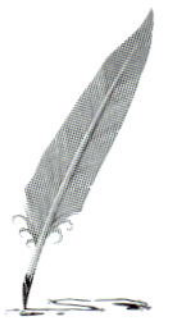

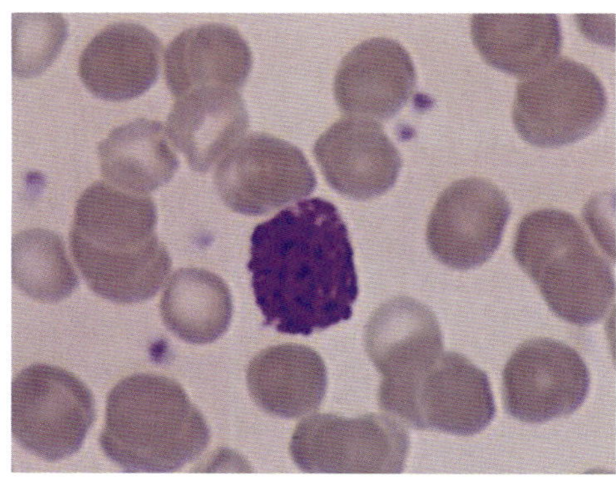
图2-13　嗜碱性中幼粒细胞

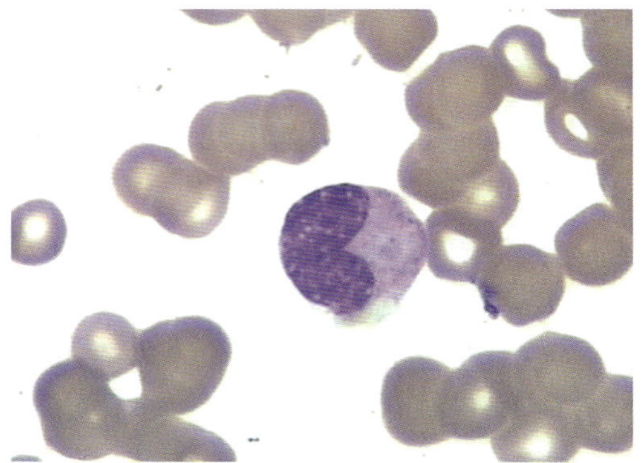
图2-14　中性晚幼粒细胞

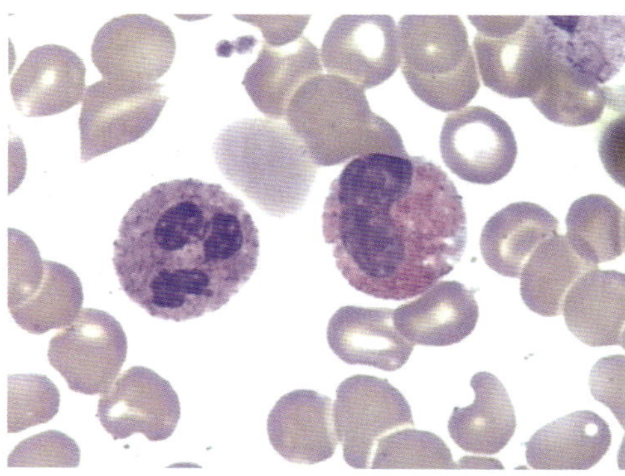
图2-15　嗜酸性晚幼粒细胞图

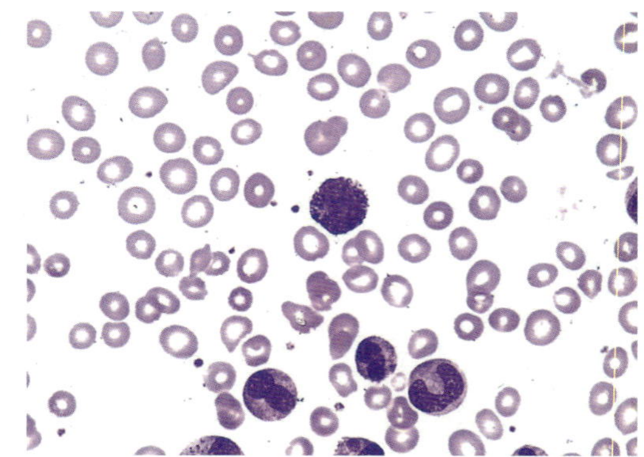
图2-16　嗜碱性晚幼粒细胞

正常外周血中不出现晚幼粒细胞，正常骨髓中中性晚幼粒细胞约10%，嗜酸性晚幼粒细胞<2%，嗜碱性晚幼粒细胞偶见。

（五）杆状核粒细胞

杆状核粒细胞（stab granulocyte）直径为10~15μm，圆形。胞核凹陷程度与假设圆形核直径之比大于3/4，胞核呈多种形态，如C形、S形、W形或不规则，形态弯曲呈粗细均匀的带状；核染色质呈块状，副核染色质明显、透亮，核两端钝圆呈深紫红色。胞质充满特异性颗粒。根据特异性颗粒的不同分为：中性杆状核粒细胞（neutrophilic stab granulocyte）（图2-17）、嗜酸性杆状核粒细胞（eosinophilic stab granulocyte）（图2-18）和嗜碱性杆状核粒细胞（basophilic stab granulocyte）（图2-19）。

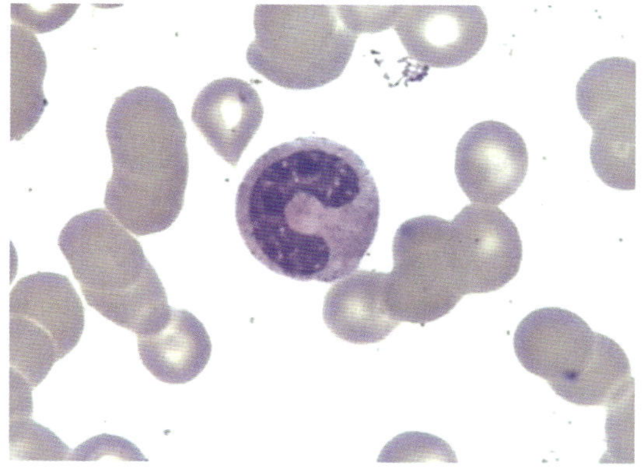
图2-17　中性杆状核粒细胞

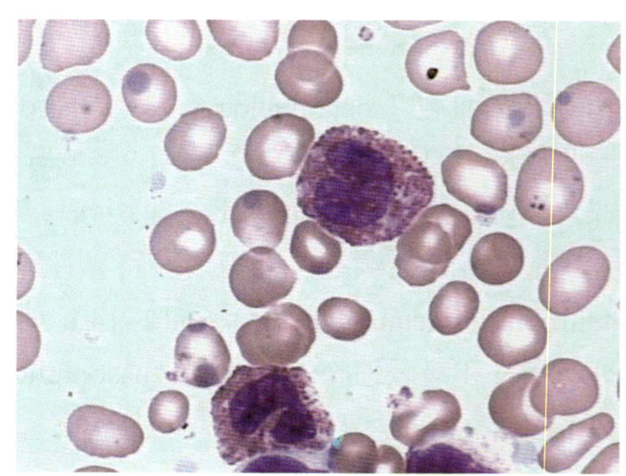
图2-18　嗜酸性杆状核粒细胞

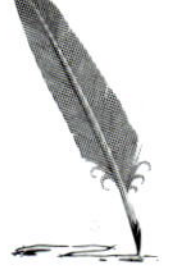

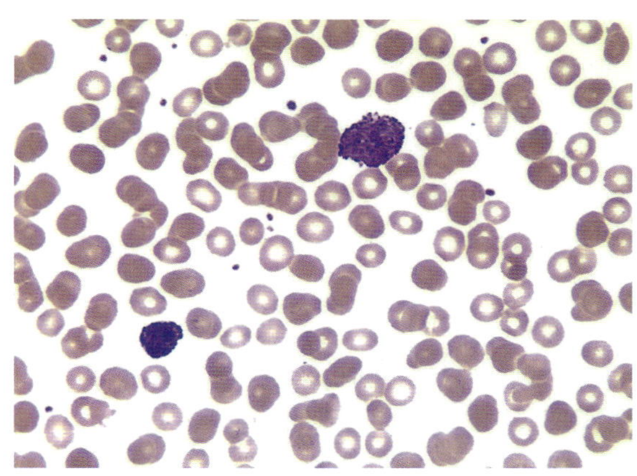

图2-19　嗜碱性杆状核粒细胞

正常外周血中性杆状核粒细胞为1%~5%，嗜酸性杆状核粒细胞及嗜碱性杆状核粒细胞偶见，正常骨髓中中性杆状核粒细胞约20%，嗜酸性杆状核粒细胞<3%，嗜碱性杆状核粒细胞<1%。

（六）分叶核粒细胞

分叶核粒细胞（segmented granulocyte）直径为10~14μm，圆形。胞核分叶状，2~5叶，叶与叶之间有细丝相连或完全断开；核染色质浓集呈较多小块，染深紫红色，副核染色质明显。胞质丰富，呈淡红色，浆内充满特异性颗粒。根据特异性颗粒的不同分为：中性分叶核粒细胞（neutrophilic segmented granulocyte）（图2-20）、嗜酸性分叶核粒细胞（eosinophilic segmented granulocyte）（图2-21）和嗜碱性分叶核粒细胞（basophilic segmented granulocyte）。

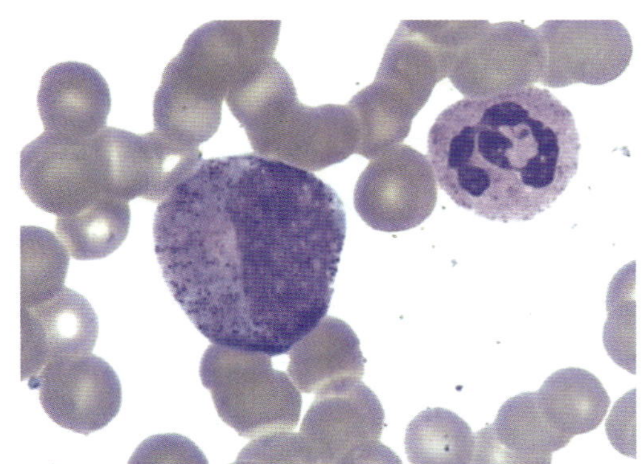

图2-20　中性分叶核粒细胞

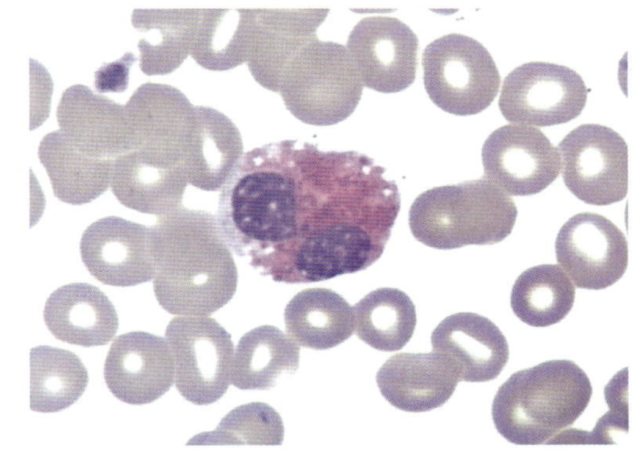

图2-21　嗜酸性分叶核粒细胞

正常外周血中性分叶核粒细胞为50%~70%，嗜酸性分叶核粒细胞及嗜碱性分叶核粒细胞少见，正常骨髓中嗜酸性分叶核粒细胞<5%，嗜碱性分叶核粒细胞<1%。

考点提示　粒系各阶段细胞形态特征。

三、巨核细胞系统

巨核细胞系统包括：原始巨核细胞、幼稚巨核细胞、颗粒型巨核细胞、产血小板型巨核细胞、裸核型巨核细胞及血小板，巨核细胞是骨髓中最大的造血细胞，与其他血细胞的“对称性增殖”不同，巨核细胞属于“多倍体增殖”，即细胞核成倍增殖，而不分裂，因此体积逐渐变大。

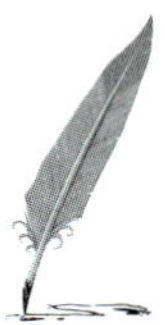

（一）原始巨核细胞

原始巨核细胞（megakaryoblast）直径为15~30μm，圆形或不规则，常可见指状胞质突起，细胞周边常有少许血小板附着。胞核常1~2个，较大，圆形或不规则，常凹陷、折叠；核染色质粗（比其他原始细胞粗）、排列紧密，分布不均匀，染紫红色；核仁2~3个，呈淡蓝色，常不清晰。胞质较少、深蓝色，周边深染，无颗粒（图2–22）。

（二）幼稚巨核细胞

幼稚巨核细胞（promegakaryocyte）直径为30~50μm，常不规则，常有伪足状突起，有时细胞周边有少许血小板附着。核有重叠或扭曲，呈不规则形、肾形或分叶状；核染色质粗颗粒状或小块状，排列紧密；核仁常无。胞质较丰富，深蓝色或淡蓝色，近核处出现少许细小的淡紫红色颗粒而使胞质呈现淡红色（图2–23）。

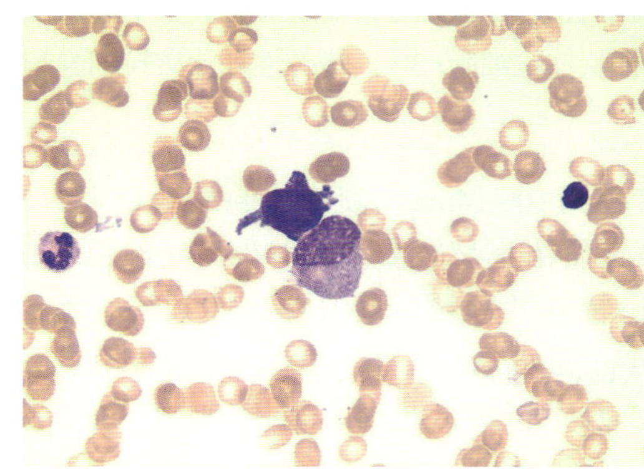

图2–22　原始巨核细胞

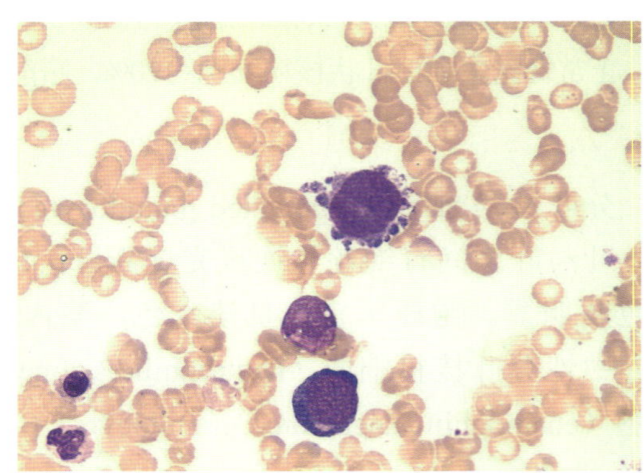

图2–23　幼稚巨核细胞

（三）颗粒型巨核细胞

颗粒型巨核细胞（granular megakaryocyte）直径为40~70μm，有时可达100μm以上，常不规则，胞膜完整。胞核巨大、不规则，核分叶后常重叠；核染色质呈粗块状或条状。胞质极丰富，充满大量较细小的紫红色颗粒而呈淡红色或夹杂有蓝色；早期细胞的边缘呈狭窄的嗜酸性透明区，形成外质，而内质充满颗粒。在血膜厚的部位，颗粒非常密集而使核、质很难辨认；有时颗粒型巨核细胞周围有少许血小板附着，要注意与产血小板型巨核细胞加以鉴别（图2–24）。

（四）产血小板型巨核细胞

产血小板型巨核细胞（thrombocytogenic megakaryocyte）直径为40~70μm，有时可达100μm，胞膜不清不清晰，多呈伪足状，其内侧及外侧常有聚集的血小板。胞核巨大、不规则，核分叶后常重叠（图2–25）；核染色质呈条状或块状。胞质极丰富、淡红色，颗粒可聚集呈簇（称为雏形血小板）。

（五）裸核型巨核细胞

裸核型巨核细胞（naked megakaryocyte）胞核同产血小板型巨核细胞，胞质无或有少许胞质。裸核型巨核细胞有时是由于涂片制作时，将胞质推散所致。计算全片裸核细胞数，可评估产血小板型巨核细胞的多少（图2–26）。

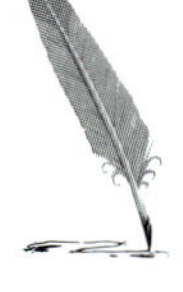

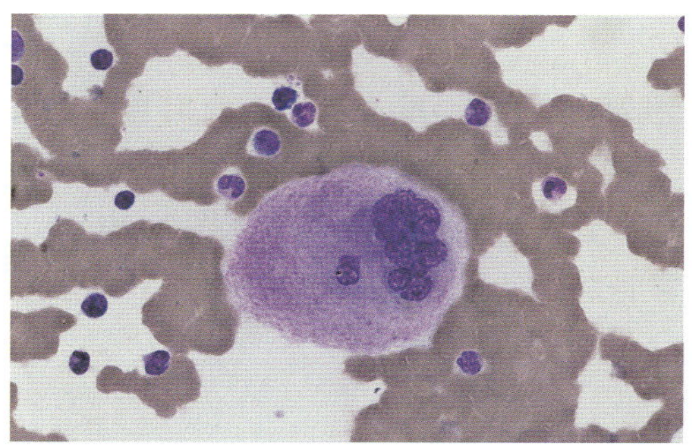

图2-24 颗粒型巨核细胞

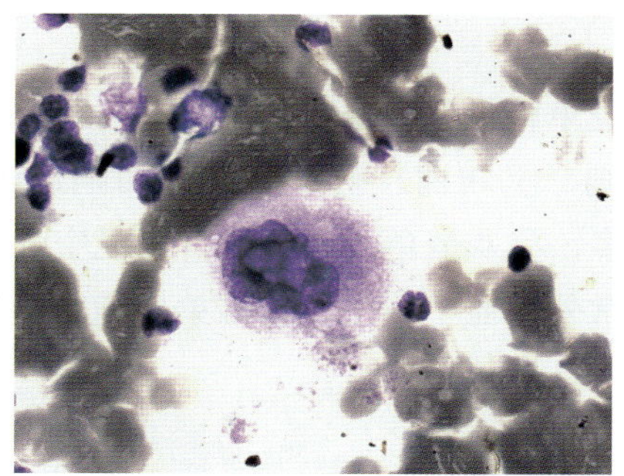

图2-25 产血小板型巨核细胞

（六）血小板

血小板（platelet）直径为2~4μm，星形、圆形、椭圆形、逗点状或不规则形。胞核无，胞质淡蓝色或淡红色，中心部位有细小、分布均匀的紫红色颗粒。有时血小板中央的颗粒非常密集而类似细胞核，如巨大血小板则易误认为是有核细胞。由于血小板具有聚集性，故骨髓涂片上的血小板成堆存在（图2-27）。

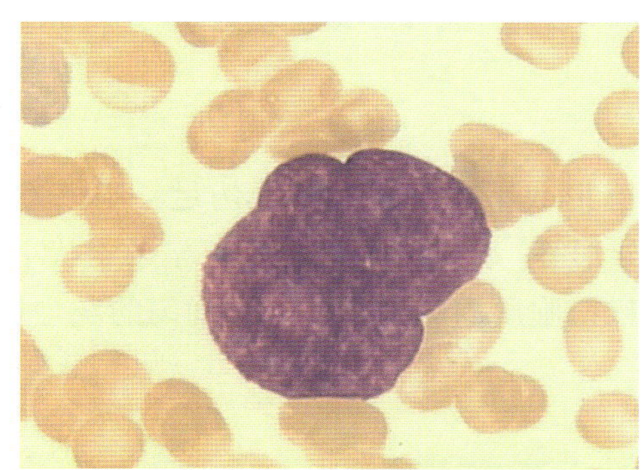

图2-26 裸核型巨核细胞

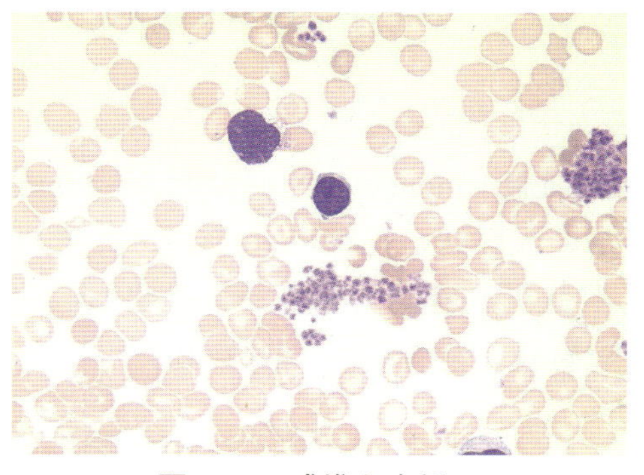

图2-27 成堆血小板

正常外周血中，原始巨核细胞、幼稚巨核细胞，颗粒型巨核细胞、产血小板型巨核细胞及裸核型巨核细胞均不出现，血小板成堆分布。正常骨髓1.5cm × 3.0cm片膜上，巨核细胞7~35个，原始巨核细胞偶见，幼稚巨核细胞<5%，颗粒型巨核细胞为10%~27%，产血小板型巨核细胞为44%~60%，裸核型巨核细胞为8%~30%，血小板成堆分布。

考点提示 巨核系各阶段细胞形态特征。

四、单核细胞系统

单核细胞系统包括：原始单核细胞、幼稚单核细胞、单核细胞。

（一）原始单核细胞

原始单核细胞（monoblast）直径为14~25μm，圆形或不规则，有时可见伪足。胞核圆形、稍凹陷或不规则，可有折叠、扭曲；核染色质纤细、疏松呈细丝网状，染淡紫红色；核仁1~3个（多数为1个）、大而清楚。胞质较其他原始细胞多，呈灰蓝色、淡蓝色，不透明、毛玻璃样，可有空泡，无颗粒或有少许颗粒。原始单核细胞分为Ⅰ型和Ⅱ型，分型方法与原始粒细胞相同（图2-28）。

正常外周血中不出现原始单核细胞，正常骨髓中原始单核细胞罕见。

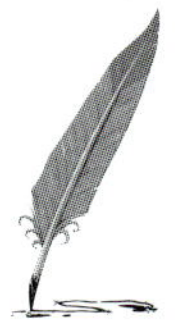

（二）幼稚单核细胞

幼稚单核细胞（premonocyte）直径为15~25μm，圆形或不规则，有时可有伪足。胞核常不规则，呈扭曲、折叠状或有凹陷切迹；核染色质开始聚集呈丝网状；核仁有或消失。胞质增多，呈灰蓝色、不透明，可见空泡和细小紫红色的嗜天青颗粒（图2–29）。

正常外周血中不出现幼稚单核细胞，正常骨髓中幼稚单核细胞偶见。

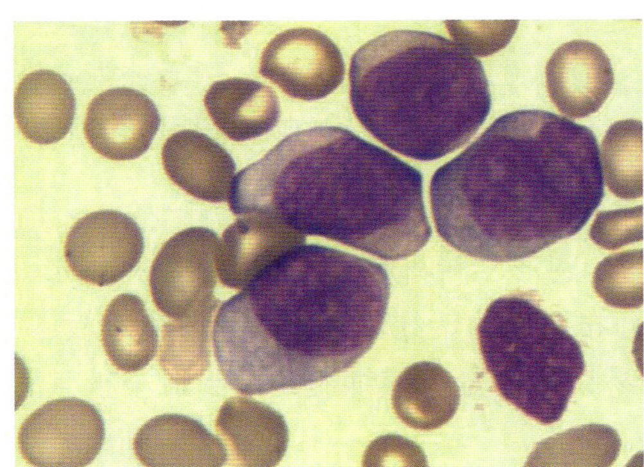

图2–28　原始单核细胞

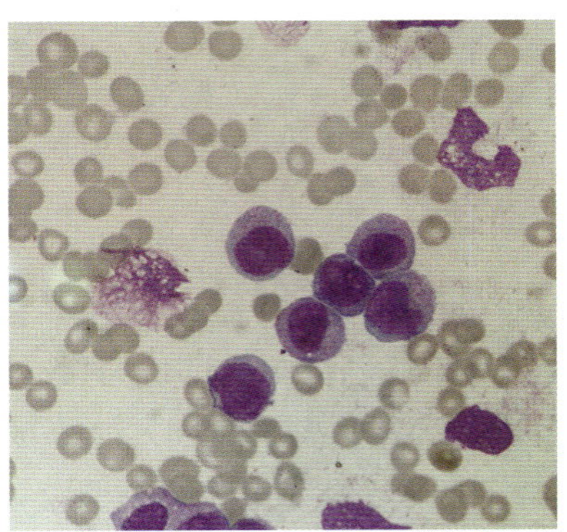

图2–29　幼稚单核细胞

（三）单核细胞

单核细胞（monocyte）直径为12~20μm，圆形或不规则，常可见伪足。胞核不规则，常呈肾形、大肠状、马蹄形、S形、分叶形、笔架形等；核染色质疏松，可呈条索状小块状。胞质量多呈灰蓝色或灰红色，半透明如毛玻璃样；胞质内见细小、分布均匀的灰尘样紫红色嗜天青颗粒，常有空泡（图2–30）。

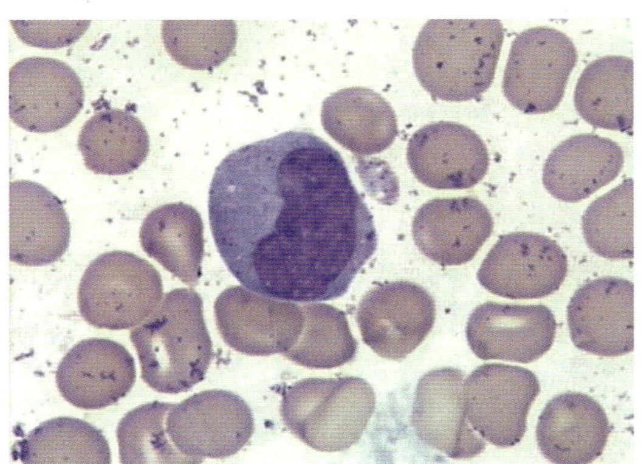

图2–30　成熟单核细胞

单核细胞需要和中性中幼粒细胞相鉴别（表2–4）。

表2–4　单核细胞与中性中幼粒细胞的鉴别

鉴别点	单核细胞	中性中幼粒细胞
胞体	圆或不规则，可见伪足	圆形，规则
胞质	灰蓝，半透明，无数散在粉尘样的嗜天青颗粒，有时可见空泡	淡红或淡蓝，透明，含中等量，大小较一致的特异性中性颗粒
胞核	不规则，可呈肾形、马蹄形、S形或分叶形，有明显的扭曲、折叠，核染色质呈粗网状，疏松	椭圆形或一侧开始扁平，可出现凹陷，核染色质聚集成条索状

正常外周血中单核细胞<8%，正常骨髓中单核细胞<4%。

知识链接

不成熟单核细胞

单核细胞包括：原始单核细胞、幼稚单核细胞、不成熟单核细胞和单核细胞。不成熟单核细胞胞体比单核细胞小，胞质嗜碱性比幼稚单核细胞弱，但比单核细胞强，胞核扭曲、切迹，核染色质比幼稚单核细胞更浓集，极少可见核仁。从形态上区分幼稚单核细胞、不成熟单核细胞和单核细胞有利于急性髓系白血病（AML）M5b与慢性粒-单核细胞白血病的鉴别诊断。（摘自《血细胞形态学分析中国专家共识（2013版）》）

考点提示　单核系各阶段细胞形态特征。

五、淋巴细胞系统

淋巴细胞系统包括原始淋巴细胞、幼稚淋巴细胞、成熟淋巴细胞，其中成熟淋巴细胞有大淋巴细胞和小淋巴细胞。

（一）原始淋巴细胞

原始淋巴细胞（lymphoblast）直径为10~18μm，圆形或椭圆形，边缘整齐。胞核圆形或椭圆形，居中或稍偏位，核膜浓厚；核染色质细致呈颗粒状，染紫红色；核仁1~2个，清楚，染淡蓝色。胞质量极少，淡蓝色透明，无颗粒，可见核周淡染区（图2-31）。

正常外周血中不出现原始淋巴细胞，正常骨髓中原始淋巴细胞罕见。

（二）幼稚淋巴细胞

幼稚淋巴细胞（prelymphocyte）直径为10~16μm，圆形或椭圆形。核圆形或椭圆形偶有凹陷；核仁模糊不清或消失；核染色质较原始淋巴细胞粗糙、紧密。胞质量稍增多，淡蓝色，透明，偶有少量较粗大分散排列的嗜天青颗粒，染深紫红色（图2-32）。

正常外周血中不出现幼稚淋巴细胞，正常骨髓中原始淋巴细胞偶见。

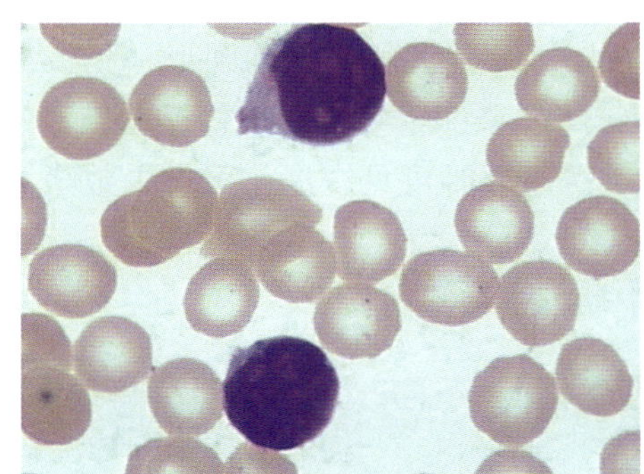

图2-31　原始淋巴细胞

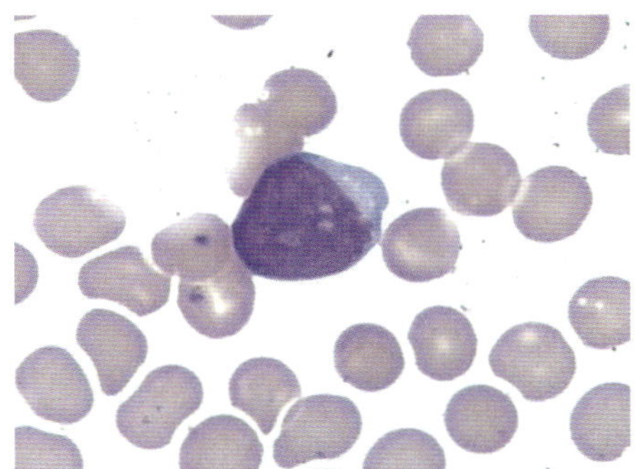

图2-32　幼稚淋巴细胞

（三）淋巴细胞

1. 大淋巴细胞　细胞直径为12~15μm，圆形或椭圆形，边缘整齐。胞质量较多，呈清澈的淡蓝色，常有少许嗜天青颗粒。胞核椭圆形，稍偏一侧，核染色质排列紧密而均匀，呈块状，染深紫红色（图2-33）。

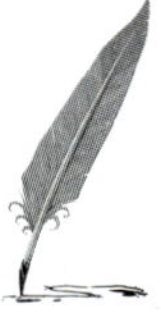

2. 小淋巴细胞 细胞直径为6~9μm，圆形或椭圆形，边缘整齐。胞质量很少，似裸核，胞质如可见，呈淡蓝色，一般无颗粒。胞核圆形或有小切迹，核染色质聚集成大块状，结构紧密，结块边缘不清楚，染紫红色（图2-34）。

正常外周血中淋巴细胞约20%，儿童可达40%，正常骨髓中淋巴细胞约20%，儿童可达40%。

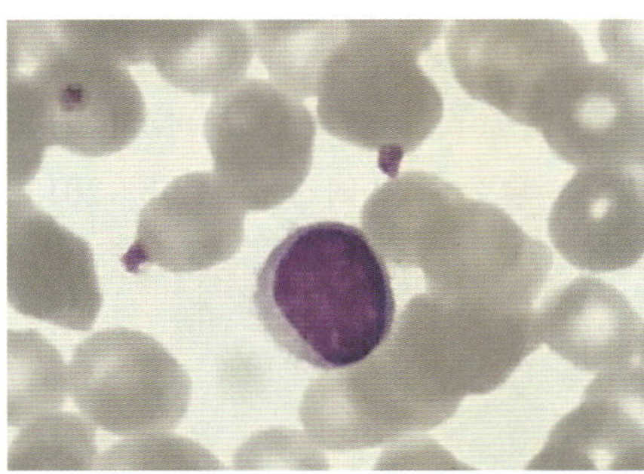

图2-33 大淋巴细胞

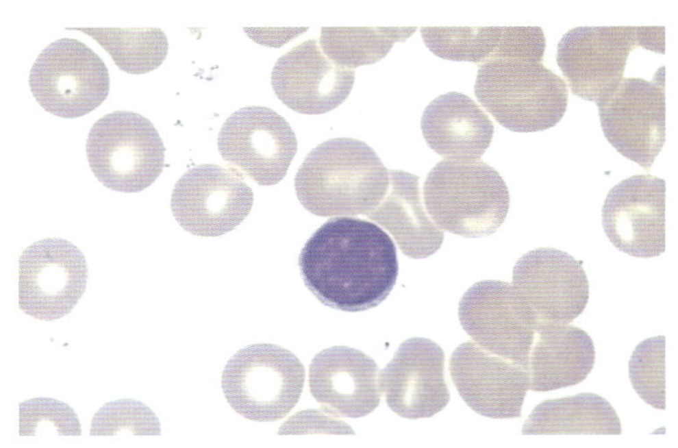

图2-34 小淋巴细胞

考点提示 淋巴系各阶段细胞形态特征。

六、浆细胞系统

浆细胞系统包括原始浆细胞、幼稚浆细胞、浆细胞。浆细胞系统与其他系列细胞相比，胞质量多、深蓝色、泡沫感，有核周淡染区，核圆形或椭圆形、偏位等特点。

（一）原始浆细胞

原始浆细胞（plasmablast）直径为15~25μm，圆形或椭圆形。胞核圆或卵圆形，占细胞2/3左右，居中或偏于一侧；核仁2~5个，染淡蓝色；核染色质染紫红色，均匀分散，呈粗颗粒网状。胞质量多，深蓝色，不透明，近核处较淡，无颗粒（图2-35）。

正常外周血不出现原始浆细胞，正常骨髓中原始浆细胞罕见。

（二）幼稚浆细胞

幼稚浆细胞（proplasmacyte）直径为12~16μm，细胞形状多呈椭圆形。胞核约占细胞的1/2，常偏位；核染色质较粗密，在某些区域浓集，染深紫红色；核仁模糊或消失。胞质量多，深蓝色，不透明，近核处常有半月形浅染区，有时可见空泡，可有少数嗜天青颗粒（图2-36）。

正常外周血不出现幼稚浆细胞，正常骨髓中幼稚浆细胞偶见。

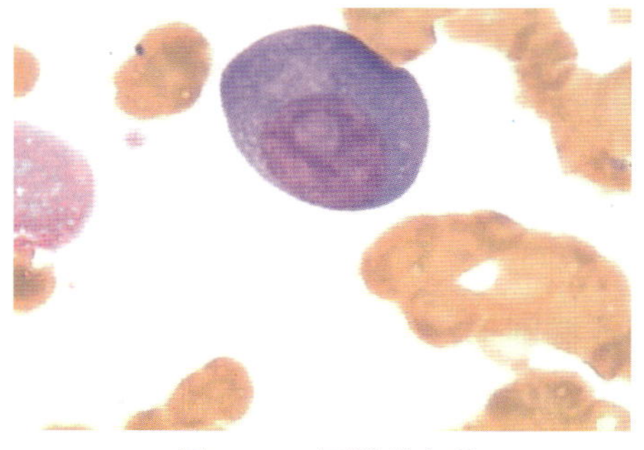

图2-35 原始浆细胞

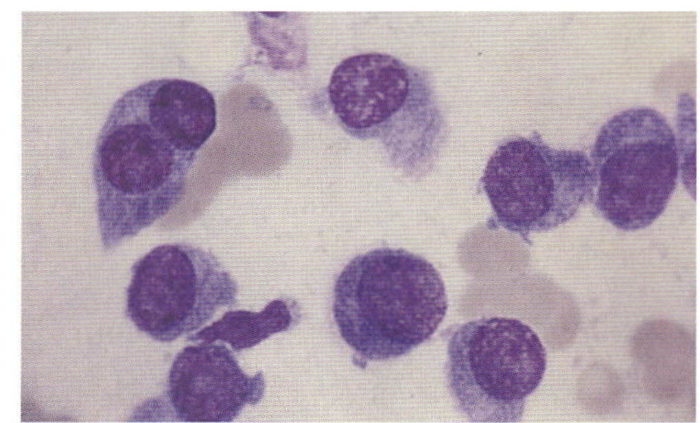

图2-36 幼稚浆细胞

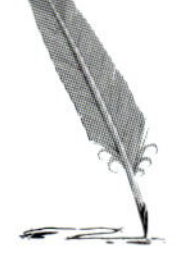

（三）浆细胞

浆细胞（plasmacyte）直径为8～15μm，细胞椭圆形或不规则形。胞核较小，占细胞1/3左右，圆或椭圆形，偏位；核染色质粗密、凝成大块，常呈车辐状排列；核仁消失。胞质丰富，呈深蓝或紫蓝色，不透明，有泡沫感，核周有明显淡染区；胞质中常有小空泡，胞质边缘多不规则，可有刺状突出，胞质常呈飘扬的旗帜样，可有少数嗜天青颗粒（图2–37）。

正常外周血不出现浆细胞，正常骨髓中浆细胞<2%。

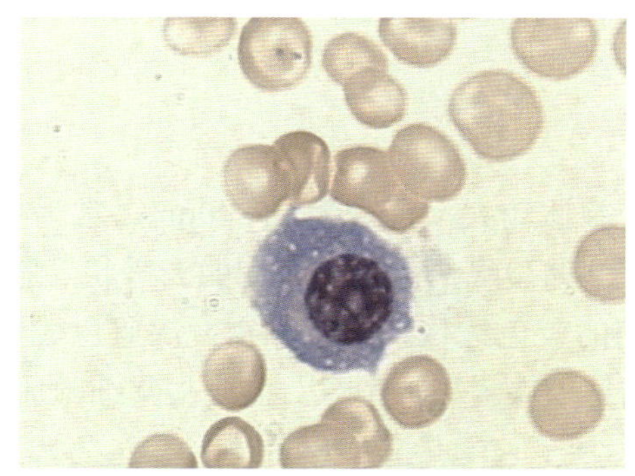

图2–37 浆细胞

七、其他细胞

骨髓中其他细胞包括组织嗜碱细胞、内皮细胞、纤维细胞、成骨细胞、破骨细胞、脂肪细胞、组织细胞、吞噬细胞、退化细胞等。

（一）组织嗜碱细胞

组织嗜碱细胞（tissue basophilic cell）又称为肥大细胞（mast cell）。细胞直径为12～20μm，形态多样，可见蝌蚪形、梭形、圆形、椭圆形、多角形等。胞核较小、圆形，常被颗粒遮盖，核染色质模糊。胞质较丰富、充满粗大、排列紧密、大小一致的深紫蓝色的嗜碱性颗粒，胞质的边缘可见突出的颗粒，染色时有时颗粒可被溶解而出现空泡。有的组织嗜碱细胞胞质中的颗粒排列非常致密且覆盖核上，使细胞核质难以辨认，染色呈一黑色块状物，易误认为异物而被忽略（图2–38）。

（二）内皮细胞

内皮细胞（endothelial cell）直径为25～30μm，不规则，多见长尾形、梭形。胞核圆形、椭圆形或不规则，核染色质呈网状，多无核仁。胞质较少，分布于细胞一端或两端，呈淡蓝色或淡红色，可有细小的紫红色颗粒（图2–39）。

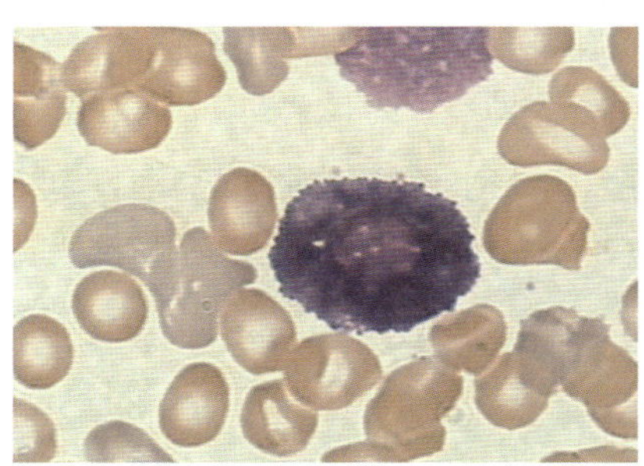

图2–38 组织嗜碱细胞

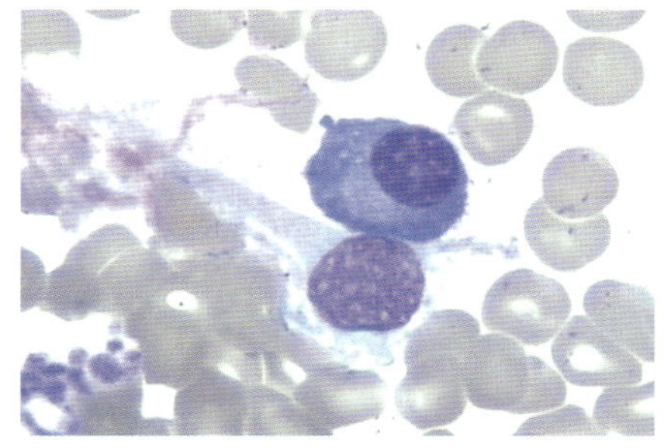

图2–39 内皮细胞

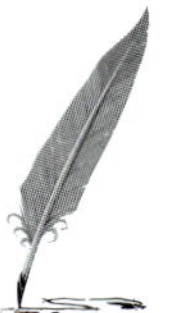

（三）纤维细胞

纤维细胞（fibrocyte cell）是骨髓中最大的多核细胞之一。此种细胞非常黏稠，涂片时常被拉成一长条状。其胞体大，常不规则，多为长尾形，长轴直径可达200μm以上。常有多个至数十个、大小形态相同的圆形或椭圆形胞核；核染色质细或粗颗粒网状；核仁1~2个。胞质极丰富，呈淡蓝色，多分布于细胞两端，胞质内含纤维网状物、浅红色颗粒及少许嗜天青颗粒。成熟者为单个核的纤维细胞，长轴直径可达30~60μm以上，周边不整齐，呈撕扯状。胞质极丰富，呈淡蓝色或淡红色，内含粉红色丝状物和细小颗粒。核染色质呈粗网状，核仁无或模糊（图2-40）。

（四）成骨细胞

成骨细胞（osteoblast）胞体较大，直径为20~40μm。常为长椭圆形或不规则形，多个成簇分布，偶有单个存在，胞体边缘清楚或呈模糊的云雾状。胞核椭圆形或圆形，常偏位，呈粗网状，有1~3个较清晰的蓝色核仁。胞质丰富，深蓝色成淡蓝色，常有空泡，离核较远处常有椭圆形淡染区，偶见少许嗜天青颗粒。需要与浆细胞加以鉴别（图2-41）。

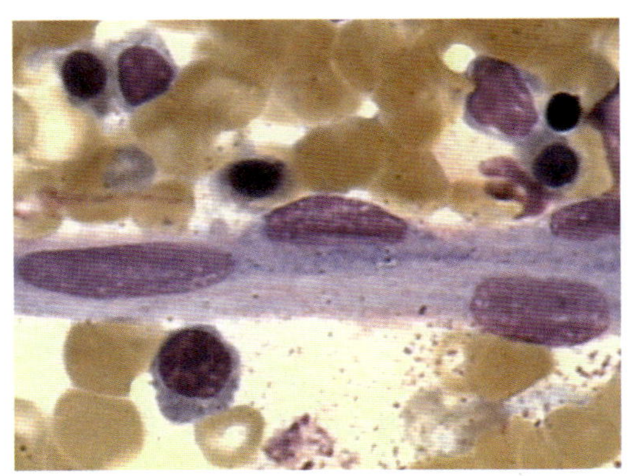

图2-40　纤维细胞

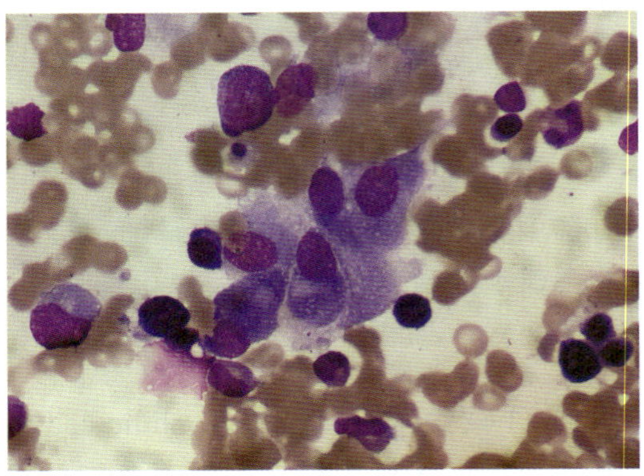

图2-41　成骨细胞

（五）破骨细胞

破骨细胞（osteoclast）是骨髓中最大的多核细胞之一。其胞体巨大，直径为60~100μm，形态不规则，边缘清楚或不整齐如撕纸状。胞核数常较多，1~100个，圆形或椭圆形，彼此孤立，无核丝相连；核染色质呈粗网状，有1~2个较清晰的蓝色核仁。胞质极丰富，呈淡蓝色、淡红色或红蓝相间；胞质中有大量较细小或粗大的紫红色颗粒（图2-42）。破骨细胞需要与巨核细胞加以鉴别。

（六）脂肪细胞

脂肪细胞（fatty cell）是网状细胞或组织细胞摄取脂肪滴形成的。细胞直径为30~50μm，圆形或椭圆形，胞质极易破裂，边缘不整齐。胞核较小，形状不规则，常被挤在一边，核染色质致密，无核仁。胞质充满大量大小不一的脂肪空泡，起初为小脂肪空泡，以后逐渐变大，最后融合成大脂肪空泡，中间有网状细丝，在核旁呈多色性（图2-43）。

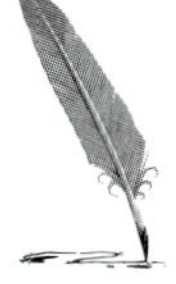

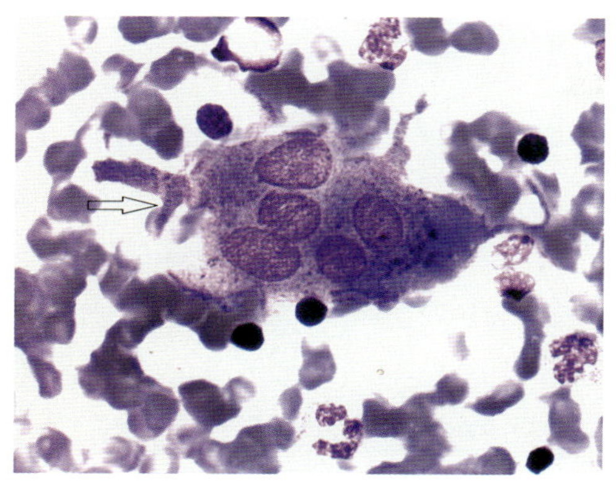
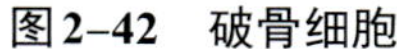

图2-42　破骨细胞

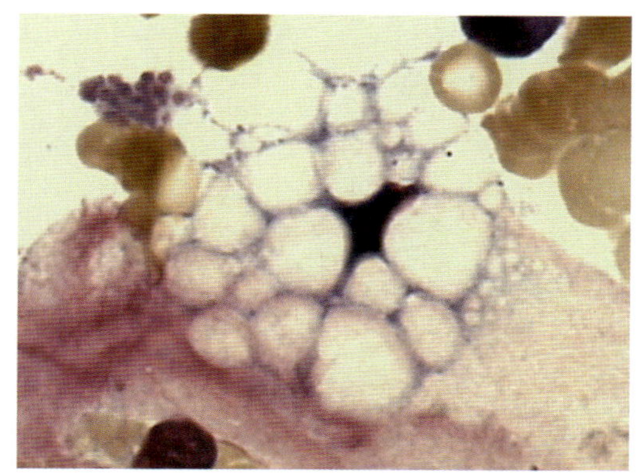

图2-43　脂肪细胞

（七）组织细胞

组织细胞（histiocyte）胞体大小不一（通常较大），为长椭圆形或不规则形，长轴直径可达20~50μm以上，边缘多不整齐呈撕纸状（常与黏性很大的间质粘在一起，故抽出时常遭破坏）。胞核圆形或椭圆形，核染色质为粗网状，常有1~2个较清晰的蓝色核仁。胞质较丰富，淡蓝色，有少许嗜天青颗粒，有时含有吞噬的色素颗粒、脂肪滴、血细胞、细菌等。

目前认为组织细胞就是过去的“网状细胞”，实际上“网状细胞”（reticulum cell）是一组异质性细胞群体，除组织细胞外还包括其他细胞，如作为造血细胞的支架并参与形成造血微环境的基质细胞（即血窦外膜细胞），但光学显微镜难以区分，必须借助于电镜、免疫组化等方法，故组织细胞不能完全替代“网状细胞”，有的学者主张仍使用后一名称。

（八）吞噬细胞

吞噬细胞（phagocyte）的形态不一。其胞核圆形、椭圆形或不规则形，常一个核，有时为双核，核常被挤至细胞的一侧，核染色质较疏松，核仁有或无。胞质多少不一，淡蓝色或淡红色，常有空泡，并有数量不等的吞噬物，吞噬物有空泡、色素、颗粒、有核细胞、红细胞、血小板、碳核、细菌等。有时吞噬细胞成堆存在。

吞噬细胞是胞体内包含有吞噬物质的一组细胞的总称。具有吞噬功能的细胞有单核细胞、组织细胞、粒细胞、血管内皮细胞、纤维细胞等，细胞形态由吞噬物的类型及吞噬物的多少而定。

（九）退化细胞

多数是由于推片时人为造成骨髓细胞的破坏所致。

1. 涂抹细胞　其大小不一，通常只有一个退化的核而无胞质，胞核肿胀，核结构常模糊不清，染成均匀淡紫红色，有时可见核仁。由于推片时核易被拉成扫帚状，形如竹篮，故又称为篮细胞（图2-44）。

2. Ferrata细胞　为晚期早幼粒细胞或早期中幼粒细胞在推片时人为地被推散所致的退化细胞。其胞体大，胞膜破裂，边缘不整齐，细胞扁平而无立体感。胞核较大，卵圆形，核质粗网状，着色较淡，常可见核仁1~3个，有时核膜不完整。胞质淡蓝色，其间散布若干嗜天青颗粒，呈推散状分布（图2-45）。有人将破坏的嗜酸性粒细胞称之为嗜酸性Ferrata细胞。

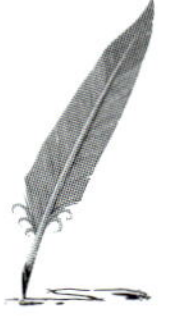

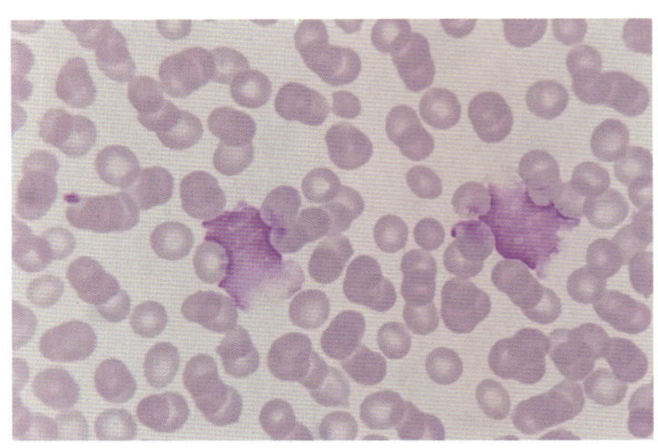

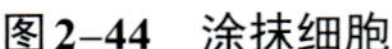
图2-44　涂抹细胞

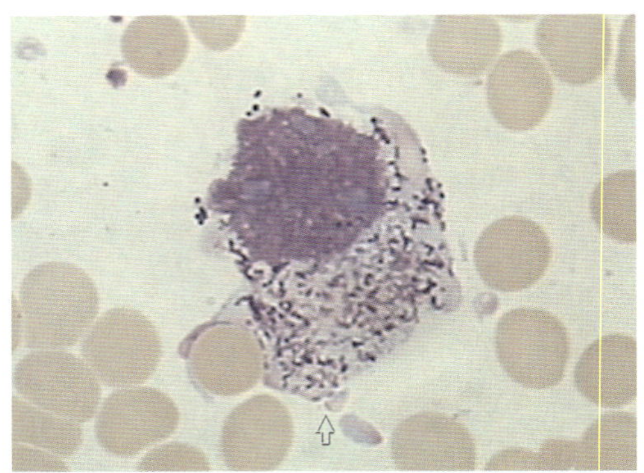
图2-45　Ferrata细胞

八、异常骨髓细胞形态变化特点及其意义

（一）胞体异常

1. 大小异常　胞体比同期正常细胞明显增大或缩小。如：①巨幼红细胞，直径15μm以上，见于巨幼细胞贫血、红血病、急性造血功能停滞；②巨大型原始粒细胞，直径17~22μm，见于急性粒细胞白血病；③小型原始红细胞，直径10~12μm，见于缺铁性贫血及感染等；④小型原始粒细胞，直径8~12μm，与淋巴细胞相似，见于急性粒细胞白血病；⑤大小不均一。

2. 形态异常　①幼稚细胞形态畸形显著，不规则，多形性，瘤状突起。如幼稚单核细胞、原始粒细胞、恶性组织细胞，见于急性粒细胞白血病、急性单核细胞白血病、恶性组织细胞病；②成熟的细胞，如红细胞呈椭圆形、口形、球形、靶形、镰刀形、泪滴形、盔形及不规则形等。

（二）胞核异常

1. 数目异常　正常时只有一个核，异常时变为多个核。见于各系统白血病、严重贫血。

2. 形态异常　胞核奇形怪状，极不规则，可凹陷、分叶、切迹、折叠、扭曲，呈笔架状，S形，肾形等。如白血病细胞、恶性组织细胞；有核红细胞的核本来为圆形，异常时成为分叶或其他不规则状，像晚幼红细胞核呈花瓣样，中性粒细胞胞核分叶困难出现粗杆状、花生状或眼镜样的Pelger-Huet异常。

3. 核染色质异常　疏松、粗糙，如巨幼红细胞或巨幼样粒细胞。

4. 核仁异常　大小不一、数目增多、色泽改变等，见于急性白血病的原始细胞、恶性组织细胞病的异常组织细胞。

5. 异常核分裂　正常血细胞核分裂数目为1%~5%。在白血病、恶性组织细胞病易见异常核分裂，即分裂体大小不等，数目多少不一，形态不规则，排列紊乱。

（三）胞质异常

1. 胞质量异常　较正常减少或增多。

2. 内容物异常　白细胞出现Auer小体、phi（φ）小体染色、中毒颗粒、空泡、Döhle小体、Chediak-Higashi畸形、Alder-Reilly畸形、May-Hegglin畸形。红细胞出现Cabot环、Howell-Jolly小圆形体、嗜碱性点彩、变性珠蛋白小体。浆细胞可见Russell小体。

3. 着色异常 如成熟的红细胞出现嗜多色性红细胞、嗜碱性红细胞、高色素大红细胞、低色素小红细胞。常见于溶血性贫血、巨幼细胞贫血、缺铁性贫血。

4. 颗粒异常 颗粒大小异常，增多或减少。如早幼粒细胞白血病的早幼粒细胞胞质内嗜天青颗粒明显增多，巨幼细胞贫血者有的中、晚幼粒细胞颗粒减少。

5. 内外质现象 指胞质内外质发育不平衡，在色泽、颗粒大小及分布方面有明显差别，见于白血病细胞。

（四）核质发育不平衡

核质发育不平衡是指细胞核与细胞质发育不同步。如核发育落后于胞质，即“幼核老质”，常见于巨幼细胞贫血；胞质发育落后于核，即“老核幼质”，常见于缺铁性贫血。这种发育不平衡在各系统各阶段细胞均可出现，巨核细胞白血病可见产血小板型的幼巨核细胞。先天性 Pelger–Huet 异常也属此类。

（五）特殊异常细胞

如 Reed–Sternberg 细胞、Gaucher 细胞、Niemann–Pick 细胞等有多方面形态异常。

知识链接

发育异常（dysplasia）是指形态学上异常发育，并不是与骨髓增生异常综合征（MDS）同义。这一名词只能用于3个髓系系别，其他系别细胞表现相似而形态学上异常发育者，如淋巴细胞和浆细胞，应依惯例冠以“不典型（atypical）”，“不典型”也适用于肥大细胞。造血发育异常可产生细胞学异常的红细胞，如异形红细胞或二形性（dimorphic）红细胞组群，或血小板（如巨型、少颗粒或有异常颗粒），然而“发育异常”这一名词应限用于有核细胞。正在接受集落刺激因子治疗的患者不能进行发育异常评估。此外，中性粒细胞颗粒增多、增粗常是感染所致，这种细胞在诊断MDS或确认AML多系发育异常时不应计入发育异常细胞中。（摘自中华医学会血液学分会实验诊断血液学学组《血细胞形态学分析中国专家共识（2013年版）》）

九、骨髓象中形态相似细胞鉴别

（一）各种原始细胞的鉴别（表2–5）

表2–5 各种原始细胞的鉴别

鉴别点	原始淋细胞	原始粒细胞	原始单核细胞	原始红细胞	原始巨细胞	原始浆细胞
胞体大小	10~18μm	10~20μm	14~25μm	15~25μm	15~30μm	15~25μm
胞体形态	圆、椭圆	圆、椭圆	圆形、不规则	圆形	圆形、不规则	圆、椭圆形
胞核	圆、椭圆，居中或偏位，可见扭曲、折叠	圆形，居中或偏位，多有凹陷、折叠	圆形、不规则，居中或偏位	圆形，居中	圆形、不规则，居中或偏位	圆形，偏位
核仁	1~2个，小；清晰	2~5个，小；清晰	1~3个，大；清晰	1~3个，较大；清晰	2~3个；边界不清	2~5个；清晰

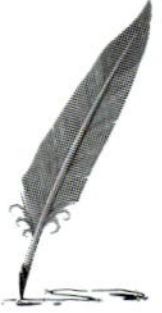

续表

鉴别点	原始淋细胞	原始粒细胞	原始单核细胞	原始红细胞	原始巨细胞	原始浆细胞
核染色质	颗粒状	细颗粒状	纤细疏松	粗颗粒状	粗、排列紧密	粗颗粒网状
胞质	量少，淡蓝色，无或少许颗粒	量较少，淡蓝色无或少许颗粒	量较多，灰蓝色，无或少许颗粒，偶见空泡	蓝、深蓝色，无颗粒，可见核周淡染	深蓝色，无颗粒	深蓝色，无颗粒，可见核周淡染，空泡

（二）浆细胞、中幼红细胞、淋巴细胞的鉴别（表2-6）

表2-6　浆细胞、中幼红细胞、淋巴细胞的鉴别

鉴别点	浆细胞	中幼红细胞	淋巴细胞
胞体	直径为8～15μm，椭圆形	直径为8～15μm，圆形	直径为6～9μm，（类）圆形、椭圆形
胞质	丰富，深蓝色，不透明，有时可见红色镶边，有核周淡染区，可见空泡，颗粒少见	多，灰蓝色、灰红色、不透明，无颗粒	常极少淡蓝色，可见核周淡染区，常无颗粒，有时可见少许
胞核	圆形，常偏位明显	圆形，居中有光滑感	圆形，有小切迹，居中或偏位
核仁	无、偶见假核仁	无	无，有时可见假核仁

（三）成骨细胞和浆细胞的鉴别（表2-7）

表2-7　成骨细胞和浆细胞的鉴别

鉴别点	成骨细胞	浆细胞
胞体大小	直径为20～40μm	直径为8～15μm
胞体形态	椭圆或不规则，边缘常呈云雾状	圆或椭圆
胞质	丰富（较浆细胞多），呈深蓝色或淡蓝色	丰富，呈深蓝色或红色
核染色质	粗网状	块状
核仁	常有，1～3个	无，有时有假核仁
淡染区	距核较远，呈椭圆形	核旁，呈半月形
存在方式	常成堆存在，有时单个散在	常单个散在，有时成堆存在

（四）破骨细胞和巨核细胞的鉴别（表2-8）

表2-8　破骨细胞和巨核细胞的鉴别

鉴别点	破骨细胞	巨核细胞
核型	圆或椭圆形，1～100个，彼此孤立无核丝相连	不规则，核常分叶，且常有重叠，分叶数不易区分
核染色质	粗网状	条状或粗块状
核仁	每个核常有1～2个，较清楚	无
胞质颗粒	较细小或粗大	较细小

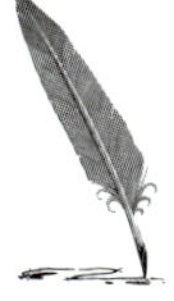

（五）单核细胞和中性粒细胞的鉴别（表2-9）

表2-9　单核细胞和中性粒细胞的鉴别

鉴别点	单核细胞	中性中幼粒细胞
胞体大小	12~20μm	10~20μm
胞体形态	圆形或不规则形，可见伪足	圆形
核形	不规则，常有明显扭曲折叠	椭圆形或一侧扁平或凹陷
核染色质	较疏松	呈索块状
胞质量	常较多	中等
胞质颜色	灰蓝色或略带红色，半透明如毛玻璃状	淡红色或淡蓝色
胞质颗粒	细小紫红色，似粉尘样	有中性颗粒和A颗粒
其他	常有空泡	常无空泡

扫码“学一学”

第三节　骨髓细胞形态学检查

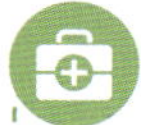

案例讨论

【案例】

患者，男，55岁，因“左下肢乏力两天余”入院。患者3天前骑自行车不慎跌倒致右下肢外伤，伤后自感疼痛、乏力，无出血。既往高血压5年，无传染病史，吸烟30年。体格检查，T 36.5℃，神清，口角微歪斜，全身皮肤无黄染、瘀斑，浅表淋巴结无肿大，胸骨无压疼，肝脾未及。血常规：白细胞总数10.21×10^9/L，中性粒细胞0.23，血红蛋白67g/L，血小板70×10^9/L。头颅CT：两侧侧脑室少许出血灶。

【讨论】

1. 根据以上资料，该患者除可能急性脑梗死外，外周血有何异常？作为一名检验人员，是否应行外周血涂片细胞形态分析？

2. 如果外周血形态分析见到原幼细胞，临床随即送检骨髓涂片，如何进行骨髓涂片检查？如何判断是否为正常骨髓象？

一、概述

骨髓象检查是用普通光学显微镜观察细胞形态的变化来了解骨髓中细胞数量和质量的变化，借以了解骨髓的造血功能，对疾病的诊断、疗效观察、预后判断等都有重大价值。骨髓检查可通过多种手段进行，如细胞形态学、细胞免疫学、细胞遗传学、细胞分子生物学等。而最简单、最实用的是普通显微镜检查。

骨髓象检验的临床应用如下。

1. 适应证　骨髓穿刺的临床应用广泛，当出现下列情况时，应考虑做骨髓检查。

（1）原因不明的外周血细胞数量和形态异常　如一系、二系、三系减少或增多，一系增多伴二系减少、外周血中出现原始及幼稚细胞等。

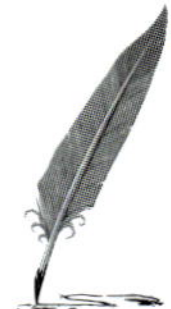

（2）不明原因的发热，肝、脾、淋巴结肿大等。

（3）不明原因胸骨压痛、骨质破坏、肾功能异常、黄疸、紫癜、血沉明显增加及疑似骨髓转移瘤和异常蛋白血症等。

（4）血液病定期复查及化疗后的疗效观察。

（5）其他　微生物培养（如伤寒、副伤寒、败血症）、血液寄生虫检查（如疟疾、黑热病）、骨髓活检、骨髓细胞表面抗原测定、造血干/祖细胞培养、血细胞染色体核型分析、电镜检查、骨髓移植、微量残留白血病检测等。

凡遇上述情况之一，都可以做骨髓穿刺，以贫血、出血，考虑白血病的情况最为常见。

2. 禁忌证

（1）严重血友病患者禁忌做骨髓穿刺；有出血倾向或凝血时间明显延长者不宜做骨髓穿刺，疾病必需时，可以行骨髓穿刺，但完成穿刺后必须局部压迫止血5~10分钟。

（2）晚期妊娠的的孕妇做骨髓穿刺术应慎重。

（3）小儿及不合作患者不宜做胸骨穿刺。

考点提示　骨髓检查的临床应用。骨髓检查的适应证和禁忌证。

二、骨髓标本采集

（一）骨髓取材的部位和方法

骨髓标本大部分采用穿刺法吸取（骨髓活检标本也多采用穿刺取材）。骨髓取材的部位最常用的是髂后上棘，其次是髂前上棘，其他的有胸骨、胫骨粗隆等。由于胸骨穿刺有一定的危险性，故首选髂后或髂前上棘。2岁以下小儿主张用胫骨粗隆穿刺。穿刺部位的不同，细胞的数量和组成可能有一定的差异，在病变成局灶性分布的疾病更会有明显的差异，必要时应多部位取材，以便全面了解骨髓的造血情况。

1. 选择体位　穿刺部位不同其体位也有所不同，如髂后上棘采用侧卧位或俯卧位，髂前上棘和胸骨采用仰卧位，腰椎棘突穿刺采用坐位。

2. 定位　穿刺前，操作人员应确定穿刺部位，并进行穿刺位点的标记。

3. 常规消毒　用碘伏、75%乙醇消毒穿刺部位及周围皮肤，之后打开已消毒的骨髓穿刺包，戴上无菌手套，对准穿刺部位铺上包内的洞巾。

4. 局部麻醉　用2%利多卡因溶液，先在皮肤上打个小皮丘，然后与皮肤垂直进针，边进针边注射麻醉药，直至麻醉到骨膜，其中充分麻醉骨膜最为重要。然后局部按摩使麻醉药充分、快速地发挥作用。

5. 进骨髓穿刺针　从穿刺包中取出骨髓穿刺针，套上针芯，准备穿刺。不同穿刺部位穿刺方法不同，详见表2-10。

表2-10　各穿刺部位的穿刺方法

穿刺部位	穿刺方法
髂后上棘穿刺术	患者侧卧或俯卧，髂后上棘一般在臀部上方突出的部位，术者左手拇指及食指分别固定皮肤，针尖进到骨膜后，再进 0.5~1.0cm 即可

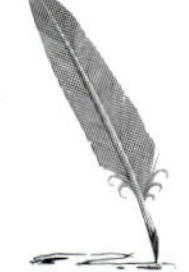

续表

穿刺部位	穿刺方法
髂前上棘穿刺术	患者仰卧，取髂前上棘向后1~1.5cm的一段较宽髂缘为穿刺点，术者用左手拇指及食指分别在髂前上棘内外固定皮肤，右手持穿刺针垂直刺入达骨膜后再进1cm左右即达骨髓腔。当阻力突然消失，穿刺针固定，说明针已经进入骨髓腔
胸骨柄穿刺术	患者仰卧，肩背部用垫枕抬高使头尽量后仰，并转向左侧，以充分暴露胸骨上切迹，术者立于患者头侧，用左手拇指及食指固定第2~3肋间胸骨两侧，在肋间的胸骨中线两侧作一记号，针尖的斜面朝向胸骨骨髓腔，针体与胸骨面约成45°角缓慢进针，进针深度0.5~1.0cm，进针不易过深，以免损伤脏器
胫骨穿刺术	患者仰卧，助手固定下肢，选胫骨结节平面下约1cm之前内侧面胫骨为穿刺点。术者用左手拇指及食指固定皮肤，在骨面正中部与之垂直方向刺入

6. 抽吸骨髓液　穿刺针进入髓腔后，取出针芯，接20ml干燥注射器的针筒，迅速抽吸骨髓液0.2ml左右，注射器针嘴见骨髓液即可。

7. 拔出骨髓穿刺针　抽吸完毕后取下针筒迅速插回针芯，并将针筒内的骨髓液注射在玻片上。

8. 包扎伤口　拔出穿刺针，局部敷以无菌纱布，用胶布固定。

（二）注意事项

1. 骨髓穿刺术前要详细询问病史，出血倾向明显者，术后压迫止血5~10分钟。

2. 术前患者应洗澡，并向患者做好解释工作，以取得配合，消除其恐惧紧张心理，并嘱咐患者术后3日内勿洗浴。

3. 规范填写骨髓检查申请单和术前家属谈话记录。

4. 操作过程中要严格遵循无菌操作，穿刺用具应经高压灭菌处理，且要清洁、干燥，抽吸用具连接要紧密，以便抽吸。

5. 骨髓穿刺部位如有炎症或骨畸形应避开。骨髓穿刺针进入骨质中时，不要摆动用力过猛，以免损伤邻近组织或折断穿刺针头。

6. 骨髓液抽吸量一般不超过0.2ml，以免造成骨髓稀释。

7. 如果抽吸不到骨髓液，应取下针筒，插回针芯，并将穿刺针退或进少许，或改变方向再重新抽吸。如果仍抽不到骨髓液，常需要改变穿刺部位或多部位穿刺。因为第一次穿刺针内已有血且常凝固，穿刺后的创口已激活凝血系统如果不换部位或穿刺针，很容易导致穿刺失败或抽到的骨髓液快速凝固，而不能及时制备足够数量的涂片。

8. 穿刺前应考虑到患者是否还需要同时做其他检查（如细胞免疫分型染色体检查、细胞培养、细菌培养及电镜检查等），以避免不必要的重复穿刺。如果还要做其他检查，应先抽取少许做骨髓涂片然后再抽吸其他检查所需要的骨髓液量。

9. 取玻片上骨髓小粒丰富的骨髓液部分制作骨髓涂片。骨髓液抽出后制备涂片的动作要迅速，避免骨髓液凝固，影响涂片中血小板量及其他细胞形态的观察，因此推片最好由助手完成。如果推片是由术者自己完成，应重新更换无菌手套后再完成拔针头等操作。

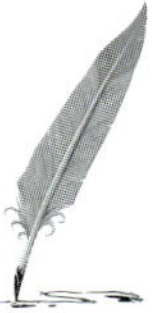

（三）骨髓取材情况判断

1. 骨髓取材满意的指标

（1）抽吸骨髓时患者有特殊的酸痛感。

（2）骨髓液中应含有骨髓小粒，在再生障碍性贫血可能无骨髓小粒，但有脂肪滴。

（3）显微镜下观察涂片，可见巨核细胞、浆细胞、组织细胞、组织嗜碱细胞、成骨细胞、破骨细胞等骨髓特有的细胞。

（4）含有大量幼稚细胞，骨髓中性杆状核粒细胞与中性分叶核粒细胞的比值大于外周血中性杆状核粒细胞与分叶核粒细胞的比值。

（5）骨髓液常含有少许淡黄色脂肪小滴，如含有大量脂肪滴时，说明该处骨髓已脂肪化，造血功能已呈衰竭状态。

2. 取材失败 即骨髓稀释。如抽吸骨髓液时混进血液，称为骨髓部分稀释；如抽出的骨髓实际上就是血液，称为骨髓完全稀释。具体特征如下。

（1）完全稀释 与血片完全一样。

（2）部分稀释 骨髓小粒、油滴少或不见，骨髓特有细胞少，有核细胞少，成熟细胞/幼稚细胞>3/5。

3. 干抽 干抽（dry tap）是指非技术错误或穿刺位置不当而抽不出骨髓液或只抽到少量血液。常见于：①原发性和继发性骨髓纤维化症；②骨髓极度增生，细胞过于紧密结实，如白血病、真性红细胞增多症等；③骨髓增生减低，如再生障碍性贫血；④肿瘤骨髓浸润，包括恶性淋巴瘤、多发性骨髓瘤、骨髓转移癌。当发生干抽时，在针头中有时可有少量骨髓组织，如用针芯将其推出，可以制作一张涂片，仍可供检查。一般可更换部位再行穿刺，部分病例（如骨髓纤维化）必须作骨髓活检。

三、骨髓涂片与染色

骨髓涂片及染色方法与血片基本相同，但因有骨髓小粒、脂肪和有核细胞最多，较血液浓稠，推片略难于血片，推片时角度要略小些，速度要慢些，以避免过厚而影响细胞形态学观察（图2-46a~d）。

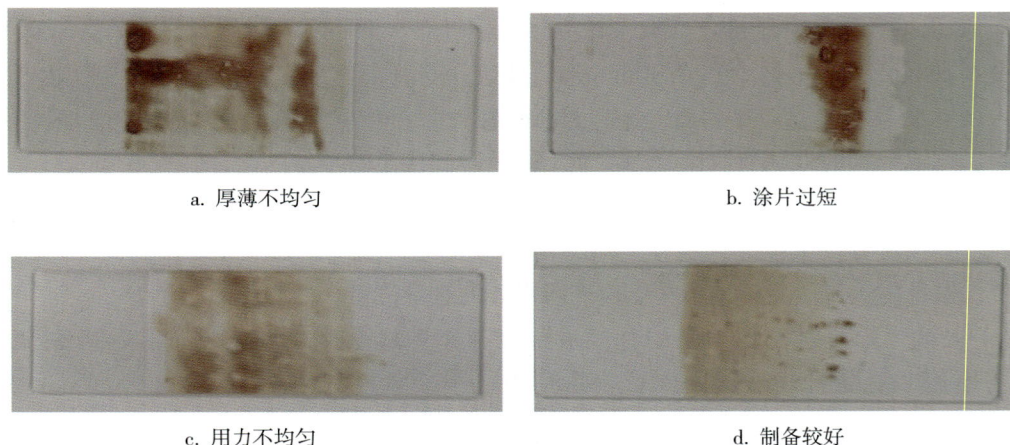

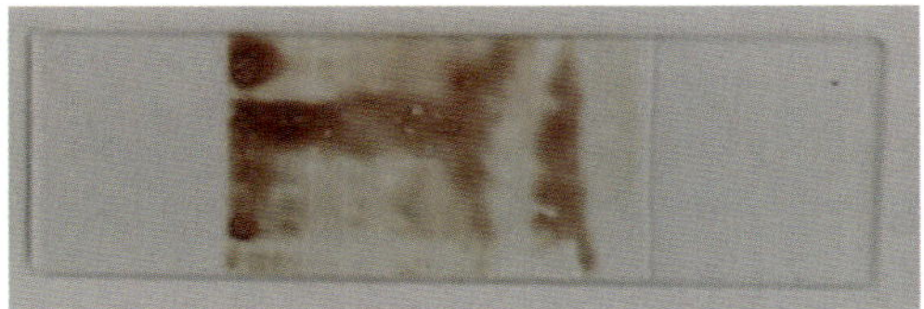

a. 厚薄不均匀

b. 涂片过短

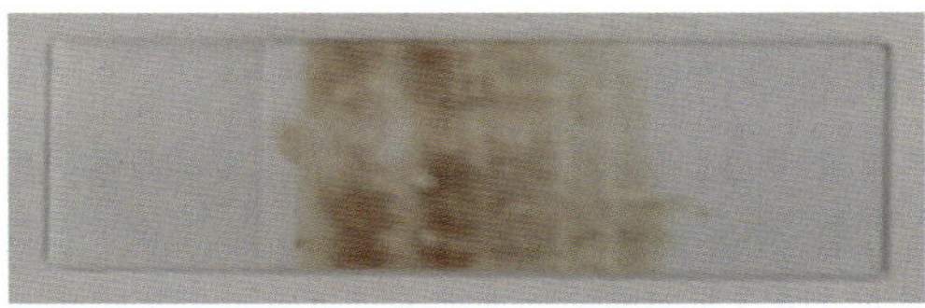

c. 用力不均匀

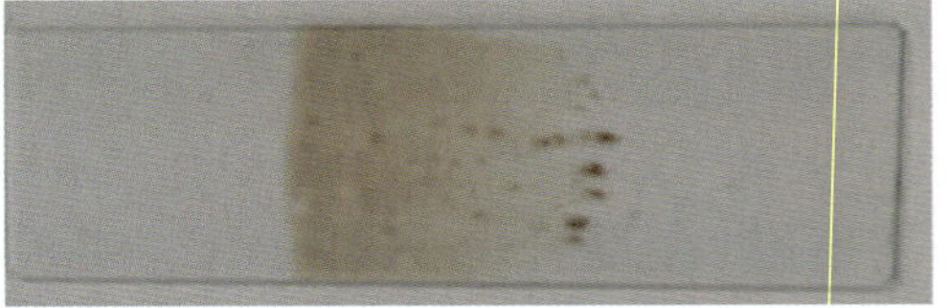

d. 制备较好

图2-46 各种涂片

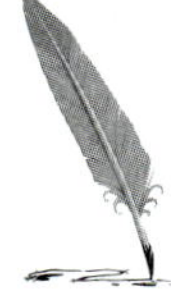

选取合格骨髓涂片进行染色，染液选取瑞氏－吉姆萨复合染液。通常情况下，室温染色

15~30分钟，流水冲去染液，待干燥后贴上纸质标签，注明患者姓名、标本来源、取材日期及唯一的条形码标识。

【注意事项】

1. 未干透的血膜不能染色，否则染色时血膜易脱落。
2. 注意染色时间与染液浓度、染色时的温度成反比，而与细胞数量成正比。
3. 冲洗时不能先倒掉染液，应用流水冲去，以防染料沉淀在血膜上。
4. 染色过淡时，可以复染。
5. 染色偏酸或偏碱时，均应更换缓冲液重染。

对于细胞中各种蛋白质而言，如环境pH<pI（蛋白质的等电点），则该蛋白质带正电荷，即在酸性环境中正电荷增多，易与酸性伊红结合，染色偏红；相反，则易与美蓝天青结合，染色偏蓝。因此，应使用清洁、中性的载玻片，稀释染液必须用pH 6.8 缓冲液，冲洗玻片必须用流水。

四、骨髓象检查

（一）血象检查

在造血系统等疾病中，血象中细胞的数量、形态、功能等会发生变化，因此血象检查与骨髓象检查两者密切相关。临床上初诊和复诊的患者作骨髓细胞学检查时，均应同时送检血片。这里介绍血象检验中的血细胞形态学检验。

1. 血片检查步骤及内容

（1）血片染色　① 血涂片制备干燥后，用蜡笔在血膜两头画线（注意保留尾部），以防染液溢出，然后将血片平放在染色架上。② 滴加瑞氏染液（Ⅰ液）3~5滴，覆盖整个血膜，固定细胞0.5~1分钟。③ 滴加缓冲液5~10滴，轻轻摇动玻片或对准血片轻轻吹气，使缓冲液与染液充分混匀，染色5~10分钟。④ 用接近中性的清水冲去染液，待干后镜检。

（2）计数与分类计数　分类一定数量（至少100个）的有核细胞，同时注意各种细胞（包括红细胞和血小板）的形态，并要全片观察血片中其他部位的细胞。血片观察的内容如下：① 粒细胞系统：观察中性杆状核粒细胞、中性分叶核粒细胞、嗜酸性粒细胞和嗜碱性粒细胞的数量及形态（包括胞体、胞核及胞质），注意有无幼稚粒细胞、原始粒细胞、棒状小体、粒细胞毒性改变、粒细胞分叶过多或过少、双核、巨幼样变等。② 红细胞系统：观察成熟红细胞的大小、形态、淡染区、色泽、内含物，注意有无幼红细胞、大红细胞、环形红细胞、多色性红细胞、嗜碱性点彩红细胞、豪－焦（Howell–Jolly）小体、卡波（Cabot）环等。③ 淋巴细胞系统：观察成熟淋巴细胞数量及形态，有无原始淋巴细胞、幼稚淋巴细胞、异型淋巴细胞等。④ 浆细胞系统：观察成熟浆细胞数量及形态，注意有无原始浆细胞、幼稚浆细胞等。⑤ 单核细胞系统：观察成熟单核细胞数量及形态，注意有无原始单核细胞、幼稚单核细胞、棒状小体等。⑥ 巨核细胞系统：观察血小板数量、大小、形状、颗粒、聚集性等形态学特点，注意有无大血小板、巨大血小板、畸形血小板和巨核细胞等。⑦ 其他：有无寄生虫及其他明显异常细胞，如疟原虫、恶性组织细胞、恶性淋巴瘤细胞、吞噬细胞等。

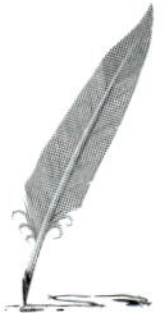

（二）血象与骨髓象的关系

不同疾病血象或骨髓象存在着不同或相同之处，两者结合观察对疾病的诊断与鉴别诊断有重要意义，两者的关系主要有以下五种情况。

1. 骨髓象相似而血象有区别 如溶血性贫血、缺铁性贫血和急性失血的骨髓象非常相近，均以中、晚幼红细胞增生为主但血象有显著区别。如溶血性贫血的血象中可见大量破碎的形态各异的红细胞，缺铁性贫血可见小细胞低色素红细胞，而急性失血的血象没有特殊改变；神经母细胞瘤骨髓转移，骨髓象显示弥散性瘤细胞增多，与急性粒细胞白细胞相似，但前者血象中中性粒细胞增多伴左移，后者白细胞增多伴原始粒细胞及早幼粒细胞明显增多。

2. 骨髓象有区别而血象相似 如传染性淋巴细胞增多症和慢性淋巴细胞白血病的血象中均可以有小淋巴细胞增多，但传染性淋巴细胞增多症的骨髓中淋巴细胞稍增多，而慢性淋巴细胞白血病的骨髓中淋巴细胞却明显增多，骨髓检查是鉴别两者的重要方法。

3. 骨髓变化不显著而血象有显著异常 如传染性单核细胞增多症，其骨髓中的异形淋巴细胞远不及血象中明显。

4. 骨髓象有显著异常而血象变化不显著 如多发性骨髓瘤、戈谢病、尼曼-匹克病等的骨髓象分别可见到特异性的骨髓瘤细胞、戈谢细胞、尼曼-匹克细胞，但血象中很少见到。

5. 骨髓象细胞难辨认而血象细胞较易辨认 血象中血细胞来源于骨髓，因此白血病时血象中的白血病细胞分化程度较骨髓中为好、较易辨认，故结合血象可辅助白血病细胞类型的诊断。

（三）骨髓象观察

骨髓片染色后选择染色好、骨髓小粒多、涂片制备良好的骨髓片在显微镜下进行观察，首先用低倍镜（×100）观察全片，然后再用油镜（×1000）观察并分类，才能获得全面、正确的实验数据。

1. 低倍镜检查

（1）观察涂片情况 判断取材、涂片、染色是否满意：涂片太厚，细胞聚集不能展开，细胞形态不好辨认；涂片太薄，细胞全被推散，分布不匀，分类困难；染色太深，其结构不清，染色太浅，也不易辨认形态；良好的涂片应该是细胞恰好分开又不太分离、细胞染色后红蓝分明。

（2）判断有核细胞增生程度 选择细胞分布均匀处，多个视野（至少10个），根据有核细胞的密度或有核细胞与成熟红细胞的比例来估计骨髓有核细胞的增生程度。骨髓增生程度没有统一标准，但一般采用五级分类法（表2-11，图2-47a～e）。由于骨髓穿刺抽吸的骨髓液，只有稀释的可能，而无浓缩的可能性。当结果介于两级之间时，则将其增生程度向上提一级，如在增生活跃与增生明显活跃之间时，可判断为增生明显活跃。但在临床上这种增生程度的判断在很大程度上靠检查者的经验来估计。对增生减低的标本，应观察全部送检骨髓片，以免漏检有代表性标本，或将外周血稀释的涂片（无骨髓小粒）误认为增生减低。

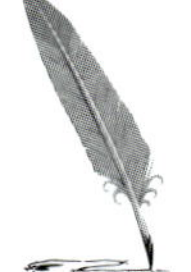

表 2-11　骨髓有核细胞增生程度五级估计标准

增生程度	有核细胞：成熟红细胞	有核细胞均数 / 高倍镜视野	常见病例
增生极度活跃	1 ∶ 1	>100	各种白血病
增生明显活跃	1 ∶ 10	50～100	各种白血病、增生性贫血
增生活跃	1 ∶ 20	20～50	正常骨髓象、某些贫血
增生减低	1 ∶ 50	5～10	造血功能低下
增生极度减低	1 ∶ 200	<5	再生障碍性贫血

骨髓增生程度的判断受骨髓取材好坏的影响很大，一般来说，只有当涂片中存在骨髓小粒时才宜于估计其增生程度。

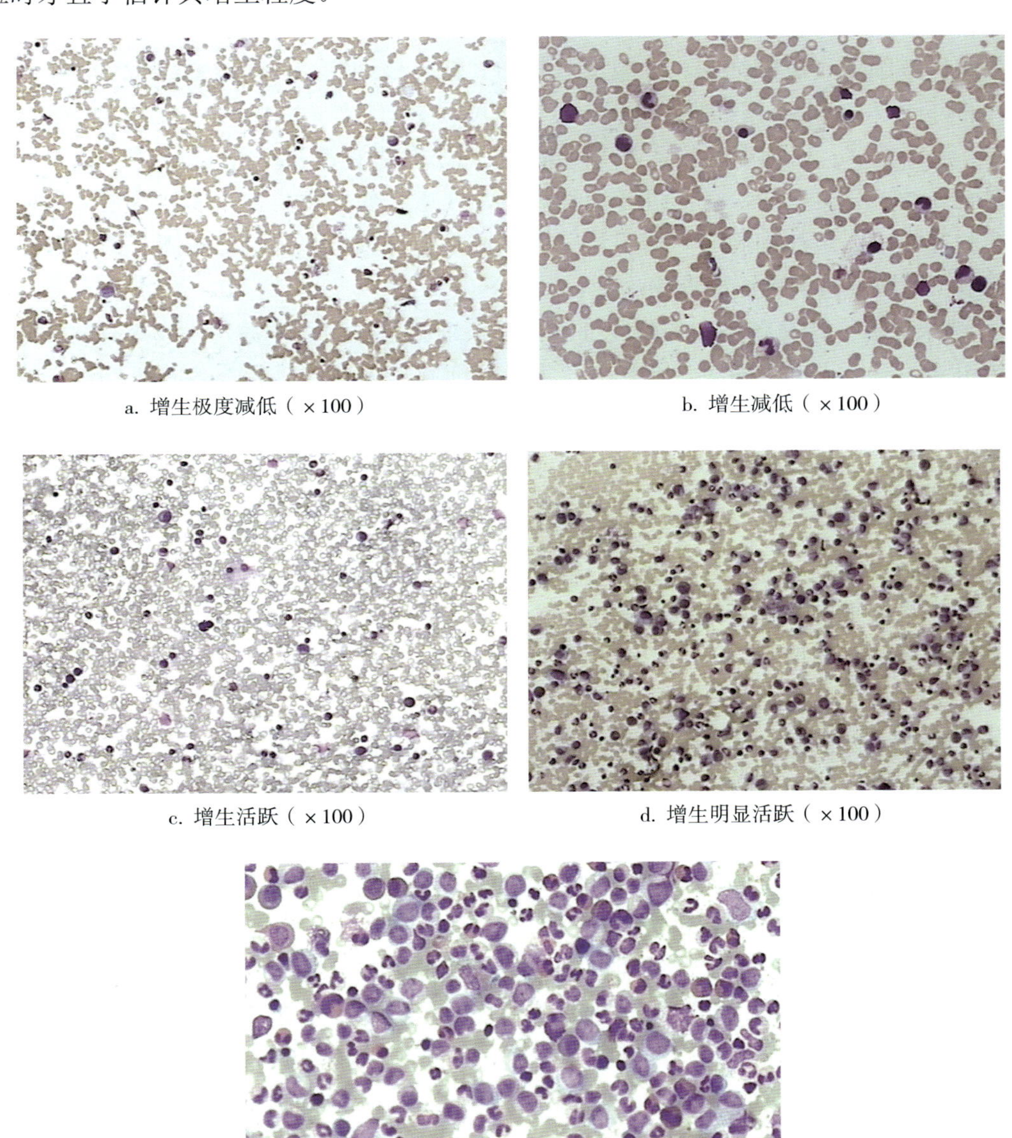

a. 增生极度减低（×100）

b. 增生减低（×100）

c. 增生活跃（×100）

d. 增生明显活跃（×100）

e. 增生极度活跃（×100）

图 2-47　骨髓增生程度

（3）巨核细胞计数并分类　由于巨核细胞大，全片数量少，故巨核细胞计数一般在低倍镜下全片计数。如将骨髓膜标准化为1.5cm × 3.0cm（4.5cm^2），则参考值为7~35个。巨核细胞分类时，在低倍镜下找到一个巨核细胞，用高倍镜或油镜确定其发育阶段。

（4）异常细胞　全片观察有无体积较大的或成堆的特殊病理细胞，如转移癌细胞、多核巨细胞、尼曼－匹克细胞、戈谢细胞、Reed–Sternberg细胞、海蓝组织细胞等。低镜下找到这些异常细胞后需油镜观察，加以确证。

2. 油镜检查　在低倍镜观察的基础上，选择较满意的部位，换用油镜观察，主要进行细胞分类、计数及形态观察。

（1）有核细胞的计数及分类　①选择厚薄均匀、细胞结构清楚、红细胞呈淡红色、背景干净的部位进行计数，一般在体尾交界处。②可迂回计数，以免出现重复计数的现象。③计数除巨核细胞、破碎细胞、分裂象以外的其他有核细胞，一般计数200~500个。增生减低者的可计数100个有核细胞。

（2）形态观察　仔细观察各系各阶段细胞的形态是否正常。

细胞计数、分类完毕，还需进行全片观察，注意其他部位异常细胞、分裂象细胞、非造血细胞等情况，全片细胞分类情况与分类区域是否一致，必要时需重新计数。如涂片中异常细胞少则应观察所有送检骨髓片。

3. 结果计算　计算各系和各阶段细胞占有核细胞总数的百分数，一般指有核细胞的百分比（all nucleate cell，ANC）。再算出各阶段粒细胞百分数的总和与各阶段幼红细胞百分数之总和之比，即粒：红比值（granulocyte/erythrocyte，G/E）。这代表粒系和红系的相对数量关系，正常人为（2~4）：1。

（四）骨髓报告单的书写

1. 患者基本情况　包括姓名性别、年龄、科别、病区、床号、住院号、诊断等。

2. 填写骨髓报告单中各期细胞百分比（骨髓片及血片）。

3. 骨髓象特征的填写

（1）对取材、涂片、染色的评价。

（2）骨髓有核细胞的增生程度和粒红比值。

（3）分别叙述各系细胞的情况，一般粒、红两个主要系应说明其增生情况（总数多少）、成熟情况（系内各阶段细胞的比例是否大致正常，是否有成熟障碍）、细胞形态有无异常（必要时作扼要描述，对成熟红细胞形态一定要描述）。其他系则只简单提一下，但如有明显异常改变，则应详细描述。

（4）巨核细胞和血小板的数量和形态是从全片来评估。当吞噬细胞数增多时应加以指出，形态异常（噬血或噬红细胞、有诸如微生物或晶体等包含物、胞质空泡或海蓝组织细胞）也应描述。肥大细胞增多、任何不典型形态特征或聚集均应加以记录。任何异常细胞或成堆分布转移瘤细胞应加以描述，如果破坏细胞显著增多也应描述。

（5）是否见到特殊的病理细胞和寄生虫。

4. 血涂片检查　骨髓检查配合血涂片检查，对确定诊断和鉴别诊断是十分必要的。

（1）分类计数有核细胞（一般要求计数100个细胞），注意有无幼稚细胞，形态有无异常。

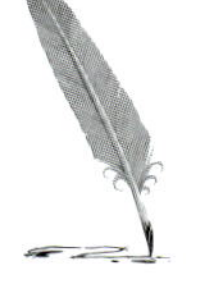

（2）注意观察红细胞形态有无异常。

（3）有无其他异常细胞出现。

（4）观察血小板有无数量、形态、颗粒、聚集性等异常。

（5）观察有无血液寄生虫，疑有血液寄生虫感染者，尤应注意仔细查找。

5. 细胞化学染色特征　对每个细胞化学染色结果进行描述，每项染色结果的报告一般包括阳性率、积分或阳性细胞的分布情况。

6. 填写诊断意见　综合骨髓象、血象，结合临床资料，客观地向临床提出细胞学诊断意见或可供临床参考的意见，一般有以下五种情况。

（1）肯定性诊断　有特异性细胞学变化的疾病，其临床表现与细胞学特征都典型时，可作肯定性细胞学诊断，如各类白血病。

（2）符合性诊断　有特征性细胞学变化但特异性不强的疾病，其临床与骨髓象符合，或骨髓象有其部分改变，又可以解释其临床表现时，可提出支持某病的诊断的意见，如“符合缺铁性贫血骨髓象变化”。有时也可提示作某些补充的诊断性试验。

（3）疑似性诊断　骨髓发现少量病理细胞但临床表现尚不典型，或骨髓象较为典型，但临床完全不相符时，则应考虑是否疾病的早期，可作动态观察，或提示作其他辅助性诊断试验。

（4）排除性诊断　常见于临床已初步诊断为某种血液病，但骨髓象不支持或骨髓象大致正常时，可供临床考虑是否排除此病。但应注意，某些血液病的早期，穿刺部位的骨髓尚未有明显的反应。特别是临床症状典型者，应作多次多部位穿刺，经仔细检查，甚至长期追踪随访观察，才能否定。这种情况一般只能报告“骨髓象大致正常”。

（5）描述骨髓象特征　若骨髓象有某些特征性但并非特异性的改变，对临床诊断提不出具体支持和反对意见，也不能用临床表现加以解释者可直接简要地描述骨髓象特征，以后再继续观察和复查。

7. 填写报告日期并签名。

8. 骨髓标本的保存和资料存档　骨髓标本（含血涂片）须完整登记，并长期保存。

（1）骨髓涂片后，首先要登记编号，编号可以按年度连续编号。登记项目必须完整，除编号外，还应有患者姓名、性别、年龄、病历号、床号、临床诊断及形态学诊断意见。当今计算机已非常普及，应将记录输入计算机，长期保存，也可将典型图像存入计算机长期保存。

（2）填写细胞形态学报告单应一式两份，一份交给患者，另一份存档。

（3）如外借标本，用后应及时追回。

（4）需投寄会诊时，应妥善包装，防止损坏。

（5）加镜油后的标本，务必用二甲苯将镜油擦干净，保存。

（6）编号归档时，玻片之间应有一定间隙，最好以薄纸袋装好玻片。骨髓细胞形态学检查报告单见表2–12。

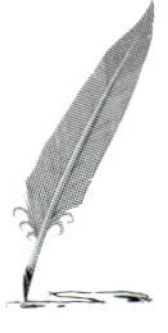

表2-12　骨髓细胞形态学检查报告单

骨髓细胞学检查图文报告单

姓名________　性别________　年龄________　科别 血液科　采取日期______　病案号________

采取部位 髂骨、胸骨　涂片号______　临床诊断______________

检查报告

细胞名称			数量	ANC(%)
原始血细胞				
粒细胞系统	原始粒细胞			
	早幼粒细胞			
	中性粒细胞	中幼		
		晚幼		
		杆状核		
		分叶核		
	嗜酸性粒细胞	中幼		
		晚幼		
		杆状核		
		分叶核		
	嗜碱性粒细胞	中幼		
		晚幼		
		杆状核		
		分叶核		
红细胞系统	原始红细胞			
	早幼红细胞			
	中幼红细胞			
	晚幼红细胞			
	早巨红细胞			
	中巨红细胞			
	晚巨红细胞			
淋巴细胞系统	原始淋巴细胞			
	幼稚淋巴细胞			
	淋巴细胞			
单核细胞系统	原始单核细胞			
	幼稚单核细胞			
	单核细胞			
浆细胞系统	原始浆细胞			
	幼稚浆细胞			
	浆细胞			
其他细胞	网状细胞			
	内皮细胞			
	巨核细胞			
	吞噬细胞			
	组织嗜碱细胞			
	组织嗜酸细胞			
	脂肪细胞			
分类不明细胞				
分裂细胞				
退化细胞				
粒细胞系统：有核红细胞				
血片共数巨核细胞			个	
骨髓片共数有核细胞			个	

【骨髓涂片】

【诊断意见】

【进一步检查建议】

检验医师签名：

报告日期：

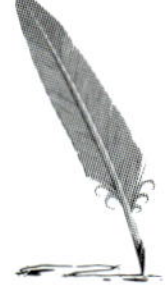

考点提示 骨髓涂片检查方法。

（五）骨髓象检查的注意事项

1. 由于细胞形态的变化多样，故观察细胞时不能轻易就作出肯定或否定判断，而应全面观察细胞的胞体、胞核、核染色质、核仁及胞质等各项特征，并与周围其他细胞进行比较。

2. 同一患者的骨髓涂片如涂片制备、染色、观察部位等不同，其显微镜下的细胞形态相差较大。如染色偏深，其细胞核染色质结构及颗粒偏粗，染色偏深；如染液偏酸或偏碱，其涂片上细胞偏红或偏蓝；如涂片制备偏厚，其细胞胞体变小、胞质量变少、细胞结构不清楚。

3. 辨识细胞过程中有些细胞既有上阶段的某些特征，又有下一阶段的某些特征，由于血细胞是向成熟方向发育，故一般将这种细胞归入下一阶段。

4. 介于两个系统之间细胞难以判断时，可采用大数归类法（即将此类难以辨认细胞归入细胞多的细胞系列中），如在红系较多的骨髓片中，将介于浆细胞与幼红细胞之间的细胞归入红系细胞；介于原始粒细胞与原始淋巴细胞之间的细胞，归入原始粒细胞，如是急性淋巴细胞白血病，应归入原始淋巴细胞。

5. 急性白血病时，各系统原始细胞虽各有特征，但有时极为相似，鉴别时应注意观察伴随出现的幼稚细胞、成熟细胞，相比较判断。同时结合细胞化学染色、血象细胞形态帮助判断。

6. 难以识别的细胞结合涂片上其他细胞情况判断，如仍不能分类可归入“分类不明”细胞，不宜过多，若达一定数量，则应通过细胞化学染色、集体读片或会诊等方法弄清类别。

7. 骨髓涂片中血小板少的患者，要排除标本凝固的可能性。

8. 作骨髓细胞学检查时，应同时作血象细胞学检查，这有助于疾病的诊断及化疗后疗效的判断。

知识链接

髓系原始细胞包括：原始粒细胞、原始单核细胞、原始红细胞和原始巨核细胞。

原始粒细胞分为两类：一类是无嗜天青颗粒的原始粒细胞（亦称原始粒细胞Ⅰ型），另一类是有少许嗜天青颗粒的原始粒细胞（亦称原始粒细胞Ⅱ型）。

幼稚单核细胞、急性早幼粒细胞白血病的异常早幼粒细胞、M_{2b} 的异常中性中幼粒细胞为原始细胞等同细胞（应归入原始细胞计数中）。

原始红细胞只有在诊断纯红系白血病时视为原始细胞等同细胞归入原始细胞计数中。

不成熟单核细胞以及小的发育异常巨核细胞和微巨核细胞不是原始细胞等同细胞，不应计入原始细胞计数中。

（摘自《血细胞形态学分析中国专家共识（2013版）》）

考点提示 骨髓象检查的注意事项。

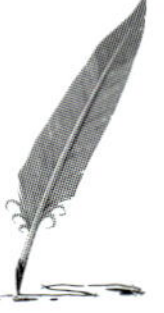

（六）正常骨髓象特点

由于骨髓标本采集的方法、部位和采集量的不同，再加上检查者掌握细胞划分标准不一和被检者的个体差异，正常成人骨髓中各种细胞的比例有很大的变化范围。归纳起来，正常成人骨髓象一般具有下列特征。

1. 骨髓有核细胞增生情况　骨髓有核细胞增生活跃，粒/红比例为（2~4）：1。

2. 粒细胞系　在骨髓全部有核细胞中占最大比例，约1/2左右（50%~60%），其中原粒细胞<2%，早幼粒细胞<5%，中性中幼粒细胞约占8%，中性晚幼粒细胞 约占10%，中性杆状核粒细胞约占20%，中性分叶核粒细胞约占12%。嗜碱性粒细胞<1%，嗜酸性粒细胞<5%。

3. 红细胞系　幼红细胞在全部有核细胞中占1/5左右（15%~25%），其中原始红细胞<1%，早幼红细胞5%，中晚幼红细胞各约为10%。

4. 巨核细胞系　通常在一张骨髓片（1.5cm × 3cm骨髓涂膜）上，可见巨核细胞7~35个，主要是颗粒型和产血小板型巨核细胞。血小板散在或成簇，无异常和巨大血小板。

5. 淋巴细胞系　占全部有核细胞的1/5左右（20%~25%），小儿偏高，可达40%。主要是成熟淋巴细胞。

6. 单核细胞及浆细胞　单核细胞一般少于5%，浆细胞一般少于2%，通常都是成熟阶段。

7. 其他细胞　如组织细胞、组织嗜碱细胞、吞噬细胞等可少量存在。无其他异常细胞及寄生虫。

8. 成熟红细胞、血小板及各种有核细胞形态正常。

总之，正常骨髓象应具备四项条件：①有核细胞增生活跃；②各系各阶段细胞所占有核细胞的比例大致在正常参考范围内；③各系各阶段细胞形态上无明显异常；④无特殊病理细胞及血液寄生虫。因正常骨髓象的变化范围很大，故对检查结果判断为“异常”持慎重态度。

（七）骨髓象分析

1. 骨髓有核细胞增生程度

（1）增生极度活跃　反映骨髓的造血功能亢进，多见于各种类型急性白血病、慢性粒细胞白血病等。

（2）增生明显活跃　反映骨髓的造血功能旺盛，常见于溶血性贫血、缺铁性贫血、巨幼细胞贫血、失血性贫血、原发性血小板减少性紫癜、骨髓增生异常综合征、慢性淋巴细胞白血病，慢性中性粒细胞白血病、真性红细胞增多症、原发性血小板增多症、类白血病反应、化疗后恢复期等。

（3）增生活跃　反映骨髓的造血功能基本正常，常见于正常骨髓象、传染性单核细胞增多症、不典型再生障碍性贫血、多发性骨髓瘤、骨髓造血功能较差的贫血等。

（4）增生减低　反映骨髓的造血功能降低，常见于再生障碍性贫血、阵发性睡眠性血红蛋白尿、骨髓增生低下、低增生性白血病、化疗及骨髓部分稀释后等。

（5）增生极度减低　反映骨髓的造血功能衰竭，见于再生障碍性贫血、化疗后及骨髓稀释。

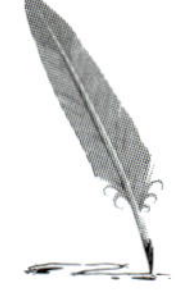

2. 粒红比值改变

（1）粒红比值增加　见于粒细胞增多或幼红细胞减少。常见于各种粒细胞白血病、类白血病反应、纯红细胞再生障碍贫血等。

（2）粒红比值正常　见于粒细胞和幼红细胞比例正常或两系细胞同时增加或减少。常见于正常人骨髓、多发性骨髓瘤、再生障碍性贫血、传染性单核细胞增多症、特发性血小板减少性紫癜、特发性血小板增多症、骨髓纤维化等。

（3）粒红比值下降　见于粒细胞减少或幼红细胞增多。常见于粒细胞缺乏症、缺铁性贫血、巨幼细胞贫血、铁粒幼细胞贫血、溶血性贫血、红白血病、急性红血病、真性红细胞增多症、急性失血性贫血等。

3. 粒细胞系数量及形态改变

（1）粒细胞数量改变

①以原始粒细胞增多为主：见于急性粒细胞白血病（原始粒细胞≥30%）、慢性粒细胞白血病急变期（原始粒细胞≥20%）、急性粒－单核细胞白血病。

②以早幼粒细胞增多为主：见于急性早幼粒细胞白血病（颗粒增多的早幼粒细胞≥30%）、粒细胞缺乏症恢复期、早幼粒细胞型类白血病反应。以中性中幼粒细胞增多为主，见于急性粒细胞白血病M_{2b}型、慢性粒细胞白血病、粒细胞型类白血病反应。

③以中性晚幼粒、杆状核粒细胞增多为主：见于慢性粒细胞白血病、粒细胞型类白血病反应、药物中毒、严重烧伤、急性失血、大手术后等。

④嗜酸性粒细胞增多：见于过敏性疾病、寄生虫感染、嗜酸性粒细胞白血病、慢性粒细胞白血病（包括慢性期、加速期、急变期）、恶性淋巴瘤、高嗜酸粒细胞综合征、家族性粒细胞增多症、某些皮肤病等。

⑤嗜碱性粒细胞增多：见于慢性粒细胞白血病（包括慢性期、加速期、急变期）、嗜碱性粒细胞白血病、放射线照射反应等。粒细胞减少主要见于粒细胞缺乏症、再生障碍性贫血、急性造血停滞等。

（2）粒细胞形态变化

①胞体：大小改变，如小原始粒细胞，胞体较小，形似小淋巴细胞；巨大型原始粒细胞，见于急性粒细胞白血病；巨晚幼及分叶核粒细胞，见于巨幼细胞贫血；胞体形态畸形显著，呈不规则形、多形性，常见于急性粒细胞白血病。

②胞核：胞核数目改变，表现为胞核在异常时变为双核或多核；胞核形态畸形，不规则，可有折叠、扭曲等各种形态；核染色质疏松、核质发育不平衡等，多见于白血病；核固缩、核溶解、核结构不清等毒性变化，多见于严重感染、肿瘤及化学药品中毒。

③胞质：胞质量增多，可见于白血病、巨幼细胞贫血等；胞质中出现中毒颗粒、空泡，Döhle小体、Auer小体，多见于严重感染、肿瘤、化学药品中毒及粒细胞白血病。

（3）其他　Pelger–Huet畸形及Chediak畸形分裂期细胞退化细胞易见等。

4. 红细胞系数量及形态改变

（1）红系细胞数量变化

①增多：以原始红细胞和早幼红细胞增多为主，见于纯红白血病；以中幼红细胞和晚幼红细胞增多为主，见于溶血性贫血、缺铁性贫血、巨幼细胞贫血、急性失血性贫血、原发性血小板减少性紫癜的急性期、真性红细胞增多症、铅中毒、红白血病等。巨幼红细胞

或巨幼样变幼红细胞增多，见于巨幼细胞贫血、急性红血病、急性红白血病、骨髓增生异常综合征、白血病化疗后、铁粒幼细胞贫血等；铁粒幼红细胞增多，见于铁粒幼细胞贫血、骨髓增生异常综合征。

②减少：见于纯红细胞再生障碍贫血、粒细胞白血病、化疗后等。

（2）红细胞形态变化 ①胞体：大小改变，如原、早、中、晚巨幼红细胞及类巨幼红细胞，多见于巨幼细胞贫血、红白血病等；胞体偏小，边缘不规则，常见于缺铁性贫血；②胞核：胞核数目改变，胞核在异常时变为双核或多核，多见于巨幼细胞贫血、红白血病；胞核小而致密，结构不清，常见于缺铁性贫血；核染色质疏松，核质发育不平衡，可见于红白血病及巨幼细胞贫血；③胞质：量增多，可见于红白血病、巨幼细胞贫血等；胞质中出现Howell-Jolly小体、嗜碱性点彩、卡波环、变性珠蛋白小体等异常结构，多见于溶血性贫血；④各种异形红细胞：如棘红细胞、口形红细胞、靶形红细胞等。

5. 巨核细胞系数量和形态改变

（1）巨核细胞数量变化 ①增多：常见于急性巨核细胞白血病、全髓白血病、原发性血小板减少性紫癜、Evans综合征、脾功能亢进、急性大出血和急性血管内溶血等；②减少：见于再生障碍性贫血、急性白血病、慢性中性粒细胞白血病、化疗后等。

（2）巨核细胞形态变化 大小改变，如小巨核细胞、原始巨核细胞；形态不规则，胞核改变，为双核或多核及核质发育不平衡，出现产血小板的幼巨核细胞，多见于巨核细胞白血病。

6. 单核细胞系数量及形态改变

（1）单核细胞数量变化 以原始及幼稚单核细胞增多为主，见于急性单核细胞白血病、慢性粒细胞白血病急单变、急性粒-单核细胞白血病等。

（2）单核细胞形态变化 原始单核细胞形态不规则，胞核不规则，可呈折叠、扭曲等多形性变化，出现Aure小体等变化，多见于单核细胞白血病。

7. 淋巴细胞系数量及形态改变

（1）淋巴细胞数量变化 以原始及幼稚淋巴细胞增多为主，见于急性淋巴细胞白血病、慢性粒细胞白血病急淋变、淋巴瘤细胞白血病、慢性淋巴细胞白血病急性变等。以成熟淋巴细胞增多为主，见于慢性淋巴细胞白血病、淋巴瘤细胞白血病、再生障碍性贫血、淋巴细胞型类白血病反应、传染性淋巴细胞增多症、传染性单核细胞增多症、某些其他病毒感染、巨球蛋白血病、淀粉样变等。

（2）淋巴细胞形态变化 原始淋巴细胞形态不规则，胞核不规则，可呈折叠、扭曲等多形性变化，胞核及胞质中出现空泡等变化，多见淋巴细胞白血病。

8. 其他细胞改变

（1）浆细胞增多 见于多发性骨髓瘤、浆细胞白血病、再生障碍性贫血、过敏性疾病、结缔组织疾病、恶性淋巴瘤、急性粒-单核细胞白血病、肝硬化巨球蛋白血症、寄生虫感染、粒细胞缺乏症及慢性细菌性感染等。

（2）组织细胞增多 见于恶性组织细胞病、感染性疾病、恶性贫血、真性红细胞增多症、多发性骨髓瘤、原发性血小板减少性紫癜等。

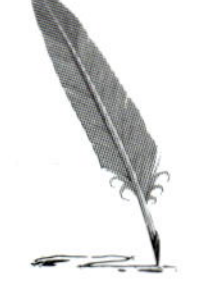

知识链接

骨髓细胞图像分析系统具有数码图像采集、显示、处理（图像分割、编辑等）、组织细胞结构参数计量分析的功能。该系统可应用于形态计量分析、骨髓象报告、骨髓活检报告、基因分型报告、液基细胞学检测报告、染色体分析报告等，并支持远程骨髓细胞图像会诊和单、多终端或大屏幕投影的形态学教学。具有大屏幕显示器观察切片、计算机管理病例档案、精确的细胞形态测量、图像清晰且色彩还原效果好、有专用的细胞计数器，直接将计数结果导入软件系统并自动分析计算等优点，但骨髓细胞图像与信息管理系统作为一个细胞形态学分析的工具，无法完全取代人的作用，检验医生必须对软件分析结果进行确认，确认无误后方可发出检验报告。

考点提示 骨髓象的分析与报告方法。

本章小结

骨髓细胞检查是对骨髓成分进行形态学检查的一种方法，对血液系统及相关疾病的疗效观察和预后判断具有重要意义。骨髓细胞主要有粒细胞、红细胞、巨核细胞、淋巴细胞、单核细胞和浆细胞系统六大系统，简称“粒红巨，淋单浆”。骨髓细胞从原始经幼稚到成熟阶段，其形态在细胞体积、细胞核和细胞质方面有一定的变化规律，尤其要重点掌握粒细胞、红细胞和巨核细胞系统的形态特点。其中，粒细胞系统主要依据细胞核进行阶段划分，依据胞质中颗粒特点进行性质划分。

骨髓涂片显微镜检查包括低倍镜检查和油镜检查，前者主要包括骨髓取材、制片和染色情况判断、骨髓增生程度判断及巨核细胞计数；后者包括有核细胞分类计数及结果计算。骨髓细胞形态学检查报告单内容包括患者基本信息、骨髓取材、制片和染色情况、骨髓增生程度、粒红比值及各系各阶段细胞百分比、文字描述（包括骨髓涂片、血涂片和细胞化学染色、诊断意见及建议、签名及报告日期六部分）。正常成人骨髓象特征中需牢记有核细胞增生活跃，粒细胞和红细胞系统中各阶段细胞的正常参考范围。

习　题

扫码“练一练”

一、选择题

［**A1/A2型题**］

1. 染色血涂片中，嗜多色性红细胞增多见于

A. 溶血性贫血　　B. 巨幼细胞贫血

C. 再生障碍性贫血　　D. 先天性贫血

E. 多发性骨髓瘤

2. 下列何种情况不需行骨髓检查

A. 不明原因发热，有恶病质　　B. 不明原因的肝、脾、淋巴结肿大

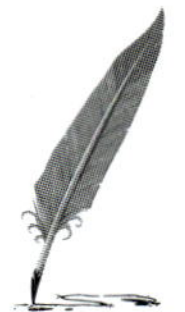

C. 血涂片中有幼稚细胞或可疑细胞　　D. 血细胞原因不明减少或增多时
E. 血友病

3. 骨髓象必须与血象结合分析的原因不包括
A. 骨髓象相似而血象有区别
B. 骨髓象有区别而血象相似
C. 骨髓象变化不显著而血象有显著异常
D. 骨髓象有显著异常而血象变化不显著
E. 骨髓象细胞易辨认而血象细胞难辨认

4. 在粒细胞成熟过程中，最先含有特异性颗粒的是
A. 中幼粒细胞　　B. 晚幼粒细胞
C. 早幼粒细胞　　D. 杆状核粒细胞
E. 原始粒细胞

5. 巨核细胞胞体较大，核分叶，无核仁，胞质内充满紫红色颗粒，周边无血小板形成，符合下列哪种巨核细胞的特点
A. 幼稚型　　B. 颗粒型　　C. 产血小板型
D. 裸核型　　E. 原始巨核细胞

6. 下列不属于骨髓检查范围的是
A. 有无特殊细胞　　B. 有无寄生虫　　C. 有无转移癌细胞
D. 血小板功能　　E. 红细胞形态

7. 胞体直径12~20μm，呈圆或椭圆形，胞核大，位于中央或偏位，核仁可见或消失，核染色质开始聚集。胞质量较多，呈淡蓝、蓝或深蓝色。质内含大小、形态或多少不一的紫红色嗜苯胺蓝颗粒。POX染色阳性。符合哪种细胞的形态
A. 原粒细胞　　B. 早幼粒细胞　　C. 中幼粒细胞
D. 幼单核细胞　　E. 幼淋巴细胞

8. 不符合原始细胞一般形态特征的是
A. 胞体大，核质比例小　　B. 胞核内见明显的核仁
C. 胞质中一般无颗粒　　D. 核染色质一般较细致
E. 胞质染色呈嗜碱性，即蓝色或深蓝色

9. 健康成人骨髓象中原红细胞与早幼红细胞之和不应超过
A. 2%　　B. 6%　　C. 7%　　D. 10%　　E. 20%

10. 下述不符合正常骨髓象特征的是
A. 原粒+早幼粒占6%　　B. 红系占有核细胞的20%
C. 原淋+幼淋占10%　　D. 全片巨核细胞数为20个
E. 可见极少量的网状细胞、内皮细胞、组织嗜碱细胞等骨髓成分

11. 油镜观察骨髓象，一般要求连续观察并分类计数多少个有核细胞
A. 50个或100个　　B. 800个
C. 1000个　　D. >1000个
E. 200个或500个

12. 下列不属于正常骨髓象特征的是
A. 有核细胞增生活跃

B. 见到少量的网状细胞和肥大细胞等骨髓成分

C. 全片（37.5cm × 75cm）有30个巨核细胞

D. 粒红比值为10 ∶ 1

E. 幼红细胞占有核细胞的20%，以中、晚幼红细胞为主

13. 婴幼儿骨髓穿刺宜选用的部位是

A. 髂后上棘　　B. 髂前上棘　　C. 胫骨外侧　　D. 胸骨　　E. 腓骨

14. 小细胞低色素性红细胞最常见于

A. 巨幼细胞贫血　　B. 缺铁性贫血

C. 再生障碍性贫血　　D. 白血病

E. 急性溶血性贫血

15. 以下哪一项不符合早幼粒细胞的形态特征

A. 胞质中不含颗粒　　B. 胞质中有紫红色非特异性的天青胺蓝颗粒

C. 核仁可见或消失　　D. 胞核位于中央或偏位

E. 胞质量较多，呈淡蓝、蓝或深蓝色

16. 区别中性中幼、中性晚幼和中性杆状核粒细胞时，最重要的标志是

A. 胞体直径的大小　　B. 核染色质粗细情况

C. 胞质中颗粒的多少　　D. 胞核的凹陷程度

E. 胞核的形状

17. 正常骨髓粒细胞与有核红细胞比例大约是

A. 1 ∶ 1　　B. 1 ∶ 2　　C. 1 ∶ 4

D. 2 ∶ 1　　E.（2~4）∶ 1

18. 男性，45岁，2个月来疲劳、盗汗、腹胀。外周血白细胞为20×10^9/L，中性分叶核粒细胞为85%，杆状核粒细胞为5%，下列哪项有助于鉴别本例是类白血病反应还是慢性粒细胞白血病

A. 贫血　　B. 骨髓过多，幼粒细胞明显增多

C. 外周血血象检查　　D. 外周血涂片分类

E. 白细胞NAP积分增高

19. 下列属于骨髓检查适应证的是

A. 血友病　　B. 弥散性血管内凝血

C. 不明原因的肝、脾、淋巴结肿大　　D. 凝血障碍

E. 出凝血性疾病

20. 原始粒细胞与原始红细胞鉴别，不符合原始粒细胞特征的是

A. 胞体圆形或类椭圆形　　B. 胞质染深蓝色，常有突起及核周淡染区

C. 核染色质呈细致颗粒状　　D. 核仁界限清楚

E. 过氧化物酶染色阴性，但后期有时也可呈阳性反应

21. 下列符合早幼粒细胞形态特征的是

A. 胞核圆或椭圆形

B. 核仁模糊不清或消失

C. 核染色质开始聚集

D. 胞质量多，淡蓝色，偶有少量深染、紫红色天青胺蓝颗粒

E. 以上都是

22. 关于骨髓穿刺的临床应用，下列错误的是

A. 确诊淋巴瘤　　B. 确诊白血病

C. 诊断多发性骨髓瘤　　D. 诊断尼曼 – 匹克病

E. 辅助诊断各类贫血

23. 胞体大并有伪足，核染色质呈纤细网状，一个大而清晰的核仁，核形略有扭曲，胞质毛玻璃样灰蓝色，未见颗粒，符合何种细胞的形态特征

A. 原始红细胞　　B. 原始粒细胞

C. 原始单核细胞　　D. 原始淋巴细胞

E. 原始巨核细胞

24. 骨髓检查的禁忌证是

A. 单纯性紫癜　　B. 继发性血小板减少性紫癜

C. 原发性血小板减少性紫癜　　D. 严重血友病

E. 白血病伴皮肤黏膜出血

25. 核圆形或椭圆形，核染色质呈块状，核仁消失，胞质嗜多色性，符合以下哪种细胞的特点

A. 早幼红细胞　　B. 中幼红细胞

C. 晚幼红细胞　　D. 网织红细胞

E. 成熟红细胞

二、案例分析题

病例摘要：女性，77岁，头痛、纳差，头晕乏力1个月；主诉齿鼻间断渗血，无高血压、糖尿病、心脏病史。

查体：T 39.5 ℃，P 90次/分，R 20次/分，BP 120/70 mmHg，贫血貌，皮肤散在出血点，浅表淋巴结未触及，胸骨无压痛，二尖瓣听诊区可闻及3级收缩期杂音，巩膜无黄染，肝脾不大。

实验室检查：RBC 3.17×10^{12}/L ↓，WBC 10.49×10^{9}/L ↑，Hb 102g/L ↓，PCV 28.38% ↓，MCHC 361g/L ↑，RDW 15.2% ↑，PLT 48×10^{9}/L ↓，PCT 0.041% ↓，PDW 19.13% ↑。淋巴细胞83.2% ↑，单核细胞2% ↓，中性粒细胞14.6% ↓，嗜酸性粒细胞0.1% ↓。

思考：该患者可能是什么疾病？诊断依据是什么？需要与什么疾病进行鉴别诊断？如果需要明确诊断，还需要做哪些进一步检查？该疾病的治疗原则是什么？

（李启松　吴　芹）

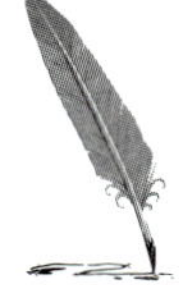

第三章

细胞化学染色

学习目标

1. **掌握** 细胞化学染色的一般过程、常用化学染色的原理、操作步骤和结果判断。

2. **熟悉** 过氧化物酶染色、糖原染色、中性粒细胞碱性磷酸酶染色、酯酶染色、铁染色时正常血细胞染色反应。

3. **了解** 细胞化学染色的临床应用。

4. 具备细胞化学染色操作的技能和结果分析的能力。

5. 能根据骨髓象分析和细胞化学染色的结果初步判断血液病的类型。

第一节 概 述

案例讨论

【案例】

患者，男，7岁，低热、关节疼痛、鼻出血1周。体检：颈部淋巴结肿大，肝、脾肋下1.0cm，胸骨压痛；血常规检查：Hb 70g/L，WBC 1.5×10^9/L，中性粒细胞30%，淋巴细胞20%，原始细胞50%，血小板20×10^9/L；骨髓检查：原始细胞56%，涂抹细胞增多。

【讨论】

1. 根据以上资料，患者的初步诊断是什么？

2. 判断增多的原始细胞类型，应首选哪种细胞化学染色？如何判断染色结果？

3. 为进一步明确诊断，还应选择哪些化学染色？

细胞化学染色（cytochemical stain）是以细胞形态学为基础，运用化学、生物化学等技术对细胞内的各种化学物质（包括蛋白质、糖类、酶类、核酸、脂类、无机盐等）做定位、定性、半定量分析的方法。

一、临床应用

1. 辅助判断白血病的细胞类型 不同系列细胞所含的化学物质成分、含量及分布不同，且随着细胞的发育成熟，化学物质的成分、含量等会发生相应的变化，因此其化学染色结果也不同，据此可推断细胞所属系列及阶段，如髓过氧化物酶、酯酶染色等。

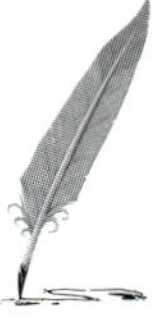

2. 血液病及其他非血液病的诊断和鉴别诊断 在不同病理情况下，血细胞内化学成分和含量会发生变化，可用于疾病的辅助诊断及鉴别诊断，如中性细胞碱性磷酸酶染色、铁染色等。因此，细胞化学染色是诊断血液系统疾病的重要手段之一。

二、染色过程

细胞化学染色过程一般包括固定、显示及复染。

1. 固定 固定的目的是保持细胞结构及化学成分不变。根据染色的成分不同，选择合适的固定液，使细胞内的蛋白质、酶类、糖类等转变为不溶性物质。固定的方法有物理法和化学法。物理法包括干燥、冰冻和火焰固定；化学法包括液体固定和蒸汽固定，临床上常用的是化学法固定。

（1）液体固定 固定液通常选用甲醛、乙醇、丙酮、甲醇、醋酸等。也可以由两种或两种以上固定液混合而成。

（2）蒸汽固定 常用40%甲醛进行蒸汽固定，即在较封闭的玻璃器皿中加入40%甲醛，将涂片膜朝下，固定5～10分钟。

2. 显示 显示是通过不同化学反应，将被检测的化学物质以稳定的有色沉淀形式显示出来。显示的方法有物理和化学方法。临床多用化学法，如偶氮偶联反应、过碘酸－希夫反应、普鲁士蓝反应。

3. 复染 显色反应时只针对细胞中待检的特定物质，而复染的目的是使涂片中的各种细胞都显示出来，便于观察和辨认。如在铁染色时铁颗粒染成蓝色，复染常用核固红，过碘酸－希夫反应时糖原颗粒染成红色，复染液常用甲基绿或苏木素，这样对比清晰，便于观察阳性反应。

第二节　常用细胞化学染色

扫码“看一看”

一、过氧化物酶染色

血细胞所含的过氧化物酶（peroxidase，POX）主要为髓过氧化物（myeloperoxidase，MPO）。是人类中性粒细胞含量最多的一种蛋白质。POX染色方法有多种，如四甲基联苯胺、改良的Pereira染色法和复方联苯胺法等。复方联苯胺法（Washburn法）因试剂有致癌作用而废弃。四甲基联苯胺法具有高灵敏度和良好稳定性，已逐步取代强致癌物联苯胺及其衍生物，但该法对染液pH要求较高，如pH<5.0会导致假阳性结果。改良的Pereira染色法由于不需要使用有毒性的联苯胺，安全性好而应用于临床。

（一）四甲基联苯胺法

【原理】 粒细胞和部分单核细胞的溶酶体颗粒中含有过氧化物酶，可分解H_2O_2释放出新生态的氧，氧与四甲基联苯胺（tetramethylbenzidine，TMB）反应，产生四甲基联苯胺蓝。四甲基联苯胺蓝因其不稳定性，自行脱氢氧化为棕色物质四甲基苯醌二胺，沉着于胞质中酶所在部位；四甲基联苯胺蓝也可与亚硝基铁氰化钠结合，进一步形成稳定的蓝色颗粒，定位于胞质中酶所在部位。

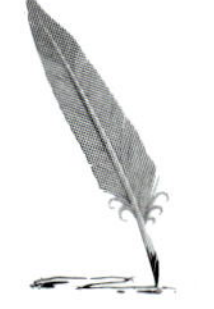

【材料】

1. 器材 新鲜骨髓涂片（或新鲜血涂片）、显微镜等。

2. 试剂

（1）0.1%四甲基联苯胺（TMB）乙醇溶液 0.1g TMB溶于100ml 88%乙醇溶液中，置棕色瓶内，4℃保存。

（2）亚硝基铁氰化钠饱和溶液（360g/L） 在少量蒸馏水中加入亚硝基铁氰化钠晶体，搅拌直至不再溶解为止，置棕色瓶内，4℃保存。

（3）1%过氧化氢溶液（新鲜配制） 取1ml 30%过氧化氢加入蒸馏水29ml。

（4）过氧化氢工作液（新鲜配制） 1%过氧化氢1滴，加10ml蒸馏水稀释。

（5）瑞氏染液。

【操作步骤】

1. 在新鲜干燥的涂片上，取0.1%TMB乙醇溶液1ml，加亚硝基铁氰化钠饱和溶液10μl，制备成混合试剂，取混合试剂0.5ml，完全覆盖血膜，放置1分钟。

2. 加等量过氧化氢工作液，吹匀，染色6分钟。

3. 流水冲洗，待干。

4. 瑞氏染液复染15~20分钟，流水冲洗，待干，油镜镜检。

【注意事项】

1. 标本片应新鲜制作、薄厚适宜。

2. TMB乙醇溶液以85%~88%的乙醇浓度染色效果较好，勿用90%~95%乙醇，否则细胞表面蛋白质很快凝固，妨碍试剂向胞内渗入而使显色反应减弱或消失。

3. 过氧化氢溶液需新鲜配制，其浓度与加入量严格按实验要求进行。过氧化氢的最适浓度为0.05mmol/L，浓度过高抑制酶的活性。涂片中性粒细胞看不见阳性颗粒，红细胞呈棕色或绿色，即表示过氧化氢过浓；若过氧化氢加于血片上不产生气泡，表示无效。

4. 染色时加入过氧化氢工作液后必须与染色液充分混匀，否则同一涂片细胞染色情况不一致。

5. 试剂应置于低温暗处，防止光线照射而失效。

6. 染色液适宜pH应为5.5，若pH<5.0可出现假阳性结果。

【参考区间】

1. 结果判断 在细胞质中出现蓝色或蓝黑色颗粒为阳性反应。详见表3–1。

表3–1 过氧化物酶染色结果判断（四甲基联苯胺法）

实验结果	染色反应
(–)	无颗粒
(±)	颗粒小，分布稀疏
(+)	颗粒粗大，聚集，约占胞质面积1/4
(++)	颗粒弥散状分布，有一定空隙，约占胞质面积1/2
(+++)	颗粒均匀分布于胞质或聚集，约占胞质面积3/4
(++++)	阳性颗粒充满整个胞质没有空隙

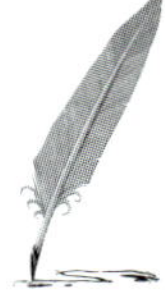

2. 正常血细胞的染色反应，见表3-2，图3-1。

表3-2　正常血细胞的过氧化物酶染色反应

细胞系统	染色反应
粒细胞系统	原始粒细胞呈阴性或阳性。早幼粒细胞及以下各阶段细胞均含不同程度的蓝黑色颗粒，随粒细胞成熟阳性反应逐渐增强，中性分叶核粒细胞为强阳性反应，衰老的中性粒细胞酶活性降低，反应程度减弱，甚至呈阴性反应；嗜酸性粒细胞阳性反应最强，颗粒最粗大，呈蓝黑色；嗜碱性粒细胞呈阴性
单核细胞系统	原始单核细胞呈阴性或弱阳性，幼稚和成熟单核细胞均呈弱阳性反应，其颗粒少而细小，且呈弥散分布，可覆盖在核上，但有的单核细胞亦可呈阴性反应
淋巴细胞系统	淋巴细胞系统呈阴性反应
其他细胞	成熟型网状细胞及巨噬细胞可呈不同程度的阳性反应； 浆细胞、红细胞、巨核细胞系统等均为阴性反应

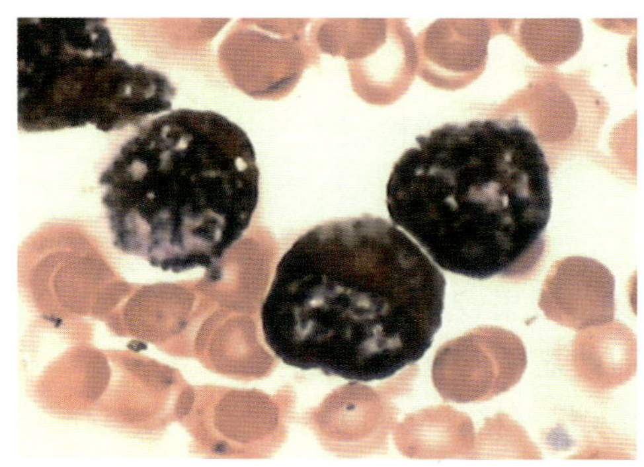
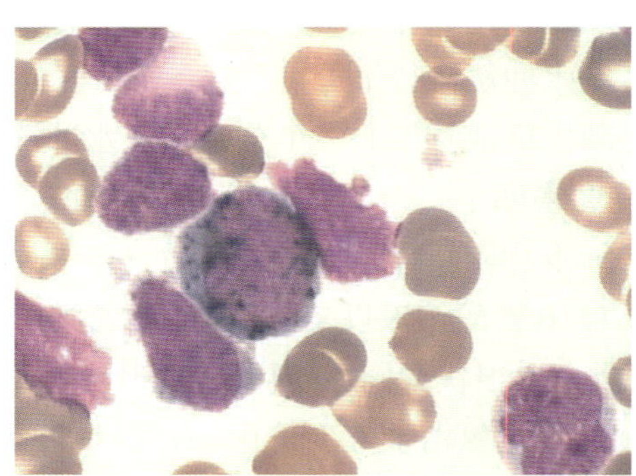

图3-1　正常血细胞的POX染色

左图：成熟中性粒细胞呈强阳性反应，阳性颗粒局灶性分布

右图：幼稚单核细胞呈阳性反应，阳性颗粒弥散状分布

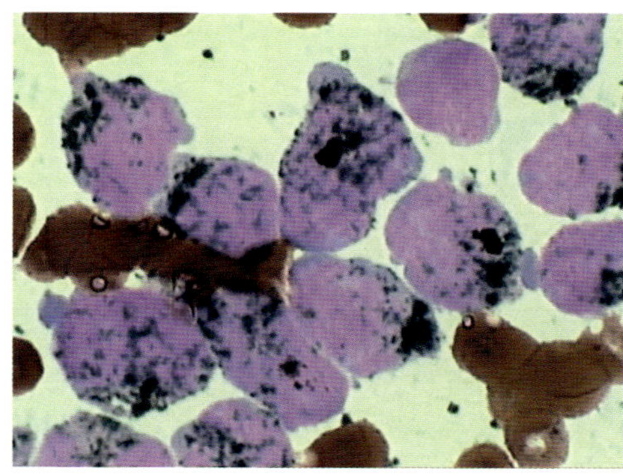
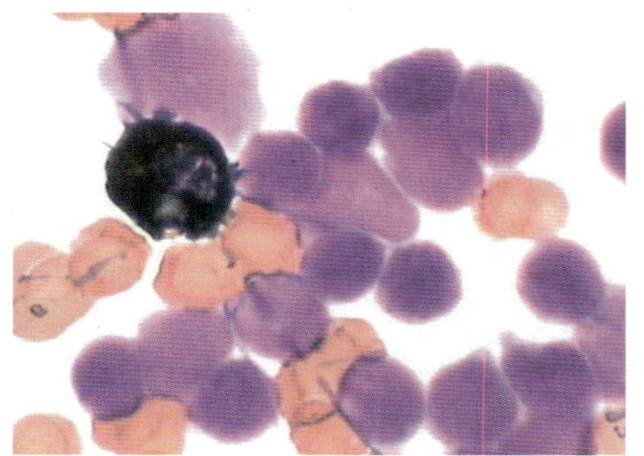

图3-2　急性白血病POX染色反应

左图：急性早幼粒细胞白血病（APL）的POX染色，白血病细胞均呈强阳性反应

右图：ALL的POX染色，原始淋巴细胞均呈阴性反应，一个成熟中性粒细胞呈强阳性反应

【临床意义】POX染色是鉴别急性粒细胞白血病、急性单核细胞白血病、急性淋巴细胞白血病的重要细胞化学染色方法。

1. 急性粒细胞白血病　白血病细胞多呈阳性反应，阳性颗粒一般较多，较粗大，颜色

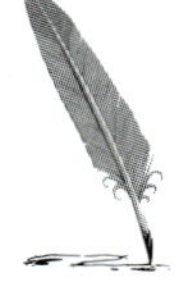

深，常呈局限性分布，如图3–2左图，但阴性反应也不能排除本病。

2. 急性单核细胞白血病 白血病细胞呈弱阳性或阴性反应，阳性颗粒稀疏、细小、浅蓝色，呈弥散分布。

3. 急性淋巴细胞白血病 白血病细胞呈阴性，如图3–2右图，FAB分型规定阳性率一般小于3%（常为残留的粒系细胞）。

4. 其他疾病成熟中性粒细胞的POX活性变化 活性增高见于再生障碍性贫血、细菌感染、淋巴细胞白血病等；活性降低见于骨髓增生异常综合征、放射病、退化的中性粒细胞及某些白血病（如急性粒细胞白血病、急性单核细胞白血病及慢性髓细胞白血病）等。

【应用评价】POX染色是急性白血病形态学分型中最重要、首选的常规细胞化学染色，简单敏感、实用性强。

考点提示 过氧化物酶染色是鉴别急性淋巴细胞白血病和急性非淋巴细胞白血病首选的染色方法。

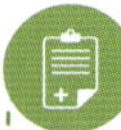

知识链接

通过骨髓细胞形态学和细胞化学染色可初步判断白血病细胞的类型，为确诊白血病的类型还应综合MICM分型。进一步做免疫分型判断异常增多的原始、幼稚细胞来源于髓系或淋巴系，常用的一线抗体为：髓系（CD117、CD13、CD33、Anti–MPO），淋巴系（CD2、CD3、CD7、CD10、CD19、CD22等）。细胞遗传学检查APL常伴t（15；17）（q22；q12）畸变形成*PML-RARa*融合基因，而B–ALL常伴t（12；21）（p13；q22）和t（1；19）（q 23；q13.3）畸变，T–ALL常伴t（1；14）（p32；q11）、t（7；9）（q34；q32）和t（10；14）（q24；q11）等染色体畸变。

（二）改良Pereira法

【原理】粒细胞和部分单核细胞的溶酶体颗粒中的POX能分解过氧化氢释放出新生氧，氧与碘化钾反应生成碘（I_2）后，又与煌焦油蓝作用形成蓝绿色沉淀，定位于具有酶活性的胞质内。

【材料】

1. 器材 新鲜骨髓涂片、染色缸、显微镜等。

2. 试剂

（1）固定液（10%甲醛乙醇液） 取10ml甲醛与90ml无水乙醇混合，置带盖染色缸中室温保存。

（2）pH5.5磷酸盐碘化钾缓冲液 100mg碘化钾溶于100ml 0.067mol/L pH5.5磷酸盐缓冲液中，室温保存。

（3）0.03mol/L（1%）煌焦油蓝水溶液 0.25g煌焦油蓝染料溶于25ml蒸馏水中，室温保存。

（4）0.0088mol/L（0.03%）过氧化氢水溶液 0.1ml 0.88mol/L（3%）过氧化氢加9.9ml蒸馏水混匀，临用前配制。

染色应用液：临用前配制，混匀后4小时内使用。

pH 5.5 磷酸盐碘化钾缓冲液	5ml
0.03mol/L（1%）煌焦油蓝水溶液	2~5 滴
0.0088mol/L（0.03%）过氧化氢溶液	1~3 滴

【操作步骤】

1. 涂片于固定液中固定30~60秒，流水冲洗，待干或吸掉多余水分。
2. 加染色应用液覆盖标本片，染色2~5分钟。
3. 流水冲洗，待干或用吸水纸吸掉多余水分，置油镜下镜检。

【注意事项】

1. 标本片应新鲜制备，薄厚适宜。
2. 过氧化氢溶液应新鲜配制。

【参考区间】

1. 结果判断同四甲基联苯胺法。
2. 正常血细胞的染色反应 同四甲基联苯胺法。

【临床意义】同四甲基联苯胺法。

二、苏丹黑B染色

【原理】粒细胞中含丰富的脂类物质，单核细胞亦含有少量。苏丹黑B（Sudan black B，SBB）作为一种脂溶性重氮染料，能溶解在细胞内的含脂结构（如中性脂肪、磷脂、糖脂和胆固醇）中，使脂类物质呈棕黑色或深黑色而显示出来。

【材料】

1. 器材 骨髓片、染色缸、水浴箱、培养皿、竹签。

2. 试剂

（1）固定液 400g/L甲醛溶液。

（2）缓冲液 ①A液：取苯酚16g溶于无水乙醇30ml中。②B液：0.3g磷酸氢二钠（$Na_2HPO_4 \cdot 12H_2O$）溶于100ml蒸馏水。将A液与B液分别制备后混匀。

（3）苏丹黑B贮存液 取0.3g苏丹黑B加100ml无水乙醇于密封容器中，室温下经常摇荡，数天后使其完全溶解。

（4）苏丹黑B染色液 取60ml苏丹黑B贮存液与40ml缓冲液混合（3 ∶ 2），负压抽滤，可保存一周。

（5）70%乙醇（或无水乙醇）。

（6）瑞氏染液（或Mayer苏木素染液）。

【操作步骤】

1. 培养皿中加入适量400g/L甲醛，上面加竹签。
2. 干燥涂片膜向下用甲醛蒸汽固定10分钟，水洗3~5分钟。
3. 置苏丹黑B染色液中37℃染色30~60分钟。
4. 用70%乙醇（或无水乙醇）冲洗1~2分钟，然后水洗1分钟。
5. 待干后，用瑞氏染色液复染20~30分钟（若用Mayer苏木素染液复染时间为10分钟）。

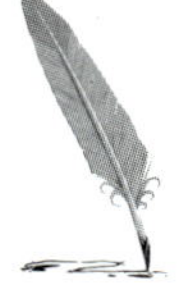

6. 水洗，待干，镜检。

【注意事项】

1. 苏丹黑B贮存液可用1~2个月，如蓝色变为褐色或发生沉淀，则不宜使用。

2. 如在室温中染色时间需20小时，一般应采用37℃水浴染色。

3. 已固定的陈旧标本做苏丹黑B染色，其阳性程度比过氧化物酶染色明显，分化差的细胞也可呈阳性。

【参考区间】

1. 结果判断 阳性反应呈棕黑色或深黑色颗粒，定位于胞质中。阳性程度判断标准见表3-3。

表3-3 SBB染色反应阳性程度判断标准

阳性程度	判断标准
阴性	无颗粒
弱阳性	颗粒小，分布稀疏
阳性	颗粒略粗，分布较密集
强阳性	颗粒粗大，密布于整个胞质中

2. 正常血细胞染色反应 结果与POX染色基本一致，见表3-4。

表3-4 正常血细胞的SBB染色反应

细胞系统	染色反应
粒细胞系统	原始粒细胞一般为阴性反应，有的可出现少量阳性颗粒，早幼粒细胞及以下各阶段细胞呈阳性，并随着细胞的成熟阳性反应逐渐增强，颗粒增多，中性粒细胞的颗粒较细小均匀；嗜酸性粒细胞阳性颗粒粗大，着色偏棕色，颗粒中心着色浅而边缘着色深；嗜碱性粒细胞呈阴性或阳性反应，阳性颗粒大小不一
单核细胞系统	原始单核细胞一般为阴性反应，幼稚单核细胞和单核细胞呈弱阳性反应，颗粒细小弥散分布
其他细胞	淋巴细胞、幼红细胞、巨核细胞和血小板均呈阴性反应，网状细胞、巨噬细胞可呈弱阳性反应

【临床意义】与POX染色基本相似。急性粒细胞白血病的白血病细胞呈阳性；急性淋巴细胞白血病的白血病细胞呈阴性；急性单核细胞白血病的白血病细胞多呈阴性或弱阳性，阳性反应物少，颗粒细小，常弥散分布。

【应用评价】虽然SBB染色临床意义基本同POX染色，但其灵敏度及特异性两者有所不同。SBB染色的特异性低于POX染色，但SBB染色的敏感性高于POX染色。SBB染色可用于陈旧性骨髓涂片，POX染色仅能用于新鲜涂片。

三、酯酶染色

酯酶属于水解酶，不同血细胞中所含酯酶的成分不同，应用于细胞化学染色显示的酯酶有两大类，特异性酯酶（specific esterase，SE）和非特异性酯酶（nonspecific esterase，NSE）。特异性酯酶主要是指氯乙酸AS-D萘酚酯酶；非特异性酯酶有多种，根据反应所需pH不同分为酸性非特异性酯酶（即酸性α-醋酸萘酚酯酶）、碱性非特异性酯酶（即α-丁酸

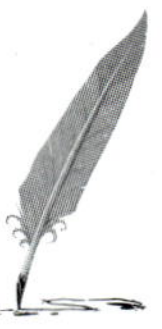

萘酚酯酶）和中性非特异性酯酶（包括α-醋酸萘酚酯酶、醋酸AS-D萘酚酯酶）等。下面介绍几种常见酯酶染色。

（一）氯乙酸AS-D萘酚酯酶染色

【原理】 氯乙酸AS-D萘酚被细胞内氯乙酸AS-D萘酚酯酶（NAS-DCE）水解，产生AS-D萘酚，该产物再与重氮盐偶联，生成不溶性的红色沉淀，定位于胞质内酶所存在的部位。

【材料】

1. 器材 新鲜骨髓涂片、染色缸、水浴箱、显微镜。

2. 试剂

（1）10%甲醛甲醇固定液。

（2）Veronal-醋酸缓冲液。

甲液：取1.94g三水合醋酸钠、2.94g巴比妥钠，加蒸馏水至100ml。

乙液：取0.85ml盐酸（比重1.190g/ml）加蒸馏水至100ml。

取甲液50ml，乙液45ml，再加蒸馏水135ml，用1mol/L盐酸调pH至7.5~7.6。

（3）基质液（立即染色，一次用完）

氯乙酸AS-D萘酚	10mg
丙酮	10mg
蒸馏水	0.5ml
Veronal-醋酸缓冲液	5ml
坚牢紫酱GBC盐	10mg

（4）苏木素染液。

【操作步骤】

1. 新鲜干燥的涂片在固定液中固定30~60秒，或用甲醛蒸汽熏蒸5~10分钟，水洗，待干。

2. 放入基质液中，37℃作用30分钟，水洗，待干。

3. 苏木精染液复染5分钟，水洗，待干，镜检。

【注意事项】

1. 标本片要新鲜，陈旧标本酶活性降低。

2. 氯乙酸萘酚酯酶染色反应最适宜的pH为7.0~7.6，且此酶不被氟化钠抑制。

3. 配制基质液时可先将萘酚在丙酮中溶解后再加其他液体。

4. 底物配制后可能出现浑浊，但不影响染色效果。

5. 冬季室温低，萘酚和坚牢紫酱GBC盐不易溶解，可放37℃温箱促溶。

6. 重氮盐可选用新品红，坚固蓝等。

7. 标本片染色后应立即观察，久置会脱色，不宜长期保存。

8. 标本如不立即染色，风干后放干燥器内置4℃冰箱保存。使用时将标本平衡到室温后再染色，否则细胞易溶解变形。

【参考区间】

1. 结果判断 阳性反应为红宝石色颗粒，定位于胞质中。

2. 正常血细胞染色反应见表3-5。

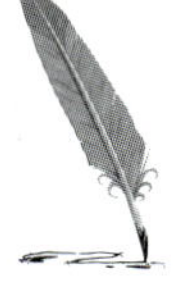

表3-5　正常血细胞氯乙酸AS-D萘酚酯酶染色反应

细胞系列	染色反应
粒细胞系统	分化好的原粒可见弱阳性反应，早幼粒细胞和中幼粒细胞出现强阳性反应，中性分叶核粒细胞酶活性反而减弱；嗜酸性粒细胞阴性；嗜碱性粒细胞一般为阴性，偶可弱阳性
单核细胞系统	各阶段单核细胞呈阴性反应，个别呈弱阳性
其他细胞	肥大细胞呈阳性；巨核细胞、血小板、淋巴细胞和红细胞系均呈阴性

【临床意义】

1. 急性粒细胞白血病　原始粒细胞多为阳性反应，但染色结果为阴性者不能排除急粒可能性；急性早幼粒细胞白血病异常早幼粒细胞为强阳性反应，易见柴束样结晶，Auer小体强阳性反应；急性单核细胞白血病原始单核细胞为阴性反应，幼稚单核细胞为阴性或弱阳性反应，阳性颗粒呈弥散状分布；急性淋巴细胞白血病原始和幼稚淋巴细胞为阴性反应，大颗粒淋巴细胞白血病NK细胞型呈阳性反应。

2. 其他疾病　戈谢细胞和尼曼-匹克细胞为阴性反应，海蓝细胞为阴性或弱阳性反应，组织嗜碱细胞为阳性反应，多发性骨髓瘤细胞为阴性反应。

【应用评价】NAS-DCE又称粒细胞酯酶，主要分布在粒细胞系的特异性颗粒内，较过氧化物酶出现晚。本方法较过氧化物酶更具特异性，能较特异地识别粒系细胞，鉴别粒系和单核系细胞。

（二）α-醋酸萘酚酯酶染色

【原理】细胞中的α-醋酸萘酚酯酶（α-NAE）在pH中性条件下能将α-醋酸萘酚水解，产生的α-萘酚与重氮盐偶联，生成不溶性的有色沉淀，定位于胞质的酶活性处。重氮盐通常用坚牢蓝B，形成的有色沉淀为棕黑色或灰黑色。单核细胞系统的阳性可被氟化钠抑制，所以做α-NAE染色时，通常同时做氟化钠抑制实验。

【材料】

1. 器材　新鲜骨髓涂片或血涂片、染色缸、水浴箱、显微镜等。

2. 试剂

（1）0.067mol/L磷酸缓冲液（pH 7.6）

甲液：2.388g$Na_2HPO_4 \cdot 12H_2O$加蒸馏水至100ml。

乙液：0.908gKH_2PO_4加蒸馏水至100ml。

取甲液87ml，乙液13ml混合，调pH至7.6。

（2）作用液　0.067mol/L磷酸缓冲液50ml，加10g/L α-醋酸萘酚（用50%丙酮为溶剂）1.0ml，充分震荡，直至最初产生的浑浊物大部分消失为止，加重氮盐（坚牢蓝B等）50mg，振荡，过滤后立即使用。

（3）10g/L甲绿溶液。

【操作步骤】

1. 新鲜干燥涂片置10%甲醛生理盐水中5分钟或甲醛蒸汽固定5～10分钟，流水冲洗5分钟，待干。
2. 放入基质液中，37℃ 1小时，水洗，待干。
3. 10g/L甲绿溶液复染5分钟，充分水洗，待干，镜检。

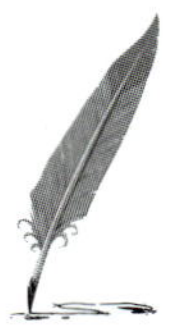

4. 氟化钠抑制试验 1ml作用液加入1.5mg氟化钠，其余染色步骤同上。两种方法染色后用油镜计数100或200个细胞，分别计算出抑制前和抑制后的阳性率和积分，按下列公式计算出抑制率：

氟化钠抑制率（%）=100%×（抑制前阳性率或阳性积分－抑制后阳性率或阳性积分）/抑制前阳性率或阳性积分

【注意事项】

1. 标本必须新鲜，应于取材后2天内染色。

2. 基质液配制时振荡频率以促进基质溶解为宜，过度振摇易析出沉淀影响染色效果；基质液不能长期保存，应现配现用，过滤后迅速使用，减少等候时间，避免沉淀物析出。温度过低时应置于37℃温箱内操作，以促使基质充分溶解。

3. 底物的选择 用β－醋酸萘酚为底物时，可显示细胞的非特异性酯酶，其反应产物为紫红色，色泽比较鲜明，但一般不呈颗粒状。当用α－醋酸萘酚为底物时，酶反应产物为棕黑色，颗粒一般比较明显，定位清楚。

4. 重氮盐选择 以坚牢蓝B、坚牢蓝RR、坚牢黑B的染色效果为好。

5. 染色的时间与温度应相对恒定。

6. 如标本不能立即染色，应风干后置干燥器内4℃保存，使用时平衡温度至室温，以免细胞溶解破坏。

7. 本实验对染色剂的pH要求比较严格，基质液pH以6.1~6.4为宜，否则影响染色效果。

8. 所用试剂必须要纯品，最好是AR级。器皿专用，严格按标准清洗。

【参考区间】

1. 结果判断 胞质内有灰黑色或棕黑色弥漫状或颗粒状沉淀为阳性，判断标准见表3–6。

表3–6 α－醋酸萘酚酯酶染色阳性判断标准

积分	判断标准
0分（－）	胞质中无色素沉着
1分（＋）	胞质呈弥漫浅灰色或含少量阳性反应颗粒
2分（＋＋）	胞质呈弥漫灰黑着色或含中等量阳性反应颗粒
3分（＋＋＋）	胞质呈弥漫棕黑较深色或含较多阳性反应颗粒
4分（＋＋＋＋）	胞质呈弥漫深黑色或胞质中充满粗大阳性反应颗粒

2. 正常血细胞α–NAE染色反应 见表3–7。

表3–7 正常血细胞α–NAE染色反应

细胞系统	染色反应
单核细胞系统	正常单核细胞为强阳性，原始单核细胞为阴性或阳性反应，幼单核细胞及组织细胞为阳性反应
粒细胞系统	各期粒细胞为阴性或阳性反应，阳性反应也多数较弱
巨核细胞系统	巨核细胞和血小板为弱阳性反应

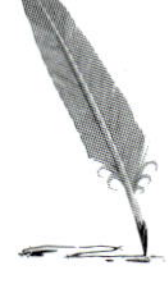

续表

细胞系统	染色反应
红细胞系统	有核红细胞一般呈阴性反应，少数有核红细胞呈弱阳性反应
淋巴细胞系统	淋巴细胞多数阴性反应，少数弱阳性反应
浆细胞系统	浆细胞呈阴性反应

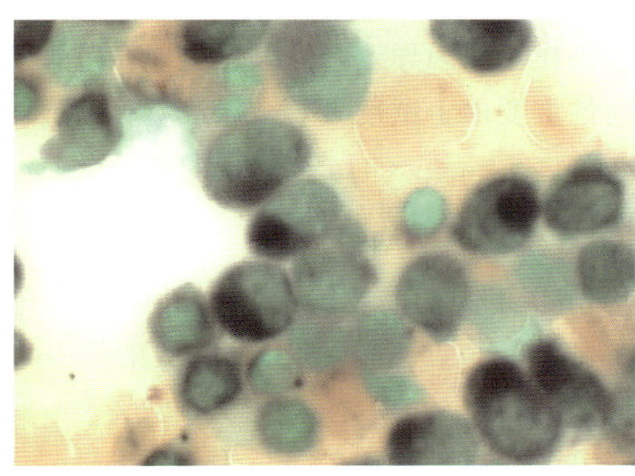
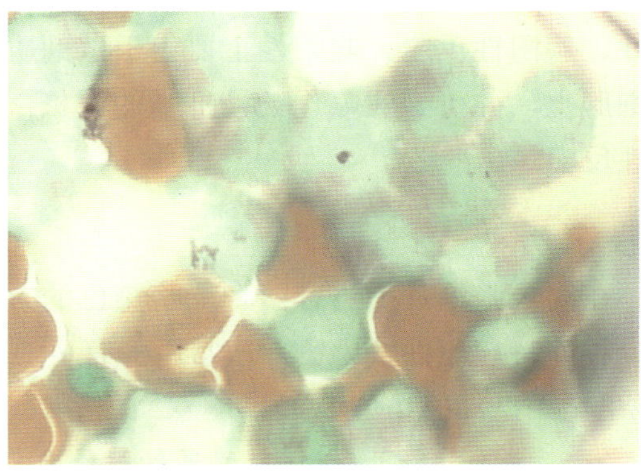

图3–3 急性单核细胞白血病NAE染色

左图：原始、幼稚单核细胞多呈强阳性

右图：NAE+氟化钠抑制试验，原始、幼稚单核细胞阳性反应被氟化钠抑制

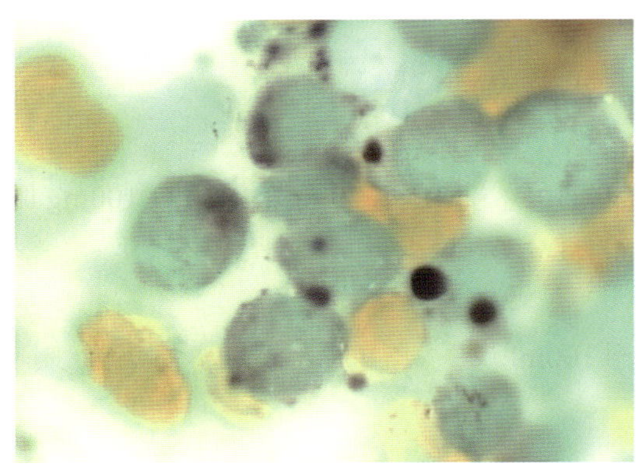
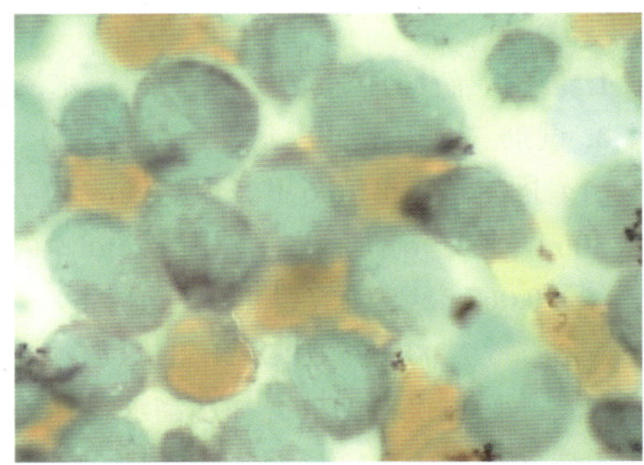

图3–4 急性早幼粒细胞白血病NAE染色

左图：急性早幼粒细胞白血病（APL）细胞多呈强阳性

右图：NAE+氟化钠抑制试验，急性早幼粒细胞白血病（APL）细胞不被氟化钠抑制

【临床意义】α–NAE染色主要用于急性白血病的诊断和鉴别诊断。

1. 急性白血病细胞类型鉴别 急性单核细胞白血病原始、幼稚单核细胞多为阳性或强阳性反应，大部分呈局灶反应，少数为颗粒型，阳性反应可以被氟化钠抑制，抑制率一般在50%以上（图3–3）；急性粒细胞白血病原始粒细胞α–NAE染色为阳性反应，急性早幼粒细胞白血病APL细胞为阳性或强阳性反应，且不被氟化钠所抑制（图3–4）。M_{2b}白血病细胞部分为团块状反应，部分被氟化钠抑制；急性粒–单核细胞白血病时，单核系白血病细胞为阳性反应，可以被氟化钠抑制，粒系白血病细胞为阳性反应，不被氟化钠抑制；急性淋巴细胞白血病原始淋巴细胞多为阴性反应，有时可呈阳性反应，主要见于T细胞型急性淋巴细胞白血病，阳性反应部分可以被氟化钠抑制；红血病和红白血病细胞可呈阳性反应。

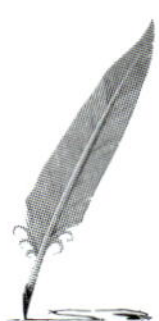

2. 红血病、红白血病和贫血的鉴别 红血病、红白血病、重型海洋性贫血、MDS及缺铁性贫血时幼红细胞常呈阳性反应；溶血性贫血时幼红细胞常呈阴性反应或弱阳性反应；再生障碍性贫血、巨幼细胞贫血幼红细胞多呈阴性反应，个别细胞呈阳性反应。

3. 其他疾病鉴别 网状细胞α-NAE为强阳性反应，呈弥散状发布；戈谢细胞、海蓝组织细胞为强阳性反应，阳性反应不被NaF抑制。

【应用评价】α-NAE是一种中性非特异性酯酶，α-NAE染色是急性白血病形态学分型时常用的染色，对急性单核细胞白血病与急性粒细胞白血病鉴别意义较大。本实验可见假阳性、假阴性反应。假阳性主要由于试剂质量和操作等原因导致阳性颗粒出现在背景及阴性细胞上，并可导致氟化钠被抑制的假象；假阴性主要由于试剂失效，导致所有细胞均呈阴性反应。

（三）酯酶双染色

在同一张涂片上进行两种酯酶染色的方法称为酯酶双染色。一般采用一种特异性酯酶加一种非特异酯性酶染色，故常用的有α-醋酸萘酚酯酶与氯乙酸AS-D酯酶双染色和α-丁酸萘酚酯酶与氯乙酸AS-D酯酶双染色等。

α-醋酸萘酚酯酶与氯乙酸AS-D酯酶双染色

【原理】α-醋酸萘酚酯酶（α-NAE）能水解α-醋酸萘酚产生α-萘酚，后者再与六偶氮副品红偶联，在胞质形成红色颗粒；氯乙酸AS-D酯酶能水解氯乙酸AS-D萘酚，释放出萘酚AS-D，其再与坚牢蓝B偶联，形成蓝色偶氮色素，定位于胞质中酶活性所在部位。

【材料】

1. 器材 新鲜骨髓涂片、染色缸、水浴箱、显微镜等。

2. 试剂

（1）固定液 pH 6.6甲醛丙酮缓冲液，取$Na_2HPO_4 \cdot 12H_2O$ 20mg、$KH_2PO_4$100mg加蒸馏水30ml，使之溶解，再加入甲醛25ml、丙酮45ml。

（2）0.067mol/L磷酸缓冲液（pH 7.6）

A液：取2.388g$Na_2HPO_4 \cdot 12H_2O$加蒸馏水至100ml。

B液：取0.908gKH_2PO_4 加蒸馏水至100ml。

A液87ml、B液13ml混匀，调节pH至7.6。

（3）六偶氮副品红溶液

4%盐酸副品红溶液：取副品红1g，加入2mol/L盐酸25ml，微加热溶解，过滤，放冰箱保存。

4%亚硝酸钠溶液（现用现配）。

取4%盐酸副品红溶液和4%亚硝酸钠溶液1∶1融合1分钟，溶液呈淡黄色，即为六偶氮副品红溶液，立即使用。

（4）基质液

甲液：取α-醋酸萘酚10ml加入乙二醇单甲醚溶液0.5ml溶解，再与0.067mol/L磷酸缓冲液（pH 7.4）9.5ml、坚牢蓝B 5mg溶解混匀。

（5）10g/L甲绿溶液。

【操作步骤】

1. 将新鲜干燥标本片用固定液固定30秒，蒸馏水冲洗，待干。

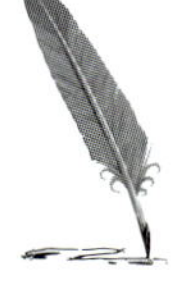

2. 置于基质液甲液中作用10分钟，蒸馏水漂洗3次，待干。

3. 再放入基质液乙液中，作用10分钟，水洗，待干。

4. 甲绿复染5分钟，水洗，待干后镜检。

【注意事项】

1. 染色用标本片要新鲜，陈旧标本酶活性会降低，一般应于取材后2天内完成染色。

2. 标本染色后，应及时观察，久置会脱色，标本片不宜长期保存。

3. 基质液现配现用，温度过低时应在37℃温箱内操作，以使基质液充分溶解。

4. 染色时间与温度要相对恒定。

5. 标本如不能立即染色，应干燥后放4℃冰箱保存。使用时将标本平衡到室温再染色，否则细胞溶解变形。

【参考区间】结果判断：α-醋酸萘酚酯酶呈红色颗粒，氯乙酸AS-D萘酚酯酶呈蓝色颗粒定位于胞质中。

α-丁酸萘酚酯酶与氯乙酸AS-D酯酶双染色

【原理】α-丁酸萘酚在α-丁酸萘酚酯酶作用下，分解产生α-萘酚，再与六偶氮副品红偶联，形成红色颗粒定位于胞质中；氯乙酸AS-D萘酚在氯乙酸AS-D萘酚酯酶作用下，释放出萘酚AS-D，再与坚固蓝B偶联，形成蓝色颗粒，亦定位于胞质中。

【材料】

1. 器材　新鲜骨髓涂片、染色缸、水浴箱、显微镜等。

2. 试剂

（1）固定液　pH 6.6甲醛丙酮缓冲液（配制同前）。

（2）六偶氮副品红（4%盐酸复品红溶液）（配制同前）。

（3）基质液

甲液：将氯乙酸AS-D萘酚4mg溶解于N，N-二甲基酰胺0.5ml中，再与0.1mol/L磷酸缓冲液（pH 8.0）9.5ml、坚固蓝B 10mg混合溶解并过滤。

乙液：取α-丁酸萘酚0.01ml加入丙酮0.5ml，再与0.1mol/L磷酸缓冲液（pH 8.0）9.5ml六偶氮副品红溶液0.1ml混匀并过滤。

（4）10g/L甲绿溶液。

【操作步骤】

1. 将新鲜标本片用甲醛丙酮固定液冷固定（4℃）30秒，水洗，待干。

2. 标本片置于基质液甲液中37℃作用20~30分钟，蒸馏水清洗，待干。

3. 标本片浸入基质液中37℃作用，30分钟，水洗，待干。

4. 甲绿复染5分钟，水洗，待干后镜检。

【注意事项】

1. 染色用标本片要新鲜，陈旧标本酶活性会降低，一般应用于取材后2天内完成染色。

2. 标本染色后，应及时观察，久置会脱色，标本片不宜长期保存。

3. 基质液现配现用，温度过低时应在37℃温箱内操作，以使基质液充分溶解。

4. 染色时间与温度要相对恒定。

5. 标本如不能立即染色，应干燥后放4℃冰箱保存。使用时将标本平衡到室温再染色，否则细胞溶解变形。

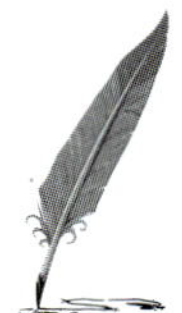

【参考区间】结果判断：NAS-DCE成蓝色颗粒。α-NBE显红色颗粒定位于胞质中。

【临床意义】临床上酯酶双染色常用于急性白血病的诊断和鉴别诊断。

1. 急性粒细胞白血病 各阶段幼稚粒细胞NAS-DCE染色可出现不同程度的阳性反应，M_3阳性反应最强；M_1的原始细胞可为阴性反应，α-NAE染色有部分阳性颗粒，α-NBE染色则为阴性反应，故α-NBE和NAS-DCE双染色的特异性高于α-NAE与NAS-DCE双染色。

2. 急性粒-单核细胞白血病 酯酶双染色法在M_4型白血病的同一张标本片上可分别出现α-NAE和NAS-DCE或α-NBE和NAS-DCE阳性反应的细胞，部分病例甚至可在单个细胞胞质中出现双重酯酶阳性反应颗粒，故酯酶双染色对M_4的诊断具有特殊价值。

3. 急性单核细胞白血病 α-NAE和α-NBE染色为阳性或强阳性反应，NAS-DCE染色为阴性反应，有助于其与急性粒细胞白血病的鉴别。

4. 急性淋巴细胞白血病 酯酶双染色呈阴性反应。

【应用评价】酯酶双染色可鉴别粒系细胞和单核细胞系细胞，尤其对于急性粒-单核细胞白血病的诊断具有重要价值。

四、过碘酸-希夫反应

【原理】过碘酸-希夫反应（periodic acid-Schiff reaction，PAS）又称糖原染色。在染色过程中，过碘酸先将细胞内的1，2-乙二醇基的糖类氧化，产生双醛基，然后双醛基会与希夫染料进一步发生作用，使无色的亚硫酸品红变成紫红色化合物，定位到胞质中糖原所存在的部位。根据糖原种类及含量多少，细胞胞质中会呈现均匀红色、红色颗粒及块状物。

【材料】

1. 器材 骨髓涂片、染色缸、水浴箱、显微镜。

2. 试剂

（1）10g/L高碘酸溶液 将1g高碘酸（$HIO_4 \cdot 2H_2O$）溶于100ml蒸馏水中，溶解后盖紧，放4℃冰箱保存备用，一般可用3个月，溶液颜色变黄则不能再用。

（2）希夫染液 取蒸馏水200ml加入500ml三角烧瓶内，加热至沸腾。移开火焰，1~2分钟后，缓缓地加入1g碱性品红继续加热至沸腾，移开火焰振摇使之充分溶解。等到冷却至50℃左右时，加入1mol/L盐酸20ml混匀。等冷却至25℃再加入2g偏重亚硫酸钠（$Na_2S_2O_5$）混匀，将之放入带有玻璃塞的棕色瓶中，放于暗处。24小时后取出，加活性炭1~2g，振荡混匀（用于吸附色素），直到溶液变为无色。用滤纸过滤后密封在棕色瓶内，放冰箱保存。雪夫染液试剂应为无色，变红则失效。

（3）偏重亚硫酸液（现用现配）

100g/L偏重亚硫酸钠	6ml
1mol/L盐酸	5ml
蒸馏水	100ml

（4）20g/L甲绿 2g甲绿溶解于100ml蒸馏水中。

【操作步骤】

1. 新鲜干燥的骨髓涂片用95%乙醇固定10分钟，待干。
2. 滴加10g/L过碘酸覆盖整个标本片，氧化15~20分钟，蒸馏水冲洗，待干。
3. 标本片置于希夫染液中37℃（或室温），染色20分钟。
4. 用亚硫酸溶液冲洗3次后（此步亦可省略），再用流水冲洗2~3分钟，待干。

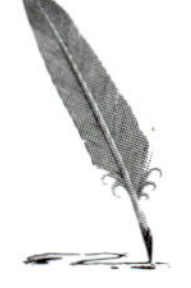

5. 20g/L甲绿复染10～20分钟。

6. 水洗，待干，镜检。

【注意事项】

1. 所用染色缸及器具应清洁，干燥。

2. 固定试剂不同，染色结果不同。目前较常用的有95%的乙醇，纯甲醇及甲醛蒸气，其中乙醇固定后糖原颗粒明显，细胞的阳性反应强度有较明显的颜色差异，易于判断阳性反应的程度，故通常选用乙醇为固定剂。

3. 过碘酸钠易潮解，用后必须密封或放干燥器内保存。

4. 10g/L过碘酸溶液质量要保证，变黄则不能用，氧化时间要准确，以20分钟为宜，过长可使醛基进一步氧化为羧基，影响实验结果。

5. 偏重亚硫酸钠量要充足，此药易于分解，若刺激性气味不强或消失，意味着药物变性不能使用，此药要密封干燥保存。

6. 碱性品红对染色的影响，不同品牌的碱性品红染色效果不一，碱性品红的质量是试验成败的关键因素之一。

7. 希夫染液应放置棕色试剂瓶避光，密封保存，一般4℃下可保存6个月。试剂应为无色，变红则失效。

8. 染色时间和温度应相对恒定，一般以37℃染色30分钟最适宜。

9. 染色后的涂片应及时检查，以免褪色，染色后标本仅可保存8天。

【参考区间】

1. 结果判断　细胞胞质中出现弥散状、颗粒状或块状红色为阳性。胞质无红色或无红色颗粒为糖原染色阴性。根据反应情况的不同，观察100个同一类细胞，计算出阳性率和积分值。

（1）中性粒细胞糖原染色结果判断见表3–8。

（2）淋巴细胞糖原染色结果判断见表3–9。

（3）幼红细胞糖原染色结果判断见表3–10。

（4）巨核细胞糖原染色结果判断见表3–11。

表3–8　中性粒细胞糖原染色结果判断

积分	判断标准
0分（–）	胞质无红色
1分（+）	胞质呈淡红色，有极少颗粒
2分（++）	胞质成红色，厚而不透明，或有少量颗粒
3分（+++）	胞质成深红色，颗粒较紧密，但尚有空隙
4分（++++）	胞质呈深紫红色，颗粒紧密，无空隙

表3–9　淋巴细胞糖原染色结果判断

积分	判断标准
0分（–）	胞质内无红色
1分（+）	胞质呈弥散淡红或有少数细颗粒（<10个）

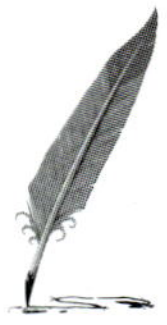

续表

积分	判断标准
2分（++）	胞质呈弥散较深的红色或有多数细颗粒（≥ 10个）
3分（+++）	胞质内有较粗颗粒或少数小块状红色物质
4分（++++）	胞质内有多数粗颗粒并有大块红色物质

表3–10 幼红细胞糖原染色结果判断

积分	判断标准
0分（–）	胞质内无红色
1分（+）	胞质内有少数分散细小颗粒或浅红色弥漫物质
2分（++）	胞质中有1~2个浓的颗粒或胞质呈弥散红色
3分（+++）	胞质中有较粗红色颗粒或小块红色物质
4分（++++）	胞质中有粗大致密的紫红色颗粒或有粗大红色块

表3–11 巨核细胞糖原染色结果判断

积分	判断标准
0分（–）	胞质内无红色，但胞质弥散性着色，此系其他多糖类物质
1分（+）	少量糖原（数小块或一大块），常定位于核膜附近
2分（++）	中等量糖原，定位于核膜处或分散在胞质中，约占胞质的1/3
3分（+++）	大量糖原包涵体分散于胞质中，占胞质1/2
4分（++++）	糖原包涵体充满整个胞质

2. 正常血细胞糖原染色结果（表3–12）

表3–12 正常血细胞糖原染色反应

细胞系统	染色反应
粒细胞系统	原始粒细胞为阴性或阳性反应，自早幼粒细胞及以下阶段均呈阳性反应，并随细胞的成熟阳性反应程度逐渐增强，成熟中性粒细胞最强，嗜酸性粒细胞的颗粒本身不着色，颗粒之间的胞质呈红色。嗜碱性粒细胞为阳性反应，阳性反应物质为大小不一的紫红色颗粒，颗粒之间的胞质不着色
红细胞系统	有核红细胞和红细胞均呈阴性反应
单核细胞系统	原始单核细胞为阴性或阳性反应。幼单核细胞及单核细胞多为细颗粒状阳性反应，有时在胞质的边缘处颗粒较粗大
淋巴细胞系统	各阶段淋巴细胞大多数呈阴性反应，少数呈颗粒或块状阳性反应，阳性率通常 <20%
巨核细胞和血小板	巨核细胞为阳性反应，成红色颗粒状或块状。血小板为阳性反应，阳性反应物质为颗粒状，有时为红色小块状
其他细胞	浆细胞一般为阴性反应，少数可呈红色细颗粒状阳性反应，巨噬细胞可呈红色细颗粒状阳性反应

【临床意义】

1. 红血病、红白血病及贫血类型的鉴别

（1）在红血病、红白血病、缺铁性贫血、重型海洋性贫血及骨髓增生异常综合征时，

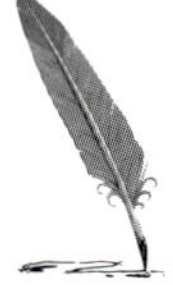

PAS染色后，幼红细胞呈强阳性反应。

（2）溶血性贫血时，幼红细胞呈阴性反应或弱阳性反应。

（3）再生障碍性贫血、巨幼细胞贫血时，幼红细胞呈阴性反应。

2. 急性白血病细胞类型的鉴别

（1）急性淋巴细胞白血病时，原始、幼稚淋巴细胞PAS染色后呈多块状阳性（图3–5）。

（2）急性粒细胞白血病时，原始粒细胞阴性或弱阳性，以弥漫反应为主。

（3）急性单核细胞白血病时，原、幼单可呈阳性，颗粒细小、弥散分布。

（4）巨核细胞白血病时，原始巨核细胞PAS染色阳性或强阳性反应，呈小珠或块状（图3–6）。

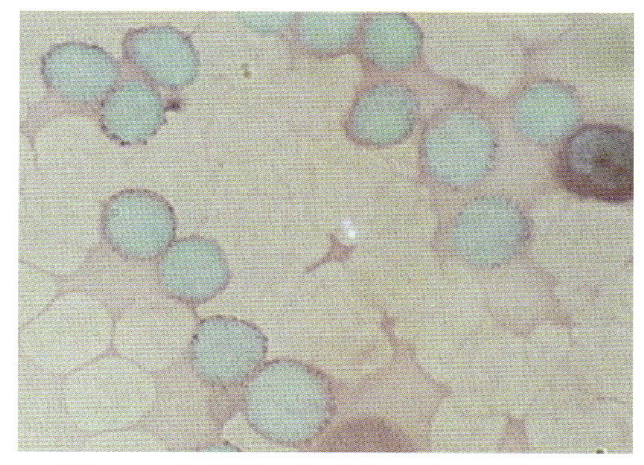

图3–5　急性淋巴细胞白血病PAS染色

原始、幼稚淋巴细胞均为阳性反应，呈粗颗粒状，一个成熟中性粒细胞呈阳性反应

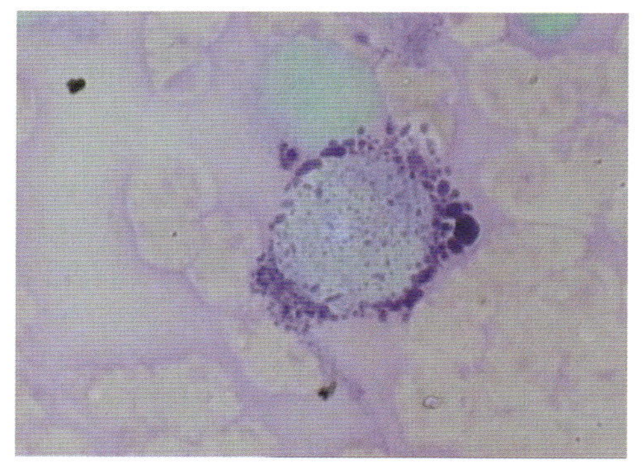

图3–6　急性巨核细胞白血病PAS染色

原始、幼稚巨核为阳性反应，呈块状或小珠状

【方法评价】过碘酸–希夫反应是经典的细胞化学染色方法。可用来显示糖原、中性黏多糖、富于涎酸的酸性黏多糖以及一些黏蛋白，能清晰地显示糖原、多糖类等物质的存在及分布。PAS染色受试剂等影响，也可出现假阴性或假阳性反应。在急性白血病中，如果PAS染色结果典型，可辅助细胞系列的判断，但临床上PAS染色结果常不典型。

五、中性粒细胞碱性磷酸酶染色（卡式偶氮偶联法）

【原理】在pH 9.2~9.6的碱性条件下，中性粒细胞胞质中的碱性磷酸酶能水解磷酸萘酚钠，生成萘酚，萘酚与重氮盐偶联形成不溶性的有色沉淀定位于胞质中酶存在的部位。重氮盐有多种，常用的有坚牢蓝RR、坚牢蓝BB、坚牢紫酱等。

【材料】

1. 器材　新鲜骨髓涂片或外周血涂片、染色缸、水浴箱、显微镜等。

2. 试剂

（1）10%甲醛甲醇固定液。

（2）丙二醇缓冲液贮备液（0.2mol/L）　取2–氨基–甲基–1，3–丙二醇10.5g加蒸馏水至500ml，溶解后在冰箱内保存。

（3）丙二醇缓冲液应用液（0.05mol/L，pH 9.75）　取0.2mol/L贮存液25ml和0.1mol/L盐酸5ml，加蒸馏水至100ml。

（4）基质孵育液（pH 9.5~9.6）　现用现配。将α–磷酸萘酚钠20mg溶于0.05mol/L丙二醇缓冲液20ml，再加坚牢紫酱GBC盐（或重氮坚牢蓝）20mg混合后用滤纸过滤，立即使用。

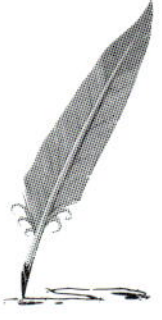

（5）Mayer苏木精染色液。

【操作步骤】

1. 新鲜干燥的标本片用冷10%甲醛甲醇固定液固定30秒。

2. 固定完毕后，将标本片浸入基质孵育液中，在室温（冬季放水浴箱）条件下温育10~15分钟。

3. 流水冲洗1~2分钟，待干。

4. 在苏木精染色液中复染5~8分钟，流水冲洗，待干，镜检。

【注意事项】

1. 磷酸萘酚盐和重氮试剂品种繁多，应根据基质不同选择相适应的重氮盐（表3-13），坚牢蓝等重氮盐的质量是本试验成功的关键。

2. 若无2-氨基-2-甲基-1，3-丙二醇，可用巴比妥缓冲液（pH 9.2）或0.2mol/L Tris缓冲液（pH 9.2）代替。

表3-13　NAP的偶氮偶联染色法常用的基质与重氮盐的结合

基质	重氮盐
α-磷酸萘酚钠	坚牢蓝RR、坚牢紫酱
磷酸萘酚AS-M_X	坚牢蓝RR
磷酸萘酚AS-BI	坚牢紫红、坚牢紫红LB、坚牢蓝RR
磷酸萘酚AS	坚牢蓝BBN

3. 标本片应新鲜制备，存放过久，酶活性就会降低，影响染色结果。一般要求在1周内染色观察。

4. 低温固定可以保证细胞不易破碎，酶不易扩散，从而准确定位。

5. β-甘油磷酸钠的基质液必须新鲜配制。

6. 基质液的pH以9.4~9.6为宜，pH<9.0时酶活性明显下降，且染色的沉淀容易分解；pH>10.0时细胞易破碎，使酶扩散，导致黑色颗粒散于细胞外，造成假阴性。

7. 每次染色时，最好同时做一份感染患者的血片，作为阳性对照。

【参考区间】

1. 结果判断　胞质中出现紫黑色或棕红色颗粒为阳性。判断标准见表3-14。

表3-14　中性粒细胞碱性磷酸酶染色结果判断

实验结果	染色反应
0分	胞质中无阳性染色颗粒
1分	胞质中含少量颗粒或呈弥漫浅色
2分	胞质中含中等量的颗粒或呈弥漫着色
3分	胞质中含较多颗粒或弥漫较深色
4分	胞质中充满粗大颗粒或弥漫深色

2. 计算阳性率和积分值　在油镜下，连续观察100个成熟中性粒细胞（包括中性分叶核和中性杆状核粒细胞），记录其阳性反应细胞所占百分比即阳性率；并对所有阳性细胞按

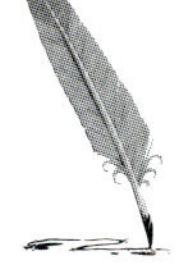

反应强度计算积分，具体如下。

0分20个：0×20=0分

1分10个：1×10=10分

2分20个：2×20=40分

3分10个：3×10=30分

4分40个：4×40=160分

报告为NAP阳性率为80%，积分为240分。

3. 正常血细胞的染色反应　健康人的血细胞碱性磷酸酶除成熟中性粒细胞（杆状核及分叶核）可见阳性外，其他细胞均呈阴性反应。

4. 健康成人NAP积分值为7~51分。但因试验条件（试验方法、试剂质量、结果判断）不同，差别很大，故应建立自己实验室的参考范围。

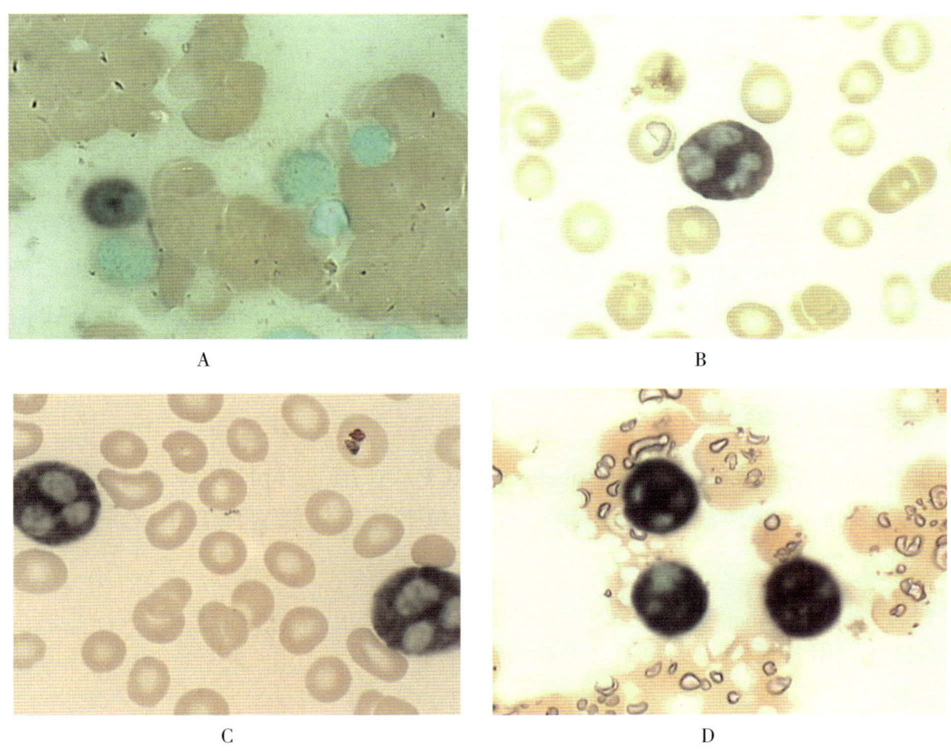

图3-6　中性粒细胞NAP染色

中性分叶核粒细胞呈阳性反应，A.（+）；B.（++）；C.（+++）；D.（++++）

【临床意义】 NAP活性受激素如肾上腺皮质激素，雌激素等的水平影响较大，凡可使上述物质增多的因素均可引起NAP活性增高，如新生儿、妊娠、分娩和应激状态等。临床上NAP染色主要用于以下疾病的诊断和鉴别诊断。

1. 白血病的诊断和鉴别诊断

（1）急性白血病细胞类型的鉴别　急性淋巴细胞白血病NAP积分值常增高，急性髓细胞白血病NAP积分常下降。

（2）慢性粒细胞白血病与类白血病反应鉴别　慢性粒细胞白血病慢性期时（无继发感染时），NAP积分值一般明显下降，积分值常小于13分，甚至为零分，缓解期可恢复至正常

范围，加速期和急变期NAP积分值不同程度增高，类白血病反应NAP阳性率显著增高，积分值常>200分，可作为观察慢性粒细胞白血病疗效和判断预后的一项指标，也是慢性粒细胞白血病与类白血病反应鉴别的重要方法。

（3）慢性淋巴细胞白血病NAP的阳性率和积分值常增高。

2. 其他疾病的诊断和鉴别诊断

（1）贫血的鉴别　阵发性睡眠性血红蛋白尿积分值减低，再生障碍性贫血阳性率和积分值明显增高，治疗缓解后可降至正常范围。

（2）鉴别真性红细胞增多症和继发性红细胞增多症　真性红细胞增多症NAP阳性率和积分值正常或增高，后者正常或降低。

（3）骨髓纤维化、原发性血小板增多症阳性率和积分值略有增高，多发性骨髓瘤和原始神经母细胞瘤阳性率和积分值常增高。

（4）鉴别恶性组织细胞病和反应性组织细胞增多症　前者NAP积分值明显减低，后者常增高。

（5）鉴别感染的性质　细菌性感染时NAP积分值增高，急性感染较慢性感染分值高，病毒感染、寄生虫感染和立克次体感染NAP积分值一般正常或降低，该检测对鉴别细菌感染与其他感染有一定价值。

【应用评价】NAP染色有多种检测方法，国际标准委员会推荐Kaplon偶氮偶联法、萘酚AS-BI磷酸钠法和Tomonaga萘酚AS-MX磷酸钠法。偶氮偶联法主要优点在于操作简便、定位精确、阳性颗粒色彩鲜明，而萘酚AS-BI磷酸钠法使用最为广泛，利于评定NAP活性强度的分级。常用的重氮盐有坚牢蓝B、牢蓝RR和牢紫B盐等，不同偶联剂灵敏度也各不相同。

六、酸性磷酸酶染色

【原理】酸性磷酸酶（acid phosphatase，ACP）在酸性（pH 5.0）条件下，能将萘酚AS-BI磷酸盐水解，释放出磷酸与萘酚，后者与重氮盐偶联生成有色沉淀，定位于细胞质中。

【材料】

1. 器材　新鲜骨髓片、染色缸、水浴箱、显微镜。

2. 试剂

（1）丙酮－甲醇固定液

枸橼酸	0.63g
蒸馏水	30ml
丙酮	60ml
甲醇	10ml

用浓氢氧化钠溶液将pH调至5.4，4℃可保存一个月。

（2）0.1mol/L醋酸缓冲液（pH 5.0）

（3）萘酚AS-BI磷酸贮存液

萘酚AS-BI磷酸	100mg
N，N二甲基甲酰胺	5ml

（4）底物液

萘酚AS-BI磷酸贮存液	0.5ml

0.1mol/L醋酸缓冲液　　4.5ml

固紫酱GBC盐　　5mg

（5）苏木素复染液

【操作步骤】

1. 新鲜干燥涂片以冷丙酮－甲醇固定液固定30秒，水洗，晾干。

2. 置于底物液中，37℃作用45分钟，水洗。

3. 苏木素复染5分钟，水洗，干后镜检。

4. 为观察是否有酒石酸抑制时，在底物液中加入L（+）－酒石酸75mg，充分溶解，过滤，立即使用。

【注意事项】

1. ACP不稳定，其活性易降低或消失，晾干后应及时镜检。

2. ACP酒石酸抑制试验，必须用L（+）－酒石酸，否则染色不成功。

3. 萘酚AS-BI磷酸应选用优质试剂，可明显增强阳性反应。

4. 底物液配制后要及时使用，以免失效或降低阳性程度。

【参考区间】

1. 结果判断　阳性颗粒为紫红色。

2. 各阶段粒细胞ACP染色呈弱～中度阳性；单核细胞为弱～强阳性；淋巴细胞为阴性或弱阳性；浆细胞、巨核细胞为中度阳性，红细胞系为阴性。若细胞内酸性磷酸酶被酒石酸抑制，不加酒石酸者呈阳性，而加酒石酸者呈阴性。

【临床意义】主要用于下列疾病的辅助诊断和鉴别。

1. 多毛细胞白血病　多毛细胞呈阳性（常呈强阳性），阳性反应不被L－酒石酸抑制。慢性淋巴细胞白血病的淋巴细胞和恶性淋巴瘤细胞ACP染色也可呈阳性，但可被L－酒石酸抑制。但ACP阴性者，不能排除多毛细胞白血病的可能性。

2. 戈谢细胞和尼曼－匹克细胞　前者阳性，后者阴性。

3. T淋巴细胞和B淋巴细胞　前者阳性，后者阴性或弱阳性。

【应用评价】由于ACP染色在多毛细胞白血病中最具有特征性，所以主要用于多毛细胞白血病的诊断，其次是在戈谢病和尼曼－匹克病应用。这些疾病在临床上均很少见，故常因为标本很少而导致试剂过期，因此临床上往往不能及时开展此项检查。该染色也存在着假阴性、假阳性现象。

七、铁染色

【原理】骨髓中的铁包括细胞内铁和细胞外铁，骨髓小粒中的含铁血黄素称细胞外铁，幼稚红细胞内的铁称为细胞内铁。骨髓中的三价铁和蛋白质结合不牢固，经稀盐酸处理后而游离出来，并能与酸性亚铁氰化钾溶液发生普鲁士蓝反应（见以下反应式），生成蓝色亚铁氰化铁沉淀，定位于含铁的部位。根据反应的强弱就可了解骨髓中内、外铁的含量。

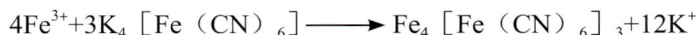

$$4Fe^{3+}+3K_4[Fe(CN)_6] \longrightarrow Fe_4[Fe(CN)_6]_3+12K^+$$

【材料】

1. 器材　骨髓涂片、染色缸、水浴箱、显微镜等。

2. 试剂

（1）酸性亚铁氰化钾溶液（现用现配） 取200g/L亚铁氰化钾溶液20ml，缓缓滴加5ml浓盐酸，边滴边搅拌均匀，如有白色沉淀则加少量亚铁氰化钾溶液使白色沉淀消失，注意加入亚铁氰化钾溶液的总量为25ml。

（2）2g/L核固红–硫酸铝溶液 取硫酸铝2g溶于100ml蒸馏水中，再加入核固红0.2g。置37℃水浴中振荡1小时，使之溶解，过滤后备用。

【操作步骤】

1. 干燥骨髓涂片用甲醇固定10分钟，待干。
2. 标本片放入酸性亚铁氰化钾溶液中，37℃，染色30分钟。
3. 用蒸馏水冲洗，待干。
4. 用核固红硫酸铝染液复染10~15分钟。
5. 流水冲洗，待干，镜检。

【注意事项】

1. 玻片需经去铁处理 将新玻片用清洁液浸泡24小时，取出后反复水洗浸入95%乙醇中24小时，晾干，再浸泡在5%盐酸中24小时，取出后用双蒸水反复清洗玻片，取出烘干后备用。

2. 骨髓取材合格 细胞外铁存在于骨髓小粒中，故选择骨髓小粒丰富的涂片进行铁染色。取材不佳时，影响实验结果。

3. 酸性亚铁氰化钾溶液须新鲜配剂 加浓盐酸时要慢，尤其不要把浓盐酸直接加到全量的亚铁氰化钾溶液中，否则会出现沉淀不溶解的现象。

4. 固定时间过长会导致阳性率降低。
5. 基质液中取出的骨髓涂片，用小水流冲洗或冲洗玻片背侧面，以免冲掉骨髓小粒。
6. 染色时盐酸的浓度过低，会导致阳性率降低。
7. 已做过瑞特染色的陈旧骨髓涂片，可浸入甲醇中至颜色褪去，再行铁染色。

【参考区间】

1. 结果判断

（1）幼红细胞核呈鲜红色，胞质呈淡黄红色，铁粒呈蓝绿色。

（2）细胞内铁 用油镜计数100个中、晚幼红细胞，记录细胞中含有蓝色铁颗粒细胞（铁粒幼红细胞）的百分率。根据细胞内铁颗粒的数目、大小、染色深浅和颗粒分布的情况，将铁粒幼红细胞分为四型（表3–15）。

表3–15 铁染色细胞内铁结果判断方法

试验结果	染色反应
Ⅰ型细胞	幼红细胞内含1~2个小铁颗粒
Ⅱ型细胞	幼红细胞内含3~5个小铁颗粒
Ⅲ型细胞	幼红细胞内含6~10个小铁颗粒，或1~4个大铁颗粒
Ⅳ型细胞	幼红细胞内含10个以上小铁颗粒，或5个以上大铁颗粒

环形铁粒幼红细胞是指幼红细胞胞质内铁颗粒在6颗以上，围绕核周1/3以上者。

（3）细胞外铁 用低倍镜观察涂片，特别是涂片尾部和髓粒附近，注意蓝色铁颗粒的存在，常分为五级（表3–16，图3–7）。

表3-16　铁染色细胞外铁结果判断方法

实验结果	染色情况
（-）	无颗粒
（+）	有少数铁颗粒或偶见铁小珠
（++）	有较多的铁颗粒或小珠
（+++）	有很多的铁颗粒、小珠和少数小块状
（++++）	有极多铁颗粒、小珠，并有很多的小块，密集成堆

2. 参考区间　细胞外铁（+）～（++）；细胞内铁阳性率为12％～44%，平均21.4％，以Ⅰ型为主，少数为Ⅱ型，Ⅲ、Ⅳ型及环形铁粒幼红细胞不见（图3-8）。

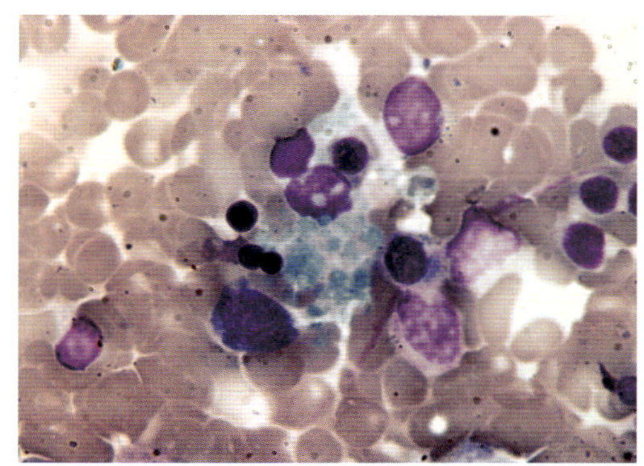

图3-7　骨髓细胞外铁染色

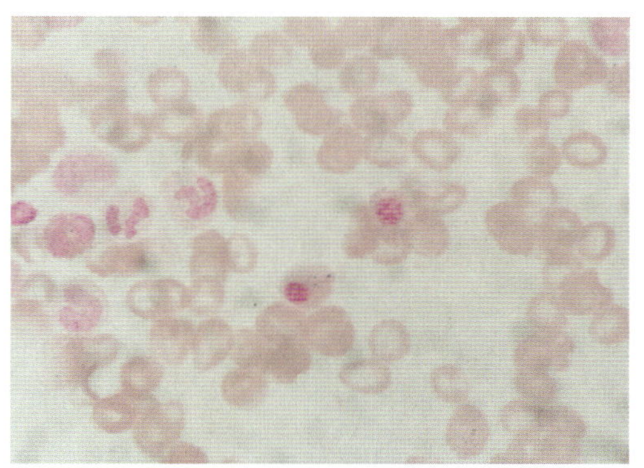

图3-8　骨髓细胞内铁染色

可见晚幼红细胞内有三个铁小珠

【临床意义】

1. 缺铁性贫血　缺铁性贫血时骨髓细胞外铁明显减少或消失；细胞内铁早期不减少或轻度减少，以Ⅰ型为主，重症缺铁性贫血时铁粒幼细胞明显减少，甚至呈阴性，所见铁颗粒细小、色浅，以Ⅰ型为主，Ⅱ型极少见，Ⅲ型以上不见。经铁剂治疗后细胞外铁和内铁可迅速增多至恢复正常，铁染色可辅助诊断IDA（缺铁性贫血）及指导IDA的临床治疗。

2. 部分血小板减少患者　可出现不同程度铁减少，可能与患者持续失血有关。真性红细胞增多症患者细胞内铁、外铁均较低。

3. 铁粒幼细胞贫血　细胞外铁增多，多见粗颗粒的Ⅲ型与Ⅳ型铁粒幼细胞，出现一定比例的环形铁粒幼细胞是诊断的重要依据。

4. 骨髓增生异常综合征-难治性贫血伴环形铁粒幼细胞（MDS-RAS）　细胞内、外铁增多，可见环形铁粒幼细胞，且比率大于15%，是诊断骨髓增生异常综合征-铁幼粒细胞贫血的重要指标。

5. 非缺铁性贫血　如溶血性贫血、再生障碍性贫血、巨幼细胞贫血、白血病和多次输血患者，细胞内、外铁通常增高，内铁以Ⅰ型、Ⅱ型为主，可见Ⅲ型，Ⅳ型罕见。

6. 细菌感染、结核、急性风湿热、慢性类风湿关节炎、转移癌、肝硬化、慢性肾炎和尿毒症等可见细胞外铁增加。

【应用评价】铁染色是检查骨髓中贮存铁最简便、有效的方法，是诊断缺铁的重要指标之一。骨髓染色与血清铁蛋白具有良好的相关性，不如其敏感，但影响因素较铁蛋白少，所以是反应骨髓铁储存的金标准。细胞外铁主要反映骨髓中铁的储存情况，细胞内铁反映

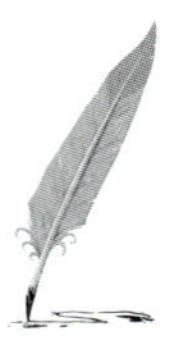

的是骨髓中铁的利用情况。

考点提示 铁染色主要用于缺铁性贫血、铁粒幼细胞贫血的鉴别。

八、常用细胞化学染色小结

细胞化学染色是以细胞形态学为基础，对血细胞内的某些化学物质进行分析的一种方法，基本步骤为固定、显示、复染。急性白血病时，POX染色、NAE染色、NAE加NaF抑制实验有助于判断急性白血病的类型；铁染色有助于缺铁性贫血和非缺铁性贫血的鉴别；NAP染色有助于慢性粒细胞白血病和类白血病反应的鉴别。急性白血病细胞化学染色特点总结见表3–17。

表3–17　常见血液病细胞化学染色应用

类别	POX	PAS	NAE	NAE+NAF
急性淋巴细胞白血病 ALL	阴性（阳性率 <3%）	阳性	阴性	/
急性非淋巴细胞白血病 M_1	阳性	原始粒细胞阴性或胞质呈阳性	少数弱阳性	不被抑制
急性非淋巴细胞白血病 M_2	阳性	原始粒细胞阴性或胞质呈阳性	阳性或弱阳性	不被抑制
急性非淋巴细胞白血病 M_3	强阳性	阳性	阳性	不被抑制
急性非淋巴细胞白血病 M_4	原始粒细胞阳性或阴性，单核细胞弱阳或阴性	阳性	阳性	部分抑制
急性非淋巴细胞白血病 M_5	弱阳性或阴性	阳性	阳性	可被抑制，抑制率在 50% 以上
急性非淋巴细胞白血病 M_6	原始粒细胞阳性或阴性	强阳性	有核红细胞弱阳性	不被抑制
急性非淋巴细胞白血病 M_7	阴性	阳性	阳性	不被抑制

注：本表中细胞的阴/阳性指涂片中增多的原始、幼稚细胞的染色反应。

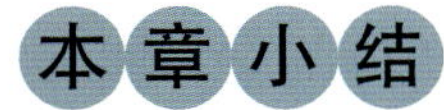

本章小结

细胞化学染色是诊断和鉴别诊断血液系统疾病的重要手段之一，其基本要求是在原位显示出细胞的成分和结构，故在染色时要尽量保持细胞原来的结构、化学成分和酶活性。临床诊断时应注意选择适合的细胞化学染色组合，对结果综合分析。对于血液系统疾病的诊断，在细胞形态学和细胞化学染色的基础上，还需结合免疫学、细胞遗传学和分子生物学等检查进行全面分析。

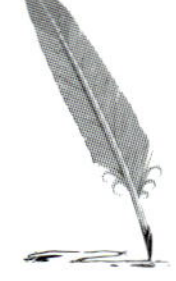

扫码“练一练”

习　题

一、选择题

［**A1/A2型题**］

1. 中性粒细胞碱性磷酸酶染色积分明显增加，临床上最常见于

A. 类白血病反应　　B. 慢性粒细胞白血病

C. 病毒感染　　D. 恶性淋巴瘤

E. 急性淋巴细胞白血病

2. 细胞内、外铁均减少的疾病是

A. 缺铁性贫血　　B. 铁粒幼细胞贫血

C. 巨幼细胞贫血　　D. 再生障碍性贫血

E. 溶血性贫血

3. 判断骨髓外铁需要观察

A. 中幼红细胞　B. 晚幼红细胞　C. 网织红细胞　D. 骨髓小粒　E. 红细胞

4. 非特异性酯酶染色阳性反应，能够被氟化钠完全抑制的细胞是

A. 中性粒细胞　　B. 原始淋巴细胞

C. 原始粒细胞　　D. 原、幼稚单核细胞

E. 原始红细胞

5. 髓过氧化物酶染色复染常用下列哪种染料

A. 核固红　B. 甲基绿　C. 苏木精　D. 瑞氏染料　E. 坚牢蓝B

［**A3/A4型题**］

（6~8题共用题干）

某患者，女性，29岁。于20天前发现颌下淋巴结肿大，后出现皮肤紫癜、面色苍白、发热。近一周来症状加重，肝脾肿大，血红蛋白53g/L，白细胞75×10^9/L，血小板31×10^9/L，血涂片分类原始及幼稚细胞占63%，篮细胞多见。骨髓增生明显活跃，原始及幼稚细胞占89%。

6. 为了鉴别原始及幼稚细胞的类型，首选的细胞化学染色是

A. NAP染色　　B. POX染色

C. SBB染色阳性　　D. 铁染色阳性

E. PAS染色阴性

7. 如POX染色阳性率<3%，下列哪种疾病可能性最大

A. 急性淋巴细胞白血病　　B. 急性巨核细胞白血病

C. 急性粒细胞白血病　　D. 急性单核细胞白血病

E. 急性红白血病

8. 为进一步诊断，下列哪项细胞化学染色最有助于判断白血病类型

A. NAP染色　B. NAE染色　C. SBB染色

D. 铁染色　E. PAS染色

（9~12题共用题干）

某患者，女，26岁，头晕、乏力2年，近3个月加重。检查结果：血红蛋白60g/L，骨

髓铁染色细胞外铁（+++）。

9. 该患者除下列哪一种疾病外均有可能

A. 慢性再障　B. 溶血性贫血

C. 巨幼细胞贫血　D. 铁粒幼细胞贫血

E. 缺铁性贫血

10. 该患者行进一步检查，幼红细胞内铁粒明显增多，环形铁粒幼细胞45%，见于以下何种疾病

A. 巨幼细胞贫血　B. 溶血性贫血

C. 慢性病贫血　D. 铁粒幼细胞贫血

E. 白血病

11. 假如该患者骨髓外铁阴性，铁粒幼红细胞数目减少8%，骨髓象显示中、晚幼红细胞达42%，体积小、胞质蓝、量少、边缘不规则，最有可能是

A. 巨幼细胞贫血　B. 溶血性贫血

C. 再生障碍性贫血　D. 珠蛋白合成障碍性贫血

E. 缺铁性贫血

12. 假如该患者骨髓外铁阴性，铁粒幼红细胞数目减少8%，骨髓象显示中、晚幼红细胞达42%，体积小、胞质蓝、量少、边缘不规则，核老质幼，还应做下列哪项检查

A. 骨髓活检　B. 维生素B_{12}检查

C. 叶酸检查　D. 血清铁检查

E. 过氧化物酶检查

（13~15题共用题干）

骨髓增生极度活跃或明显活跃，骨髓中原始粒细胞占30%~89%（NEC），并可见到早幼粒细胞、中幼粒细胞和成熟粒细胞>10%，约50%病例的白血病细胞内可见到Auer小体。

13. 符合上述特征的白血病的类型是

A. M_0　B. M_1　C. M_{2a}　D. M_3　E. M_4

14. 此型白血病化学染色的结果特征是

A. 中性粒细胞碱性磷酸酶染色活性增高

B. 多数原始粒细胞过碘酸－希夫反应呈阳性

C. 氯乙酸AS-D萘酚酯酶染色呈阴性反应

D. 白血病细胞过氧化物酶染色呈阳性反应

E. 醋酸AS-D萘酚酯酶染色可呈阳性反应，可被氟化钠抑制

15. 下列哪项可判断白血病细胞来源为粒细胞系

A. 表达CD19　B. 表达CD34　C. 表达HLA-DR

D. 表达CD13　E. 表达CD56

二、简答题

1. 试述POX染色的临床鉴别意义。

2. 试述细胞化学染色的一般过程。

3. 试述细胞外铁和细胞内铁存在的部位及结果判断。

（高春艳）

第四章

骨髓其他检验

学习目标

1. **掌握** 骨髓活检的适应证；骨髓穿刺与骨髓活检的区别。

2. **熟悉** 骨髓活检标本的制备；染色体异常核型的表达；常用的血液分子生物学技术和流式细胞术的基本原理。

3. **了解** 染色体检验、分子生物学检验和流式细胞术在血液病中的应用。

4. 具有正确采集和处理用于骨髓其他检验的标本的能力。

5. 能根据患者状况正确选择检验项目，并分析患者骨髓活检、染色体检验、血液分子生物学检验及免疫表型检验的报告单。

案例讨论

【案例】

患者，男性，32岁，因腹胀进行性加重6个月入院，无腹痛，无血尿、黑便，无体重减轻。查体可见腹部膨隆，肝肋下未扪及，脾脏肋下26mm。血常规：Hb 101g/L，WBC 192.13×10^9/L，N 177.5×10^9/L，PLT 151×10^9/L；胆红素代谢未见异常，腹部彩超：肝脏体积增大，门静脉增宽，巨脾。

【讨论】

1. 根据以上资料，该患者初步诊断是什么？

2. 如需确诊，还需要哪些资料和实验室检查？

第一节　骨髓活检

一、概述

骨髓活检全称为骨髓活体组织检查（bone marrow biopsy，BMB），是以骨髓组织切片为标本进行的骨髓组织学（包括细胞和组织形态）检查，是观察骨髓组织结构和空间定位、补充骨髓涂片检查的一种有效方法，对某些血液系统疾病、骨髓局灶性病变为特征的疾病，如再生障碍性贫血、骨髓增生异常综合征和骨髓增殖性肿瘤等疾病的诊断具有非常重要的意义。

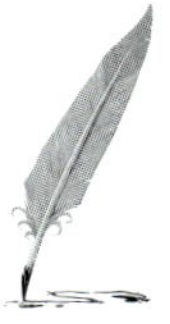

扫码"看一看"

二、骨髓活检标本制备

1. 骨髓活检的取材 骨髓活检取材部位采用髂后上棘或髂前上棘。皮肤经消毒、局部麻醉后，将套有针芯的骨髓活检针刺入皮肤，以顺时针方向进针至骨质一定深度后，拔出针芯，在针座后端连接上接拄，再插入针芯，继续按顺时针方向进针，深度达1cm左右，再逆时针转动针管360°后，缓慢旋转退出穿刺针，取出0.5～1cm长的骨髓组织，立即置于Bouin液固定并送检。目前国内外许多血液病理研究室已将骨髓穿刺涂片和活检切片同时检查，明显提高了诊断的准确性。但因活检针管较粗（约0.2cm），易发生血液稀释；也可因骨髓液抽吸后，影响骨髓活检增生程度、造血细胞组分以及间质形态结构的判断。若在同一位点进针，于抽吸旁开1～2cm再做针刺活检，可避免上述现象发生。

2. 骨髓活检标本的制备和染色 其主要制备程序包括固定、脱水、包埋和切片。目前已用塑料包埋半薄切片技术代替石蜡包埋技术，减少了细胞的收缩，有利于观察内部结构。常用的骨髓活检标本染色有Giemsa染色、May-Grünwald Giemsa（MGG）染色、苏木素-伊红（HE）染色及苏木素-Giemsa-酸性品红（HGF）染色，特殊染色包括Gomori网状纤维染色、淀粉样物质染色、Masson胶原纤维染色。骨髓活检标本还可进行组织化学染色，如铁染色、过氧化物酶染色（POX）、过碘酸-希夫染色（PAS）及免疫酶染色等。

三、骨髓活检适应证

1. 反复多次、多部位骨髓穿刺取材失败，出现"干抽"，临床怀疑骨髓纤维化，多发性骨髓瘤，骨髓转移癌，某些急、慢性白血病及骨髓硬化症等。

2. 血象显示全血细胞减少，反复骨髓穿刺均为"血稀"或骨髓增生低下，病态造血，怀疑再生障碍性贫血、骨髓增生异常综合征及低增生性白血病等（图4-1）。

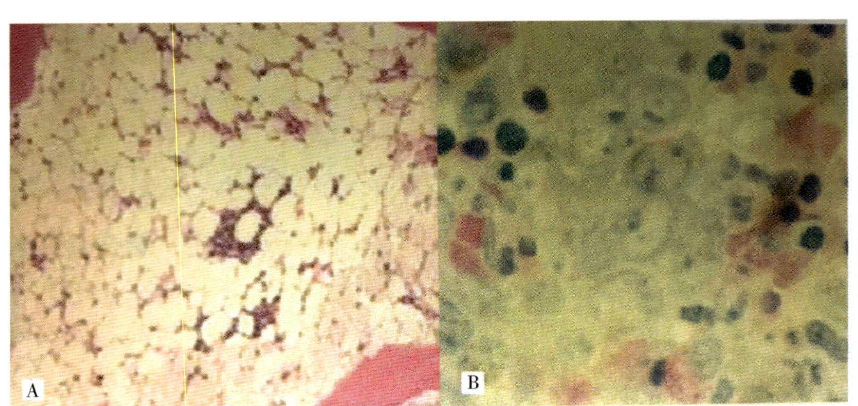

图4-1 再生障碍性贫血及骨髓增生异常综合征的骨髓活检特点

3. 某些贫血、不明原因发热、脾脏或淋巴结肿大，骨髓涂片检查不能确诊者。

4. 白血病疗效观察时，有时骨髓涂片已达到完全缓解，但骨髓活检仍可检出白血病性原始细胞簇。因此，在急性髓细胞白血病的缓解后化疗及长期无病生存期间，仍需要定期做骨髓双标本取材。倘若骨髓涂片未达复发标准，而切片内出现了异常原始细胞簇，提示已进入早期复发阶段，应及时治疗。

5. 全面衡量骨髓造血组织增生程度及其各组织的比例，了解骨髓铁储存、骨小梁变化、骨髓坏死等病理改变。

除血友病外，骨髓活检目前尚无绝对禁忌证，但局部有炎症或畸形应避开。

四、骨髓活检的临床应用

骨髓活检和骨髓穿刺在临床的应用各有优势，骨髓穿刺比较常用，它反映的是血细胞数量、形态和比例的改变，不能有效反映骨髓组织结构及间质成分的变化。骨髓活检在诊断中起辅助作用，可有效提高骨髓异常性疾病诊断的准确率。同时骨髓活检是许多造血和淋巴组织疾病诊断的“金标准”，但该检查较复杂、费时。两者相辅相成，彼此互补。2008年ICSH报告的骨髓标本和报告标准化指南中强调，完整、优化的骨髓检查应包括：骨髓细胞学（骨髓涂片和印片）、骨髓组织学（骨髓切片）、血涂片检查以及上述标本的细胞或组织化学染色及免疫化学染色检查。骨髓穿刺和骨髓活检的优缺点见表4–1。

表4–1　骨髓穿刺与骨髓活检的比较

	骨髓穿刺	骨髓活检
取材方式	用骨髓穿刺针抽骨髓液后涂片，并染色	用骨髓活检针取得一条骨髓组织，固定、包埋、切片并染色
优点	1. 操作较简便 2. 涂片中细胞分布均匀，胞体舒展，染色良好，较易分辨各系原始、幼稚细胞及其微细结构 3. 易于识别巨型变，巨幼样变和小巨核细胞 4. 细胞化学染色效果好，结果可量化	1. 保持造血组织的天然结构，便于判断红髓和脂肪组织的比例 2. 全面了解骨髓增生程度，有核细胞密度及其布局 3. 可避免血窦血的稀释 4. 对骨髓纤维化、毛细胞白血病有确诊作用；能提示骨髓增生异常综合征向急性白血病的转化；对“干抽”有鉴别作用
缺点	1. 造血组织的天然结构已遭破坏，无法判断红髓、黄髓比例 2. 若抽吸过猛，导致血窦血的稀释 3. 若遇“干抽”不能分析	1. 有核细胞群集，不易区分原始、幼稚细胞的类型 2. 难以观察细胞内的微细结构 3. 细胞化学染色结果难以量化

骨髓活检的临床意义有以下几个方面。

1. 可较全面准确地了解骨髓增生程度；了解造血组织、脂肪细胞或纤维组织所占的容积比例；了解粒/红比值及骨髓内铁储存情况。对于某些疾病（如再生障碍性贫血、缺铁性贫血及骨髓增生异常综合征）可做出明确诊断。

2. 可以发现骨髓穿刺涂片检查不易发现的病理变化，当骨髓增生极度活跃或极度低下、纤维组织增多及骨质增生而发生“干抽”或骨髓稀释时活检显得格外重要，如低增生白血病、毛细胞白血病、骨髓纤维化、骨髓坏死、恶性肿瘤累及骨髓等。

3. 对各种急、慢性白血病和骨髓增生异常综合征的确诊和预后判断有重要价值，对骨髓转移癌、戈谢病和尼曼–匹克病等诊断的阳性率比骨髓涂片高。

4. 可协助诊断骨髓增殖性肿瘤如真性红细胞增多症、原发性血小板增多症、骨髓纤维化等。

考点提示　与骨髓涂片相比，骨髓活检的优势。

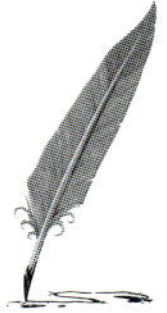

第二节 血细胞染色体检验

一、概述

1960年，Nowell和Hungerford首次在美国费城（Philadelphia，Ph）发现了慢性髓细胞白血病的染色体异常，命名为Ph染色体。从而开启了细胞遗传学在血液肿瘤诊断中的应用，同时也促进了血细胞染色体检验技术的发展。

在发现Ph染色体之后，陆续在多种血液系统疾病中检测出异常染色体。研究发现，特异性染色体异常同许多血液系统疾病的发生、发展及预后等密切相关，血细胞染色体检验成为血液病研究不可缺少的方法，临床上已广泛用于血液系统疾病的诊断、分型、治疗方案的制定、预后判断和微量残留病灶的检测等。

二、染色体检验技术

血细胞染色体检验技术主要包括：染色体非显带技术、染色体显带技术（G显带、R显带、染色体高分辨技术）、姐妹染色单体互换技术以及荧光原位杂交技术等。

（一）染色体非显带技术

染色体制备的关键是获得足够的分裂中期细胞。人体增殖细胞如骨髓细胞可直接得到分裂中期细胞，而外周血淋巴细胞需经体外培养，用植物凝集素（PHA）刺激细胞分裂来获得分裂中期细胞。血细胞染色体制备方法包括直接法和培养法两种。

1. 直接法 抗凝骨髓（或外周血）标本不经培养，以磷酸缓冲盐溶液（PBS）稀释后加入秋水仙素“阻留”中期细胞，经低渗液处理后，再经预固定、固定即可制片、染色、镜检。秋水仙素可使细胞“阻留”在分裂中期，增加可供分析的中期细胞数目。低渗处理则使染色体彼此铺展开来，便于分析。

2. 培养法 抗凝骨髓（或外周血）标本在含小牛血清的培养液中于37℃培养24或48小时左右，加入秋水仙素“阻留”中期细胞，其他同直接法。

（二）染色体显带技术

当染色体经某种特殊的处理后，其上可显示出一系列连续的明暗条纹，称显带染色体。1971年巴黎会议确定的四种显带技术是喹吖因染色法（Q带）、Giemsa法（G带）、逆相Giemsa法（R带）和着丝粒区异染色质法（C带）。目前，临床血液学实验室常采用G显带或R显带进行染色体分析。

1. G显带 标本先经胰酶处理，再以吉姆萨染色后使染色体显带的方法。G显带的机制较复杂，一般认为，DNA上富含A–T碱基对的DNA区段和组蛋白结合紧密，胰酶处理时不易高度抽提，与染料亲和力较强，呈深带；而富含G–C碱基对的区段结合的蛋白质容易被胰酶抽提，与染料亲和力较低，呈浅带。

2. R显带 Dutrillaux等的热处理R显带（RHG）为最基本的方法，其机制可能是由于DNA受热变性，使富含A–T碱基对的区段单链化，故不易为吉姆萨染色，呈浅带；而富含G–C碱基对的区段仍保持正常的双链结构，易于染色，故显深带。R带的特征与G带相同，

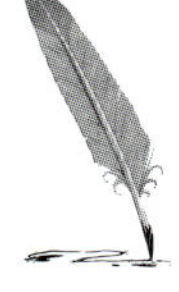

只是浅带和深带颠倒而已。

3. 染色体高分辨显带技术　中期染色体常规显带方法在一套单倍体中仅能显示322条带。为了获得较长而带纹更加丰富的染色体，采用某些药物如甲氨蝶呤等阻断DNA的合成达一定时间，细胞高度阻滞在细胞周期的同一位置，当阻断作用解除后，各细胞的DNA合成重新同步进行，细胞即处于同一分裂周期，可获得分裂较早期的细胞。在上述同步化基础上，使用某些抑制剂抑制染色体的收缩，可使染色体长度增加20%左右，显带后可达到400~800条带，即所谓的高分辨染色体显带。

（三）姐妹染色单体互换技术

姐妹染色单体互换是指一对染色体的两条染色单体在同一位点发生同源片段的交换。由于互换是对等的，所以染色体的形态没有改变，需要用姐妹染色单体互换技术才能观察到。姐妹染色单体互换技术的原理是将5-溴脱氧尿嘧啶核苷（BrdU）掺入DNA分子，DNA双链如经两次复制均掺入BrdU则染色变浅。其方法是在细胞培养液中加入BrdU，它作为胸苷的类似物在DNA链的复制过程中取代了胸苷。由于DNA复制是半保留复制，在第一周期时每条染色单体的DNA双链中均有一条链被取代，因而两条单体没有什么不同，但到了第二次复制之后，染色体一条单体的双链中仍有一条链未被取代，而另一条单体的两条链却均已为BrdU取代。此时如用Hoechst-3258荧光染料染色，DNA双股均含BrdU的染色单体的荧光强度比仅一股DNA含BrdU的染色单体弱。现在已可用Giemsa染色显示姐妹染色单体互换（SCE），而不需要用荧光染色。该技术已应用于肿瘤细胞遗传学、染色体分子结构、DNA复制、DNA损伤修复、细胞周期及检验多种致癌剂的致癌机制等研究。

（四）荧光原位杂交技术

荧光原位杂交（亦称FISH）是一种重要的非放射性原位杂交技术，利用与待检测的染色体或DNA纤维切片上靶DNA互补的核酸探针进行染色体水平上的原位杂交，形成靶DNA与核酸探针特异性结合的杂交体。用于FISH技术的探针可以用荧光分子直接标记在核苷酸上，称直接标记探针；也可以先将核酸探针的某一种核苷酸标记上一些中间分子，如生物素或地高辛等，然后利用该中间分子与荧光素标记的特异亲和素进行免疫组织化学反应加以显示，称间接标记探针。最后经荧光检测系统在荧光显微镜下进行定性、定量或相对定位分析。FISH技术不但可以用于已知基因序列的染色体定位，而且还可用于未克隆基因或遗传标记及染色体畸变的研究。但FISH技术一次只能检测一个或几个候选位点，所以，该技术不能完全取代染色体常规显带技术，将两者有机结合，才能在染色体检测方面发挥重要作用。

三、临床应用

（一）染色体异常

染色体异常指染色体数目和（或）结构异常，又称染色体畸变。人类染色体异常可分为两类，即染色体数目异常和结构异常。

1. 染色体数目异常　染色体数目异常主要是由于减数分裂或有丝分裂时染色体不分离。常见的数目异常包括整倍体、非整倍体、嵌合体三种。

（1）整倍体　人类生殖细胞染色体为23条，体细胞染色体为46条，称二倍体（diploid）（2n），在某些病理情况下，细胞染色体数目成倍增加，称为多倍体（polyploid），

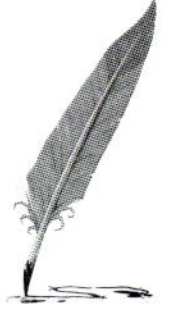

如三倍体（triploid）（3n）、四倍体（tetraploid）（4n）等。在恶性血液病中常见多倍体细胞。

（2）非整倍体　生殖细胞在分裂时有个别染色体不分离，造成受精卵中染色体的数目不是染色单体的倍数，称为非整倍体。少于46条者称亚二倍体（hypodiploid），多于46条者称为超二倍体（hyperdiploid）。如果染色体数是二倍体，但不是正常的23对，是个别染色体增加，而其他染色体相应减少，称为假二倍体（pseudodiploid）。在急性白血病和恶性淋巴瘤中常可见到多种非整倍体。

（3）嵌合体（mosaic）　染色体不分离现象发生在受精卵卵裂过程及胚胎发育早期的细胞分裂过程中，则此胚胎的部分细胞发生染色体数目异常，一个个体具有几个不同核型的细胞系，称嵌合体。常见于某些先天性疾病患者。

2. 染色体结构异常　导致染色体发生结构改变的基础是断裂及断裂后的重排。染色体的断裂可以是自发的，也可以由某种致畸变因素所引起。常见的染色体结构异常有缺失、重复、倒位、易位等。

（1）缺失（deletion，del）　染色体长臂或短臂部分节段的丢失，包括末端缺失和中间缺失（图4-2）。

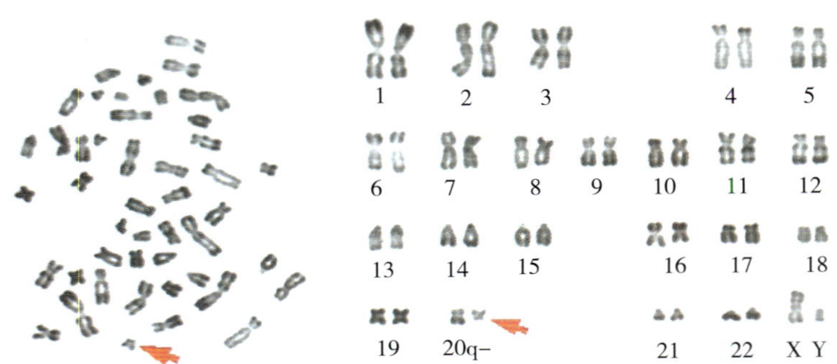

图4-2　MDS患者骨髓细胞分裂象（左）及R带核型（右）

46，XY，20q-

（2）重复（duplication，dup）　是指一对同源染色体的其中一条断裂后，断片连接到另一条同源染色体的相对应部位或由于同源染色体间的不等交换，使一条同源染色体上部分基因发生重复，而另一条同源染色体发生相应的缺失；也可能是由于染色体上某些部位发生自我复制所致（图4-3）。

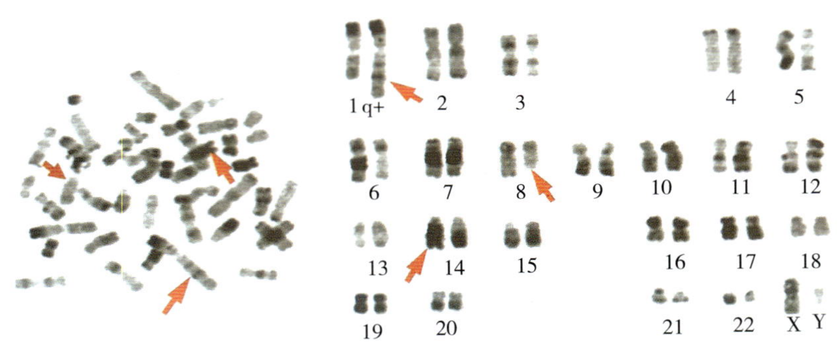

图4-3　Burkitt淋巴瘤患者骨髓细胞分裂象（左）及R带核型（右）

46，XY，dup（1q+），t（8；14）

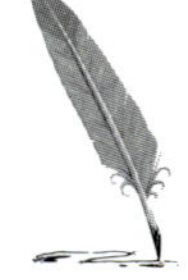

（3）倒位（inversion，inv） 一条染色体两处断裂后，形成三个断片，中间断片作180°倒转后又重新接合，即倒位（图4-4）。臂内倒位是指染色体的长臂或短臂内发生的倒位；臂间倒位是指两处断裂分别发生于长臂和短臂，中间含着丝粒的断片倒转而再接合。

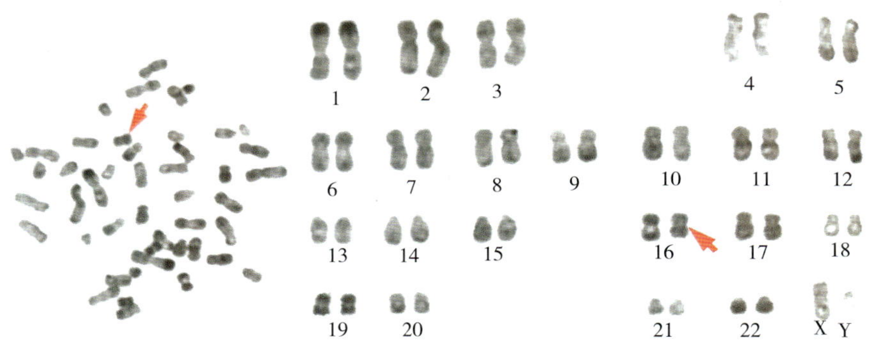

图4-4 AML-M_4患者骨髓细胞分裂象（左）及R带核型（右）

46，XY，inv（16）

（4）易位（translocation，t） 染色体断裂的断片离开原来位置而接到同一条染色体的另一处或另一条染色体上，导致染色体发生重排（图4-5）。两个染色体发生断裂后相互交换片段称相互易位；易位后主要遗传物质没有丢失，个体表型正常的，称平衡易位。而易位后丢失了部分遗传物质，造成个体表型异常的，称非平衡易位。

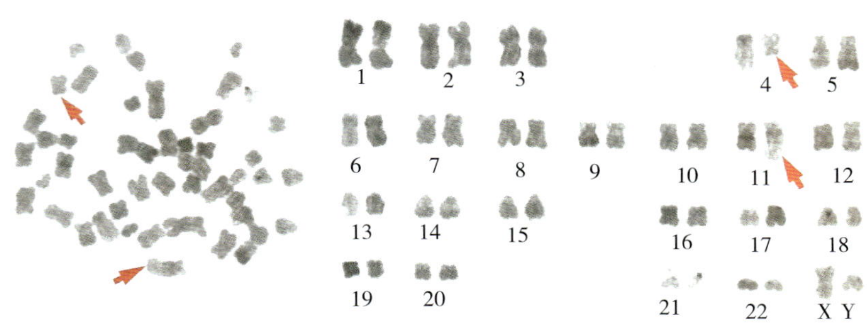

图4-5 ALL-L_2患者骨髓细胞分裂象（左）及R带核型（右）

46，XY，t（4；11）

（5）环状染色体（ring chromosome，r） 当染色体的长臂和短臂在两末端处断裂，两端断面相互连接，即形成环状染色体，环状染色体在辐射损伤时常见。

（6）等臂染色体（isochromosome，i） 由于染色体的分裂不是纵裂，而是横裂，结果产生的两条新染色体，一条有原来染色体的两条长臂而没有短臂，而另一条则只有原来染色体的两条短臂而没有长臂，这种染色体称为等臂染色体（图4-6）。

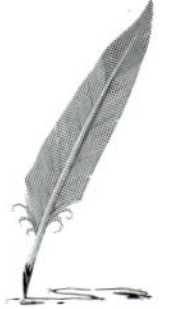

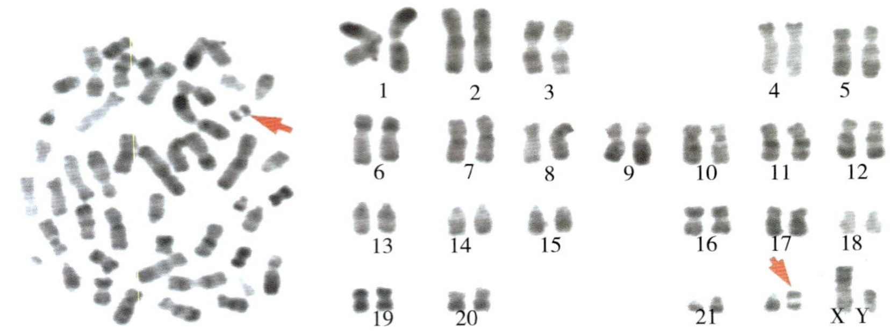

图4-6 MDS患者骨髓细胞分裂象（左）及R带核型（右）

46，XY，i（22）q-

考点提示 染色体结构异常的常见形式。

（二）染色体检验的临床意义

1. 在白血病中的应用

（1）白血病诊断和分型 在多种类型白血病中可发现特异性和非特异性的染色体异常。50%~80%急性髓细胞白血病（AML）可发现克隆性染色体异常，最常见的是+8、-7和-5。染色体易位、缺失、倒位是常见的染色体结构异常，如在90%以上的慢性髓细胞白血病中发现Ph染色体即t（9；22）（q34；q11），t（8；21）（q22；q22）异常绝大多数见于AML-M_2型，（15；17）（q22；q12）目前仅见于AML-M_3型，可作为M_3的诊断标准。约75%的急性淋巴细胞白血病可见染色体数目和结构异常，以超二倍体较多见，亚二倍体少见。染色体异常与ALL免疫学分型相关，20%~30%的前B细胞-ALL表现为Ph染色体，t（4；11）（q2l；q23）见于具有早前B细胞-ALL。由于特异性染色体异常对疾病诊断具有指导意义，故被列为急性白血病MICM分型的主要指标之一。

（2）白血病预后判断和指导治疗 AML中具有t（15；17），inv（16），t（8；21）异常者治疗反应良好，缓解期较长，而具有-5、-7、+8及t（9；22）者预后较差。在ALL中，染色体数超过50超二倍体的患者治疗反应良好，其次是染色体数在47~50异常者及正常核型者，而t（4；11）及t（8；14）者预后很差。在治疗上，对预后较好者推荐标准化疗或自体移植；而对于预后较差者往往需要靠异基因造血干细胞移植来改善预后。

（3）鉴别白血病微小残留病灶 微量残留白血病（MRL）是指白血病经化疗或造血干细胞移植后达到完全缓解，而体内仍残存微量白血病细胞（10^6~10^8）的状态，但形态学很难检出白血病细胞。在微小残留病灶的检测中，FISH技术的灵敏性远远超过常规技术，通过多种探针直接对中期和间期染色体进行检测，可发现各种染色体数目异常或结构异常。当临床及形态学还没有复发证据时，如检测到已消失的克隆性染色体异常和（或）出现新的克隆性染色体异常，常提示疾病即将复发。

2. 骨髓增生异常综合征（MDS） 40%~80%的MDS有染色体异常，常表现为染色体丢失或部分缺失，也可出现染色体增加或结构异常，如-7、-17、-Y、5q-、7q-以及+8、+11和t（3；3）（q21；q26）、t（5；17）（q32；q12）等。在MDS与再生障碍性贫血、阵发性睡眠性血红蛋白尿（PNH）的鉴别中，染色体检验具有诊断价值。染色体分析也有助于

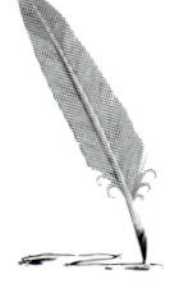

判断MDS患者的预后，单纯5q−预后较好，而−7和复杂染色体检出者往往提示预后不良及高风险向白血病转化。

3. 淋巴瘤 研究表明核型异常与恶性淋巴瘤亚型相关，如大多数Burkitt淋巴瘤具有t（8；14），少数为t（2；8）和t（8；22）。约85%的滤泡型淋巴瘤具有t（14；18），单独存在或与其他异常并存，前者预后良好，而后者预后较差。

4. 其他血液病 在骨髓增殖性肿瘤中，也可见染色体异常。约40%的真性红细胞增多症（PV）患者有克隆性染色体异常，常见的有del（2v）（q11）、+8和+9，染色体异常对鉴别PV与继发性红细胞增多症有重要价值。原发性骨髓纤维化（PMF）染色体异常核型检出率约为30%，最常见的染色体异常为−7，−9，+8，+2或1q、13q等结构异常，为PMF和继发性骨髓纤维化的鉴别提供依据。

5. 造血干细胞移植 在造血干细胞移植中性染色体常作为遗传标记，用于判断植入是否成功，方法简便而稳定。当男性受者接受女性骨髓，移植后的造血细胞中Y染色体消失或女性受者接受了男性骨髓，造血细胞中出现了Y染色体，均说明完全植入。另外，13、14、15、21、22号染色体上的随体也可作为植入的遗传证据，如移植前具有随体，而移植后随体消失，或移植前不具有随体而移植后出现随体，均说明植入成功。

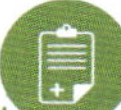

知识链接

造血干细胞移植植入效果的检验，主要包括两个方面：①植入状态的检验（红细胞血型、性染色体核型分析、HLA位点相合性等）；②嵌合体检验，即利用遗传学方法来检测供体来源的造血细胞是部分还是完全植入到受体体内，已成为目前广泛应用的移植后植入证据的检测方法。

第三节 血液分子生物学检验

一、概述

随着分子生物学技术的发展和广泛应用，临床上对血液系统疾病的诊断已经从细胞水平、亚细胞水平，上升到分子水平。目前，血液分子生物学检验技术已广泛应用于血液病检验领域，并为疾病的诊断和分型、预后判断、治疗指导以及微小残留病检测等方面提供准确可靠的依据。

二、血液分子生物学检验技术

血液分子生物学检验技术主要包括核酸分子杂交技术、聚合酶链反应技术、DNA测序技术、基因芯片（DNA-chip）技术、蛋白质分析技术、转基因技术及基因表达谱分析技术等。这里仅简述几种常用的血液分子生物学技术的主要原理。

（一）核酸分子杂交技术

核酸分子杂交技术主要用于检测核酸分子间序列同源性，用标记的已知序列的核酸作为探针，按碱基配对规则形成稳定的杂合双链核酸分子，进行特异性的靶序列检测。核酸分子杂交可以在DNA与DNA、RNA与RNA或DNA与RNA之间进行，形成DNA-DNA、

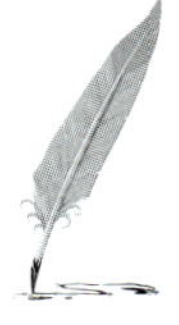

RNA-RNA或DNA-RNA等不同类型的杂交分子。

分子杂交技术最基础和应用最为广泛的是Southern印迹杂交和Northern印迹杂交，近年来许多新的杂交技术相继诞生，如蛋白质印迹（免疫印迹）、核酸原位杂交等。

1. Southern印迹杂交（southern blotting） 为一种用于分析DNA结构的核酸分子杂交技术。其原理是将待测的基因组DNA经限制性核酸内切酶消化后，进行琼脂糖凝胶电泳分离DNA片段，将含有DNA片段的凝胶经碱处理使DNA变性，再将其从凝胶中印迹到硝酸纤维素滤膜或尼龙膜上，以放射性或非放射性标记的DNA探针与固相支持体上的DNA杂交，根据探针的标记特性用相应方法显示杂交条带，对待测DNA进行分析。

2. Northern印迹杂交（northern blotting） 其杂交的过程与上述Southern印迹基本相同，区别在于靶细胞为真核细胞而不是原核细胞，靶核酸是RNA而不是DNA。待测RNA经变性及琼脂糖电泳分离后，按大小不同而相互分开，随后将其转移至硝酸纤维素滤膜或尼龙膜上，然后用DNA或RNA探针杂交，按探针的标记特性对杂交信号进行检测，对待测RNA进行分析。

3. 核酸原位杂交 以放射性或非放射性标记的DNA或RNA探针在组织、细胞及染色体上与其相关的核酸序列杂交，简称原位杂交（in situ hybridization，ISH）。然后应用组织化学或免疫组织化学方法显示核酸原位的杂交信号，在显微镜下进行细胞内定位或基因表达的检测技术。由于非放射性标记探针具有安全、无放射性、稳定性好、显色快及易于观察等优点，近年来广泛应用于检测染色体的异常改变、肿瘤致病基因和肿瘤微小残留病的检测等方面。

4. 蛋白质印迹（Western blotting） 又称免疫印迹（immunoblotting），该技术检测的物质是蛋白质，“探针”是特异性第一抗体，“显色”是用针对第一抗体的标记二抗。与Southern印迹或Northern印迹不同的是，Western印迹采用的电泳方式是聚丙烯酰胺凝胶电泳，该技术可以在复杂的蛋白质混合物中检测靶蛋白，也可以检测蛋白表达的水平。

（二）聚合酶链反应

聚合酶链反应（polymerase chain reaction，PCR）技术是一种体外DNA扩增技术，它具有特异、敏感、简便、快速、高效、重复性好、自动化强等优点，主要用于体外扩增特异性目标DNA片段。PCR技术为临床血液学检验领域的研究带来了新的曙光。

1. PCR技术的基本原理 PCR技术的基本原理是模拟DNA的天然复制过程，以拟扩增的DNA为模板，在加热条件下，DNA变性成为单链。在退火条件下，引物与模板DNA结合，将温度升至72℃，在有镁离子及合适pH的缓冲液中，Taq DNA聚合酶以4种脱氧核糖核苷三磷酸（dNTP）为底物催化DNA的合成，按碱基配对与半保留复制原理，合成一条与模板DNA链互补的新链，反复重复这一过程，即可使目的DNA片段得到扩增。通过PCR技术将基因进行扩增，从而使极微量的DNA达到易检测的水平。

2. PCR产物分析方法 电泳方法为检测PCR产物最常用的方法，主要有琼脂糖凝胶电泳和聚丙烯酰胺凝胶电泳。除电泳方法外，还有斑点杂交法、PCR-ELISA法、原位杂交法、实时定量PCR方法等。

（三）基因芯片技术

基因芯片技术又称DNA微列阵，DNA芯片是以DNA微列阵为基础，其原理是将生物分子探针以大规模阵列的形式排布，与带有标记的靶分子进行杂交，用检测装置扫描芯片，得到这些基因在不同组织或细胞中的表达谱图片，再通过计算机分析出各种基因在不同组

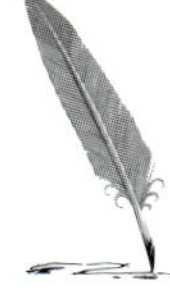

织中的表达情况。该技术已成为血液疾病发病机制、诊断和分型、预后分析、药物靶点及微小残留病检测的重要依据。

三、临床应用

（一）恶性血液病的诊断、预后和分型

恶性血液病如白血病等常伴随有特异性的融合基因，这些融合基因常由于染色体相互易位而引起，在病程中相对稳定，为可靠的分子标记物。这些分子标记物结合细胞遗传学在恶性血液病的诊断、分型、治疗和预后判断等方面具有重要的参考价值。

1. *BCR-ABL*融合基因　*BCR-ABL*融合基因主要见于慢性髓细胞白血病（CML），CML的染色体易位t（9；22）导致*BCR-ABL*融合基因形成，该基因表达具有高酪氨酸激酶活性的融合蛋白，此蛋白是CML发病的分子基础，也是治疗药物（酪氨酸激酶抑制剂如伊马替尼、尼洛替尼等）作用的靶点，从而明显改善了CML患者的预后。近年来发现急性淋巴细胞白血病（ALL）、急性髓细胞白血病（AML）和骨髓增殖性肿瘤（MPN）等恶性血液病也有该融合基因的表达，监测该基因变化有助于判断临床病情变化，并有效监测肿瘤微量残留病等。

2. *PML-RARa*融合基因　*PML-RARa*融合基因是急性早幼粒细胞白血病（APL）的特异性融合基因，是由于染色体易位t（15；17）而形成。对APL诊断和治疗方案的选择有明确的指导作用。有t（15；17）和*PML-RARa*融合基因的APL患者对反式维A酸（ATRA）疗效较好；ATRA化疗达完全缓解（CR）的APL者，*PML-RARa*融合基因仍阳性者极易在十个月内复发；融合基因阴性者复发率低，预后较好。

3. *AML1-ETO*融合基因　急性髓细胞白血病（AML）发生染色体易位，即t（8；21）（q22；q22）导致*AML1-ETO*融合基因，该融合基因为急性粒细胞白血病部分分化型（M_2）的特征性标志，亦可发生于AML的其他类型，此融合基因的表达是白血病预后良好的标志，同时也为微量残留白血病的检测提供了特异性标志物。

现已公认恶性血液病是由多基因、多信号通路改变造成的血液肿瘤。目前已发现多种白血病融合基因，包括*CBFβ-MYH11*融合基因、*NPM1*基因和*TEL-AML1*等。通过融合基因的检测，可科学指导临床治疗方案的制订，避免治疗过度或治疗不足，如急性白血病患者具有提示预后良好的基因，一般不主张早期作造血干细胞移植；而具有*BCR-ABL*融合基因的ALL患者对化疗反应差，复发率高，建议化疗结合酪氨酸酶抑制剂治疗，且有条件者进行造血干细胞移植。随着基因芯片技术的发展，基因表达谱可望成为白血病诊断分型、发病机制、预后判断、药物疗效等方面的重要检测手段。

考点提示　提示白血病预后良好的分子生物学改变。

（二）免疫球蛋白重链（IgH）基因和T细胞受体（TCR）基因重排的检测

约80%的B淋巴细胞白血病可检测到IgH基因重排。通过PCR方法检测IgH和TCR基因重排，有助于急性淋巴细胞白血病的分型以及微小残留白血病的检测。急性髓细胞白血病（AML）也可发生IgH和TCR基因重排，重排阳性患者的治疗效果显著低于重排阴性者。

（三）遗传性血液病的诊断

血红蛋白病是常见的遗传性溶血性疾病，血友病是常见的遗传性出血性疾病。其发病

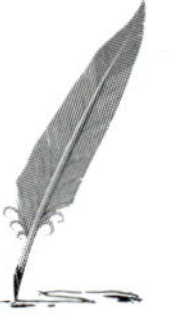

机制主要包括基因缺失、点突变、插入、倒位等。目前最常用的遗传性血液病基因诊断技术是PCR技术和基因芯片技术。

（四）HLA基因多态性检测

采用PCR扩增产物的反相杂交（斑点杂交）进行HLA基因多态性检测十分简便、有效。此方法适合造血干细胞移植的HLA基因配型及HLA基因与疾病相关性分析等领域。

（五）肿瘤细胞多药耐药基因的检测

多药耐药性（multidrug resistance，MDR）是指肿瘤细胞接触了一种药物以后，不但对该药产生耐药性，而且对其他结构和作用机制不同的药物也生耐药性，MDR常常导致化疗失败。研究发现，MDR的出现常与恶性血液病患者多药耐药基因（*MDR1*）过度表达有关，急性髓细胞白血病*MDR1*表达阳性者完全缓解率低，且易早期复发，预后较差。故临床可通过对*MDR1*基因表达的监测，来预测患者化疗敏感性和耐受性，从而制定个体化的治疗方案来改善预后。

（六）基因治疗

基因治疗的目的是应用DNA重组技术和基因转移技术，把外源正常的目的基因导入患者体细胞内，成为正常的基因产物，来补偿缺陷基因的功能，从而达到治疗疾病的目的。目前，基因治疗已逐步应用于β珠蛋白生成障碍性贫血、血友病B、白血病、淋巴瘤等血液系统疾病，在将来有望明显改善这些患者的预后。

第四节　血细胞免疫表型分析技术

一、概述

常用的血细胞免疫表型分析技术包括荧光显微镜计数、碱性磷酸酶–抗碱性磷酸酶桥联酶标法、流式细胞术三种方法。流式细胞术是细胞免疫表型分析的重要检测手段，该方法是利用荧光素标记的单克隆抗体（McAb）作分子探针，多参数分析血细胞的细胞膜、细胞质或细胞核的抗原表达。流式细胞术分析血细胞免疫表型时，测量细胞数量一般在10000~50000个细胞之间，方法快速、特异、准确且重复性好，能区分细胞起源、划分其分化发育阶段等，其多色分析和分选技术保证了血细胞免疫表型分析结果的准确性。通过流式细胞术分析骨髓细胞免疫表型，成为白血病诊断、分型、治疗及预后判断等方面的重要参考依据。

流式细胞术（flow cytometry，FCM）是以流式细胞仪为工具，在单细胞（或微粒）水平上对大量细胞（或微粒）进行快速、灵敏、准确、多参数的定量分析，已成为现代血细胞学、肿瘤学、免疫学诊断与研究中最先进的分析技术之一。下面主要介绍流式细胞术的基本工作原理、数据显示与分析。

二、工作原理

待测样本中的细胞，在鞘液的包围和约束下，由流动室喷嘴喷出，形成细胞液柱，经检测区入射激光束的照射，产生前向散射光（FSC）和侧向散射光（SSC），分别反映细胞的大小和颗粒度，据此将细胞分类。经一种或几种特殊荧光标记后，在激光束的激发下产生特定的荧光，经光学系统检测并输送计算机分析，获得各种细胞的特性，为血液肿瘤的

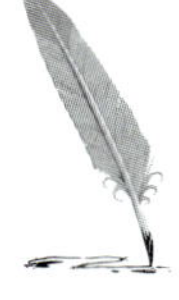

免疫分型、诊断与鉴别诊断、疗效观察和预后判断等提供依据。

三、数据显示

FCM采用的均为多参数指标，数据通常采用以下形式显示。

1. 单参数直方图 即细胞每一个单参数的测量数据可整理成统计分布，以直方图来显示。在图中，横坐标表示荧光信号或散射光信号相对强度的值，其单位是道数（channel），可以是线性的，也可以是对数的，纵坐标一般是指细胞出现的频率或相对细胞数（count）。直方图中，每个峰表示某些性质相同的一群细胞，若用“标尺”把各峰分开成区间，即可统计分析出各个区间中具有相同性质细胞的多少，占总收获细胞的百分比及光散射或荧光强度的参数。

2. 双参数数据分析 用于表达来自同一细胞两个参数与细胞数量间的关系，常用的表示方法有二维散点图、二维密度图、二维等高图等。在二维散点图上，每个点代表一个细胞信号，若两个细胞在同一位置则相互重叠，用十字线可以将散点图分成四个象限，可以计数阴性、单阳性和双阳性细胞的百分比，在二维密度图上，细胞密度大的地方，点的密度大；细胞密度小的地方，点的密度小。根据细胞性质的不同，在二维散点图与二维密度图上可以出现多群细胞，这些群体称为“亚群”。用“门”把各亚群细胞分开并进行统计分析，可得各亚群所占百分比、平均荧光强度等结果。

四、数据分析

数据分析是指用一组抗体做多色分析，区分细胞群体，再进一步分析所选群体细胞的分型特点，并做出解释说明，即对临床标本的诊断。但必须注意，免疫分型结果应结合临床、形态学、细胞遗传学等资料进行诊断。

1. 散射光分析 散射光是指细胞经过流式细胞仪测量区时，对激光照射产生的散射光，它是细胞所固有的性质，不同种类、大小、内部结构的细胞，其光散射特点均有差别。因此，根据FSC/SSC二维图形分析，即可区分不同亚群的细胞。如血液经溶血剂溶解红细胞后，依据FSC/SSC二维图可分辨出淋巴细胞、单核细胞及粒细胞三群细胞。直接取全血分析，可分辨出血小板和红细胞。

2. 荧光分析 根据每种荧光素所标记分子的不同，可解释每种荧光强度变化的含义。例如，用FITC（异硫氰酸荧光素）标记的CD3单克隆抗体染色，其细胞的荧光强度及阳性细胞数分别反映T淋巴细胞表达CD3分子的量和T淋巴细胞的百分比。依据此原理还可进行多色荧光分析。通过荧光分析可以获得各种细胞生化成分、膜抗原、核抗原、受体含量、功能状态及酶抗原量或活性等信息。

五、临床应用

（一）白血病的免疫分型

正常血液细胞表面或胞质中会表达一些蛋白质，在血细胞分化为不同谱系和不同阶段，这些蛋白质会有序地出现或消失，称为分化抗原（differentiation antigen）。白血病免疫学分型就是利用单克隆抗体检测相应白血病细胞表面或胞质内的分化抗原，分析其表型，以了解白血病细胞所属系列及分化阶段，是白血病诊断的重要手段（图4-7）。急性髓系白血病表达髓系抗原，如CD13、CD15、CD33、CD14、HLA-DR，急性淋巴细胞白血病（ALL）

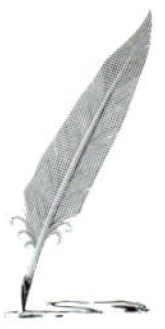

表达淋巴系统抗原，T-ALL表达CD2、CD3、CD7、TdT，B-ALL表达CD10、CD19、CD22、HLA-DR、SmIg等抗原。由于免疫表型对白血病的诊断、分型及微小残留病的检测具有指导意义，故被列为白血病MICM分型的重要指标之一。

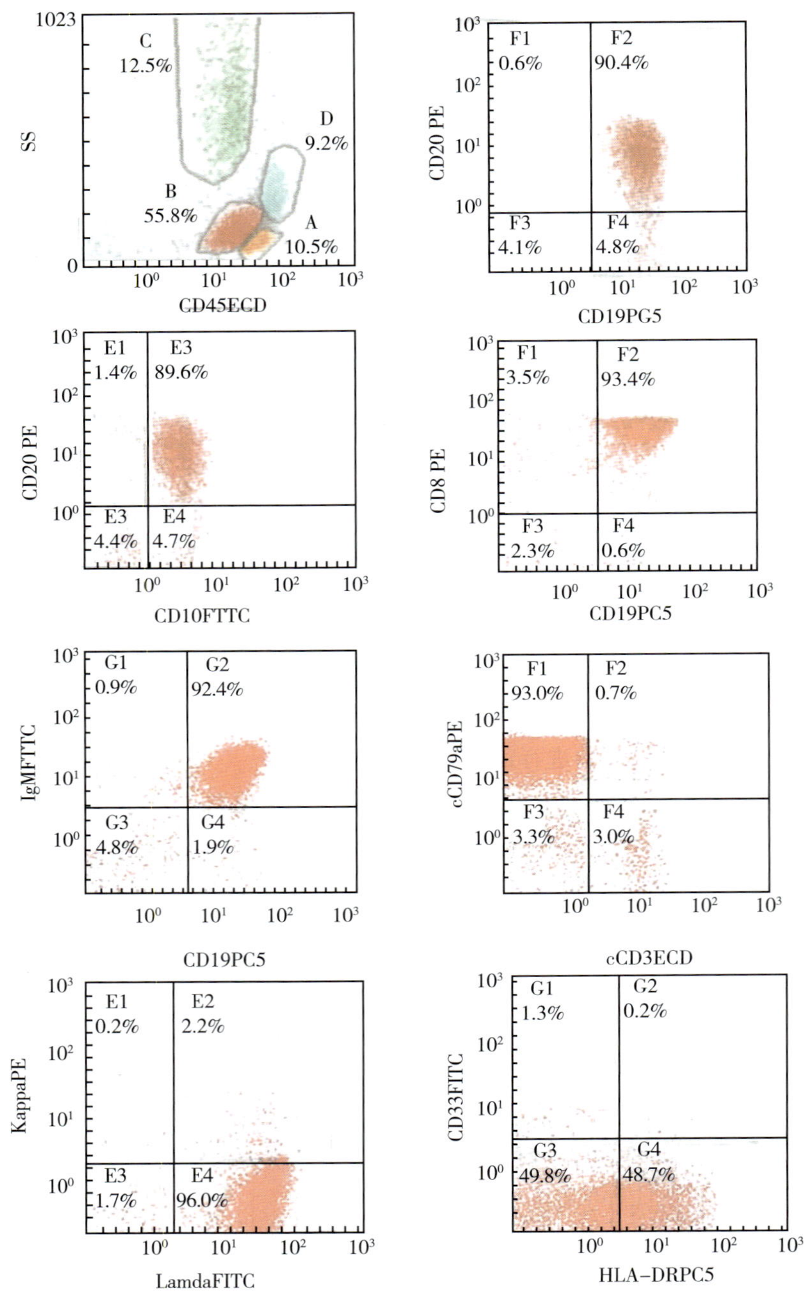

图4-7　急性B淋巴细胞白血病（B-ALL）骨髓细胞免疫分型

将上一形态学分型诊断为ALL-L_3。患者骨髓细胞用流式细胞仪进行免疫学分型，在CD45/SSC散点图中主要可见四群细胞，A为淋巴细胞（橘黄色），占骨髓有核细胞的10.5%；B为白血病细胞（红色），占骨髓有核细胞的55.8%，CD45表达呈弱阳性，与骨髓涂片中原始淋巴细胞的百分率（54%）接近；C为粒细胞（绿色），占12.5%，D为单核细胞（蓝色），占9.2%。B群细胞的免疫表型为CD10$^+$（94.3%）、CD19$^+$（95.2%）、CD20$^+$（91.0%）、CD38$^+$（96.9%）、IgM$^+$（93.3%）、Lamda$^+$Kappa-（96.0%）、HLA-DR$^+$（48.9%）、胞质抗原CD79a$^+$（93.0%），其他检测抗原如CD5、CD7、CD23、TDT等不表达，符合B-ALL免疫表型。

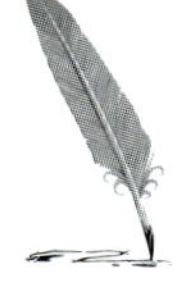

（二）血小板疾病的诊断

血小板膜上有丰富的糖蛋白受体，是血小板发挥功能的分子基础。一些血小板膜糖蛋白的分子缺陷常导致血小板止、凝血功能异常，某些糖蛋白分子既在血小板膜上高表达又是血小板被活化的特异性分子标志物。如通过测定血小板膜糖蛋白GPIb-Ⅸ（CD42b-CD42a）、GPⅡb-Ⅲa（CD41-CD61）对巨大血小板综合征和血小板无力症有诊断意义。利用流式细胞术分析可以敏感、特异地检测血小板的变化，对于诊断血小板疾病具有重要意义。

（三）阵发性睡眠性血红蛋白尿（PNH）

研究表明，PNH患者血细胞膜上存在CD55、CD59抗原表达减低的情况，利用这一特点，用荧光标记单克隆抗体，采用FCM对血细胞CD55、CD59的表达进行定量分析，可以协助诊断PNH并判断疾病的严重程度（图4-8）。

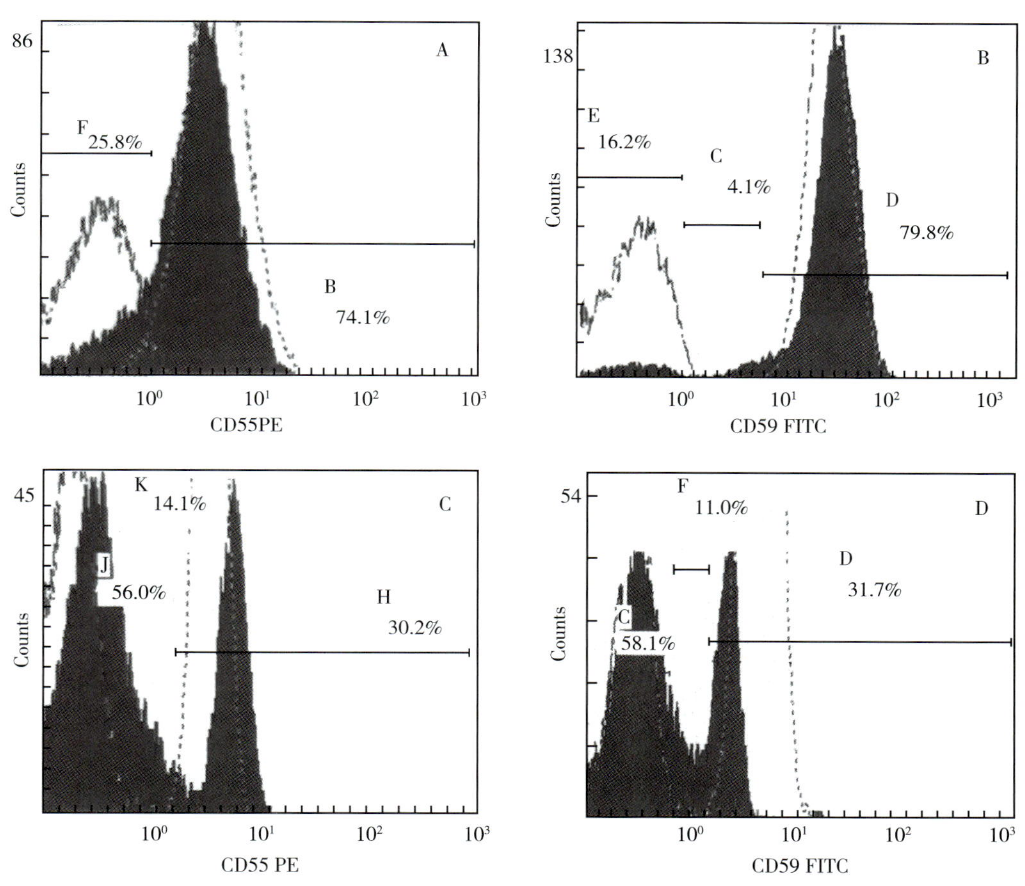

图4-8　阵发性睡眠性血红蛋白尿患者血细胞CD55、CD59分析

（四）网织红细胞的测定及临床应用

网织红细胞计数是反映骨髓造血功能的重要指标，荧光染料噻唑橙与活体网织红细胞中RNA结合，用488nm激光激发后可发射绿色荧光，FCM分析其荧光强度的大小即可测定网织红细胞的数量和RNA含量。

（五）造血干细胞移植的检测

CD34是造血干/祖细胞的特异性标志，通过FCM可测定出$CD34^+$细胞总数及各分化阶

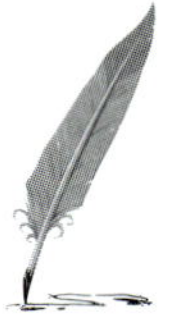

段干/祖细胞数，以保证移植的成功。FCM测定CD34、CD38、CD33、HLA-DR等细胞表面标志物，已成为干细胞移植的重要监测手段。

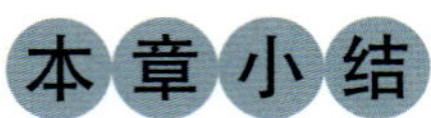

本章小结

骨髓活检是骨髓组织形态学检查的重要方法，能较全面地了解骨髓的增生程度及完整的骨髓结构，发现骨髓涂片不能检出的某些病理变化，对提高某些血液系统疾病（如再生障碍性贫血、骨髓增殖性肿瘤等）的诊断具有重要价值。骨髓活检与骨髓涂片检查互为补充，联合应用可提高血液病诊断的准确性。

在血细胞形态学基础上，联合血细胞染色体检验、血液分子生物学检验及血细胞免疫表型分析技术，为白血病进行MICM分型的重要组成部分。上述骨髓相关检查为遗传性疾病和恶性血液病的诊断提供了依据，在白血病、骨髓增生异常综合征、淋巴瘤等疾病的诊断和分型、疗效观察、预后判断和微小残留病灶检测等方面发挥了重要的作用。

扫码“练一练”

习　题

一、选择题

［**A1/A2型题**］

1. 骨髓活检首选穿刺部位是

A. 胸骨　B. 胫骨粗隆　C. 棘突　D. 股骨　E. 髂后上棘或髂前上棘

2. 骨髓增生异常综合征患者单独出现的哪项染色体改变提示疾病预后较好

A. +8　B. −7　C. −7q　D. −Y　E. 5q−

3. t（15；17）（q22；q12）常会产生哪种融合基因

A. *BCR-ABL*　B. *PML-RARa*　C. *AML1-ETO*　D. *TEL-AML1*　E. *CBFβ-MYH11*

4. 男性患者，62岁，查体：贫血貌，脾脏明显增大。外周血可见泪滴状红细胞，无幼稚细胞出现，骨髓穿刺呈“干抽”，下列最可能的诊断是

A. 再生障碍性贫血　B. 慢性粒细胞白血病　C. 急性粒细胞白血病　D. 多发性骨髓瘤　E. 骨髓纤维化

5. 女性患者，32岁，贫血貌，以发热伴鼻出血起病，查血常规提示：血红蛋白86g/L，白细胞数26×10^9/L，血小板数20×10^9/L，外周血可见幼稚细胞比例明显增高，必须完善的检查不包括

A. 骨髓活检　B. 骨髓免疫分型　C. 骨髓细胞形态　D. 骨髓分子生物学检查　E. 染色体核型分析

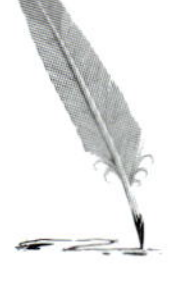

［**A3/A4型题**］

（6~8题共用题干）

患者，女性，20岁，头昏乏力，两下肢有散在瘀斑，肝、脾未触及，血红蛋白45g/L，红细胞1.06×10^{12}/L，白细胞数2×10^{9}/L，N 30%，L 70%，血小板数25×10^{9}/L，髂后上棘骨髓穿刺提示骨髓增生低下，巨核细胞未见。

6. 该患者可能的诊断是

A. 粒细胞减少症　　B. 再生障碍性贫血

C. 恶性贫血　　D. 低增生性白血病

E. 慢性淋巴细胞白血病

7. 下一步为明确诊断，尚需完善的检查不包括

A. 骨髓活检　　B. 换部位骨髓穿刺

C. 外周血细胞形态　　D. 骨髓培养

E. 染色体核型分析

8. 下列哪项检查结果支持本病诊断

A. 骨髓病理提示脂肪组织比例明显增加，非造血细胞增多

B. 染色体核型分析出现

C. 发现*AML1-ETO*融合基因

D. 发现*IgH*基因重排

E. 骨髓检查提示骨髓增生极度活跃

二、案例分析题

女性患者，29岁，贫血貌，以月经过多伴发热来诊，实验室检查血常规提示：血红蛋白77g/L，白细胞数55×10^{9}/L，血小板数23×10^{9}/L，外周血可见幼稚细胞，骨髓细胞形态学检查可见骨髓增生极度活跃，异常中性中幼粒细胞占38%。

1. 根据以上资料，该患者初步诊断是什么？

2. 如需确诊，还需要完善哪些资料和实验室检查？

（曹婷婷）

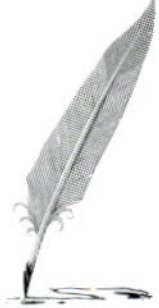

第二篇

红细胞疾病及其检验

第五章

贫血概述

扫码“学一学”

学习目标

1. **掌握**　贫血的定义及分类，尤其是形态学分类。
2. **熟悉**　贫血的实验室诊断思路。
3. **了解**　贫血的临床表现。
4. 具有对贫血进行初步分类的能力。

案例讨论

【案例】

患者，女，24岁，气促、乏力20余天，贫血貌，结膜口唇苍白。血常规示：白细胞5.30×10^9/L，红细胞3.38×10^{12}/L，血红蛋白70g/L，红细胞平均体积73.4fl，平均血红蛋白含量20.6pg，平均血红蛋白浓度281g/L，红细胞体积分布宽度17.6%，血小板293×10^9/L。

【讨论】

1. 根据以上资料，该患者初步诊断是什么？
2. 如需确诊，还需要哪些资料和实验室检查？

红细胞疾病是一类非常复杂的疾病，包括红细胞量和质的异常，前者在临床意义上分为红细胞数量减少性疾病（贫血）和红细胞数量增多性疾病（红细胞增多症）。其发病原因不同，临床表现多样，以贫血最多见。贫血可以原发于造血系统，也可以是其他某些系统疾病伴发的症状。因此，在确定贫血的同时，必须明确贫血的病因，这对治疗至关重要。

知识链接

据统计，全球约有30亿人患有不同程度的贫血。其中女性患病率明显高于男性，老人和儿童患病率高于中青年。当患者出现头昏、乏力、精神萎靡、活动后胸闷气短、皮肤黏膜苍白等，部分伴有倦怠、感觉异常、食欲减退、恶心等情况；婴幼儿出现体格及智力发育障碍，产生厌食、挑食、抵抗力降低，以上症状表明发生贫血的可能性大。

发生贫血应尽可能找出病因，不能盲目自行进行食物疗法，甚至药物治疗。而相对于治疗，贫血的预防更为重要，主要是加强科普宣传，提高认识。对高危人群，如妇女、儿童，应注重改善其膳食结构，改变生活习惯；对蔬菜摄入、加工方法应进行宣传指导；对素食者的膳食应有微量元素及维生素含量的补充；对高发病地区应改变其生活习惯。

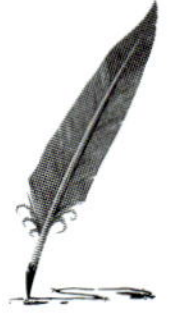

扫码“看一看”

一、贫血的定义

贫血（anemia）是指外周血单位容积内的红细胞数（RBC）、血红蛋白浓度（Hb）和（或）血细胞比容（Hct）低于相应年龄、性别和地域组人群参考值下限的一种症状。贫血是最常见的临床症状之一，而非独立的疾病。当骨髓生成不能代偿红细胞的破坏或丢失时，任何影响红细胞的生成和加速其破坏的因素，都会导致贫血。骨髓红细胞在生成过程中，由于某种原因（营养因素或先天性膜、酶、血红蛋白结构异常等）使其在成熟和进入外周血循环之前就被破坏，或进入外周血后很快就被破坏，称为无效造血或原位溶血、无效性红细胞生成。常见于珠蛋白生成障碍性贫血和巨幼细胞贫血，也见于骨髓被肿瘤细胞浸润等。

国内多以单位容积血液内血红蛋白（Hb）量低于正常参考范围的下限作为贫血的诊断依据，现结合我国各地区正常参考范围和联合国儿童基金会的建议，贫血的诊断标准如表5–1。

表5–1　贫血的诊断标准

人群	Hb（g/L）	RBC（$\times 10^{12}$/L）	Hct
成年男性	120	4.0	0.40
成年女性	110（孕妇<100）	3.5	0.35
10天以内新生儿	145		
1个月以上新生儿	90		
4个月以上新生儿	100		
6个月～6岁儿童	110		
6岁～14岁儿童	120		

根据Hb的浓度，成人贫血程度可分为四级。①轻度：症状轻微，Hb正常参考范围下限～90g/L。②中度：体力劳动后心慌气短，90～61g/L。③重度：休息时感心慌气短，60～31g/L。④极重度：常合并贫血性心脏病，Hb≤30g/L。

贫血的诊断以Hb低于参考范围下限最为重要，因为红细胞数量不一定能准确反应贫血是否存在及贫血的程度。

1. 小细胞性贫血时，红细胞的减少往往比血红蛋白减少的程度轻。

2. 大细胞性贫血时，红细胞的减少比血红蛋白减少的程度更显著。

3. 婴儿、儿童及妊娠妇女的血红蛋白及红细胞数量比成人低约10%。

4. 贫血的诊断标准以海平面计，海拔每增高1000米，血红蛋白应升高约4%。因此，海拔高地区的居民较在海拔低地区居民的血红蛋白及红细胞数为高。

5. 诊断贫血需注意血容量的影响，当某些生理或病理情况，如肝硬化、妊娠、低蛋白血症及充血性心力衰竭时，血浆容积增加，血液被稀释，血红蛋白浓度降低，易被误诊为贫血；而在脱水或用大剂量利尿药后，由于血液浓缩，血红蛋白浓度增高，贫血也不易被发觉。

因此，在诊断贫血时应考虑上述影响因素。贫血程度与患者的临床表现和预后有关，但决定预后的主要因素还是贫血的原因和类型。

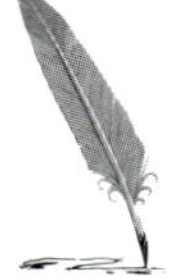

二、贫血的分类

引起贫血的原因非常广泛，为了便于鉴别诊断，临床上根据细胞形态学、病因和发病机制及骨髓增生程度来进行分类。不同的分类方法各有其优缺点，细胞形态学分类法能为贫血的诊断提供线索，实用价值高，但过于简单，有时难以概括贫血全貌。病因及发病机制分类法有利于贫血的诊断及治疗，但对多种因素所致的贫血无法进行归类。临床上将各种分类方法结合应用，有利于对贫血进行分类诊断。

（一）贫血的形态学分类

根据外周血红细胞形态学指标分类，目前有Wintrobe分类法、Bessman分类法。

1. Wintrobe分类法 根据红细胞平均体积（MCV）、红细胞平均血红蛋白量（MCH）、红细胞平均血红蛋白浓度（MCHC），将贫血分为四种类型（表5–2）。

表5–2 根据MCV、MCH、MCHC对贫血的形态学分类

贫血形态学类型	MCV（fl）	MCH（pg）	MCHC（g/L）	常见疾病
正常细胞性贫血	80～100	27～34	320～360	急性失血、双相性贫血、部分溶血、再生障碍性贫血、白血病
单纯小细胞性贫血	<80	<27	320～360	感染、中毒，如：慢性炎症、尿毒症
小细胞低色素性贫血	<80	<27	<320	缺铁性贫血、慢性失血、珠蛋白生成障碍性贫血
大细胞性贫血	>100	>34	320～360	DNA合成障碍性贫血、骨髓增生异常综合征（MDS）

上述分类方法需要有RBC、Hb、MCV指标的准确测定，才能计算出准确的平均参数，否则会导致分类错误或自相矛盾。它的优点在于能够推测贫血可能的病因，尤其对临床上较为常见的小细胞低色素性贫血及大细胞性贫血的病因判断意义较大，但同时因过于简单，对正常细胞性贫血的病因分析较困难。

2. Bessman分类法 1983年Bessman利用MCV和RDW（红细胞体积分布宽度）对贫血进行形态学分类，此分类方法考虑到不同贫血的红细胞大小不均一性特征，更利于贫血病因的诊断和鉴别诊断（表5–3）。

表5–3 根据MCV、RDW对贫血的形态学分类

贫血类型	MCV	RDW	常见疾病
正常细胞均一性贫血	正常	正常	急性失血、溶血、某些慢性病、骨髓浸润、部分再生障碍性贫血
小细胞均一性贫血	减低	正常	轻型地中海贫血、慢性病性贫血
大细胞均一性贫血	增加	正常	部分再生障碍性贫血、MDS、肝病性贫血
正常细胞不均一性贫血	正常	增加	早期缺铁性贫血、双相性贫血、部分铁粒幼细胞贫血
小细胞不均一性贫血	减低	增加	缺铁性贫血、HbS病
大细胞不均一性贫血	增加	增加	部分溶血性贫血、巨幼细胞贫血、MDS

关于RDW研究表明，凡缺铁或缺乏维生素B_{12}、叶酸所致的营养性贫血RDW均增高，

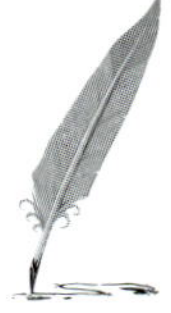

即使尚未贫血RDW也可增高。溶血性贫血由于网织红细胞增高使RDW增高，MCV正常或增高。再生障碍性贫血RDW正常，MCV多数增高，少数患者正常。

（二）根据骨髓增生程度分类

根据骨髓有核细胞增生情况对贫血进行分类（表5–4）。

表5–4　根据骨髓有核细胞增生程度及形态学特征对贫血的分类

贫血类型	常见疾病
增生性贫血	溶血性贫血、失血性贫血及缺铁性贫血等
增生不良性贫血	再生障碍性贫血、纯红细胞再生障碍性贫血等
骨髓细胞成熟障碍性贫血	
细胞核发育障碍	巨幼细胞贫血
Hb 合成障碍	缺铁性贫血、珠蛋白生成障碍性贫血、铁粒幼细胞贫血等
细胞核发育和 Hb 合成均有障碍	骨髓增生异常综合征（MDS）

（三）根据贫血的病因和发病机制分类

根据贫血发生的病因和发病机制可将贫血分为三大类：红细胞生成减少、红细胞破坏过多和红细胞丢失增加。大多数贫血可同时涉及一种以上的病因和发病机制（表5–5）。

表5–5　根据贫血的病因和发病机制对贫血的分类

病因及发病机制	常见疾病
红细胞生成减少	
骨髓造血功能障碍	
干细胞增殖分化障碍	再生障碍性贫血、纯红细胞再生障碍性贫血、骨髓增生异常综合征（MDS）等
骨髓被异常组织侵润	骨髓病性贫血（白血病、骨髓瘤、癌转移、骨髓纤维化等）
骨髓造血功能低下	继发性贫血（肾病、肝病、感染性疾病、内分泌疾病等）
造血物质缺乏或利用障碍	
铁缺乏和铁利用障碍	缺铁性贫血、铁粒幼细胞贫血等
维生素 B_{12} 或叶酸缺乏	巨幼细胞贫血等
红细胞破坏过多	
红细胞内在缺陷	
红细胞膜异常	遗传性球形红细胞增多症、遗传性椭圆形红细胞增多症、遗传性口形红细胞增多症，阵发性睡眠性血红蛋白尿（PNH）
红细胞酶异常	葡萄糖 –6– 磷酸脱氢酶（G6PD）缺乏症、丙酮酸激酶（PK）缺乏症等
血红蛋白异常	珠蛋白生成障碍性贫血、异常血红蛋白病、不稳定血红蛋白病
红细胞外在异常	
免疫溶血因素	自身免疫性、药物诱发、新生儿同种免疫性溶血性贫血、血型不合输血等
理化感染等因素	微血管病性溶血性贫血，化学、药物、物理、生物因素致溶血

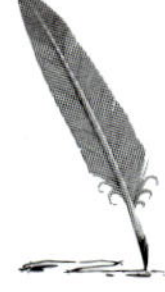

续表

病因及发病机制	常见疾病
其他	脾功能亢进
红细胞丢失增加	
急性失血性贫血	严重外伤、大手术、宫外孕、脾破裂等
慢性失血性贫血	寄生虫感染、痔疮、月经量过多等

（四）根据sTfR、SF、Ret对贫血进行分类

为了对贫血进一步分类，现根据血清可溶性转铁蛋白受体（sTfR）、血清铁蛋白（SF）、网织红细胞（Ret）将贫血分为四类（表5-6）。

表5-6 根据sTfR、SF、Ret对贫血进行分类

sTfR	SF	Ret	常见疾病
增高	增高	增高	溶血性贫血
增高	增高	正常	无效性红细胞生成
增高	降低	正常	缺铁性贫血
降低	增高	降低	再生障碍性贫血

三、贫血的临床表现

因贫血可影响全身器官和组织，故由贫血所致的临床症状和体征可涉及全身各系统。贫血可原发于造血系统疾病，也可继发于非造血系统疾病，其临床表现主要取决于贫血的病因、严重程度、患者年龄及身体状况、发展速度和机体对缺氧的代偿能力等（表5-7）。

表5-7 贫血的常见临床表现

临床表现	
一般临床表现	疲乏、无力，皮肤、黏膜和甲床苍白
心血管及呼吸系统	心悸、心率加快及呼吸加深（运动和情绪激动时更明显），重者可出现心脏扩大、甚至心力衰竭
神经系统	头晕、目眩、耳鸣、头痛、畏寒、嗜睡、精神萎靡不振、思想不集中等，重者可出现各种神经损害
消化系统	食欲减退、恶心、消化不良、腹胀、腹泻和便秘等
泌尿生殖系统	肾脏浓缩功能减退，可有多尿、蛋白尿等轻微的肾功能异常
特殊表现	溶血性贫血常见黄疸、脾肿大等

如果贫血发生较快，血容量减少明显，患者年龄大，有心肺疾病，临床表现将较为严重。如果贫血是缓慢发生，机体有足够时间适应低氧状态，即使贫血较为明显，临床表现仍可以是轻微的。不同类型的贫血除有共同的临床表现外，因病因的不同，将有其独特的临床特征。

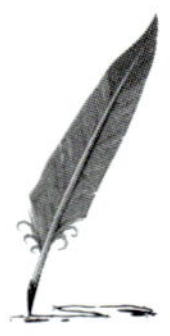

四、贫血的诊断

贫血的诊断需要综合分析其临床症状、体征和各种实验室检查。临床常见的实验室检查有血细胞分析（血常规、红细胞形态观察）、网织红细胞计数、骨髓细胞形态学及病理组织学、病因检查等。贫血的诊断主要通过以下三个步骤：①确定有无贫血；②确定贫血的严重程度及类型；③查明贫血的原因或原发病。只有查明贫血的病因，才能对症治疗，获得良好的效果。以细胞形态学为基础的贫血实验室诊断思路见图5-1。

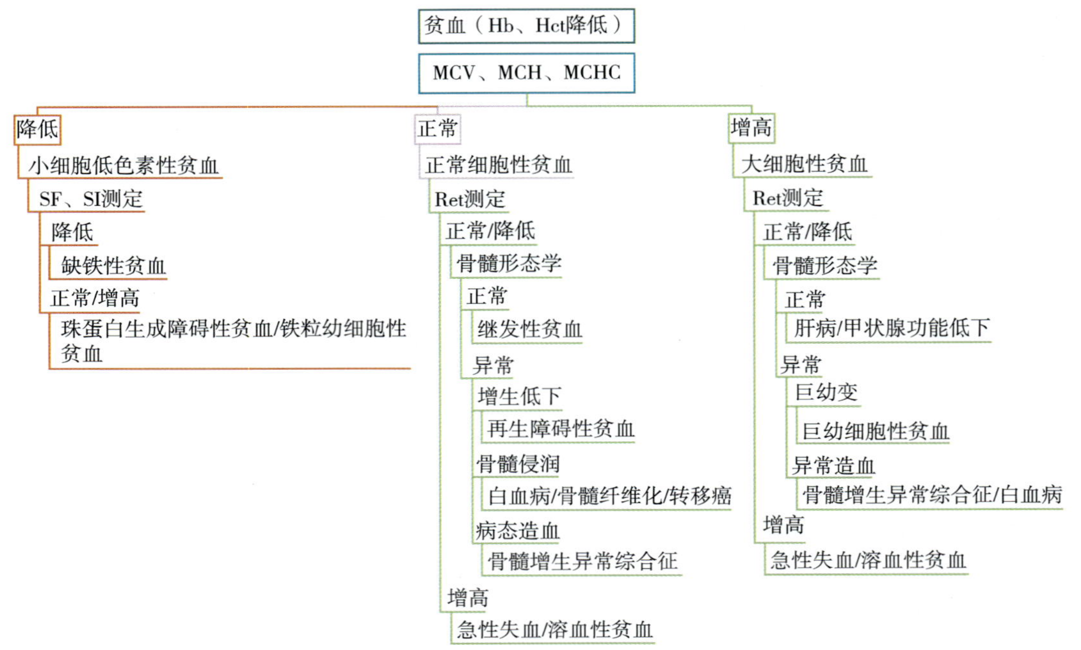

图5-1　细胞形态学为基础的贫血实验室诊断思路

目前临床上对于红细胞形态学指标：MCV、MCH、MCHC、RDW主要是通过血细胞分析仪进行检测与计算，当患者出现贫血及以上指标异常时，须做血涂片复检，因为各种类型的贫血不仅引起红细胞数量和血红蛋白浓度降低，而且有可能出现形态异常的红细胞，通过观察红细胞形态，可发现群体间的差异，如双相性贫血。观察红细胞形态的同时，也要注意白细胞和血小板的形态有无异常。

在实际工作中，通过制作涂片、染色良好的血片，选择厚薄适中、体尾交界处的区域，用油镜进行形态观察，根据血片中红细胞的大小、形态特点，可粗略进行贫血的形态学分类，当某种形态异常的红细胞大量出现时，对于判断贫血的类别有重要的提示作用（表5-8）。

表5-8　红细胞形态异常对贫血类型诊断的提示

异常红细胞形态	常见疾病	其他疾病
小细胞低色素性红细胞	缺铁性贫血、珠蛋白生成障碍性贫血	铁粒幼细胞贫血、慢性失血等
大红细胞	巨幼细胞贫血	溶血性贫血、骨髓纤维化等
球形红细胞	遗传性球形红细胞增多症、自身免疫性溶血性贫血	微血管病性溶血性贫血、低磷酸盐血症等

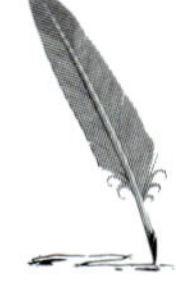

续表

异常红细胞形态	常见疾病	其他疾病
靶形红细胞	珠蛋白生成障碍性贫血、HbC/HbS 病、HbE 病、不稳定血红蛋白病	缺铁性贫血、脾切除术后、肝病等
椭圆形红细胞	遗传性椭圆形红细胞增多症	巨幼细胞贫血、骨髓纤维化等
泪滴形红细胞伴有核红细胞	骨髓纤维化	骨髓病性贫血、巨幼细胞贫血、重型地中海贫血、MDS 等
口形红细胞	遗传性口形红细胞增多症	遗传性球形红细胞增多症、轻型地中海贫血等
镰形红细胞	镰状细胞贫血	HbS 病等
裂红细胞及碎片	微血管病性溶血性贫血	不稳定血红蛋白病、人工瓣膜置换等
棘形红细胞	重症肝病、肾衰竭	β- 脂蛋白缺乏症、PK 缺乏症等
红细胞缗钱状排列	多发性骨髓瘤、巨球蛋白血症	冷凝集素综合征及其他球蛋白增多性疾病等
嗜多色性红细胞	溶血性贫血	各种增生性贫血等
嗜碱性点彩红细胞	铅中毒	汞、锌、铋中毒、巨幼细胞贫血等
豪 – 焦小体	重度贫血	巨幼细胞贫血、脾切除等
卡波环	溶血性贫血	巨幼细胞贫血、白血病等
帕彭海姆氏小体	铁粒幼细胞贫血、溶血性贫血	珠蛋白生成障碍性贫血、镰状细胞贫血、酗酒、铅中毒等

为了进行贫血的筛查、诊断和鉴别诊断，临床上开展了一系列贫血诊断相关的检查，常用的实验室检查项目见表 5–9。

表 5–9　常见贫血的实验室检测项目

贫血可能的原因	可能适用的实验室检查
骨髓增生性贫血	
铁缺乏	血清铁、总铁结合力、铁蛋白、可溶性转铁蛋白受体、骨髓铁染色
叶酸缺乏	红细胞叶酸水平、血清叶酸水平、骨髓象检查
维生素 B_{12} 缺乏	血清维生素 B_{12} 水平、尿甲基丙二酸水平、Schilling 试验
骨髓增生不良性贫血	
骨髓再生障碍	血常规检查、骨髓象检查、骨髓活检
骨髓发育不良	骨髓象检查、骨髓活检、骨髓铁染色
急性白血病	骨髓象检查、流式细胞术免疫分型、免疫组化染色
骨髓纤维化	骨髓活检及胶原（三色）和网硬蛋白（银染）染色
溶血性贫血	
地中海贫血	血红蛋白电泳、珠蛋白 DNA 分析、珠蛋白链合成比例
镰状细胞病	血红蛋白电泳

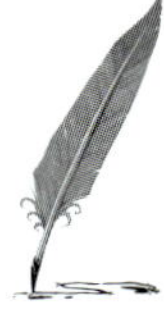

续表

贫血可能的原因	可能适用的实验室检查
自身免疫性贫血	Coombs 试验、红细胞表面抗原定量、冷凝集素试验
同种异源免疫性溶血	Coombs 试验、带洗脱的抗体特异性分析
红细胞酶异常	G6PD 测定、特异性酶（如丙酮酸激酶）测定
血红蛋白病	血红蛋白电泳、热变性试验、异丙醇沉淀试验
阵发性睡眠性血红蛋白尿	酸溶血试验、蔗糖溶血试验、CD55 和 CD59 测定
遗传性球形 / 椭圆形红细胞增多症	形态学分析、DNA 序列检测
机械性损伤	病史、体格检查、尿常规、DIC 筛检

贫血的病因诊断有时明显、有时隐匿。对暂时因试验方法及诊断条件不能明确诊断者，在保证安全的前提下，可实施某些治疗性诊断，如对巨幼细胞贫血与MDS诊断不明确时，可给予维生素B_{12}或叶酸等进行治疗，并观察疗效以进行诊断及鉴别诊断。

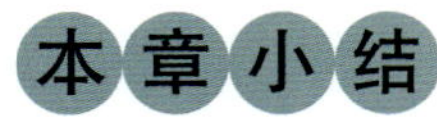

考点提示 Wintrobe分类法是根据MCV、MCH、MCHC对贫血进行分类。

本章小结

贫血是多种原因引起外周血单位容积内的RBC、Hb和（或）Hct低于参考值下限的一种症状，而非独立性疾病。根据细胞形态学、病因和发病机制及骨髓增生程度对贫血进行分类。按红细胞形态学分类法有两种：Wintrobe分类法和Bessman分类法。Wintrobe分类法根据MCV、MCH和MCHC分为：正常细胞性贫血、大细胞性贫血、单纯小细胞性贫血及小细胞低色素性贫血。Bessman分类法根据MCV和RDW分为：小细胞均一性贫血、小细胞不均一性贫血、正常细胞均一性贫血、正常细胞不均一性贫血、大细胞均一性贫血及大细胞不均一性贫血。各类分类方法各有优缺点，临床上需要综合分析。贫血的临床表现主要为头晕、疲乏、心悸及皮肤黏膜和甲床苍白等。贫血的实验室一般检查首先进行血常规、骨髓穿刺检查，并结合临床资料得出初步诊断意见和进一步检查方向，再进行贫血的筛选、诊断和鉴别诊断。

扫码“练一练”

习　题

一、选择题

［A1/A2型题］

1. 维生素B_{12}缺乏可导致

A. 小细胞高色素性贫血　　B. 正常细胞性贫血

C. 大细胞性贫血　　D. 小细胞低色素性贫血

E. 单纯小细胞性贫血

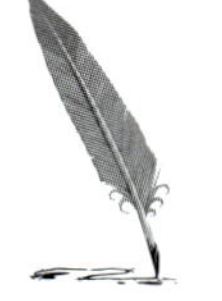

2. 根据sTfR、SF和Ret，贫血分为以下几类，除外
A. 无效生成性贫血
B. 缺铁性贫血
C. 溶血性贫血
D. 再生障碍性贫血
E. 增生性贫血
3. sTfR、SF升高，Ret正常的贫血为
A. 缺铁性贫血
B. 溶血性贫血
C. 无效生成性贫血
D. 再生障碍性贫血
E. 地中海贫血
4. 不属于贫血常见临床表现的是
A. 乏力 B. 心悸 C. 头晕 D. 脸色苍白 E. 急躁
5. 典型缺铁性贫血常表现为
A. MCV减低，RDW正常
B. MCV减低，RDW增加
C. MCV正常，RDW增加
D. MCV增加，RDW正常
E. MCV增加，RDW增加
6. 叶酸缺乏可导致
A. 小细胞高色素性贫血
B. 正常细胞性贫血
C. 小细胞低色素性贫血
D. 大细胞性贫血
E. 单纯小细胞性贫血
7. 典型巨幼细胞贫血常表现为
A. MCV减低，RDW正常
B. MCV减低，RDW增加
C. MCV正常，RDW增加
D. MCV增加，RDW正常
E. MCV增加，RDW增加
8. 按形态学分类，再生障碍性贫血属于
A. 正常细胞性贫血
B. 单纯小细胞性贫血
C. 小细胞低色素性贫血
D. 大细胞性贫血
E. 大细胞高色素性贫血
9. 溶血性贫血符合
A. 可溶性转铁蛋白受体↑、血清铁蛋白↓、网织红细胞正常
B. 可溶性转铁蛋白受体↓、血清铁蛋白↑、网织红细胞↓
C. 可溶性转铁蛋白受体↑、血清铁蛋白↑、网织红细胞正常
D. 可溶性转铁蛋白受体↑、血清铁蛋白↑、网织红细胞↑
E. 可溶性转铁蛋白受体正常、血清铁蛋白↑、网织红细胞↑
10. 血涂片中靶形红细胞增多的是
A. 再生障碍性贫血
B. 纯红细胞再生障碍性贫血
C. 缺铁性贫血
D. 巨幼细胞贫血
E. 珠蛋白生成障碍性贫血
11. 外周血涂片可出现有核红细胞，除了
A. 巨幼细胞贫血
B. 恶性肿瘤骨髓转
C. 溶血性贫血
D. 急性失血性贫血
E. 再生障碍性贫血

12. 外周血反映骨髓红系造血功能的准确指标是
A. 红细胞计数
B. 网织红细胞百分比
C. 网织红细胞绝对值
D. 出现有核红细胞
E. 红细胞内出现Howell-Jolly小体
13. 下列属于小细胞低色素性贫血的是
A. 再生障碍性贫血
B. 缺铁性贫血
C. 感染性贫血
D. 巨幼细胞贫血
E. 溶血性贫血
14. 诊断贫血的可靠指标是
A. 皮肤颜色改变
B. 外周血红细胞形态
C. 外周血血红蛋白量
D. 红细胞平均血红蛋白浓度
E. 红细胞平均血红蛋白含量
15. 某女性患者，血常规检查如下：Hb 85g/L，MCV 75fl，MCH 22pg，MCHC 280g/L，WBC 4.25×10^9/L、PLT 552×10^9/L。首先考虑
A. 小细胞低色素性贫血
B. 单纯小细胞性贫血
C. 正常细胞性贫血
D. 大细胞性贫血
E. 大细胞高色素性贫血
16. 某患者的血常规检查结果如下：Hb 86g/L，MCV 105fl，MCH 28pg，MCHC 330g/L，WBC 2.5×10^9/L，血小板 67×10^9/L；血涂片中白细胞分类正常，可见大红细胞、椭圆形红细胞、Howell-Jolly小体、晚幼红细胞、中性粒细胞分叶过度，其他无明显异常。首先考虑
A. 溶血性贫血
B. 再生障碍性贫血
C. 巨幼细胞贫血
D. 骨髓增生异常综合征
E. 红白血病

［A3/A4型题］

（17～18题共用题干）

患者女，24岁。妊娠30周，平时饮食偏食，血常规示：RBC 3.14×10^{12}/L，Hb 105g/L，MCV 76fl，RDW 19%。

17. 根据以上检查结果，该患者的贫血属于
A. 小细胞均一性
B. 小细胞非均一性
C. 正常细胞均一性
D. 大细胞均一性
E. 大细胞非均一性
18. 该患者最可能的诊断是
A. 缺铁性贫血
B. 再生障碍性贫血
C. 巨幼细胞贫血
D. 溶血性贫血
E. 慢性病性贫血

（19～22题共用题干）

患者女性，7岁，体检血常规示：WBC 6.0×10^9/L，RBC 5.28×10^{12}/L，Hb 115g/L，MCV 62fl，MCH 21.8pg，MCHC 339g/L，RDW 16.4%。

19. 根据血常规结果，首先重点了解
A. 家族史　B. 过敏史　C. 接触史　D. 生活习惯　E. 外伤史

20. 以下检查的项目为重点了解，除外

A. 肝功能 B. 铁代谢检查

C. 网织红细胞 D. 骨髓检查

E. 血红蛋白电泳

21. 铁代谢检查正常，需重点检查的是

A. 血红蛋白电泳 B. 地中海贫血基因检查

C. 网织红细胞 D. 骨髓检查

E. 红细胞脆性试验

22. 根据以上信息，血红蛋白电泳异常，考虑

A. 缺铁性贫血 B. 地中海贫血

C. 失血性贫血 D. 慢性病性贫血

E. 生理性贫血

二、案例分析题

患者，男，79岁，头昏、乏力、纳差10个月余。慢性病容，贫血貌，眼睑结膜及口唇苍白，血常规：白细胞 2.2×10^{9}/L ↓，红细胞 1.15×10^{12}/L，血红蛋白 52g/L ↓，红细胞平均体积 136.0fl，平均血红蛋白量 45.2pg，平均血红蛋白浓度 333g/L，血小板 77×10^{9}/L ↓。

1. 根据以上资料，该患者初步诊断是什么？

2. 如需确诊，还需要哪些资料和实验室检查？

（解小红）

扫码“学一学”

第六章

铁代谢障碍性贫血检验

学习目标

1. **掌握** 铁代谢障碍疾病的血象、骨髓象的特点及鉴别；缺铁性贫血的病因和临床表现；铁在代谢中的转归与实验室检查的联系；小细胞低色素性贫血的鉴别诊断。

2. **熟悉** 缺铁的临床分期。

3. **了解** 铁代谢的过程。

4. 具有诊断铁代谢障碍性贫血的能力。

5. 能运用血清铁、未饱和铁、总铁结合力、铁蛋白及红细胞内原卟啉等测定项目对相关疾病进行诊断和鉴别诊断。

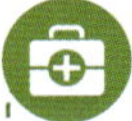

案例讨论

【案例】

患者女性，16岁，经常头晕、乏力2年，加重3个月。平时以素食为主。13岁月经来潮，每次量多。查体：贫血貌，肝脾无肿大。外周血检验：Hb 85g/L，MCV 75fl，MCH 22pg，MCHC 280g/L，RDW 25.2%，外周血涂片显示红细胞大小不等，中央淡染区扩大。

【讨论】

1. 该患者最有可能患哪类贫血？该病临床分几期？其主要实验检查包括哪些项目？
2. 该患者血象与骨髓象有哪些主要特点？
3. 该贫血需与哪些贫血进行鉴别？

第一节 概 述

一、铁代谢

（一）铁代谢

铁是人体合成血红蛋白的原料，也是肌红蛋白、细胞呼吸酶（如细胞色素酶、过氧化物酶和过氧化氢酶）的重要组成成分，在人体氧化代谢、细胞生长与增殖、氧的运输和储存中均有重要作用，是人体生理活动不可缺少的必需微量元素。

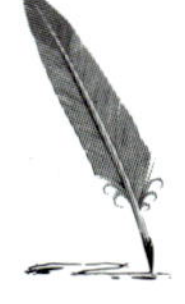

人体内铁的总量为3～5g，大部分铁分布在血红蛋白中，少量存在于肌红蛋白中，各种酶和血浆中呈运输状态的铁仅占全身铁的极小部分。多余的铁以铁蛋白和含铁血黄素的形式贮存于肝、脾、骨髓和肠黏膜等处，其中以肝脏、脾脏含量最丰富，贮存铁的多少因各人的情况不同差别较大。

表6-1　正常人体铁的分布

铁存在的部位	铁含量（mg）	约占全身铁的比率（%）
血红蛋白	2000	62.1
储存铁（铁蛋白及含铁血黄素）	1000	31.0
肌红蛋白	130	4.0
易变池铁	80	2.5
组织铁	8	0.3
转运铁	4	0.1

（二）铁的来源

体内铁的来源有两条途径：一是外源性食物中的铁，含铁量较高的食物有海带、紫菜、木耳、香菇、动物肝等，而乳类、瓜果含铁量较低，用铁制炊具烹调食物可使食物中铁的含量明显增加，食物中铁的吸收量因人体对铁的需求而异；二是衰老红细胞破坏释放出的血红蛋白铁，体内红细胞衰老破坏时释放出的铁经处理后作为铁的来源被再利用，每24小时约有6.3g血红蛋白被氧化为高铁血红蛋白，随后血红素与珠蛋白解离，并释放出约21mg的铁，其中大部分与转铁蛋白相结合，继而被机体再次利用。

（三）铁的吸收

摄入的食物铁在胃内经胃酸的消化作用，溶解、离子化并由高铁状态还原成为亚铁状态，从而有利于铁的吸收。铁吸收的部位主要在十二指肠及小肠上段1/4处，吸收量主要取决于体内铁的储存量及红细胞的生成速度，健康人一般从膳食中能吸收所有铁的5%～10%，而缺铁的人吸收量约占20%。不同身体状况的人群对铁的吸收量不同，如健康成年男性及无月经的妇女，每天需吸收铁0.5～1mg，婴儿为0.5～1.5mg，月经期的妇女1～2mg，孕妇2～5mg。此外，人体内体铁的储存量、食物中铁的存在形式、药物及胃酸的分泌等因素都会影响机体对铁的吸收。

（四）铁的转运和利用

吸收入血的亚铁被氧化成高价铁之后，Fe^{3+}与血清中转铁蛋白结合并运送至利用和储存场所。每分子转铁蛋白可结合2个Fe^{3+}。幼红细胞和网织红细胞膜上有丰富的转铁蛋白受体，与转铁蛋白结合形成受体–转铁蛋白复合物，通过胞饮作用进入胞质，复合物在胞质中释放铁，进入胞质内的铁转移至线粒体内，在线粒体粗面内质网血红素合成酶的催化下，与原卟啉结合成血红素，再与珠蛋白结合成血红蛋白，转铁蛋白则返回细胞表面回到血浆中。当红细胞衰老死亡时，即被肝、脾和骨髓内的巨噬细胞吞噬并破坏，血红蛋白首先被氧化成高铁血红蛋白，然后血红素与珠蛋白分解，释放出的铁80%以上被重新利用。

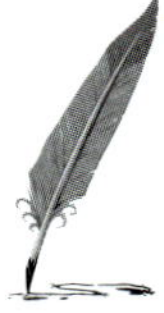

（五）铁的储存和排泄

铁主要储存在肝、脾和骨髓中，储存的形式主要为铁蛋白和含铁血黄素。铁蛋白的形状近似球形，包括两部分：一部分是不含铁的蛋白质外壳，称去铁蛋白；另一部分为中心腔，含铁多少不一，核心最多可容纳约4500个铁原子，具有很大的储铁能力。含铁血黄素是铁蛋白脱去部分蛋白质外壳后的聚合体，是铁蛋白变性的产物，也是贮存铁的一种形式，比铁蛋白中的铁更难以动员和利用。由于含铁血黄素存在于幼红细胞外，位于巨噬细胞等多种细胞内，因此称为细胞外铁。幼红细胞内存在的细颗粒铁蛋白聚合体，称为细胞内铁，这种幼红细胞称为铁粒幼细胞。在铁代谢平衡时，储存铁很少动用，缺铁时储存铁首先被消耗，通过转铁蛋白的运输而动用，由此可足够合成全身1/3的血红蛋白。当储存铁耗尽而继续缺铁时才出现贫血。

正常人铁的排泄量很少，常通过胆汁、尿液、皮肤及胃肠道脱落细胞排出体外，每日大约丢失1mg，相应地需要补充与丢失等量的铁。成年男性平均每天排泄约1mg；成年女性由于月经、妊娠、哺乳等原因，平均每天排泄约2mg；当机体内铁负荷过多时，每日可排出4mg铁。

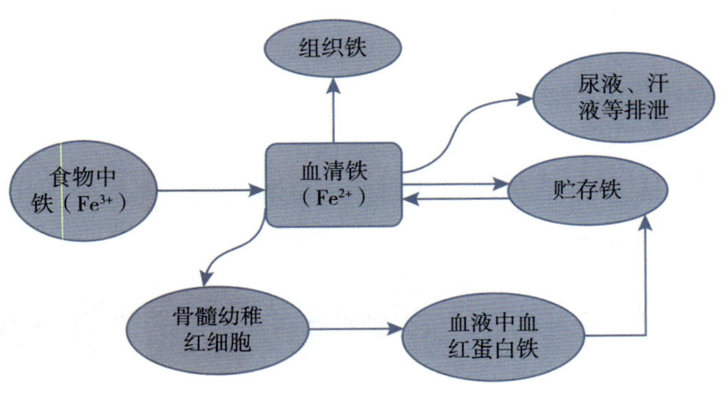

图6-1　铁代谢过程

知识链接

人体对食物中铁的吸收量有较大差异，如瘦肉、肝脏、鱼类中铁的吸收率为10%~20%，而面粉、大米、玉米等食物中铁的吸收率只有1%~3%。大豆中铁含量高，吸收率也较高。

考点提示　铁的来源。铁在人体储存的形式。

二、铁代谢检验

铁代谢检验是指对机体铁代谢的各类指标进行检测，包括血清铁、总铁结合力、转铁蛋白饱和度、血清铁蛋白、转铁蛋白、转铁蛋白受体、红细胞内游离原卟啉等的检测。

（一）血清铁测定

血清铁（serum iron，SI）是指血（清）浆中与转铁蛋白（transferrin，Tf）结合的铁，是测定机体铁含量的指标，多用分光光度法和原子吸收光谱法进行检测。

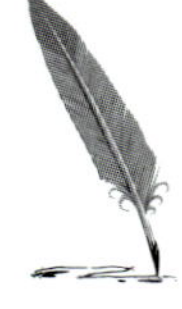

【原理】分光光度法：血清铁（SI）以Fe^{3+}形式与转铁蛋白（Tf）结合存在，降低介质pH及加入还原剂（如羟胺盐酸盐、抗坏血酸等）能将Fe^{3+}还原为Fe^{2+}，可使转铁蛋白对铁离子的亲和力降低而解离，解离出的Fe^{2+}与显色剂（如亚铁嗪或2, 2-联吡啶等）反应，生成有色络合物，同时作标准对照，计算出血清铁的含量。

【操作】

1. 采集血液3ml，以3000r/min离心10分钟，尽快分离血清。

2. 取试管3支标明测定、标准和空白管，分别加入血清、铁标准应用液和去离子水各0.45ml，在上述各管中加入甘氨酸/盐酸缓冲液1.20ml，混匀。

3. 在562nm波长，5mm光径比色杯，以空白管调零，比色读取测定管吸光度（称血清空白）。

4. 各管加入亚铁嗪显色液0.05ml，充分混匀，置室温15分钟，或37℃ 10分钟，再次读取各管的吸光度。

5. 结果计算：

血清铁（μmol/L）=（测定管吸光度/标准管吸光度）×17.91

【参考区间】成年男性11.6～31.3μmol/L，女性9.0～30.4μmol/L。

【注意事项】

1. 血清铁有明显的昼夜波动，上午最高，逐渐降低，午夜则更低，其波动范围可达20%～30%。因此监测血清铁，尤其是观察疗效时，应注意固定时间采集标本。

2. 血清本身的色度可干扰检测，检测时应做空白对照；溶血标本、严重脂血标本以及使用肝素钠抗凝血浆的标本会影响测定结果。

3. 所用的玻璃器材必须用10%（V/V）盐酸浸泡24小时，取出后再用去离子冲洗后方可应用，并避免与铁器接触，以防止污染。

【临床意义】

1. 血清铁降低　常见于缺铁性贫血、长期慢性失血、恶性肿瘤和感染等。其中长期慢性失血是占缺铁最常见的原因，如消化道失血、月经量过多、钩虫病、痔疮出血等。

2. 血清铁增高　常见于红细胞破坏增多时，如溶血性贫血；红细胞的再生或成熟障碍，如再生障碍性贫血；铁利用障碍如铁粒幼细胞贫血；肝脏疾病、反复输血等。

【应用评价】血清铁是一项能直接反映体内运输铁含量的指标，但测得的值只能代表采血当时的血浆铁含量，不能代表机体储存铁的情况。且血清铁检测易受各种因素影响，如炎症和感染时，单核-巨噬细胞系统释放至转铁蛋白的过程受阻，故血清铁降低。另外，标本溶血、EDTA抗凝等均可影响血清铁检测的结果。因此，血清铁检测并不能准确反映机体储存铁，临床常联合其他铁代谢指标检测。

（二）总铁结合力及转铁蛋白饱和度测定

总铁结合力（total iron binding capacity，TIBC）是指血清中转铁蛋白（Tf）全部与铁结合后的总量，可间接反映血浆转铁蛋白的水平。通常情况下，仅约有1/3的转铁蛋白（Tf）与铁结合。常用分光光度法和原子吸收光谱法进行检测。

【原理】在血清中加入已知过量的铁标准液，使血清中全部的Tf与铁结合达到饱和状态，再用吸附剂（轻质碳酸镁）除去多余的铁。再测定被吸附后铁的含量，其结果为血清总铁结合力（total iron binding capacity，TIBC）。用TIBC减去直接测得的SI，即为未饱和

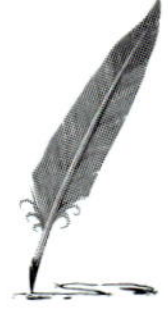

铁结合力（unsaturated iron binding capacity，UIBC）。SI与TIBC的百分比为转铁蛋白饱和度（transferrin saturation，TS）。

【操作】

1. 于具有塞子的试管中加入血清0.45ml、TIBC铁标准液（1000μg/dl）0.25ml和去离子水0.2ml，混匀。

2. 放置室温10分钟后，加碳酸镁粉末20mg，振摇数次，再放置10分钟，其间再振摇数次，2500r/min离心10分钟。

3. 取3支试管，标明测定、标准与空白管，分别加入上述离心上清液、铁标准液（200μg/dl）和去离子水各0.45ml，向各管加入甘氨酸/盐酸缓冲液1.20ml，混匀。

4. 在562nm波长，5mm光径比色杯，以空白管调零，比色读取测定管吸光度（称血清空白）。

5. 向上述各管加入亚铁嗪显色液0.05ml，充分混匀，置室温15分钟或37℃ 10分钟，以空白管调零，再次读取各管的吸光度。

6. 结果计算。

$$\text{血清总铁结合力}\left(\frac{\mu\text{mol}}{\text{L}}\right)=\frac{\text{测定管吸光度}-(\text{血清空白管吸光度}\times 0.97)}{\text{标准管吸光度}}\times 71.6$$

【参考区间】

1. TIBC 男性50~77μmol/L，女性54~77μmol/L。

2. UIBC 25.1~51.9μmol/L。

3. 铁饱和度 20%~55%（分光光度法）。

【注意事项】

1. 血清铁测定注意事项适于总铁结合力测定。

2. 测定TIBC的常用方法多采用碳酸镁、氧化铝等吸附剂吸附多余的未结合的铁，经离心去除吸附剂再显色测定。这些方法标本用量大，前处理操作烦琐，影响结果的因素较多，随机误差较大。

3. 在生化分析仪上采用Ferene法直接测定SI、UIBC计算总铁结合力，避免了前处理过程中人为的影响因素。

【临床意义】

1. 增高 ①总铁结合力增高多见于缺铁性贫血、红细胞增多症、妊娠后期等铁摄入不足或铁需求量增加，但转铁蛋白合成增加的疾病；②转铁蛋白饱和度增高见于铁利用障碍和铁负荷过重。

2. 降低或正常 ①总铁结合力降低见于肝脏疾病、恶性肿瘤、溶血性贫血、再生障碍性贫血、慢性感染、肾病综合征、血色病和先天性转铁蛋白缺乏症等。转铁蛋白饱和度减少常见于缺铁性贫血及慢性炎症等。

【应用评价】总铁结合力结果稳定，能反映机体转铁蛋白水平，但敏感性低于血清铁蛋白。转铁蛋白饱和度（transferrin saturation，TS）是血清铁占总铁结合力的比值，它比血清铁和总铁结合力能更敏感地反映机体缺铁作为缺铁性红细胞生成的指标之一。可综合分析血清铁、总铁结合力及转铁蛋白饱和度三项参数，对鉴别缺铁性贫血、继发性贫血和其他增生性贫血具有重要价值（表6-2）。

表6-2 血清铁、总铁结合力转铁蛋白饱和度联合分析常见意义

临床疾病	血清铁	总铁结合力	转铁蛋白饱和度
缺铁性贫血	↓	↑	↓
溶血性贫血	↑	↓或N	↑
肾病综合征	↓	↓	↑
慢性感染	↓	↓	↓

考点提示 血清总铁结合力、转铁蛋白饱和度、血清铁测定的临床意义及鉴别贫血的意义。

（三）血清铁蛋白测定

血清铁蛋白（serum ferritin，SF）是人体内一种含铁丰富的蛋白，主要分布于肝、脾、骨髓等组织细胞中。是诊断缺铁性贫血、铁负荷过度等疾病的有效指标。血清铁蛋白测定可采用固相免疫放射免疫分析法、酶联免疫吸附法、化学发光法等。以化学发光法为例介绍。

【原理】将标本、生物素化的抗铁蛋白单克隆抗体和钌（Ru）标记的抗铁蛋白单克隆抗体混匀，形成夹心复合物；加入链霉亲和素包被的磁性微粒，使所形成的复合物通过生物素与链霉亲和素间的反应结合到微粒上；微粒通过磁铁吸附到电极上，未结合的物质被清洗液洗去；电极加电压后触发三丙胺-三联吡啶钌反应系统，产生化学发光，通过光电倍增管进行测定。

【参考区间】男性（年龄20~60岁）：30~400μg/L；女性（年龄17~60岁）：13~150μg/L。

【注意事项】

1. 接受过小鼠单抗治疗或体内诊治的患者可能会出现假阳性反应。

2. 标本不能使用叠氮钠防腐。标本放置时间过长或处理不当、标本灭活或有沉淀时、试剂超过使用期限或仪器性能下降等可对检测造成影响。

【临床意义】血清铁蛋白（SF）含量能准确反映体内贮铁情况，与骨髓铁染色结果有良好的相关性。

1. 降低 血清铁蛋白减少常见于贮存铁减少，是早期诊断缺铁性贫血的重要指标之一，缺铁性贫血时SF<14μg/L（女性<10μg/L）。降低亦可见于失血、慢性贫血等。

2. 增高 血清铁蛋白增高常见于原发性血色病、输血引起的体内贮存铁增高；也见于急性感染、恶性肿瘤、肝脏疾病等铁蛋白合成和释放增加的疾病，主要是与肿瘤细胞的合成和释放增加有关。

【应用评价】血清铁蛋白含量稳定，在排除肝脏疾病、感染恶性肿瘤等情况后，是判断体内贮存铁最可靠、敏感的指标。血清铁蛋白与骨髓铁染色有良好相关性，比细胞外铁更准确，是诊断缺铁性贫血的敏感方法和重要依据之一。血清铁蛋白检测方法较多，有固相免疫放射免疫分析法、酶联免疫吸附法、化学发光法等。其中化学发光法灵敏度高，特异性强，目前广泛应用于临床。

（四）血清转铁蛋白测定

血清转铁蛋白（serum transferrin，sTf）是体内一种能结合Fe^{3+}的糖蛋白，是最主要的

铁转运蛋白，主要由肝细胞合成，正常情况下约有1/3的转铁蛋白与血清铁结合，转运至需铁组织再将铁释放，其自身不变，可再与铁结合。目前血清铁蛋白多用免疫散射比浊法、酶免疫法和放射免疫法检测。以免疫散射比浊法为例介绍。

【原理】利用抗人转铁蛋白血清与待检测的转铁蛋白结合形成抗原–抗体复合物，其光吸收和散射浊度增加，与标准曲线比较，可计算出转铁蛋白含量。

【参考区间】28.6～51.9μmol/L。

【注意事项】

1. 妊娠及口服避孕药或雌激素注射可使Tf升高。

2. 标本放置时间过长或处理不当、脂血、标本有沉淀、使用灭活过的标本、试剂超过使用期限或仪器性能下降时可对检测造成影响。

【临床意义】

1. 增高 常见于缺铁性贫血和妊娠，也可见于口服避孕药。

2. 降低 常见于肾病综合征、肝硬化、恶性肿瘤、炎症、遗传性转铁蛋白缺乏症等。

【应用评价】血清转铁蛋白是一种急性时相反应蛋白，在急性反应时降低。肝脏合成转铁蛋白的速度与体内贮存铁成反比。当铁贮存减少时，转铁蛋白增加。同时，肝细胞损伤时，转铁蛋白合成降低，故转铁蛋白也可作为肝细胞损伤的指标。此外，目前还有尿微量转铁蛋白测定可反映肾小球滤过膜损伤，是肾小球早期诊断指标。

（五）血清转铁蛋白受体测定

血清转铁蛋白受体（serum transferrin receptor，sTfR）是细胞膜受体的一个可溶性片段，人体中80%转铁蛋白受体是固定在幼红细胞膜上，血清转铁蛋白受体是幼红细胞成熟过程中脱落游离而来，在细胞铁摄取的调节中发挥关键作用。目前血清转铁蛋白受体测定可采用酶联免疫法、放射免疫法、胶乳增强的免疫比浊法等。以酶联免疫吸附法为例介绍。

【原理】血清中转铁蛋白受体与包被在固相载体的血清转铁蛋白受体特异多克隆抗体进行反应，再加入酶标记的转铁蛋白受体抗体，使之形成特异性抗体–转铁蛋白受体–酶标抗体复合物，洗去游离的酶标抗体，加入底物和显色剂，其颜色的深浅与转铁蛋白受体的量成正比。

【参考区间】成人：1.3～3.3mg/L。

【注意事项】

1. 新生儿、儿童sTfR高于成年人，随着年龄增长sTfR逐渐下降接近成年人；不同海拔高度的人群，sTfR浓度也不同，生活的海拔越高，sTfR浓度也越高；此外，孕妇随妊娠期的进展，sTfR不断升高，于产后5～10周恢复正常。

2. 标本处理和保存不当时（如溶血、高血脂等），可影响检测结果。

3. 各实验室以不同浓度标准品的吸光度值绘制标准曲线，测定标本中转铁蛋白受体水平。

【临床意义】

1. 升高 常见于缺铁性贫血和溶血性贫血。在缺铁性贫血早期，血清转铁蛋白受体浓度增加，且不受性别、年龄、感染等因素影响。一般采用血清可溶性转铁蛋白受体（sTR）浓度>8mg/L作为缺铁性红细胞生成的诊断指标。对缺铁性贫血和慢性炎症的小细胞性贫血有鉴别价值。

2. 降低 常见于再生障碍性贫血、慢性病贫血、肾衰竭等。

【应用评价】sTfR是近年发现鉴定人体缺铁的一项特异、可靠的参数，用于反映缺铁性红细胞的生成，与SF呈负相关。转铁蛋白受体除了可用于贫血鉴别诊断外，还可用于临床观察骨髓增生状况和治疗反应。如肿瘤化疗后骨髓受抑制和恢复情况，骨髓移植后的骨髓重建情况，以及用红细胞生成素治疗各类贫血的疗效观察和剂量调整等。

（六）红细胞内游离原卟啉测定

血红蛋白由亚铁血红素和珠蛋白组成，原卟啉是构成亚铁血红素的主要成分。红细胞游离原卟啉（free erythrocyte protoporphyrin，FEP）测定有助于缺铁性贫血的早期诊断。

【原理】用加酸的醋酸乙酯或无水乙醇破坏红细胞并提取红细胞内游离原卟啉（free erythrocyte protoporphyrin，FEP）。原卟啉在紫外线照射下会发荧光，可用荧光比色法加以测定。

【操作】

1. 酸化无水乙醇 无水乙醇94ml，加入2.5mmol/LHCl至100ml。

2. 标准原卟啉原液（5mg/L） 精确称取原卟啉粉剂5mg，加少量酸化无水乙醇溶解后至1000ml，盛于棕色瓶中，外用黑纸包裹，贮存于4℃冰箱中，可用一个月。

3. 标准原卟啉工作液（50μg/L） 上述贮存原液以酸化无水乙醇稀释100倍，临用前新鲜配制。

4. 按表6-3进行操作。

表6-3 红细胞内游离原卟啉测定

	空白管	标准管	测定管
肝素抗凝全血（ml）	—	—	0.05
标准原卟啉工作液（ml）	—	0.05	—
生理盐水（ml）	0.05	—	—
酸化无水乙醇（ml）	3.50	3.50	3.50

5. 置旋涡式振荡器上振荡2~3分钟，以3000r/min离心6分钟，将上清液倒入荧光比色杯中，于荧光光度计上进行荧光度测定（激发滤片400nm，发射滤片600nm）。以空白管校零点，标准管校荧光强度并调至100，读取测定管的荧光强度读数（Fu）。另用肝素抗凝全血测血细胞比容（PCV）。

【结果计算】FEP（μg /L；RBC）$=35\times\frac{Fu}{PCV}$

【参考区间】成人：（398.4 ± 131.7）μg/LRBC。

【临床意义】

1. 升高 当铁缺乏或铁利用障碍时亚铁血红素的合成受阻，使红细胞内游离的原卟啉增多。铁粒幼细胞贫血、铅中毒、MDS等病时FEP亦增高。

2. 降低 营养性巨幼细胞贫血及红白血病时游离原卟啉降低。

【注意事项】

1. 原卟啉在强光下易破坏，取得标本后尽快检测，如血液标本收集后不能立即测定，应保存在暗处或冰箱（4℃）中，但不得超过24小时。操作过程应在避光条件下进行。

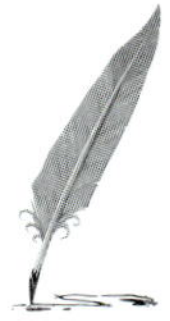

2. 荧光强度在2小时内基本稳定，随着时间的延长而逐渐衰退。

【应用评价】各实验室宜验证参考区间，国内有些单位采用血液荧光测定仪测定血液中红细胞内锌原卟啉含量（zine protoporphyrin，ZPP），协助慢性铅中毒或缺铁性贫血的诊断。这是用于普查的筛检方法，测定时应严格按照使用说明书操作。一般用ZPP>3.5μg/gHb作为缺铁性贫血诊断指标之一。

知识链接

锌原卟啉是铅干扰血红素合成在红细胞中积聚的一种代谢物。铅接触者由于亚铁络合酶受抑制，使原卟啉代谢的最后产物原卟啉不能与二价铁等合成血红素，而与二价锌结合成锌原卟啉聚积在红细胞中。

考点提示 血清铁蛋白测定、总铁结合力、转铁蛋白饱和度、血清转铁蛋白、血清铁测定临床意义。

第二节　缺铁性贫血

缺铁性贫血（iron deficiency anemia，IDA）是各种原因引起机体对铁的需求和供给失衡，导致体内储存铁消耗殆尽，使合成血红蛋白的铁不足而引起的贫血。缺铁性贫血是世界范围内的常见病，是临床上常见的一种贫血，其好发人群为育龄期妇女、婴幼儿和儿童。本病发生没有明显的季节性。

一、概述

铁缺乏的主要原因包括摄入不足、吸收不良、丢失过多。

（1）铁摄入不足　铁摄入不足常见于：①需求量增加：常见于婴幼儿、青春期、妊娠期和哺乳期妇女；②膳食中铁不足：常见于偏食、营养不良。

（2）铁的吸收不良　如胃酸缺乏、胃大部切除、萎缩性胃炎等胃肠道疾病及化学药物的影响。

（3）铁丢失过多　①月经过多；②各类出血性疾病：如消化道出血等。

在以上原因中，铁摄入不足是婴幼儿和妊娠妇女铁缺乏最常见原因，慢性失血是成人缺铁最常见的原因。

缺铁性贫血的临床表现有贫血的常见症状，如面色苍白、乏力、头晕、头痛、心悸、气短、眼花、耳鸣、食欲减退和腹胀等；还可出现缺铁的特殊表现，如口角炎、舌炎，皮肤干燥、黏膜苍白，头发易折与脱落，指甲扁平、无光泽，重者呈反甲等体征，儿童表现为生长发育迟缓、注意力不集中、烦躁、易怒、异食癖等；缺铁原发病的表现主要有消化性溃疡、肿瘤所致的腹部不适等症状。另有部分患者的免疫功能受到影响，常导致免疫功能障碍和免疫调节紊乱。

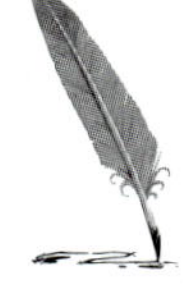

根据病情的发展，缺铁可分为储存铁缺乏（iron depletion，ID）、缺铁性红细胞生成（iron depletion erythropoiesis，IDE）和缺铁性贫血（IDA）三个阶段。

二、实验室检查

扫码“看一看”

（一）血象

轻度贫血红细胞数量可在正常参考区间，血红蛋白含量可降低，红细胞形态改变不明显，可出现大小不均、红细胞分布宽度（RDW）增加。典型的缺铁性贫血呈明显的小细胞低色素性贫血（图6-2），MCV<80fL、MCH<26pg、MCHC<310g/L。血涂片中红细胞大小不等，以小细胞为主，其中心淡染区扩大，甚至呈环形，染色变浅（图6-3）。可出现异形红细胞，如椭圆形红细胞、靶形红细胞。网织红细胞正常或轻度增加，白细胞和血小板数量一般正常，慢性失血血小板可增多，寄生虫感染引起的缺铁性贫血，嗜酸性粒细胞可增多（表6-4）。

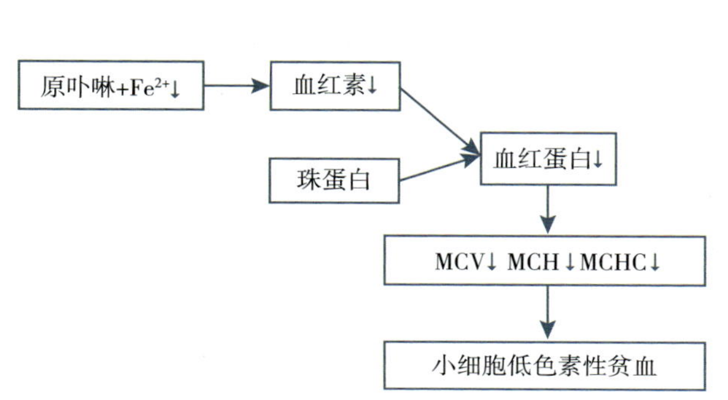

图6-2　缺铁对红细胞的影响

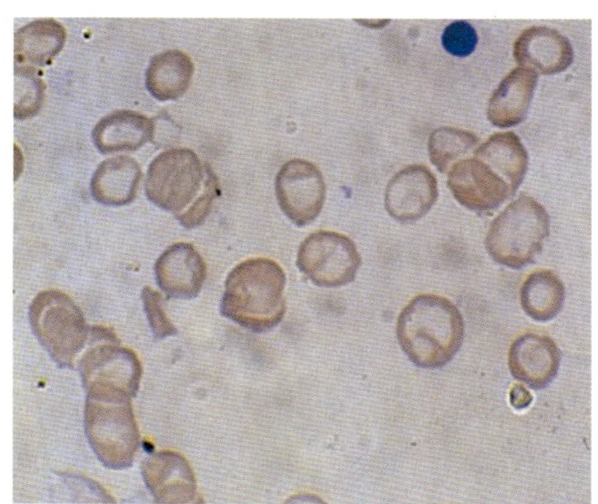

图6-3　缺铁性贫血外周血象

表6-4　缺铁性贫血外周血改变

血象改变		形态改变
WBC	可正常	
RBC	RBC↓ Hb↓↓ MCV↓ MCH↓ MCHC↓ RDW↑	小细胞低色素性贫血特征，红细胞大小不等，以小细胞为主，其中心淡染区扩大，甚至呈环形，染色变浅
PLT	可正常	

（二）骨髓象

骨髓有核细胞增生活跃或明显活跃（图6-4），红细胞系增生为主，以中、晚幼红细胞居多，粒红比值降低。各阶段幼红细胞体积偏小，胞质少且着色偏蓝，边缘不整齐，呈破布状或锯齿状，此为血红蛋白合成不足的表现。细胞核小而致密、深染，结构不清，出现核质发育不平衡，表现为“老核幼质”（图6-5a、图6-5b）。成熟红细胞的形态与外周血一致。粒细胞系比值相对减少，各阶段比例及细胞形态大致正常，因寄生虫感染引起的缺铁性贫血，可见各阶段嗜酸性粒细胞增多。淋巴细胞、单核细胞和巨核细胞正常。

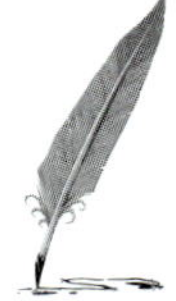

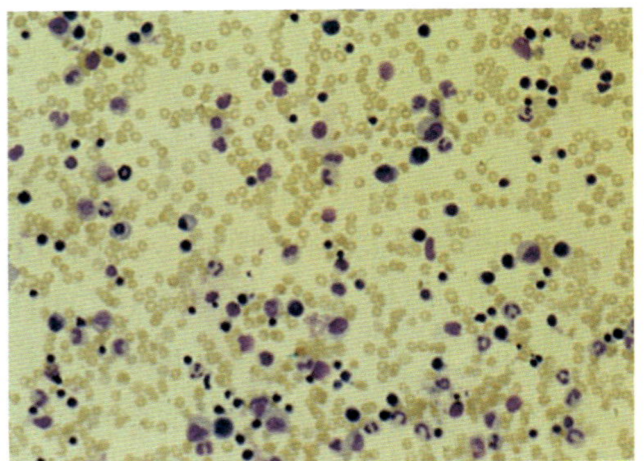

图6-4 骨髓增生明显活跃（×400）

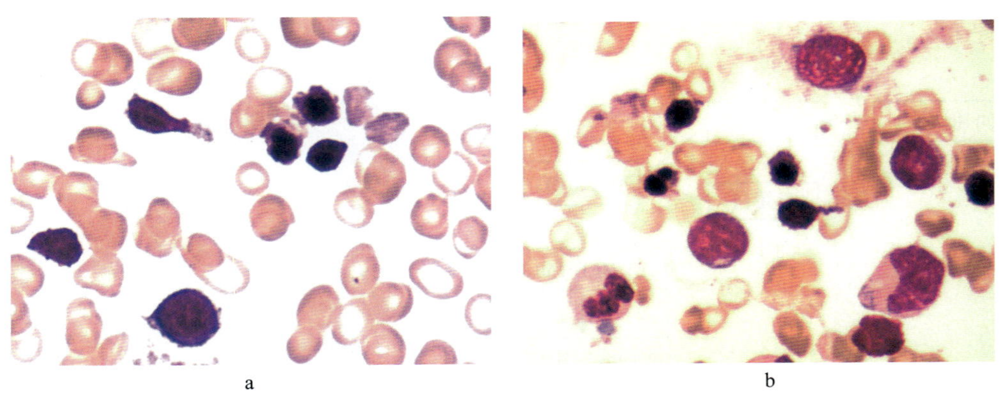

a b

图6-5 缺铁性贫血骨髓象

（三）铁代谢检查

骨髓涂片铁染色是诊断缺铁性贫血的一种可靠而直接的方法。常表现为细胞外铁消失，铁粒幼细胞明显减少，铁颗粒数量减少，颗粒变小，染色变浅（图6-6，图6-7）。血清铁、血清铁蛋白、转铁蛋白饱和度均明显降低，血清总铁结合力、可溶性转铁蛋白受体和红细胞游离原卟啉均升高。

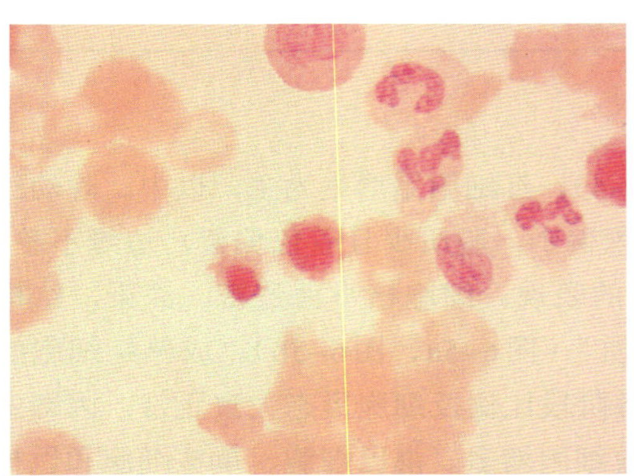

图6-6 IDA骨髓铁染色－内铁

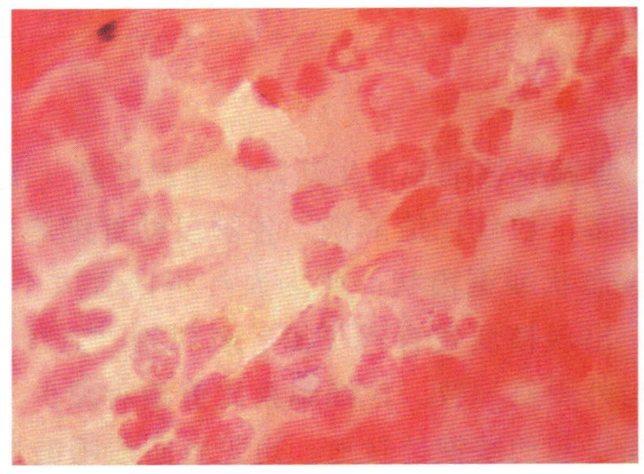

图6-7 IDA缺铁性贫血骨髓铁染色－外铁

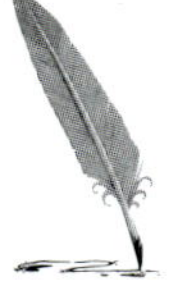

三、诊断与鉴别诊断

（一）诊断（铁缺乏和缺铁性贫血诊治和预防多学科专家共识2018版）

1. 储存铁缺乏的诊断标准符合以下任何一条即可诊断。

（1）血清铁蛋白<12μg/L。

（2）骨髓铁染色显示，骨髓小粒可染铁消失，铁粒幼细胞<15%。

2. 缺铁性红细胞生成诊断标准符合储存铁缺乏的诊断标准，同时有以下任何一条者即可诊断。

（1）转铁蛋白饱和度<0.15。

（2）红细胞游离原卟啉（FEP）>0.9μmol/L（全血），或血液锌原卟啉（ZPP）>0.9μmol/L（全血），或FEP/Hb>4.5μg/gHb。

（3）骨髓铁染色骨髓小粒可染铁消失，铁粒幼红细胞<15%。

3. 缺铁性贫血诊断标准符合第1条和第2~8条中任何两条以上者即可诊断（符合以下第1条和第2~9条中任2条或以上，可诊断IDA）。

（1）小细胞低色素性贫血　男性Hb<120g/L，女性Hb<110g/L，红细胞形态呈低色素性表现。

（2）有明确的缺铁病因和临床表现。

（3）血清铁蛋白<14μg/L。

（4）血清铁<8.95μmol/L，总铁结合力>64.44μmol/L。

（5）转铁蛋白饱和度<0.15。

（6）骨髓铁染色显示骨髓小粒可染铁消失，铁粒幼细胞<15%。

（7）红细胞游离原卟啉（FEP）>0.9μmol/L（全血），血液锌原卟啉（ZPP）>0.9μmol/L（全血），或FEP/Hb>4.5μg/gHb。

（8）血清可溶性转铁蛋白受体（sTfR）浓度>26.5nmol/L（2.25mg/L）。

（9）铁治疗有效。

知识链接

缺铁贫患者常规补铁治疗需要考虑患者血红蛋白水平、口服铁剂的耐受性和影响铁吸收的合并症。治疗性铁剂分为无机铁和有机铁；按应用途径分为口服铁和静脉铁，二者各自有其优缺点。口服铁剂中无机铁以硫酸亚铁为代表，有机铁包括右旋糖酐铁、葡萄糖酸亚铁、山梨醇铁、富马酸亚铁、琥珀酸亚铁和多糖铁复合物等；除以上铁剂外，传统中医中药是我国重要宝藏，治疗效果好，对胃肠道刺激小。

（二）鉴别诊断

缺铁性贫血需要与其他小细胞性贫血相鉴别，如珠蛋白生成障碍性贫血、慢性系统性疾病贫血、铁粒幼细胞贫血等。

1. 珠蛋白生成障碍性贫血（地中海贫血）　常有家族史，血片中可见较多靶形红细胞，血红蛋白电泳中可见胎儿血红蛋白F（HbF）或血红蛋白A_2（HbA_2）增加。血清铁及转铁蛋白饱和度、骨髓可染铁均增多。

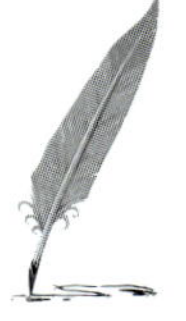

2. 慢性疾病性贫血 多为正细胞正色素性或小细胞正色素性贫血。血清铁降低，但总铁结合力不增加或降低，转铁蛋白饱和度正常或稍增加。血清铁蛋白常增高。骨髓中铁粒幼细胞数量减少，巨噬细胞内铁粒及含铁血黄素颗粒明显增多。

3. 铁粒幼细胞贫血 临床上不多见，好发于老年人，主要是铁利用障碍所致。常为小细胞正色素性贫血。血清铁增高而总铁结合力正常，转铁蛋白饱和度增高，血清铁蛋白增高。骨髓中铁颗粒及铁粒幼细胞明显增多，可见较多环状铁粒幼细胞。

考点提示 缺铁性贫血的病因、临床特征和分期。缺铁性贫血的实验检查及鉴别诊断。

第三节 铁粒幼细胞贫血

一、概述

铁粒幼细胞贫血（sideroblastic anemia，SA）是多种原因造成铁的利用不良而引起的血红蛋白合成不足和无效造血的一类贫血。

铁利用不良、血红蛋白合成障碍和红细胞无效生成是本病发病的主要环节，与血红素合成有关的各种酶和辅酶的缺乏、活性降低和活性受阻为本病的发病机制。任何原因影响这些酶的活性均可导致铁利用不良和血红素合成障碍。由于血红素合成障碍，铁不能与原卟啉螯合，积聚在线粒体内而利用障碍，储存过量，导致红细胞内线粒体形态和功能受损，使红细胞过量破坏，即无效生成。由于线粒体在幼红细胞内围绕核排列，故经铁染色可形成环形铁粒幼红细胞。过量的铁可损坏线粒体或细胞内的微细结构和功能，使红细胞过早破坏。

本病特征为：①高铁血症，大量铁沉积于单核－巨噬细胞和各器官实质细胞内；②铁动力学显示，红细胞无效生成，呈低色素性贫血；③骨髓红系增生，细胞内、外铁明显增加，并伴随大量环形铁粒幼红细胞。

本病分为获得性贫血和遗传性贫血两大类，获得性贫血又分为原发性贫血（原因不明，已归入骨髓增生异常综合征）和继发性贫血。原发性贫血多于50岁以上发病。继发性贫血多见于长时间使用异烟肼、氯霉素、硫唑嘌呤等药物后发病，也可继发于肿瘤及骨髓增殖性疾病。遗传性贫血较少见，主要表现为性联不完全显性遗传，多为青少年、男性及有家族史者。本病主要临床表现为进行性贫血，发病缓慢，常有皮肤苍白，部分患者皮肤呈暗黑色，乏力，活动后有心悸、气促等表现。肝、脾轻度肿大，后期发生含铁血黄素沉积症时，肝、脾肿大显著并可出现心、肾、肝、肺功能不全，少数可发生糖尿病。

二、实验室检查

（一）血象

表现为不同程度的贫血，血片上细胞大小正常或偏大，部分为低色素性或正色素性，呈低色素和正色素两种红细胞并存的“双形性”是本病的特征之一。亦可表现红细胞大小不均、以小细胞低色素为主。可见异形红细胞、碎片红细胞、靶形红细胞或有核红细胞等。嗜碱性点彩红细胞增多（尤其是继发于铅中毒者）。网织红细胞正常或轻度增高。白细胞和

血小板正常或减少。

（二）骨髓象

骨髓增生活跃，红细胞系增生明显活跃，以中幼红细胞为主，幼红细胞形态异常，可伴巨幼样改变，出现双核、核固缩，胞质呈泡沫状伴空泡形成。粒系相对减少，原发性患者可见粒系的病态造血。巨核细胞一般正常。骨髓铁染色显示细胞外铁增加，铁粒幼细胞明显增加，颗粒增大变粗。幼红细胞铁颗粒在6个以上，围绕并靠近核排列成环形（绕核1/3以上），称为环形铁粒幼红细胞（图6-8）。骨髓环形铁粒幼红细胞≥15%以上，为本病特征和重要诊断依据。

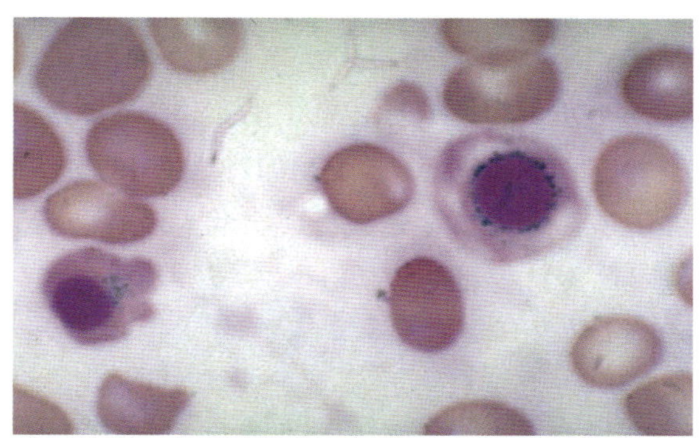

图6-8 环形铁粒幼红细胞

（三）铁代谢检查

铁代谢检查的各项结果与缺铁性贫血明显不同，血清铁、血清铁蛋白均明显增加，转铁蛋白饱和度增加甚至达到饱和，血清总铁结合力正常或降低，红细胞游离原卟啉常增加。

三、诊断与鉴别诊断

（一）诊断

铁粒幼细胞贫血的诊断依据小细胞低色素或呈双相性贫血，骨髓红系明显增生，细胞内铁和细胞外铁明显增加，并伴有大量环形铁粒幼红细胞出现。血清铁、铁蛋白、转铁蛋白饱和度增加，总铁结合力降低。诊断为铁粒幼细胞贫血要结合病史和临床表现区分其类型。

1. 遗传性铁粒幼细胞贫血 男性多见，常伴有家族史，多为不完全X染色体性连锁隐性遗传，一般男性患病，通过女性遗传，极个别为常染色体隐性遗传。患者呈小细胞低色素性贫血，晚期可出现血色病表现。

2. 原发性铁粒幼细胞贫血 为干细胞克隆性疾病，多见于中老年，男女均可发病。除贫血外，实验室检查还可见三系病态造血。现已将此病归入骨髓增生异常综合征（MDS）。

3. 继发性铁粒幼细胞贫血 常有原发病表现，或者有药物或毒物接触史。铁粒幼红细胞大于15%即可诊断。

（二）鉴别诊断

本病需要和其他小细胞低色素性贫血进行鉴别。

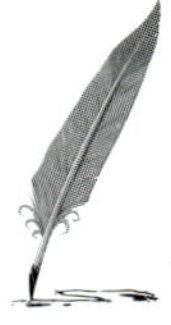

1. 缺铁性贫血 见本章第二节。

2. 珠蛋白生成障碍性贫血 血红蛋白电泳异常，环形铁粒幼红细胞计数和家族调查。

考点提示 铁粒幼细胞性贫血的实验室检查及鉴别诊断。

本章小结

缺铁性贫血（IDA）是因机体铁摄入不足或丢失过多使体内储存铁耗尽而缺乏，导致血红蛋白的合成不足而引起的贫血，是临床上最常见的一种贫血。表现为贫血一般症状和缺铁的特殊表现（如口角炎、舌炎、扁平甲、反甲及异食癖等）。铁缺乏包括储存铁缺乏（ID）、缺铁性红细胞生成（IDE）和缺铁性贫血（IDA）三个阶段。

IDA血象的主要特点为Hb、RBC、MCV、MCH、MCHC均下降，红细胞呈小细胞低色素改变，严重者可出现环形红细胞。骨髓有核细胞增生活跃或明显活跃，粒红比值降低，红系增生并呈“核老质幼”改变，细胞外铁阴性且内铁明显减少或缺如。铁代谢检查：SF、SI、TS下降，TIBC、sTf、sTfR及FEP增加。

缺铁性贫血需要与其他小细胞低色素性贫血进行鉴别诊断，如铁粒幼细胞贫血、珠蛋白生成障碍性贫血、慢性病性贫血等。慢性病性贫血（ACD）是指继发于慢性感染、慢性非感染性炎症、恶性肿瘤等的一组慢性贫血，是继缺铁性贫血后第二大常见的贫血，其血清铁蛋白、红细胞游离原卟啉增多，血清铁、总铁结合力、转铁蛋白受体减少，转铁蛋白饱和度稍低或正常，骨髓外铁增加而细胞内铁减少。

扫码“练一练”

习　题

一、选择题

［**A1/A2型题**］

1. 下列属于小细胞低色素性贫血的是

A. 再生障碍性贫血　　B. 缺铁性贫血
C. 感染性贫血　　D. 巨幼细胞贫血
E. 溶血性贫血

2. 关于缺铁性贫血的铁代谢检查结果，错误的是

A. 血清铁下降　　B. 血清总铁结合力增加
C. 血清转铁蛋白饱和度下降　　D. 红细胞游离原卟啉减少
E. 血清转铁蛋白及可溶性转铁蛋白受体增加

3. 缺铁性贫血患者服用铁剂有效者，以下哪项指标可迅速增高，并常于一周左右达高峰

A. 红细胞数　　B. 网织红细胞数
C. 血红蛋白量　　D. 平均红细胞血红蛋白含量
E. 平均红细胞体积

4. 以下符合缺铁性贫血的实验室检查结果的是

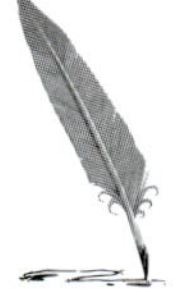

A. 血清铁降低，总铁结合力降低　　B. 血清铁降低，总铁结合力正常
C. 血清铁正常，总铁结合力降低　　D. 血清铁降低，总铁结合力增高
E. 血清铁增高，总铁结合力降低

5. 贫血患者，外周血片示红细胞大小不等，中央淡染区扩大，转铁蛋白饱和度14%，最可能的诊断是
A. 巨幼细胞贫血　　B. 缺铁性贫血
C. 再生障碍性贫血　　D. 铁粒幼细胞贫血
E. 溶血性贫血

6. 下面疾病中外周血一般不出现幼稚粒细胞的是
A. 慢性粒细胞白血病　　B. 红白血病
C. 骨髓纤维化　　D. 缺铁性贫血
E. 骨髓增生异常综合征

7. 转铁蛋白饱和度降低见于
A. 缺铁期　　B. 血色病
C. 缺铁性贫血　　D. 铁粒幼细胞贫血
E. 再生障碍性贫血

8. 缺铁性贫血时骨髓铁染色示
A. 一般正常　　B. 轻度减少
C. 铁消失　　D. 轻度增多
E. 明显增多

9. 体内的铁主要分布在
A. 血红蛋白　　B. 转铁蛋白
C. 肌红蛋白　　D. 铁蛋白及含铁血黄素
E. 其他组织酶中的铁

10. 关于血清铁，错误的是
A. 是指血清中与转铁蛋白结合的铁
B. 是反映机体铁含量的一项指标
C. 是衡量铁贮存量比较准确的指标
D. 肝脏疾病时常升高
E. 再生障碍性贫血时常升高

11. 患者女性，40岁，确诊缺铁性贫血，给予铁剂治疗后Hb恢复正常。为补充体内应有的铁储存量，需继续给予小剂量铁剂，应选择以下哪项指标进行监测
A. 血清铁　　B. 血清铁蛋白
C. 血清总铁结合力　　D. 骨髓内铁粒幼红细胞计数
E. 叶酸

12. 某女性患者，血常规检查特点如下：Hb 85g/L，MCV 75fl，MCH 22pg，MCHC 280g/L，WBC 4.25×10^9/L、PLT 552×10^9/L。首先考虑
A. 缺铁性贫血　　B. 巨幼细胞贫血
C. 原发性血小板增多症　　D. 失血性贫血

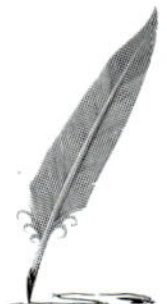

E. 急性溶血性贫血

13. 患者女性，40岁，头昏乏力1年，近2个月加重。实验室检查：Hb56g/L，骨髓外铁（++）。可排除以下哪种疾病

A. 缺铁性贫血
B. 再生障碍性贫血
C. 巨幼细胞贫血
D. 慢性病性贫血
E. 慢性溶血性贫血

14. 患者骨髓检查：增生明显活跃，红系占45%，中晚幼红细胞体积小、边缘不规则，胞质偏蓝且量少，骨髓铁染色外铁（–），内铁阳性率5%。提示以下哪种疾病

A. 巨幼细胞贫血
B. 慢性溶血性贫血
C. 珠蛋白生成障碍性贫血
D. 缺铁性贫血
E. 再生障碍性贫血

二、简答题

1. 如何通过实验室检查鉴别缺铁性贫血、地中海贫血、铁粒幼细胞贫血及慢性病性贫血？

2. 缺铁性贫血的实验室检查主要特征有哪些？

（牟凤林）

第七章

DNA 合成障碍性贫血检验

学习目标

1. **掌握** 巨幼细胞贫血的实验检查及鉴别诊断。
2. **熟悉** 巨幼细胞贫血的病因、临床特征。
3. **了解** 维生素B_{12}、叶酸的代谢。
4. 具有识别巨幼细胞贫血骨髓细胞形态的能力
5. 运用相应测定项目对DNA合成障碍性贫血疾病进行诊断和鉴别诊断。

案例讨论

【案例】

患者，女，28岁，妊娠29周，面色苍白、头晕、气短3个月，严重恶心、呕吐，进食少。查体：重度贫血貌，皮肤黏膜无出血与黄染，浅表淋巴结无肿大，牛肉样舌。实验室检查：RBC 2.1×10^{12}/L，Hb 73g/L，Ret 1.5%，MCV 105 fL，MCH 37pg，MCHC 349 g/L，RDW 19.5%，WBC 4.2×10^{9}/L，N 61%，L 31%，M 3%，E 5%，PLT 167×10^{9}/L，血清叶酸 3.04 nmol/L。

【讨论】

1. 该患者可能患有什么疾病？
2. 该患者骨髓象中红细胞系有何特征性改变？
3. 本例的骨髓象中除红细胞系之外的其他系细胞可能有哪些改变？

第一节 概　述

一、维生素B_{12}和叶酸代谢

（一）维生素B_{12}

维生素B_{12}是一种含钴的水溶性B族维生素，又名钴胺素，耐热而不耐酸碱。血浆中的钴胺主要以甲基钴胺的形式存在。人体的维生素B_{12}主要来源于食物，肝、肾、肉类、禽蛋、乳类和海洋生物等含量丰富，而蔬菜中含量极少。人体肝脏内维生素B_{12}的储存量为

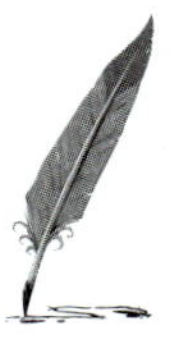

4~5mg，成人每天需求量为2~5μg，可供机体3~5年的需要，故一般情况下很少造成维生素B_{12}的缺乏。但在青春期、妊娠期及患甲状腺功能亢进症等时，维生素B_{12}的需要量会增加。

维生素B_{12}被摄入后，在胃的酸性环境中被分解而释出游离维生素B_{12}，与胃内R蛋白结合，形成维生素B_{12}-R蛋白复合物进入小肠上段。在小肠碱性环境中，该复合物被胰蛋白酶溶解，使维生素B_{12}游离，并与胃壁细胞分泌的内因子（intrinsic factor，IF）结合形成维生素B_{12}-IF复合物，在回肠末端与受体结合，使维生素B_{12}游离而被吸收入血。进入血液后，维生素B_{12}与转钴蛋白（CTCII）结合，转运到其他组织中和储存于肝细胞中。

影响维生素B_{12}吸收和转运的因素如下。

1. 维生素B_{12}肠肝循环 人体每天有5~10μg的维生素B_{12}随胆汁进入肠腔，其中90%的维生素B_{12}被重吸收，故一般由于膳食中维生素B_{12}摄入不足而致巨幼细胞贫血者较为少见。

2. 内因子缺乏 内因子是由胃底壁细胞分泌的一种糖蛋白，耐碱不耐热，维生素B_{12}与内因子结合后方在肠道被吸收，在全胃切除或恶性贫血内因子完全缺乏时，维生素B_{12}的吸收影响较大。主要见于萎缩性胃炎、全胃切除术后和恶性贫血患者。

3. 内因子抗体 内因子抗体Ⅰ型可封闭IF与维生素B_{12}的结合位点，内因子抗体Ⅱ型可封闭IF与肠受体结合位点，从而影响回肠末端吸收，多见于甲状腺功能减退、萎缩性胃炎等患者。

4. 胰腺外分泌不足 在空肠内维生素B_{12}-R蛋白复合体需经胰蛋白酶降解，维生素B_{12}才能释放出来，与内因子相结合。胰腺外分泌不足时胰蛋白酶减少，易导致维生素B_{12}的吸收不良，但由于慢性胰腺炎患者通常会及时补充胰蛋白酶，故在临床上胰腺炎合并维生素B_{12}缺乏的患者并不多见。

5. 小肠内存在异常高浓度的细菌和寄生虫 高浓度的细菌和寄生虫可大量摄取维生素B_{12}，从而影响维生素B_{12}的吸收，引起维生素B_{12}缺乏。

6. 先天性转钴蛋白缺乏 转钴蛋白缺乏可影响维生素B_{12}的血浆转运和细胞内的利用，造成维生素B_{12}缺乏。

每天维生素B_{12}从尿中的排泄量为0~0.25μg，少量由泪液、唾液、乳汁及胆汁排出，但随胆汁排入肠腔的维生素B_{12}约90%被重吸收，因此一般不易产生维生素B_{12}缺乏。

（二）叶酸

叶酸（folic acid）是一种B族维生素，又称蝶酰谷氨酸（pteroylglutamic acid），由蝶酰、对氨基苯甲酸和谷氨酸组成，性质极不稳定，不耐热，易被光和热分解。叶酸广泛存在于绿色蔬菜中，尤其绿叶蔬菜和新鲜水果中含量丰富，如柠檬、香蕉、瓜类、香菇等。成人每日叶酸消耗量约为200μg，人体中叶酸的储存量为5~20mg，可供成人4个月之用。当机体处于生长发育期、妊娠期等特殊时期时，或者在某些病理条件下（如溶血性贫血、白血病、恶性肿瘤），需要量明显增加，为正常情况的3~6倍，若补充不足，容易造成叶酸的缺乏。孕妇妊娠早期缺乏叶酸有可能导致胎儿出生时出现低体重、唇腭裂、心脏缺陷及胎儿神经管发育缺陷等畸形。

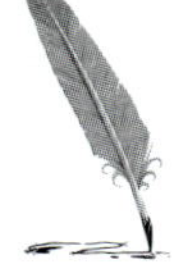

表 7-1　WHO 建议每日叶酸的需要量

人群	需求量（μg）
成人	200
婴儿	60
儿童	100
哺乳期妇女	300
孕妇	400

食物中的叶酸常聚合为多谷氨酸盐，在小肠内被分解为单谷氨铵盐，在肠道被吸收后甲基化为N_5-甲基四氢叶酸，在维生素B_{12}作用下去甲基化，转化为有活性的四氢叶酸进入细胞。四氢叶酸通过ATP合成酶的作用再形成多谷氨酸，在肝脏被还原以甲基四氢叶酸的形式储存。

叶酸及其代谢产物主要由尿中排泄，少量经胆汁和粪便排出，其中胆汁中的叶酸大部分可被空肠重吸收。

（三）维生素B_{12}和叶酸在DNA合成中的作用

叶酸在肠道吸收后，经门静脉进入肝脏，在肝内二氢叶酸还原酶的作用下，转变为具有活性的四氢叶酸，作为载体来转运体内含有一个碳原子的基团，从而帮助嘌呤核苷酸代谢的完成，尤其是胸腺嘧啶核苷酸的合成。维生素B_{12}在体内主要是由甲基钴胺参与代谢过程，在同型半胱氨酸转变为甲硫氨酸（蛋氨酸）的反应中提供甲基，使亚甲基四氢叶酸转变为四氢叶酸。维生素B_{12}和由叶酸转化而来的四氢叶酸均为DNA合成过程中的辅酶，在细胞的DNA合成过程中发挥着不可替代的重要作用（图7-1）。

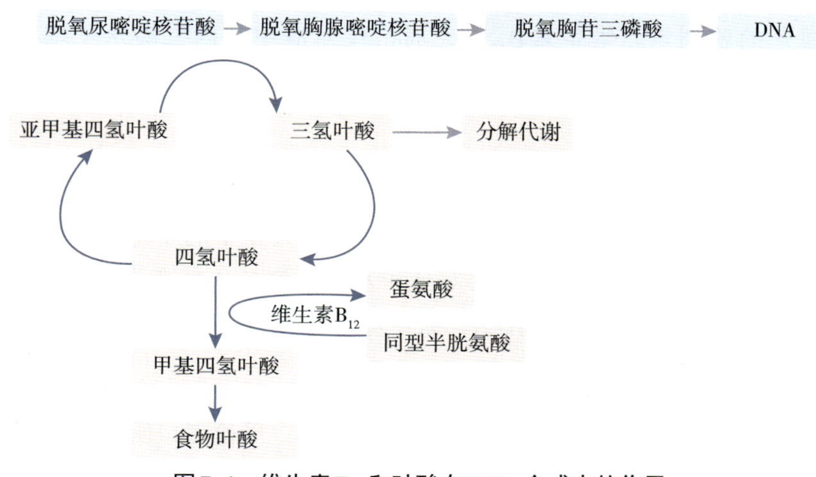

图 7-1　维生素B_{12}和叶酸在DNA合成中的作用

二、有关维生素B_{12}和叶酸代谢检查

（一）血清维生素B_{12}测定

维生素B_{12}测定最常用的方法是化学发光免疫法和放射免疫分析法，目前临床多应用化学发光免疫分析法检测。

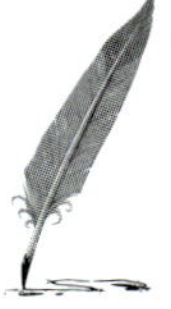

【原理】化学发光免疫法采用竞争结合的原理。血清标本经预处理使维生素B_{12}转化为氰钴胺形式，加入内因子–碱性磷酸酶复合物，包被羊抗鼠IgG的顺磁性颗粒和羊抗内因子抗体，标本中的维生素B_{12}竞争性地与内因子–酶复合物结合，以阻止后者与鼠抗内因子抗体结合而固相化。在磁珠分离区域进行分离和冲洗以去除未与固相结合的游离成分。再将化学发光底物加入反应管中，与反应体系中固相化的内因子标记的碱性磷酸酶进行反应，发出光量子被光电倍增管检测，光量子的强度与标本中的维生素B_{12}含量呈反比。

【参考值】133～675pmol/L。

【注意事项】

1. 不要使用溶血标本。标本在15～30℃条件下不超过8小时。若在8小时内不能完成检测，应将标本放在2～8℃冰箱冷藏保存。如24小时不能完成检测，则应将标本放入–20℃冷冻保存。

2. 在妊娠下维生素B_{12}增高，服用口服避孕药和多种维生素制剂可使维生素B_{12}增高。

【临床意义】

1. 增高 白血病患者血清维生素B_{12}含量明显增高，真性红细胞增多症、某些恶性肿瘤和肝细胞损伤时也可增加。

2. 降低 见于巨幼细胞贫血，血清维生素B_{12}降低对巨幼细胞贫血诊断和病因分析有重要价值，多与叶酸检测联合应用。

【应用评价】化学发光免疫法根据标记物不同，可分为直接化学发光免疫分析、化学发光酶免疫分析和电化学发光分析。化学发光酶免疫分析技术（CLEIA）具有灵敏性高、线性范围宽、分析方法简单快速等优点。

（二）血清高半胱氨酸和甲基丙二酸测定

血清甲基丙二酸及高半胱氨酸测定是诊断维生素B_{12}缺乏的金标准，也是维生素B_{12}缺乏与叶酸缺乏的鉴别点。维生素B_{12}缺乏时，仅血清甲基丙二酸水平增高；在叶酸和维生素B_{12}都缺乏时，血清甲基丙二酸水平和高半胱氨酸水平都可升高（正常值分别为70～270μmol/L，5～16mol/L）。

（三）尿甲基丙二酸测定

尿甲基丙二酸是维生素B_{12}缺乏的可靠指标，正常人尿中的甲基丙二酸的排出量极微少，仅0～3.5mg/24h。维生素B_{12}缺乏，可导致甲基丙二酰CoA转变为琥珀酰CoA受阻，使体内甲基丙二酸量增多并从尿中大量排出，尿甲基丙二酸可超过300mg/24h。

（四）维生素B_{12}吸收试验（Schilling试验）

【原理】该试验主要用于判断维生素B_{12}缺乏的病因。受检者口服0.5μg放射性核素^{57}Co标记的维生素B_{12}，2小时后肌内注射1mg未标记的维生素B_{12}，用于置换体内结合的维生素B_{12}，使标记的维生素B_{12}随尿排出。从口服2小时后，收集24小时尿液，测定尿液中^{57}Co放射性同位素活性。若尿排泄低于正常者，应服用内因子并重复上述实验，一边观察是否纠正吸收不良。

【参考值】吸收正常者尿液排泄的放射性活性为7%以上。

【临床意义】巨幼细胞贫血患者的维生素B_{12}吸收试验<5%，恶性贫血<7%。若补充内因子后，维生素B_{12}吸收恢复正常，则表明维生素B_{12}缺乏是由于内因子缺乏所致，而非肠道

问题。

【应用评价】该试验对维生素B_{12}缺乏的病因进行分析，是检测维生素B_{12}吸收的“金标准”，但此法由于费用高、放射性医疗废物处理等问题，已不再使用，目前尚未找到广泛应用于临床的取代方案。

（五）血清和红细胞叶酸测定

血清和红细胞叶酸测定最常用的方法的是化学发光免疫法和放射免疫分析法，目前临床多应用化学发光免疫分析法检测。

【原理】化学发光法采用竞争结合的原理。血清和血液经预处理后可将叶酸游离出来，添加叶酸结合蛋白、鼠抗叶酸结合蛋白、叶酸－碱性磷酸酶复合物以及包被的羊抗鼠捕获抗体的顺磁性颗粒到反应容器中，在标本中的叶酸与叶酸－碱性磷酸酶复合物竞争在叶酸结合蛋白的结合位点。通过鼠抗叶酸结合蛋白结合到固相上。在反应容器中孵育后，结合到固相上的材料固定在磁场，未结合的物质被洗去。随后添加化学发光底物，并对反应产生的光量子进行测量，其与在叶酸中的浓度成反比。

【参考值】血清叶酸>11.8nmol/L；红细胞叶酸>537nmol/L。

【注意事项】

1. 血清中的叶酸测定应在禁食8小时后采样，避光保存。如不能立即检测，则在2～8℃下冷藏标本。如不能在8小时内完成检测；或进行标本运输时，应在－20℃下进行冷冻保存。由于红细胞中的叶酸水平远高于血清中叶酸水平，因此不能采用溶血标本检测血清叶酸。

2. 检测红细胞叶酸时宜用EDTA和肝素抗凝血，以专用溶血试剂处理后按说明书操作。

【临床意义】叶酸降低有助于诊断由于叶酸缺乏引起的巨幼细胞贫血，体内组织叶酸缺乏但未发生巨幼细胞贫血时，红细胞叶酸测定对判断叶酸缺乏尤其有价值，常见于叶酸吸收障碍，如慢性腹泻、小肠切除等疾病，还见于红细胞过度增生，叶酸利用增加，如溶血性贫血、恶性肿瘤等。

（六）血清抗内因子抗体测定

内因子（IF）是由胃黏膜壁细胞分泌的糖蛋白。维生素B_{12}与其结合后才可被肠道吸收。内因子抗体（intrisic factor antibody，IFA）是针对内因子的一种IgG自身抗体，当患者体内存在内因子抗体时，可引起胃黏膜萎缩、抑制内因子活性和使血中维生素B_{12}浓度下降，导致恶性贫血及神经系统症状。测定内因子抗体对恶性贫血的诊断有一定帮助。目前内因子抗体检测常用放射免疫法和酶联免疫吸附法。

【原理】酶联免疫吸附法：用纯化的人抗内因子抗体包被微孔板，制成固相抗体，在包被单抗的微孔中依次加入抗内因子抗体，再与HRP标记的抗内因子抗体结合，形成抗体－抗原－酶标抗体复合物，经过彻底洗涤后加底物TMB显色。TMB在HRP酶的催化下转化为蓝色，并在酸的作用下转化成最终的黄色。颜色的深浅和样品中的抗内因子抗体呈正相关。用酶标仪在450nm波长下测定吸光度（OD值），通过标准曲线计算样品中人抗内因子抗体浓度。

【注意事项】

1. 如果样品不立即使用，应将其分装后于－70℃保存，避免反复冷冻。尽可能地不要使用溶血或脂血。如果血清中含有大量颗粒，检测前应先离心或过滤。在室温下解冻并确

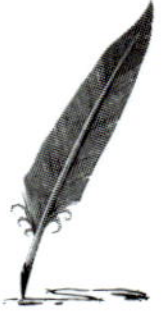

保样品均匀地充分解冻。

2. 封板膜只限一次性使用，以避免交叉污染。

3. 底物应避光保存。

4. 试验结果判定必须以酶标仪读数为准。

【参考值】阴性。

【临床意义】阳性提示存在内因子抗体，可能为恶性贫血。甲状腺功能亢进症、糖尿病、慢性甲状腺炎、缺铁性贫血有时也可呈阳性。

【应用评价】有助于查找维生素B_{12}缺乏的原因，内因子抗体在恶性贫血患者血清中检出率达90%，可作为恶性贫血的筛查方法之一。

第二节　巨幼细胞贫血

一、概述

巨幼细胞贫血（megaloblastic anemia，MgA）是由于叶酸和（或）维生素B_{12}缺乏或其他原因使细胞核DNA合成障碍，导致细胞核质发育不平衡及无效造血所致的一类贫血。该病骨髓内粒细胞系、红细胞系、巨核细胞系三系细胞出现巨幼变，巨幼红细胞易在骨髓内被破坏，出现无效造血。临床上根据病因不同，巨幼细胞贫血可分为营养性巨幼细胞贫血、恶性贫血、其他原因所致的巨幼细胞贫血三类（表7–2），我国较多见因叶酸缺乏引起的营养性贫血，胃黏膜萎缩导致内因子分泌障碍的恶性贫血（pernicious anemia，PA）主要多见于北欧白种人群，国内较少见。

表7–2　巨幼细胞贫血分类

分类	常见原因
叶酸缺乏	
摄入不足	营养不良、酗酒、婴幼儿未添加辅食
需要量增加	妊娠及哺乳期、婴幼儿生长及青少年发育期，甲亢、溶血性疾病、恶性肿瘤等
吸收利用障碍	空肠手术、慢性肠炎、药物干扰、先天性酶缺陷
丢失过多	血液透析
维生素B_{12}缺乏	
摄入不足	营养不良（素食者、肉类食品缺乏）
吸收利用障碍	胃酸缺乏、内因子缺乏、慢性胰腺疾病，寄生虫竞争、小肠细菌过度生长，回肠疾患，先天性钴胺素传递蛋白Ⅱ缺乏
药物抑制DNA合成	抑制嘌呤（甲氨蝶呤，巯基嘌呤）、嘧啶（甲氨蝶呤，6–氮杂尿苷等）、胸腺嘧啶（甲氨蝶呤，氟尿嘧啶等）、DNA合成的药物（羟基脲，阿糖胞苷等）
其他原因	先天性缺陷或其他

巨幼细胞贫血的发病机制主要是细胞DNA合成障碍，叶酸缺乏时，脱氧尿嘧啶核苷酸（dUMP）转变为脱氧胸腺嘧啶核苷酸（dTMP）受阻，从而使DNA合成的必需物质胸腺核

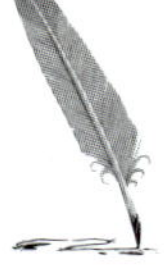

苷三磷酸（dTTP）缺乏，合成的DNA异常，导致细胞核发育停滞，分裂次数减少，细胞体积增大。而胞质合成RNA和血红蛋白不受影响，继续发育成熟，出现核质发育不平衡的“核幼质老”现象。维生素B_{12}缺乏时，影响了四氢叶酸的合成，四氢叶酸可转变为亚甲基四氢叶酸，亚甲基四氢叶酸为dUMP转变为PdTMP过程提供甲基，所以当维生素B_{12}缺乏时，会通过影响四氢叶酸导致dTTP合成障碍。

知识链接

维生素B_{12}参与甲基丙二酰辅酶A转变为琥珀酰辅酶A的生化反应，当维生素B_{12}缺乏时，此反应受阻则导致甲基丙二酰辅酶A堆积，影响神经鞘磷脂形成，造成神经脱髓鞘改变，出现神经系统症状，这是维生素B_{12}缺乏所致巨幼细胞贫血的显著特点。

巨幼细胞贫血一般起病较隐匿，常为慢性进行性贫血，主要表现为一般贫血症状，症状可随病情的加重渐渐出现皮肤黏膜苍白、头晕、疲乏及活动后心悸等症状，还可出现皮肤黏膜黄染等表现。由于维生素B_{12}和叶酸缺乏也影响胃肠道上皮细胞DNA的合成，故临床上常伴有消化道症状，如食欲减退、腹胀、腹泻、舌乳突萎缩、牛肉舌等。

维生素B_{12}缺乏者还可出现外周神经炎及其他神经系统症状，患者可出现感觉异常、手足麻木和皮肤刺痛等周围神经症状，还可出现亚急性脊髓联合变性，表现为体位感觉障碍、运动失调、行走困难、语言障碍及抑郁等。小儿及老年患者常表现为脑神经受损的精神异常，如抑郁、嗜睡和精神错乱。

扫码“看一看”

二、实验室检查

（一）血象

血象检查是此病重要的筛选试验，血涂片细胞形态观察对诊断较为重要（表7-3）。巨幼细胞贫血是典型的大细胞性贫血，MCV升高，RDW升高，血小板正常或减少，可见巨大血小板。血涂片上红细胞形态明显大小不等，以大细胞为主，可见一定数量的巨红细胞。红细胞中心淡染区不明显甚至消失，可见较多异常形态红细胞，如椭圆形红细胞、泪滴形红细胞、嗜多色性红细胞及嗜碱性点彩红细胞，亦可见Howell-Jolly小体及有核红细胞。RBC和Hb的下降不平行，RBC下降更明显。网织红细胞绝对值减少，相对值正常或稍增高。白细胞正常或轻度减少，中性粒细胞体积偏大，核分叶过多。病情较重者可出现巨晚幼粒细胞和巨杆状核粒细胞。

表7-3　巨幼细胞贫血外周血改变

血象改变		形态改变
WBC	↓或正常	血涂片上红细胞形态明显大小不等，以大细胞为主，可见一定数量的巨红细胞。红细胞中心淡染区减小甚至消失，可见较多异常形态红细胞；中性粒细胞体积偏大，核分叶过多
RBC	RBC ↓↓ Hb ↓ MCV ↑ MCH ↑ RDW ↑	
PLT	↓或正常	

（二）骨髓象

骨髓有核细胞增生活跃或明显活跃（图7-2），三系细胞均出现巨幼变，粒红比值下降或倒置。

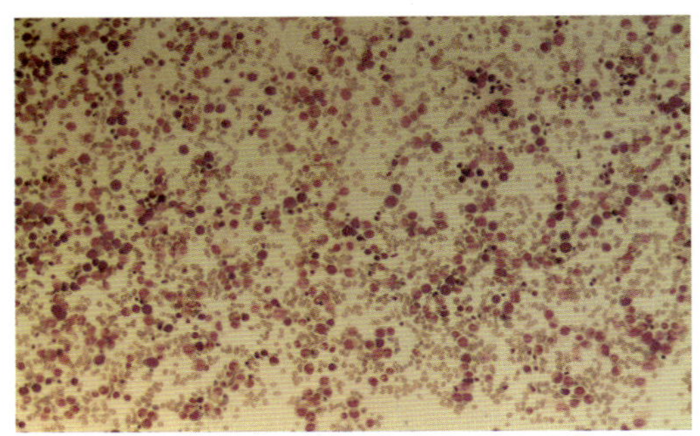

图7-2 巨幼细胞贫血骨髓增生明显活跃（×100）

巨幼变主要特征包括胞体大小、胞核的形态和核质发育不平衡：①胞体比同阶段幼红细胞大，胞质丰富；②细胞核大，染色质比同阶段细胞疏松细致，疏松网状排列或点网状；③核质发育不平衡，出现“核幼质老”现象。其中“核幼质老”现象和细胞核形态是识别细胞巨幼变的重要特征（图7-3）。

红细胞系明显增生，可见各阶段的巨幼红细胞，其比例常大于10%，高者可达30%~50%（图7-4）。正常形态的幼红细胞减少或不见，可见核畸形、碎裂和多核巨幼红细胞，核分裂象和Howell-Jolly小体易见（图7-5、图7-6）。由于发育成熟受阻，原巨幼红细胞和早巨幼红细胞比例增高。

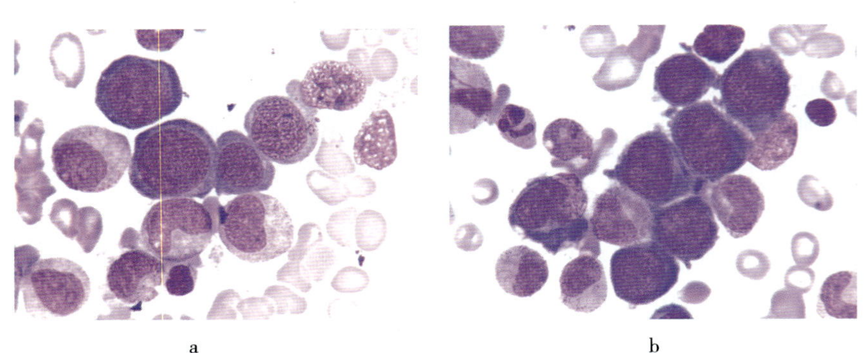

a　　b

图7-3 红系巨幼变

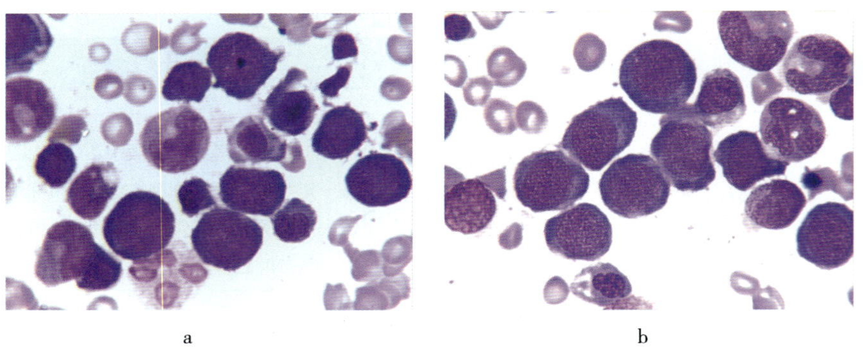

a　　b

图7-4 红系明显增生

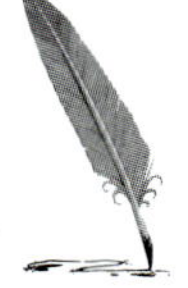

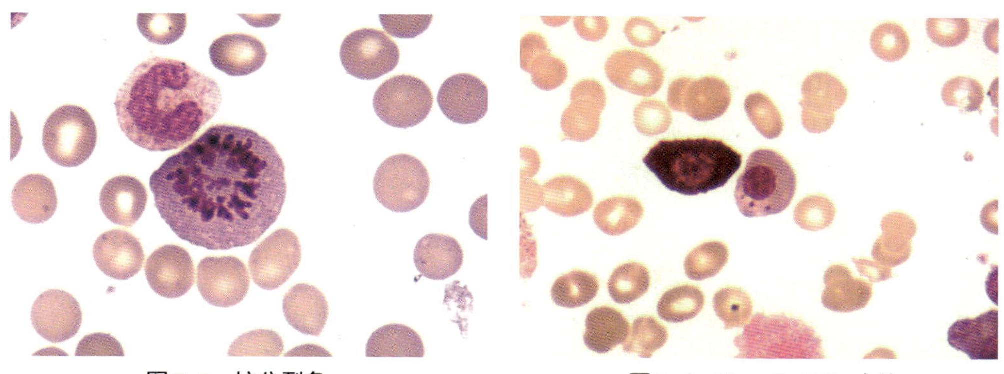

图7-5　核分裂象　　图7-6　Howell-Jolly小体

粒细胞系增生相对减少。中性粒细胞自中幼阶段以后可见巨幼变，以巨晚幼粒和巨杆状核粒细胞多见。可见巨多叶核中性粒细胞，即分叶核细胞分叶过多，各叶大小差别较大，可畸形（图7-7、图7-8）。骨髓细胞学检测对巨幼细胞贫血的诊断起重要作用，尤其是粒系细胞巨幼变对疾病早期诊断有价值。

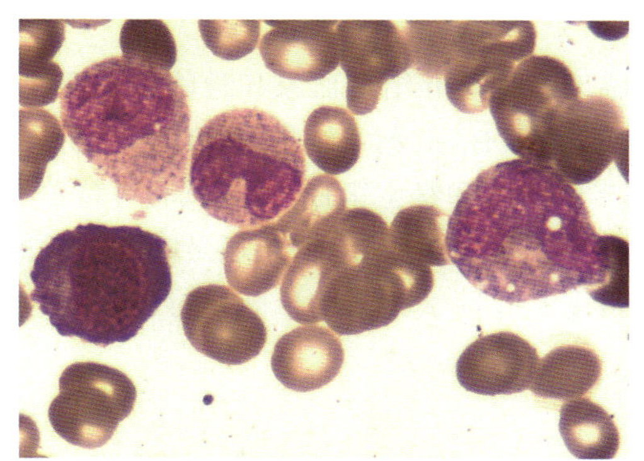

图7-7　粒系巨幼变

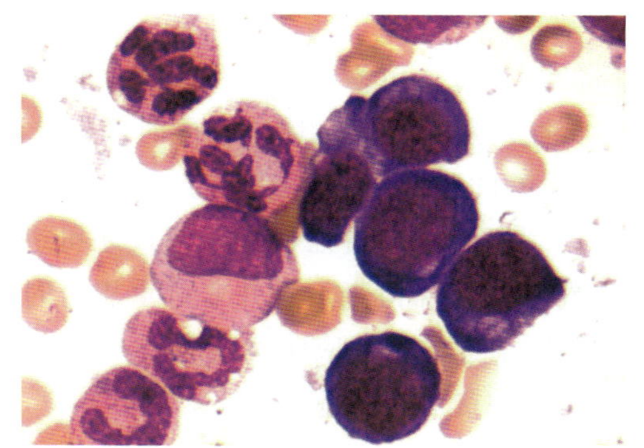

图7-8　粒系分叶过多

（三）细胞化学染色

骨髓铁染色显示：细胞外铁与细胞内铁均增高。PAS染色可见原红细胞、幼红细胞呈阴性，偶见弱阳性。

（四）维生素 B_{12} 和叶酸的检验

1. 血清维生素 B_{12} 和叶酸含量测定　以放射免疫法为参考，血清维生素 B_{12} <75pmol/L、血清叶酸<6.91nmol/L为缺乏，故血清维生素 B_{12} 和叶酸含量的测定可作为初筛试验。

2. 红细胞叶酸含量测定　红细胞叶酸含量较为稳定，不受当时叶酸摄入量的影响，能反映机体叶酸的总体水平及组织叶酸水平，诊断价值更大。红细胞叶酸< 227nmol/L时（放射免疫法），为红细胞叶酸缺乏。

3. 甲基丙二酸测定　缺乏维生素 B_{12} 的患者血清和尿中该物质含量增高。

4. 血清高半胱氨酸测定　在维生素 B_{12} 和叶酸缺乏时血清高半胱氨酸水平升高。

5. 维生素 B_{12} 吸收试验（Schilling试验）　维生素 B_{12} 尿中排出量降低，本试验主要用于对钴胺缺乏的病因诊断，而不是诊断是否存在钴胺缺乏。如内因子缺乏，加入内因子可使结果正常。

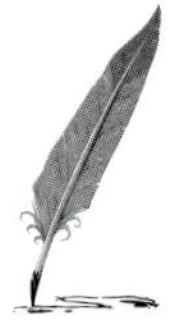

（五）其他检验

巨幼细胞贫血由于无效造血伴溶血，血清间接胆红素可轻度增高，血清铁及转铁蛋白饱和度可增高。恶性贫血患者血清中，内因子阻断抗体的阳性率在50%以上；胃液检查可出现胃液中游离胃酸消失，对组氨酸反应下降。

（六）诊断性治疗试验

无法进行上述试验时，可采用试验性治疗以达到诊断目的。疗法是给患者小剂量叶酸或维生素B_{12} 7~10天，若4~6天后网织红细胞上升，应考虑相应物质的缺乏。巨幼细胞贫血对治疗药物的反应很敏感，用药48小时左右网织红细胞即开始增加，于5~10天达高峰，患者的血象、骨髓象和临床症状会有所改善甚至恢复。据此设计的试验简便易行，准确性较高，对不具备进行叶酸和维生素B_{12}测定的单位，可用以判断叶酸缺乏抑或维生素B_{12}缺乏。

三、诊断与鉴别诊断

（一）诊断

巨幼细胞贫血可根据患者的病史、体征和临床表现，并结合血象和骨髓象的变化加以诊断，诊断一般并无较大困难，同时需对叶酸和维生素B_{12}的测定结果进行综合分析。维生素B_{12}和叶酸的测定以及尿甲基丙二酸、血清高半胱氨酸和维生素B_{12}吸收试验等特殊检查，不仅可以对巨幼细胞贫血进行诊断，还可进一步鉴别是维生素B_{12}缺乏还是叶酸缺乏所致。没有条件进行特殊检查，且并非危重患者时，可用治疗性试验帮助诊断。对已诊断为营养性巨幼细胞贫血的患者应明确其病因。

巨幼细胞贫血诊断标准如下。

1. 临床表现 ①一般具有慢性贫血症状。②消化道症状：食欲不振或消化不良，常见舌红、舌痛及舌乳头萎缩等症状。③神经系统症状：见于维生素B_{12}缺乏患者，恶心、贫血患者本症状更为典型。

2. 实验室检查 ①大细胞性贫血（红细胞平均体积MCV>100fL）；②白细胞和血小板可减少，中性分叶核分叶过多；③骨髓呈巨幼细胞贫血形态改变，巨幼红细胞>10%，粒细胞系和巨核细胞系也出现巨幼变；④血清叶酸<6.91nmol/L，红细胞叶酸<227nmol/L；⑤血清维生素B_{12}<75pmol/L，红细胞叶酸<227nmol/L；⑥血清维生素B_{12}<29.6pmol/L；⑦血清内因子阻断抗体阳性；⑧放射性维生素B_{12}吸收试验，24小时尿中排出量<4%，加内因子之后可恢复正常（>7%）；用放射性核素双标记维生素B_{12}进行吸收试验，24小时维生素B_{12}排出量<10%。

具备上述临床表现的①或②和实验室检查的①、③或②、④者可诊断为叶酸缺乏的巨幼细胞贫血；具备上述临床表现的①、③和实验室检查的①、③或②、⑤者诊断为维生素B_{12}缺乏的巨幼细胞贫血；具备上述临床表现的①、②、③和实验室检查的①、③、⑥、⑦者怀疑有恶性贫血，⑧为恶性贫血确诊试验。

（二）鉴别诊断

下列疾病与巨幼细胞贫血的临床症状相似，甚至在细胞形态学上也具有巨幼变的特点，应与巨幼细胞贫血进行鉴别。

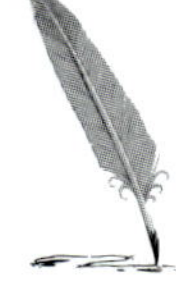

1. 骨髓增生异常综合征（MDS） 是一类造血干细胞克隆性疾病引起的造血功能异常。部分患者可有红细胞系显著增生，并伴有明显的病态造血。粒细胞系和巨核细胞系也有病态造血。骨髓铁染色异常（环形铁粒幼细胞常大于15%）。PAS反应幼红细胞呈阳性。还可以通过染色体检查及骨髓活检鉴别。

2. 再生障碍性贫血 由于部分巨幼细胞贫血患者外周血三系减少，所以需要与其他全血细胞减少性疾病（如再生障碍性贫血）进行鉴别，骨髓象检查有明显的区别。巨幼细胞贫血骨髓内有核细胞增生常明显活跃，分类以红细胞系为主。而再生障碍性贫血骨髓内有核细胞增生减低或重度减低，细胞形态无明显异常，淋巴细胞、浆细胞及网状细胞等非造血细胞相对增多。此外，再生障碍性贫血患者血清叶酸和维生素B_{12}测定无异常。

考点提示 巨幼细胞贫血血象、骨髓象特征。巨幼细胞贫血的诊断。

本章小结

巨幼细胞贫血是由于叶酸、维生素B_{12}缺乏或其他因素影响核苷酸代谢，引起细胞核脱氧核糖核酸代谢障碍，导致的一种大细胞性贫血。外周血血涂片上红细胞形态明显大小不等，以大细胞为主，可见较多异常形态红细胞，白细胞正常或轻度减少，中性粒细胞体积偏大，核分叶过多。骨髓有核细胞增生活跃或明显活跃，三系细胞均出现巨幼变，粒红比值下降或倒置。

巨幼变主要特征包括胞体大小、胞核的形态和核质发育不平衡：①胞体比同阶段幼红细胞大，胞质丰富；②细胞核大，染色质比同阶段细胞疏松细致，疏松网状排列或点网状；③核质发育不平衡，出现“核幼质老”现象。其中“核幼质老”现象和细胞核形态是识别细胞巨幼变的重要特征。

扫码“练一练”

习　题

一、选择题

［A1/A2型题］

1. 维生素B_{12}缺乏症的血象呈

A. 小细胞低色素性　　B. 小细胞高色素性
C. 单纯小细胞性　　D. 大细胞正色素性
E. 正常细胞性

2. 骨髓象中幼红细胞呈现巨幼变的疾病是

A. 溶血性贫血　　B. 缺铁性贫血
C. 再生障碍性贫血　　D. 感染性贫血
E. 巨幼细胞贫血

3. 关于叶酸测定，错误的是

A. 化学发光免疫分析法灵敏性高，特异性好，检测快速，但成本较高

B. ELISA法简便易行、经济，但易受温度、酸碱度变化的影响

C. RIA法测定存在试剂有效期短和辐射污染等问题

D. 血清叶酸水平不受进食的影响

E. 红细胞叶酸下降也见于维生素缺乏

4. 关于维生素B_{12}错误的是

A. 维生素B_{12}缺乏使血细胞RNA合成障碍

B. 巨幼细胞贫血患者的血清维生素B_{12}吸收试验，其尿液放射活性下降

C. 内因子缺乏可导致维生素B_{12}吸收明显减少

D. 白血病、真性红细胞增多症时，血清维生素B_{12}增加

E. 某些恶性肿瘤、肝细胞损伤时，血清维生素B_{12}增加

5. 下列说法与维生素B_{12}和叶酸缺乏无关的改变是

A. 细胞分裂增殖加速　　B. 细胞体积增大

C. 胞核染色质疏松　　D. 胞核增大

E. DNA合成障碍

6. 关于巨幼细胞贫血的神经系统症状等，错误的是

A. 见于维生素B_{12}缺乏者

B. 甲基丙二酰辅酶A大量堆积，造成神经脱髓鞘改变

C. 琥珀酰辅酶A合成增多，损伤神经

D. 如手足对称性麻木、下肢步态不稳和行走困难等

E. 维生素B_{12}缺乏也会使四氢叶酸合成减少

7. 关于巨幼细胞贫血，错误的是

A. 是DNA合成障碍引起的贫血　　B. 胃切除或偏食等易导致本病

C. 是一种营养性贫血　　D. 环形红细胞增多

E. 骨髓中巨核细胞可见分叶过度

8. 营养性巨幼细胞贫血主要是由于缺乏

A. 叶酸、维生素B_{12}　　B. 铁蛋白、转铁蛋白

C. 叶酸、铁蛋白　　D. 维生素B_{12}、转铁蛋白

E. 叶酸、转铁蛋白

9. 下列哪项是造血不需要的物质

A. 铁　　B. 维生素B_{12}

C. 锌　　D. 叶酸

E. 以上都不是

10. 大细胞不均一性贫血时MCV和RDW的改变为

A. MCV正常，RDW异常　　B. MCV减低，RDW正常

C. MCV增高，RDW异常　　D. MCV增高，RDW正常

E. MCV减低，RDW异常

11. 患儿，10个月，母乳喂养，贫血外貌，腹泻3个月，红细胞3.2×10^{12}/L，血红蛋白105g/L，血片中见巨杆状粒细胞和粒细胞分叶过多，可能是何种贫血

A. 巨幼细胞贫血　　B. 单纯小细胞性贫血

C. 正常细胞性贫血　　D. 小细胞低色素性贫血
E. 恶性贫血

12. 某患者的血常规检查结果如下：Hb 86g/L，MCV 105fl，MCH 28pg，MCHC 330g/L，WBC 2.5×10^9/L，PLT 67×10^9/L；血涂片中白细胞分类正常，可见大红细胞、椭圆形红细胞、Howell-Jolly 小体、晚幼红细胞，中性粒细胞分叶过度，其他无明显异常。首先考虑

A. 溶血性贫血　　B. 再生障碍性贫血
C. 巨幼细胞贫血　　D. 骨髓增生异常综合征
E. 红白血病

二、简答题

巨幼细胞贫血的实验室检查主要特征有哪些？

（牟凤林）

扫码“学一学”

第八章

造血功能障碍性贫血检验

学习目标

1. **掌握** 再生障碍性贫血的定义、病理、临床表现和实验室检查，诊断标准与分型。
2. **熟悉** 纯红再障的特征。
3. **了解** 其他几种造血功能障碍性疾病。
4. 具有正确判断造血功能障碍性贫血血象、骨髓象的能力。
5. 能分析再生障碍性贫血患者检查结果，综合作出诊断意见。

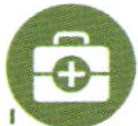
案例讨论

【案例】

患者，男，油漆工人，面色苍白、心悸气短伴下肢反复瘀点两年就诊。查体：浅表淋巴结无肿大，肝、脾未触及。实验室检查：RBC 2.5×10^{12}/L，Hb 72g/L，Ret 0.2%，MCV 88fL，MCH 29pg，MCHC 331g/L，RDW 12.4%，WBC 3.3×10^{9}/L，N 44%，L 48%，E 3%，M 5%，PLT 50×10^{9}/L。

【讨论】

1. 根据以上资料，该患者初步诊断是什么？
2. 如需确诊，还需要哪些资料和实验室检查？

造血功能障碍性贫血是由各种原因引起的造血干细胞增殖、分化障碍和（或）造血微环境发生异常或被破坏，导致外周血全血细胞、两系或一系细胞减少，以贫血为主要表现的一组综合征，主要包括各种类型的再生障碍性贫血、红细胞再生障碍性贫血。

第一节　再生障碍性贫血

一、概述

再生障碍性贫血（aplastic anemia，AA），简称再障，是一种骨髓造血功能衰竭综合征，是由多种原因所致的骨髓造血功能衰竭，引起外周血细胞减少的一组造血干细胞疾病。其特征是造血干细胞和（或）造血微环境功能障碍，红骨髓被脂肪组织替代，导致全血细胞减少。

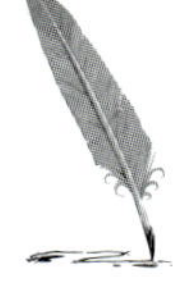

按发病原因再生障碍性贫血可分为先天性再生障碍性贫血和获得性再生障碍性贫血。

1. 先天性再生障碍性贫血　也称为范科尼贫血（Fanconi anemia，FA），是一种进行性骨髓造血功能衰竭伴多种先天性畸形为特征的异质性常染色体隐性遗传性疾病。本病于1927年由Fanconi首先报道，临床上少见，多数于5～10岁发病，男女比例约为1.3 ∶ 10，患者智力低下，发育不良，随年龄增长出现发育停滞现象，多合并显著的多发性先天畸形，发病无种族、地域差别。血象表现为全血细胞、网织红细胞减少，贫血为正细胞或轻微大细胞性，血象中偶见有核红细胞和幼稚粒细胞。骨髓增生减低，但发病初期表现增生活跃。浆细胞和组织嗜碱细胞增多。

知识链接

范科尼贫血综合征是一种目前不为常见的X染色体连锁遗传性疾病，有时也会成为常染色体疾病。患者常伴有先天性身体畸形，较易发展成为肿瘤，最终约20%发展为恶性肿瘤。目前发现多个基因亚型，*FA*基因突变导致DNA损伤修复功能受损，是FA主要的发病机制之一，同时与许多肿瘤的发生发展有着密切的联系。

2. 获得性再生障碍性贫血　获得性再生障碍性贫血又分为无明确病因的原发性再生障碍性贫血和有明确病因的继发性再生障碍性贫血。

目前比较公认的导致继发性再生障碍性贫血的病因包括药物及化学物质、电离辐射、生物感染和其他因素：①药物及化学物质：药物和化学物质是引起再生障碍性贫血最常见的病因，相关性较高且常见的有氯霉素和治疗肿瘤的细胞毒药物，其中，氯霉素引起再生障碍性贫血报道最多，引起再生障碍性贫血的化学物质有苯及其衍生物、杀虫剂和重金属等，以苯和苯类衍生物最为常见。②电离辐射：骨髓是对电离辐射最敏感的组织，X线、γ射线和放射性核素等均可导致骨髓损伤，其损伤程度与剂量成正相关。电离辐射可直接损伤造血干细胞和造血微环境，骨髓细胞对电离损伤的敏感性依次为红细胞系、粒细胞系和巨核细胞系，网状细胞和浆细胞能耐受照射。③生物感染：多种病毒感染与再生障碍性贫血有关，如肝炎病毒、EB病毒、微小病毒和带状疱疹病毒等，其中病毒性肝炎相关性再生障碍性贫血最为常见。④其他因素：内分泌因素包括腺脑垂体功能减退症、妊娠并发再障等，类风湿关节炎、系统性红斑狼疮也与再生障碍性贫血有关。

考点提示　再生障碍性贫血的发生原因和机制。

再生障碍性贫血的发病机制至今仍不完全清楚，目前认为其发病机制包括免疫机制异常、造血干细胞异常和造血微环境缺陷。新近研究显示，遗传背景在再生障碍性贫血的发病及进展中也可能发挥一定作用，如端粒酶基因突变，也有部分病例发现体细胞突变。

1. 免疫机制异常　部分再生障碍性贫血患者骨髓造血衰竭的发生与其细胞免疫和体液免疫调节异常有关，目前认为T淋巴细胞异常活化、功能亢进造成骨髓损伤在原发性获得性再生障碍性贫血的发病机制中占主要地位。

2. 造血干细胞异常　绝大多数再生障碍性贫血患者骨髓细胞体外培养没有或仅有少量造血干/祖细胞集落生长。患者$CD34^+$细胞较正常人显著减少，集落形成能力明显低于正常水平。造血干/祖细胞体外对造血生长因子反应性明显降低。骨髓移植可使部分再生障碍性

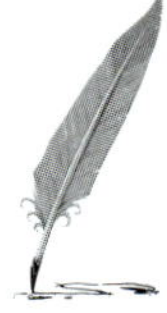

贫血患者造血功能恢复，这说明再生障碍性贫血患者存在造血干细胞异常。

3. 造血微环境缺陷 骨髓微环境对造血的调节主要是基质细胞的作用，分泌胞外基质和释放多种造血生长因子，支持和调节造血细胞的生长和发育。某些致病因素在损伤造血干/祖细胞或诱发异常免疫反应的同时，累及造血微环境中的基质细胞，使其分泌的多种细胞因子出现紊乱，影响造血干细胞的增殖分化。

再生障碍性贫血临床表现为进行性贫血、出血、反复感染和发热等，由全血细胞减少所致。其中出血和感染是患者死亡的重要原因。一般无肝、脾和淋巴结肿大。根据临床表现、病程、血象和骨髓象特征将再生障碍性贫血分为重型再生障碍性贫血（SAA）和非重型再生障碍性贫血（NSAA）两型。

1. 重型再生障碍性贫血 起病急，进展迅速。贫血呈进行性，伴有严重出血和感染，常伴有败血症，病程短，治疗效果较差，大多数患者在1年内死亡。

2. 非重型再生障碍性贫血 起病缓慢，病程较长，多为数年不等，贫血呈慢性过程，常见乏力、头晕、心悸等。出血较轻，常见皮肤出血点或轻微牙龈出血，内脏出血少见。半数患者有发热，以中度发热多见，发热时间短，很少持续1周以上。合并感染者很少，即使发生感染也较轻，易于控制。若治疗得当，可缓解甚至治愈，预后较好，但也有少数患者进展为重型再生障碍性贫血，预后不良。

考点提示 再生障碍性贫血的临床特征。

二、实验室检查

（一）血象

再生障碍性贫血血象以全血细胞减少、网织红细胞绝对值降低为主要特征，三系减少的程度因病情各有不同。

1. 重型再生障碍性贫血 全血细胞重度减少，血红蛋白可降到30g/L左右，为正细胞正色素性贫血。血片红细胞形态基本正常，无嗜多色性红细胞和有核红细胞，网织红细胞<1%，绝对值<15×10^9/L（图8-1）。白细胞降至1.0×10^9/L左右，中性粒细胞<0.5×10^9/L，分类时淋巴细胞相对增多，常多于60%，血小板<20×10^9/L。

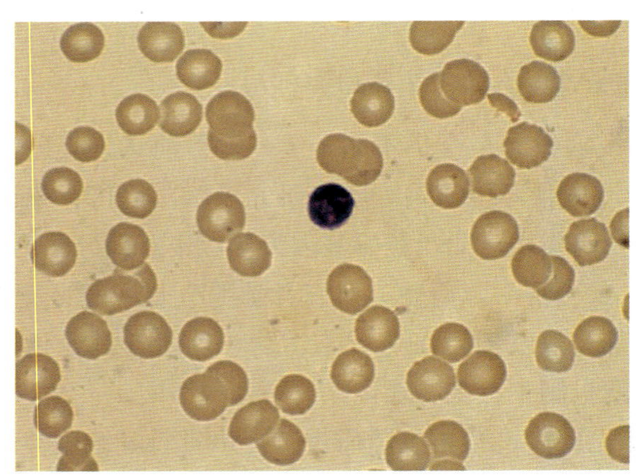

图8-1 再生障碍性贫血血象

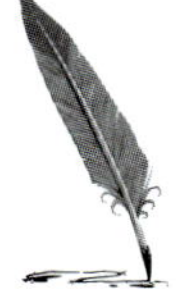

2. 非重型再生障碍性贫血 全血细胞减少较轻，血红蛋白下降速度慢，多在50g/L左

右。红细胞、中性粒细胞、血小板和网织红细胞减低，但各项指标达不到重型再生障碍性贫血的程度。

（二）骨髓象

1. 重型再生障碍性贫血　骨髓涂片可见脂肪滴明显增多，多部位穿刺显示骨髓增生减低或极度减低（图8-2）。粒细胞系、红细胞系和巨核细胞系细胞显著减少，粒细胞多为晚幼粒细胞和成熟粒细胞，红细胞以晚幼红细胞为主，巨核细胞明显减少或缺如。非造血细胞相对增多，淋巴细胞常多于65%。浆细胞、组织嗜碱细胞和网状细胞等增多（图8-3）。

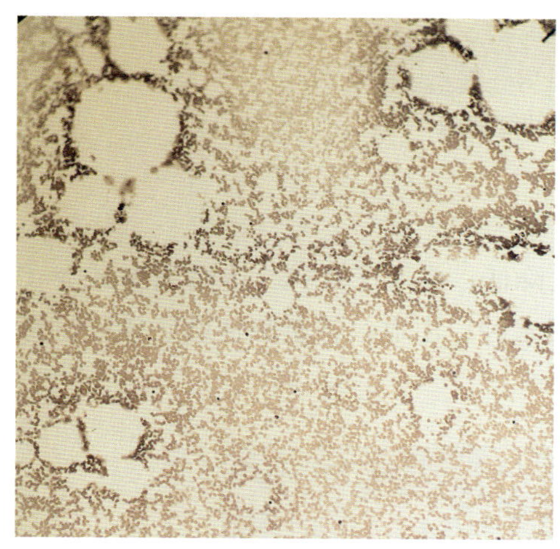

图8-2　骨髓增生极度减低（×100）

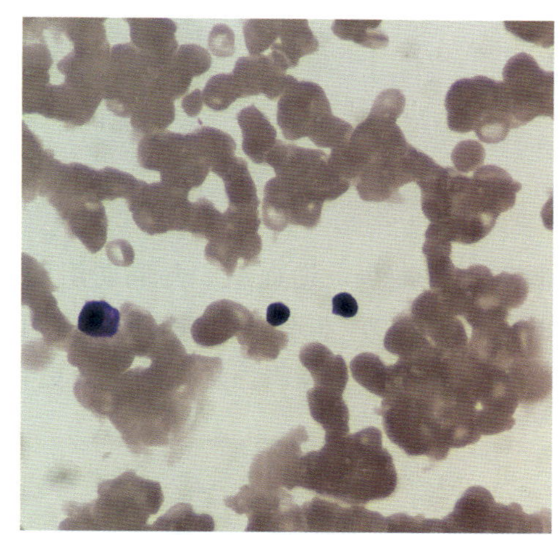

图8-3　再生障碍性贫血骨髓象（非造血细胞增多）

在骨髓小粒中造血细胞被大量脂肪所代替，为空网状结构或一团纵横交错的纤维网，其中造血细胞极少，其间散布着非造血细胞，这是再生障碍性贫血的重要标志（图8-4）。

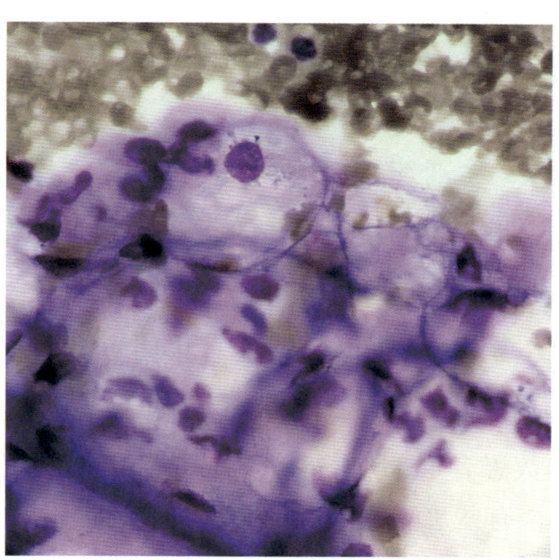

图8-4　再生障碍性贫血骨髓象（骨髓小粒）

2. 非重型再生障碍性贫血　不同的部位骨髓增生程度可不一致，因骨髓受累呈向心性发展，先累及髂骨，后累及脊柱和胸骨，故穿刺部位不同所得结果亦不一致。增生活跃的部位，红细胞系代偿增生，以晚幼红细胞为主，其细胞核高度固缩，染色深而呈“碳核”（图8-5）。偶见细胞核不规则的分叶者，这反映幼红细胞的成熟和脱核障碍。粒细胞系减

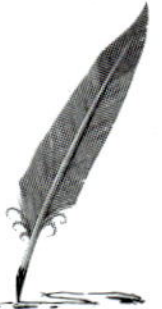

少，主要为晚幼粒细胞和成熟粒细胞。巨核细胞减少，非造血细胞增多。增生减少的部位，骨髓象与急性型相似或较轻。

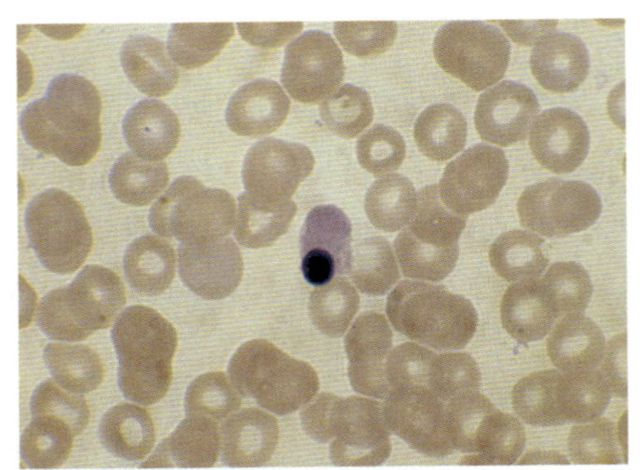

图8-5 碳核样晚幼红细胞

（三）骨髓活检

骨髓增生减少，造血组织与脂肪组织容积比降低，常小于0.34。造血细胞减少（尤其是巨核细胞减少），非造血细胞增加，并可见间质水肿、出血，甚至液性脂肪坏死。骨髓活检比骨髓涂片对再生障碍性贫血的诊断更有价值。

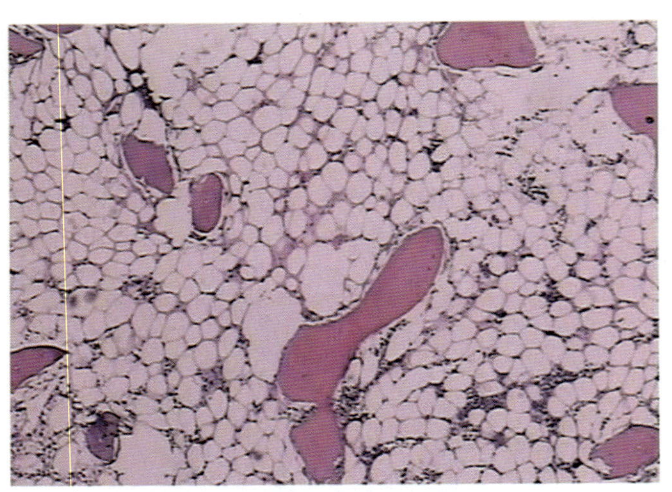

图8-6 再生障碍性贫血骨髓活检（×200）

（四）其他检查

骨髓铁染色显示细胞内、外铁均增多，血清铁增高；中性粒细胞碱性磷酸酶活性增强；造血干细胞培养大多数患者CFU-C、BFU-C减少，将再生障碍性贫血患者的血清与正常人骨髓细胞共同培养，有些患者血清能抑制正常人造血干细胞的生长；流式细胞术检测骨髓$CD34^+$细胞数量降低，T细胞亚群测定多数病例CD8细胞增加，Th1 ∶ Th2细胞比值增高。

考点提示 再生障碍性贫血的实验室检查。

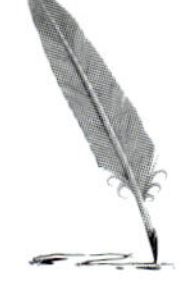

三、诊断与鉴别诊断

（一）诊断标准（再生障碍性贫血诊断与治疗中国专家共识2017版）

1. 血常规检查　全血细胞（包括网织红细胞）减少，淋巴细胞比例增高。至少符合以下三项中两项：Hb<100g/L；PLT<50×10⁹/L；中性粒细胞绝对值（ANC）<1.5×10⁹/L。

2. 骨髓穿刺　多部位（不同平面）骨髓增生减低或重度减低；小粒空虚，非造血细胞（淋巴细胞、网状细胞、浆细胞、肥大细胞等）比例增高；巨核细胞明显减少或缺如；红系、粒系细胞均明显减少。

3. 骨髓活检（髂骨）　全切片增生减低，造血组织减少，脂肪组织和（或）非造血细胞增多，无异常细胞。

4. 除外检查　必须除外先天性、其他获得性和继发性骨髓造血衰竭综合征（BMF）。

根据上述诊断标准为再障后，再根据临床表现、血象、骨髓象等综合分析进一步进行重型AA和非重型AA分型（Camitta标准）。

重型AA诊断标准：

（1）骨髓细胞增生程度<正常的25%，若≥正常的25%但<50%，则残存的造血细胞应<30%。

（2）血常规　需具备下列三项中的两项：ANC<0.5×10^9/L；网织红细胞绝对值<20×10^9/L；PLT<20×10^9/L。

（3）若ANC<0.2×10^9/L为极重型AA。

未达到重型标准的AA即为非重型AA。

表8-1　获得性再生障碍性贫血的临床分型

	重型再障	非重型再障
临床表现	发病急，贫血进行性加重，伴有严重感染、内脏出血	发病慢，贫血、感染，出血相对较轻
血象	需具备下列三项中的两项：（1）ANC<0.5×10^9/L；（2）网织红细胞绝对值<20×10^9/L；PLT<20×10^9/L。（3）若ANC<0.2×10^9/L为极重型AA	Hb下降较慢，以中重度贫血为主，各项指标未达到重型再障程度
骨髓象	（1）多部位增生减低，三系造血细胞明显减少，非造血细胞相对增多；（2）骨髓小粒中非造血细胞和脂肪细胞增加	（1）三系或两系减少，至少一个部位增生不良；（2）骨髓小粒中非造血细胞增加

（二）鉴别诊断

1. 阵发性睡眠性血红蛋白尿（PNH）　部分PNH患者无血红蛋白尿，而表现为全血细胞减少，不易和再生障碍性贫血鉴别。本病溶血试验（Ham试验）、蔗糖溶血试验、尿含铁血黄素试验为阳性，而再生障碍性贫血为阴性。

2. 骨髓增生异常综合征（MDS）　MDS中的难治性贫血（RA）主要为慢性贫血，多有外周全血细胞减少，故与再生障碍性贫血难以区别。但RA血象可呈全血细胞减少，也可是其中任意两项减少。白细胞分类可见幼稚粒细胞、有核红细胞，有巨大红细胞或畸形红细胞和血小板。骨髓增生不减少，粒、红、巨核三系细胞有病态造血现象。上述表现并非MDS特有，但不应见于再生障碍性贫血。

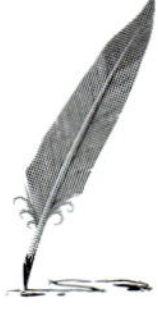

3. 低增生性白血病 一般无淋巴结、肝、脾肿大，外周血全血细胞减少，这与再生障碍性贫血相似，但骨髓原始细胞大于20%，此为与再生障碍性贫血的主要区别。

4. 原发性慢性骨髓纤维化 晚期患者常有血细胞减少，骨髓穿刺出现干抽，常显示增生低下，但本病有明显的肝、脾肿大，外周血中有幼红细胞、幼粒细胞和泪滴状红细胞。

考点提示 再生障碍性贫血与PNH、MDS的鉴别点。

知识链接

再生障碍性贫血（AA）的治疗建议

1. 成分血输注。

2. 其他保护措施：重型AA患者应予保护性隔离，有条件者应入住层流病房；避免出血，防止外伤及剧烈活动；必要的心理护理。需注意饮食卫生，可预防性应用抗真菌药物。

3. 感染的治疗。

4. 祛铁治疗。

第二节 纯红细胞再生障碍性贫血

一、概述

纯红细胞再生障碍性贫血（pure red cell aplasia，PRCA）是以骨髓单纯红细胞系统造血衰竭为特征的一组异质性综合征，以正细胞正色素性贫血、网织红细胞减低和骨髓幼红细胞显著减少或缺如为主要特征。临床上按其病因不同分为先天性PRCA（Diamond– Blackfan aplasia，DBA）和获得性PRCA两类。

1. 先天性PRCA 又称为Diamond–Blackfan贫血（DBA），由核糖体蛋白结构基因突变引起核糖体生物合成异常，为红细胞内源性生成缺陷所致，多在出生后1年内发病，约1/3合并先天畸形，贫血为DBA的主要临床表现，大约35%患儿出生时即表现有贫血。婴幼儿患者一般不伴有外周血白细胞及血小板减少，但随年龄增长，少数患者可呈不同程度的白细胞减少和（或）血小板减少，DBA可出现先天性体格发育畸形。

2. 获得性PRCA 可分为原发性和继发性两种，前者原因尚不清楚，后者又分为一过性和永久性。①一过性：暂时性儿童期幼红细胞减少、溶血性贫血再障危象、B19微小病毒感染。②永久性：由肿瘤（胸腺瘤、恶性淋巴瘤、慢性淋巴细胞白血病）、自身免疫性疾病（系统性红斑狼疮、类风湿关节炎、特发性血小板减少性紫癜）和药物（苯妥英钠、氯霉素、异烟肼等）等引起的PRCA。获得性按病程可分为急性型和慢性型。

获得性PRCA因病因不同，其发病机制也不同，主要有以下几个方面：①免疫介导性PRCA。②药物相关性PRCA：主要药物为氯霉素、异烟肼、硫唑嘌呤、甲基多巴等，它们对BFU–E、CFU–E、CFU–Es有直接毒性作用。③病毒诱发性PRCA：主要为B19微小病毒感染诱发。免疫作用在病因和发病中占主要地位。PRCA的贫血呈逐渐发展的缓慢过程，有

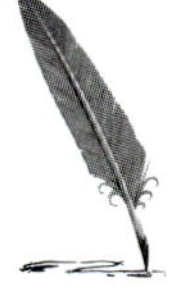

贫血的一般症状，如出血、发热和肝、脾和淋巴结肿大，获得性患者有原发病症状。

表8-3　纯红细胞再生障碍性贫血的病因分类

分类	病因
先天性纯红再障	Diamond-Blackfan 综合征
获得性纯红再障	
原发性	原因不明
继发性	肿瘤：胸腺瘤、恶性淋巴瘤等
	免疫：自身免疫病（SLE、RA、ITP 等）
	药物：苯妥英钠、氯霉素、异烟肼等
	病毒：B19 微小病毒、肝炎病毒等

二、实验室检查

（一）血象

贫血呈正细胞正色素性，网织红细胞显著减少（<0.1%）或缺如。白细胞和血小板正常或轻度减少，白细胞分类、红细胞和血小板形态正常。HCT减少，MCV、MCH和MCHC均正常。

（二）骨髓象

骨髓增生活跃，红细胞系各阶段均显著减少，幼红细胞<5%。粒细胞系和巨核细胞系各阶段均正常。红细胞系严重减少时，粒细胞系相对增加，但各阶段比例正常。个别患者巨核细胞增加。三系细胞形态正常，无病态造血（图8-7）。

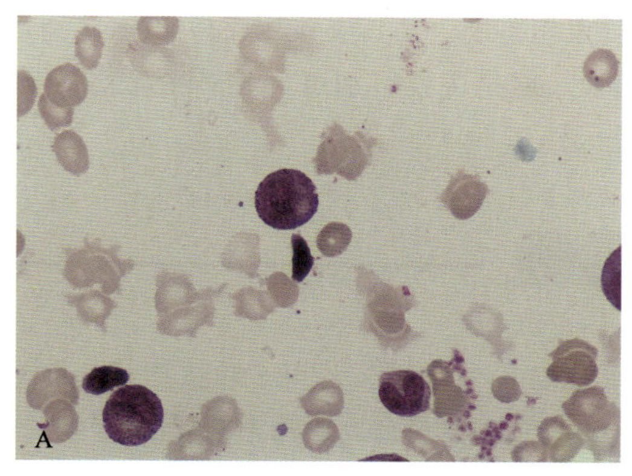

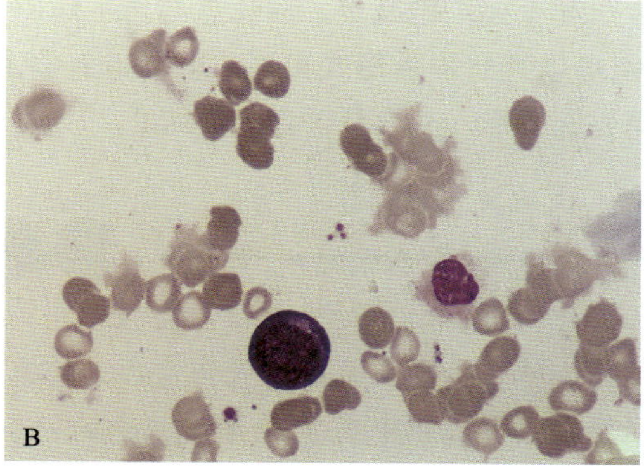

图8-7　纯红细胞再生障碍性贫血骨髓象

（三）其他检查

Ham试验和Coombs试验阴性；血清铁结合力和铁蛋白增加；骨髓祖细胞培养BFU-E及CFU-E减少；血清中可有多种抗体，如抗幼红细胞抗体、抗EPO抗体、抗核抗体、冷凝集素、抗线粒体抗体、类风湿因子和红斑狼疮因子等。

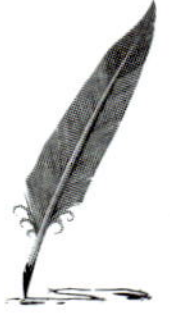

三、诊断与鉴别诊断

PRCA的诊断主要根据其临床表现、血象、骨髓象和临床表现，一般诊断不难。国内获得性PRCA诊断标准（获得性纯红细胞再生障碍诊断与治疗中国专家共识2015年版）。

1. 临床表现 有贫血症状和体征，如心悸、气短、苍白等；无出血、无发热；无肝、脾肿大。

2. 实验室检查

（1）血象 血红蛋白低于正常值（男性<120g/L，女性<110g/L）；网织红细胞<1%，绝对值减少；白细胞计数、分类及形态正常；血小板计数及形态正常；均在正常范围内；红细胞形态无明显异常，MCV、MCH、MCHC在正常范围内，血细胞比容较正常减少。也有少数患者可有轻度的白细胞或血小板减少。

（2）骨髓象 骨髓红细胞系统各阶段显著低于正常值。幼稚红细胞应少于5%，粒系及巨核系的各阶段在正常范围内。红系严重减少时，粒系的百分比相对增加，但各阶段比例正常。个别患者的巨核细胞可以增多，三系细胞无病态造血，罕有遗传学异常，无髓外造血。

（3）Ham试验及Coombs试验阴性，尿Rous试验阴性（频繁输血者Rous试验可阳性）。血清铁、总铁结合力及铁蛋白可增加。有些患者IgG增加。

3. 部分患者有胸腺瘤，有些继发患者发病前有氯霉素或苯等接触史，有些患者合并恶性肿瘤或自身免疫性疾病（如系统性红斑狼疮）或其他血液病（如慢性淋巴细胞白血病）。

4. 先天性患者发病早，可伴先天畸形，父母常为近亲结婚。

5. 个别MDS患者以PRCA为最初表现，染色体（如5号染色体）核型异常。儿童患者应注意与急性淋巴细胞白血病前期鉴别（该病通常先表现为“急性红系造血停滞”，2~3个月后发生急性淋巴细胞白血病）。

同时应积极寻找原发病及诱因，以确定是否为继发性，如粒细胞系和巨核细胞系同时受累引起全血细胞减少，应注意与再生障碍性贫血相鉴别，尤其应该注意与MDS鉴别，个别MDS以纯红再障形式出现，但前者有病态造血，这是主要鉴别点。还需注意发病年龄，有无先天畸形，父母是否为近亲结婚，以除外先天性患者。

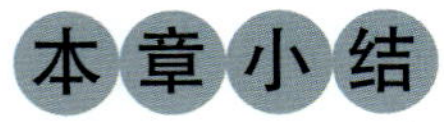

本章小结

再生障碍性贫血是一种骨髓造血功能衰竭（BMF）综合征，是由多种原因所致的骨髓造血功能衰竭，引起外周血细胞减少的一组造血干细胞性疾病。临床表现为进行性贫血、出血、反复感染和发热等，一般无肝、脾和淋巴结肿大。血象主要表现为全血细胞减少，网织红细胞绝对值降低。骨髓检查主要特点是多部位（不同平面）骨髓增生减低或重度减低，非造血细胞（淋巴细胞、网状细胞、浆细胞、肥大细胞等）比例增高；巨核细胞明显减少或缺如；红系、粒系细胞均明显减少。骨髓活检表现为全切片增生减低，造血组织减少，脂肪组织和（或）非造血细胞增多，无异常细胞。要注意与再生障碍性贫血、阵发性睡眠性血红蛋白尿、骨髓增生异常综合征和一些低增生性白血病相鉴别：PNH患者溶血试验（Ham试验）、蔗糖溶血试验、尿含铁血黄素试验为阳性，而再生障碍性贫血为阴性；

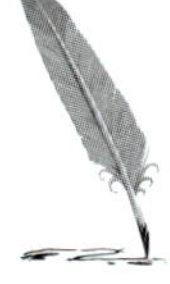

MDS中的难治性贫血（RA）白细胞分类可见幼稚粒细胞、有核红细胞，有巨大红细胞或畸形红细胞和血小板。骨髓增生不减少，粒、红、巨核三系细胞有病态造血现象，这些表现不应见于再生障碍性贫血；低增生性白血病骨髓原始细胞大于20%，此为与再生障碍性贫血的主要区别。

扫码“练一练”

习　题

一、选择题

［A1/A2型题］

1. 按形态学分类，再生障碍性贫血属于

A. 正常细胞性贫血　B. 单纯小细胞性贫血
C. 小细胞低色素性贫血　D. 大细胞性贫血
E. 大细胞高色素性贫血

2. 再生障碍性贫血患者的网织红细胞

A. 增高　B. 正常　C. 增高或正常　D. 正常或减低　E. 减低

3. 再生障碍性贫血骨髓中巨核细胞一般

A. 减少　B. 正常
C. 减少或增多　D. 增多
E. 正常或增多

4. 骨髓活检对下列贫血诊断有重要价值的是

A. 缺铁性贫血　B. 再生障碍性贫血
C. 溶血性贫血　D. 感染性贫血
E. 巨幼细胞贫血

5. 再生障碍性贫血患者相对增多的细胞是

A. 粒细胞　B. 单核细胞
C. 淋巴细胞　D. 嗜酸性粒细胞
E. 嗜碱性粒细胞

6. 再生障碍性贫血与阵发性睡眠性血红蛋白尿症最主要的鉴别点是

A. 是否全血细胞减少　B. 是否有血小板减少
C. 是否骨髓增生减低　D. 是否Ham试验阳性
E. 冷凝集素试验是否阳性

7. 引起继发性再生障碍性贫血最常见的生物因素是

A. EB病毒　B. 微小病毒　C. 肝炎病毒
D. 流感病毒　E. 饮食习惯

8. 关于再生障碍性贫血的临床表现，错误的是

A. 主要表现为贫血、出血及感染
B. 常有肝脾大，罕有淋巴结肿大
C. 分为重型再生障碍性贫血和非重型再生障碍性贫血

D. 重型再生障碍性贫血起病急、进展快、病情重

E. 少数NSAA可进展为SAA

9. 不属于重型、非重型再生障碍性贫血鉴别点的是

A. 起病缓急不同
B. 发展快慢不同
C. 发病原因不同
D. 骨髓检查特点不同
E. 预后不同

10. 再生障碍性贫血应注意与下列疾病鉴别，除外

A. 阵发性睡眠性血红蛋白尿症
B. 急性造血功能停滞
C. 骨髓转移癌
D. 骨髓增生异常综合征
E. 免疫性血小板减少症

11. 不符合再生障碍性贫血检查特点的是

A. 中性粒细胞碱性磷酸酶活性增高
B. 外周血红细胞生成素水平下降
C. 多数病例CD8细胞增加
D. 骨髓CD34细胞比例降低
E. 体外造血干/祖细胞培养细胞集落明显减少或缺如

12. 对诊断再生障碍性贫血最具诊断价值的检查是

A. 血常规检查
B. 网织红细胞计数
C. 骨髓细胞形态学检验
D. 细胞化学染色
E. 骨髓活检

13. 关于重型再生障碍性贫血，错误的是

A. 骨髓多数增生减低或极度减低，少数部位增生活跃
B. 粒、红、巨核系细胞明显减少
C. 淋巴细胞、浆细胞、肥大细胞等非造血细胞增多
D. 骨髓小粒呈空网状
E. 涂片上油滴常增多

14. 网织红细胞为10%，可除外

A. 再生障碍性贫血
B. 遗传性球形红细胞增多症
C. 缺铁性贫血
D. G6PD酶缺陷症
E. 海洋性贫血

15. 不属于重型再生障碍性贫血血象特点的是

A. 网织红细胞常<0.5%
B. 网织红细胞绝对值 $<15\times10^9/L$
C. 血小板 $<20\times10^9/L$
D. 淋巴细胞比例>60%
E. 中性粒细胞绝对值常 $<0.5\times10^9/L$

16. 关于再生障碍性贫血血象的主要特点，正确的是

A. 全血细胞减少，网织红细胞绝对值下降
B. 全血细胞减少，淋巴细胞比例增加
C. 网织红细胞和中性粒细胞绝对值下降
D. 正细胞正色素性贫血，血小板数减少
E. 正细胞正色素性贫血，淋巴细胞比例增加

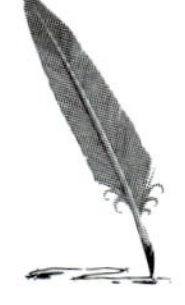

17. 患儿，男性，10岁，因患上呼吸道感染，曾服用氯霉素3日。实验室检查：贫血；网织红细胞<0.1%；骨髓有核细胞增生减低，见到巨大原始红细胞，后经用青霉素治疗后，骨髓象即恢复正常。可能诊断为

A. 再生障碍性贫血　　B. 感染性贫血

C. 急性造血功能停滞　　D. 溶血性贫血

E. 缺铁性贫血

二、简答题

再生障碍性贫血的实验室检查主要特征有哪些？

（牟凤林）

第九章

溶血性贫血检验

学习目标

1. **掌握** 溶血性贫血的诊断方法、过筛试验、实验室检查。
2. **熟悉** 溶血性贫血的类型、发病机制。
3. **了解** 溶血性贫血的临床表现。
4. 具有判断是否患有溶血性贫血的能力。
5. 能根据患者症状和体征正确选择溶血筛查试验，并根据结果分析患者溶血的原因。

案例讨论

【案例】

患者，男，3岁，发热，头昏乏力，解酱油色尿1天；2天前曾吃过蚕豆，以前没有类似的症状出现。贫血貌，脸色苍白，巩膜黄染，嘴唇、眼睑、指甲苍白；精神状态差；肝脏不大，脾脏不大，无压痛。血常规 WBC 12.2×10^9/L，PLT 302×10^9/L，RBC 2.89×10^{12}/L，Hb 70g/L，MCV 101.1fl，MCH 28pg，MCHC 340g/L，RDW 16.5%（参考值：11.5%~14.5%），Ret% 10.0%；生化指标：ALT 20 IU/L（参考值5~45 IU/L），AST 15 IU/L（参考值5~40 IU/L），TBIL 155μmol/L（参考值5~20μmol/L），DBIL 19μmol/L（参考值0~10μmol/L）。

【讨论】

1. 根据以上资料，该患者初步诊断是什么？
2. 如需确诊，还需要哪些资料和实验室检查？

扫码“学一学”

第一节 概 述

溶血性贫血（hemolytic anemia，HA）是由于遗传或获得性等原因导致的红细胞寿命缩短、破坏速率增加，超过骨髓造血的代偿能力所导致的贫血。骨髓有6~8倍的红系造血代偿潜力。如红细胞破坏速率在骨髓的代偿范围内，虽有溶血，但不出现贫血，称为代偿性溶血性疾病。正常红细胞的寿命约为120天，只有在红细胞的寿命缩短至15~20天时才会发生贫血。因此HA是以红细胞破坏增加，伴随红系细胞代偿性增生为特征的一组疾病。溶血性贫血除了有一般贫血的临床表现外，多伴有黄疸的体征；实验室检查除了血红蛋白减低

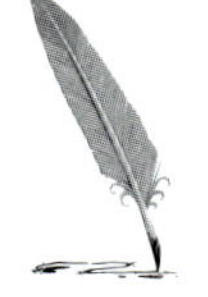

外，还多伴有网织红细胞异常增高的表现。

扫码“看一看”

一、溶血性贫血分类

（一）按临床发病及病情分类

分为急性溶血和慢性溶血。

虽然溶血性贫血的病种繁多，但其具有某些相同特征。溶血性贫血的临床表现主要与溶血过程持续的时间和溶血的严重程度有关。

1. 急性溶血 起病急骤，多为血管内短期大量溶血，常表现为寒战、发热、头痛、呕吐、四肢腰背疼痛及腹痛，继而出现血红蛋白尿。严重者可发生急性肾衰竭、周围循环衰竭或休克。其后出现黄疸、面色苍白和其他严重贫血的症状和体征。

2. 慢性溶血 发病缓慢，多为血管外溶血，多表现为贫血、黄疸和脾大三大特征。因病程较长，患者呼吸和循环系统往往对贫血有良好的代偿，症状较轻。由于长期的高胆红素血症可影响肝功能，患者可并发胆石症和肝功能损害。在慢性溶血过程中，某些诱因如病毒性感染，患者可发生暂时性红系造血停滞。

考点提示 急性溶血和慢性溶血的主要区别。

（二）按溶血的部位分类

分为血管内溶血和血管外溶血。

1. 血管内溶血 红细胞主要在血循环中被破坏。红细胞中的血红蛋白（Hemoglobin，Hb）直接释放入血，与血浆中的结合珠蛋白（haptoglobin，Hp）结合，形成Hb–Hp复合物。故血管内溶血时，血浆中的结合珠蛋白显著减低或消失。当血浆中结合珠蛋白全部消耗完后，但仍未消除游离的血红蛋白时，游离血红蛋白转化为高铁血红蛋白（MHb），再分别与血浆白蛋白和血红素结合蛋白（hemopexin，Hx）形成高铁血红素白蛋白（methemalbumin，MHAlb）和Hx–血红素。故血管内溶血时，血浆中MHb和Hx–血红素会增加。当血浆中能与游离血红蛋白结合的蛋白质全部消耗完毕，但仍存在大量游离的血红蛋白时，由于血红蛋白分子量小，大部分以原形经肾脏排出体外，出现血红蛋白尿；少量的血红蛋白可被肾小管上皮细胞吸收并分解，其中的铁以铁蛋白及含铁血黄素形式储存在肾小管上皮细胞内，随细胞的脱落而经尿排出，出现含铁血黄素尿。

2. 血管外溶血 红细胞主要在单核–巨噬系统细胞中被破坏，多发生于脾脏、骨髓和肝脏。红细胞中的血红蛋白一般不释放或极少释放入血，而是被分解成珠蛋白和含铁血红素，后者再分解为铁、胆绿素，胆绿素再氧化为胆红素。胆红素则进入肠肝循环，最后经肠道和尿路排出体外。

（三）按溶血的病因和发病机制分类

分为遗传性溶血性贫血和获得性溶血性贫血。

溶血性贫血的根本原因是红细胞寿命缩短。造成红细胞破坏加速的原因可概括分为红细胞本身的内在缺陷和红细胞外部因素异常。前者多为遗传性溶血，后者引起获得性溶血。具体分类见表9–1。

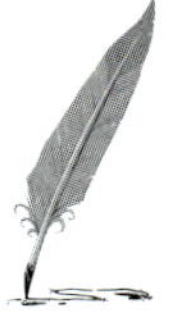

表9-1 溶血性贫血的病因学分类

病因	常见疾病
遗传性溶血性贫血	
红细胞膜缺陷	遗传性球形红细胞增多症
	遗传性椭圆形红细胞增多症
	遗传性口形红细胞增多症
	棘红细胞增多症
红细胞酶缺陷	葡萄糖-6-磷酸脱氢酶缺陷症（G6PD缺陷症）
	丙酮酸激酶缺陷症（PK缺陷症）
	葡萄糖磷酸异构酶缺陷症
	谷氨酰半胱氨酸合成酶缺陷症
血红蛋白异常	珠蛋白合成障碍性贫血
	镰状细胞贫血
	不稳定血红蛋白病
获得性溶血性贫血	
红细胞膜获得性缺陷	阵发性睡眠性血红蛋白尿（PNH）
物理机械因素	微血管病性溶血性贫血
	心源性溶血性贫血
	行军性血红蛋白尿症
免疫因素	自身免疫性溶血性贫血
	新生儿同种免疫性溶血性贫血
	溶血性输血反应
	冷凝集素综合征
	阵发性冷性血红蛋白尿症
	药物诱发的免疫性溶血性贫血
化学因素	砷化物、硝基苯、苯肼、蛇毒等中毒
感染因素	溶血性链球菌、疟原虫等感染引起的溶血

二、溶血性贫血的血象与骨髓象特征

溶血性贫血由于病因和病情程度不同，血象和骨髓象并不完全相同，但可有以下特征。

（一）血象

1. 白细胞和血小板计数 无趋势性变化，可正常、增多或减少。注意因为红细胞碎片的存在，电阻抗法测定血小板时可能出现干扰，应尽可能地避免，如换用光学法或其他方法。

2. 红细胞及血红蛋白 减少或进行性减少，二者多平行性下降。MCV无趋势性变化，可正常、增高或减少。

3. 网织红细胞计数 明显增高或进行性增高，成人常>5%或更高。常用网织红细胞生成指数（reticulocyte production index，RPI）鉴别贫血类型，溶血性贫血通常

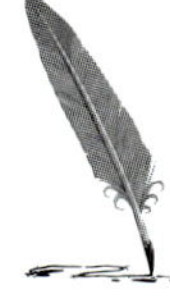

RPI>3。

4. 血涂片　镜下血涂片成熟红细胞大小不均明显，易见嗜多色性红细胞（图9–1）。异形红细胞明显增多，可见不规则形、泪滴状及盔形等，也可见数量不等的红细胞碎片。部分病例也可见Howell–Jolly小体、Cabot's环及幼稚红细胞。

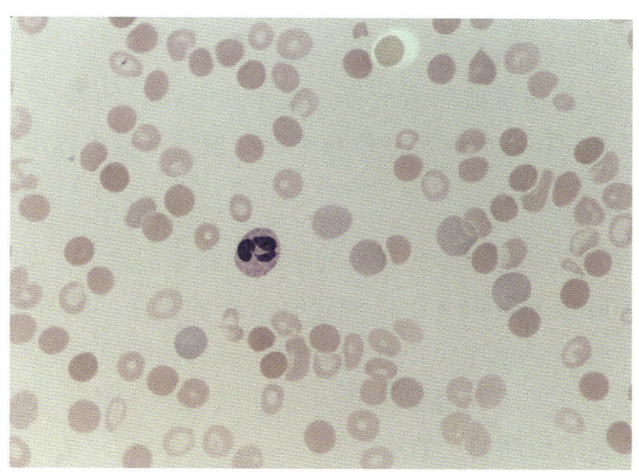

图9–1　溶血性贫血外周血涂片（嗜多色性红细胞增多）

（二）骨髓象

1. 骨髓增生常明显活跃。

2. 红细胞系增生显著，以中晚幼红细胞增生为主，占有核细胞的百分率常>40%，原始及早幼红细胞可有增多，易见分裂型幼红细胞、嗜碱性点彩红细胞及Howell–Jolly小体等现象（图9–2）。

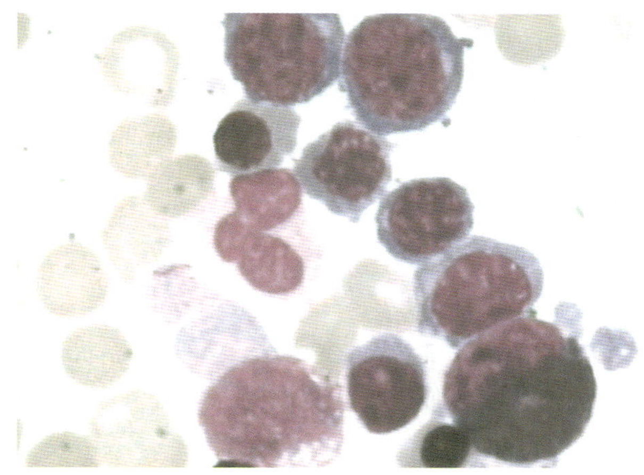

图9–2　溶血性贫血骨髓象（红系增生明显）

3. 粒系细胞总百分率可相对减低，但其各阶段比例及细胞形态染色大致正常。

4. 粒红比值明显减低甚至倒置。

5. 巨核细胞正常或增多。

6. 成熟红细胞形态学改变同外周血。

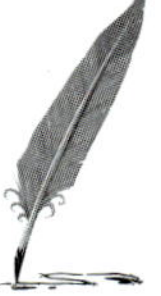

三、溶血性贫血的诊断

对于溶血性贫血的诊断一般分为4个步骤，首先要确定是否有贫血，然后寻找是否有溶血存在的证据，确定溶血的发生部位，寻找发生溶血的原因，最后根据病因设计治疗疾病的最佳方案。

（一）确定贫血的存在

溶血性贫血的患者与其他贫血患者一样，由于血红蛋白的减少，有共同的症状，如头晕、乏力、活动后心累等。外周血血常规检查中血红蛋白含量可提示患者的贫血程度。

（二）确定溶血的存在

虽然溶血性贫血的临床症状和体征有不同于其他贫血的地方，如“酱油色尿”，肝、脾肿大，黄疸，但肝、脾肿大和黄疸并不能确定有溶血的存在，因为可以出现肝、脾肿大和黄疸的疾病很多。仅“酱油色尿”可以作为溶血性贫血比较有提示性的证据。更多的确定溶血存在的证据还是通过实验室检查来实现，如红细胞寿命测定、证实红细胞破坏过多的试验、证实骨髓红系细胞代偿性增生的实验。

1. 红细胞寿命测定 常用^{51}Cr标记患者的红细胞，注入机体内，逐日观察红细胞的放射性消失率，记录成活曲线，计算红细胞寿命。也可利用放射性核素参与红细胞的生成，测定放射性在红细胞中消失的时间，判断红细胞的寿命。如果红细胞寿命缩短，则可以确定有溶血的存在，这是最直接的证据。但是此方法操作复杂，且有放射性污染，临床上少有使用。

2. 红细胞破坏过多的试验 红细胞大量破坏，红细胞中的乳酸脱氢酶释放入血，血浆的乳酸脱氢酶活性增加，游离血红蛋白增加，间接胆红素增加，血清结合珠蛋白下降，尿中血红蛋白阳性，尿胆原阳性，尿含铁血黄素试验阳性。当溶血发生时这些试验现象都可能出现，但患者的溶血原因和程度不同，试验现象也不完全相同。

3. 骨髓红系细胞代偿性增生的试验 红细胞大量破坏后，骨髓代偿性的出现红系增生，粒红比例降低甚至倒置；外周血可出现幼稚红细胞，网织红细胞会明显增多。

考点提示 溶血性贫血与其他贫血的区别及常用检测试验。

（三）确定主要的溶血部位

试验结果证实了有溶血存在后，临床医生会结合患者的症状体征，分析试验结果，补充必要的试验，确定溶血的部位，以便进一步寻找溶血原因。

表9-2 血管内溶血和血管外溶血的临床特点

临床特点或特征	血管内溶血	血管外溶血
病程	多为急性	多为慢性，急性期加重
解“酱油色”尿	常见	无或轻度
贫血、黄疸	常见	常见
肝、脾肿大	少见	常见

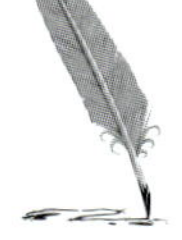

表9-3　血管内溶血和血管外溶血的实验室检查特点

常用实验室检查	血管内溶血	血管外溶血
红细胞检查		
红细胞形态检查	正常或轻度异常	明显异常
红细胞脆性试验	变化小	多有改变
血浆生化检查		
乳酸脱氢酶	增高	轻度增高
游离血红蛋白	增高	正常或轻度增高
高铁血红素白蛋白	增高	正常
尿液检查		
尿血红蛋白	增高	正常或轻度增高
尿 Rous 试验	慢性常阳性	阴性
骨髓检查		
再障危象	少见	急性期加重时可见

（四）确定溶血的原因

根据试验结果确定溶血的部位以后，临床常根据这些部位常见的溶血疾病，进一步使用筛选试验和确诊试验来寻找溶血的原因。外周血红细胞形态的检查，对于溶血性贫血的鉴别有十分重要的意义。

表9-4　部分血管外溶血的筛选与确诊试验

红细胞形态检查	常用筛选试验	拟诊断疾病	需补充确诊试验
球形红细胞增多	渗透脆性试验	遗传性球形红细胞增多症	膜蛋白电泳分析
椭圆形红细胞增多	Coombs 试验	遗传性椭圆形红细胞增多症	膜蛋白基因分析
口形红细胞增多	自身溶血试验及纠正试验	遗传性口形红细胞增多症	家系调查
靶形红细胞增多	异丙醇沉淀试验	珠蛋白合成障碍性贫血	血红蛋白电泳
异常血红蛋白晶体	抗碱血红蛋白测定热变性试验	异常血红蛋白病	基因分析
低温时红细胞凝集	Coombs 试验	冷凝集素综合征	冷凝集素试验
与温度不相关的红细胞凝集	Coombs 试验	温抗体型自身免疫性溶血性贫血	加药后 IAGT
		药物致免疫性溶血性贫血	不规则抗体筛查
		新生儿同种免疫性溶血症	

血管内溶血时，急性期多表现为血红蛋白尿（酱油色尿），慢性时不明显，因此追问患者的病史就显得十分重要。

表9-5　部分血管内溶血的筛选与确诊试验

临床特点	拟诊断疾病	常用筛选试验	确诊试验
睡眠后加重	阵发性睡眠性血红	Rous 试验	酸化血清溶血试验 CD55/CD59 测定
	蛋白尿症	蔗糖溶血试验	流式 FLAER 测定

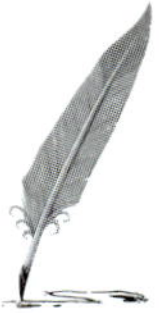

续表

临床特点	拟诊断疾病	常用筛选试验	确诊试验
近期进食蚕豆	蚕豆病	高铁血红蛋白还原试验 G6PD 荧光斑点试验	G6PD 酶活性测定
受冷时加重	阵发性冷性血红蛋白尿症	Rous 试验 Coombs 试验	冷热溶血试验
近期服用过药物	药物致免疫性溶血性贫血	Coombs 试验	IAGT 和加药后 IAGT
近期有输血	溶血性输血反应	Coombs 试验	血型鉴定和不同方法交叉配血
红细胞形态检查有红细胞碎片增多	微血管病性溶血性贫血	Ret、血小板计数 游离血红蛋白测定	血栓与止血相关检查

四、溶血性贫血的过筛试验

（一）血浆游离血红蛋白测定

【原理】常用邻－甲苯胺法检测，血红蛋白结构中的亚铁血红素具有类似过氧化物氧化酶的作用，催化过氧化氢释放新生态氧，使得无色的邻－甲苯胺氧化为蓝色，加酸后呈较稳定的黄色，在435nm有最大吸收峰。采用比色法可以测定其含量。

【参考区间】<40mg/L。

【临床意义】升高多见于急性的、较严重的血管内溶血，如蚕豆病、PNH、溶血性输血反应等。血管外溶血多不增高。

【应用评价】本试验需注意采样过程和分离血浆过程不得发生溶血，否则易出现假阳性。标本应在溶血发生时候采集，否则可能出现假阴性。动物实验表明，急性血管内溶血发生两小时后，血浆游离血红蛋白可减少一半。

（二）血清结合珠蛋白测定

【原理】经典的方法是醋酸纤维膜电泳法检测，现在已经有免疫散射比浊法定量检测Hp的试剂盒，两种方法的检测原理不同，但临床意义是相同的。

【临床意义】

1. 减低 各种溶血性贫血血清中的血清结合珠蛋白（Hp）都可减低，尤其是血管内溶血。但传染性单核细胞增多症、肝脏疾病Hp也可减少。

2. 升高 Hp是急性时相反应蛋白，感染、创伤、肿瘤、妊娠、胆道梗阻都可增高。

【应用评价】 Hp含量还受内分泌影响，女性患者最好在非月经期检测。Hp是急性时相反应蛋白，检测结果应结合临床综合分析。

（三）血浆高铁血红素白蛋白测定

【原理】常用硫化铵法检测，血浆中的白蛋白和特异性血红素结合蛋白都能与血红蛋白结合，但是白蛋白的亲和力明显低于后者，所以只有当后者被耗尽时，血红蛋白才会与白蛋白结合形成高铁血红素白蛋白。加硫化铵后呈较稳定的铵血色原，在558nm波长有最大吸收峰。采用比色法可以测定其含量。

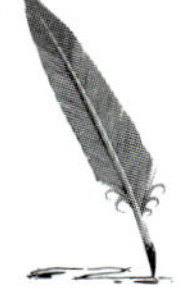

【参考区间】正常人为阴性。

【临床意义】高铁血红素白蛋白出现是血管内严重溶血的指标，升高的程度与溶血严重程度相关。

（四）尿含铁血黄素检查

详见同套教材《临床检验基础》。

【参考区间】正常人为阴性。

【临床意义】阳性提示慢性血管内溶血，如PNH。

考点提示　溶血性贫血常用筛查试验与临床意义。

扫码“学一学”

第二节　红细胞膜缺陷疾病检验

一、红细胞膜的结构与功能

人类红细胞膜由蛋白质、脂类、糖类及无机离子等组成，蛋白质约占49.3%、脂类约占42%、糖类约占8%，其比例的变化与膜的功能密切相关。

（一）红细胞膜的结构

红细胞膜与其他细胞膜的结构相似，按液态镶嵌模型学说，红细胞膜为脂质双层结构，蛋白质镶嵌在双层结构内又相互连续形成骨架。红细胞膜的结构有两个最基本的特征：不对称性和膜的流动性。膜的内外两层组分和功能有明显的差异，称为膜的不对称性。不对称的膜，导致了膜内外两层的流动性不同，使得信号和物质在膜内外的传递都有一定的方向性。

（二）红细胞膜的功能

红细胞膜对红细胞有极其重要的作用，除了与其他细胞膜一样具有信息传递和屏障作用外，还有维持红细胞正常形态、变形通过微循环血管、物质交换和运输、参与免疫反应等作用。

1. 变形并维持细胞正常形态　红细胞的变形能力与其功能和寿命密切相关。红细胞呈双凹圆盘状，平均直径7.2μm，而微血管和脾脏的毛细血管最小直径只有2~3μm，这需要红细胞膜必须具有很强的变形能力。

影响红细胞变形的主要因素有：①膜骨架蛋白质组分和功能状态：骨架过于僵硬则变形能力差，过于松散则易碎裂；②膜脂质流动性：流动性越大越有利于变形；③细胞表面积与体积比值：比值减小则不易变形，比值增大则易变形；④血红蛋白的质和量：细胞内Hb浓度增高或出现变性的Hb黏附在细胞膜上，则细胞变性能力降低。

2. 物质交换与运输　红细胞内外的无机离子、糖和水等浓度差异特别大，物质的交换需要通过细胞膜的运输机制，维持膜内外的物质浓度。

3. 参与免疫反应　红细胞表面有较多的血型抗原，目前已经发现的有超过400种抗原物质，分属于20多个血型系统；衰老的红细胞通过老化抗原被机体单核－吞噬系统识别并清除；参与免疫调节，清除免疫复合物、参与补体活性调节等。

（三）影响红细胞膜稳定性的因素

红细胞能量代谢紊乱，红细胞膜有遗传性缺陷，酶缺陷。

二、红细胞膜缺陷检验

（一）红细胞渗透脆性试验

【原理】红细胞渗透脆性试验是检测红细胞对不同浓度低渗盐溶液抵抗能力的一种半定量试验。在低渗盐溶液中，由于水分渗入红细胞内，红细胞会肿胀直至溶血，因此将红细胞加到不同浓度的低渗盐溶液中观察其发生溶血的情况，可判断红细胞对低渗盐溶液的抵抗能力。红细胞对低渗盐溶液抵抗能力降低时，红细胞容易破碎，称之为红细胞渗透脆性增加；反之，称为红细胞渗透脆性降低。红细胞开始出现溶血的低渗盐溶液浓度称为开始溶血浓度，红细胞完全溶血的最高盐溶液浓度为完全溶血浓度。

【器材】无菌小试管若干、1ml移液管、洗耳球 。

【试剂】1%NaCl溶液、蒸馏水。

【操作步骤】

1. 取12支无菌试管编号，并按表9-6加入1%NaCl溶液和蒸馏水。

表9-6　红细胞渗透脆性试验试剂加入量表

试管	1	2	3	4	5	6	7	8	9	10	11	12
1%NaCl（ml）	0.85	0.8	0.75	0.7	0.65	0.6	0.55	0.5	0.45	0.4	0.35	0.3
蒸馏水（ml）	0.4	0.45	0.5	0.55	0.6	0.65	0.7	0.75	0.8	0.85	0.9	0.95
终浓度（g/L）	6.8	6.4	6.0	5.6	5.2	4.8	4.4	4.0	3.6	3.2	2.8	2.4

2. 取肝素抗凝全血1ml，混匀后向每一试管中加入1滴，轻轻混匀后室温静置。

3. 两小时后依次观察结果。

【试验结果】

不溶血：上清液透明，无红色。

开始溶血：上清液刚呈浅红色，底部有较多未溶血红细胞，前一管不溶血。

完全溶血：溶液呈透明红色，底部无红细胞，前一管底部有红细胞。

【参考区间】开始溶血：3.8～4.6g/L，完全溶血：2.8～3.2g/L。

【临床意义】渗透脆性增加常见于遗传性球形红细胞增多症、遗传性椭圆形红细胞增多症和部分自身免疫性溶血性贫血；渗透脆性降低多见于各类珠蛋白合成障碍性贫血、异常血红蛋白病、缺铁性贫血等。

【应用评价】本试验是判断膜异常的经典试验，结合红细胞形态对疾病诊断有很大的参考价值。但需注意避免使用枸橼酸钠、EDTA、双草酸盐作为抗凝剂，以免增加离子强度改变溶液渗透压。试验器材必须清洁干燥，每次试验应设置正常对照。若患者严重贫血或有严重黄疸可以用生理盐水洗涤红细胞后，配置成50%红细胞悬液进行试验。

考点提示　红细胞渗透脆性试验的原理及临床应用。

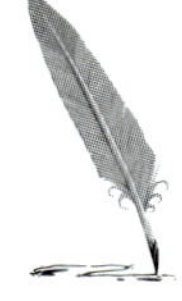

（二）红细胞孵育渗透脆性试验

【原理】将患者红细胞置于37℃孵育24小时，使红细胞代谢继续进行。由于葡萄糖的消耗，储备的ATP减少，导致需要能量的红细胞膜对阳离子的主动转运受阻，造成钠离子在红细胞内聚集，红细胞膨胀，孵育渗透脆性增加。正常人红细胞经孵育处理后，渗透脆性变化不明显；有细胞膜缺陷的红细胞，能源很快耗尽，红细胞孵育渗透脆性明显增加。

【参考区间】未孵育50%溶血：4.00~4.55g/L NaCl；37℃孵育24小时后50%溶血：4.65~5.90g/L NaCl。

【临床意义】同红细胞渗透脆性试验。

【应用评价】本方法灵敏度相对较高，多用于轻型遗传性球形红细胞增多症的诊断与鉴别诊断。但需注意试剂pH及温度必须恒定，pH改变0.1或温度改变5℃，均可使结果改变0.01%。

（三）红细胞自身溶血试验及纠正试验

【原理】由于膜异常引起的钠离子内流倾向明显增加，ATP消耗增多；或葡萄糖酵解障碍能量供应不足，不能维持红细胞内钠平衡，使患者的红细胞在自身血清中经孵育后逐渐发生溶血。将患者血液置于37℃孵育48小时后，测定自发产生溶血的程度称为自身溶血试验。在孵育时，加入葡萄糖或ATP作为纠正物，可使得溶血得到一定程度的纠正，称为红细胞自身溶血试验的纠正试验。

【参考区间】正常人血液在无菌条件下孵育48小时后，溶血率<4.0%；加入葡萄糖或ATP后，溶血率<0.6%。

【临床意义】

1. 遗传性球形红细胞增多症 自身溶血率增加，能被葡萄糖或ATP纠正。

2. 非球形红细胞 自身溶血率增加，葡萄糖不能纠正，但ATP能纠正，有可能是丙酮酸激酶缺乏症；自身溶血率增加，葡萄糖能纠正，ATP能纠正，则可能是G6PD缺乏症、戊糖旁路代谢缺陷症患者或其他。

【应用评价】本试验不够敏感和特异，仅对遗传性球形红细胞增多症有较大诊断价值，其他仅做筛选试验。

（四）酸化血清溶血试验

【原理】酸化血清溶血试验（Ham’s test），常简称Ham试验或酸溶血试验，指在pH 6.4~6.6的酸化血清中，补体容易被激活。PNH患者红细胞对补体敏感，在此条件下容易被补体破坏而发生溶血，而正常人红细胞不被破坏。酸化的血清灭活补体后，则不会发生溶血现象。

【参考区间】正常人为阴性。

【临床意义】本试验为PNH的确诊试验，阳性主要见于PNH。

【应用评价】本试验的假阴性和假阳性较少见。但多次输血导致对补体敏感的红细胞比例减少，可发生假阴性；某些自身免疫性溶血性贫血发作严重时也可呈阳性。若血清56℃加热30分钟破坏补体后，试验结果由阳性转变为阴性，则更支持PNH诊断。

（五）蔗糖溶血试验

【原理】PNH患者红细胞对补体敏感，在低离子强度的蔗糖溶液中，血清补体与红细胞

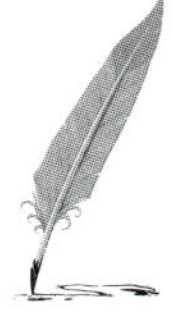

膜的结合加强，红细胞膜破坏而发生溶血，而正常人红细胞不被破坏。

【参考区间】正常人为阴性。

【临床意义】本试验为PNH的简易筛选试验。

【应用评价】本试验敏感性较Ham试验高，但特异性较差。再生障碍性贫血、巨幼细胞性贫血和一些自身免疫性贫血都可以出现阳性。

（六）CD59/CD55测定

【原理】CD55是降解C3转化酶的因子，称作衰变加速因子；CD59可以与C9结合，阻止膜攻击复合物的形成，称作反应性溶血膜抑制物。PNH患者多有CD55和CD59表达缺陷，致使体内补体持续激活，红细胞被自身补体溶解。目前多使用流式细胞术对红细胞及白细胞细胞膜上CD55、CD59进行定量测定。

【参考区间】正常人阴性红细胞<5%，阴性粒细胞<10%。

【临床意义】本试验对PNH有诊断价值。

【应用评价】本试验敏感性和特异性较Ham试验高。红细胞CD59和CD55的敏感性较白细胞高，其中红细胞CD59的敏感性和特异性较CD55高。本试验只能证实PNH异常血细胞的存在，能否诊断PNH还应综合分析或作动态跟踪检查。利用流式细胞术还可以检测白细胞的其他膜蛋白，如CD14、CD16、CD24等。

（七）嗜水气单胞菌溶素变异体（FLAER）检测

【原理】FLAER是无活性的嗜水气单胞菌溶素前体的变异体，可以特异性结合GPI锚链蛋白。FLAER能直接检测GPI蛋白，有助于识别真正的PNH和免疫性血细胞减少症，明确真正的GPI阴性的粒细胞。

【参考区间】正常人及非PNH贫血有核细胞表面FLAER阳性率100%。

【临床意义】本试验对PNH诊断有诊断价值。

【应用评价】FLAER检测是目前诊断PNH敏感性和特异性相对最高的方法。但目前仅能用于有核细胞的检测，不能用于检测红细胞的PNH克隆。

考点提示 红细胞膜缺陷常用的筛查试验与临床意义。

扫码“看一看”

三、常见红细胞膜缺陷症

红细胞膜缺陷分为原发性和继发性，原发性以遗传性球形红细胞增多症、遗传性椭圆形红细胞增多症和遗传性口形红细胞增多症为代表，继发性以阵发性睡眠性血红蛋白尿为代表。

（一）遗传性球形红细胞增多症

【概述】遗传性球形红细胞增多症（hereditary spherocytosis，HS）是一种红细胞膜蛋白结构异常所致的遗传性溶血性疾病，因外周血出现球形红细胞而得名。多呈常染色体显性遗传，少有常染色体隐性遗传的报道。基础研究显示，HS常伴有第8号染色体短臂的缺失，导致红细胞膜蛋白基因异常引起膜结构和功能改变，出现红细胞膜蛋白磷酸化及钙代谢缺陷，钠泵功能亢进，水钠进入红细胞增多，使红细胞体积增大而呈球形。球形红细胞变形性及柔韧性减低，通过脾脏时容易被吞噬细胞系统破坏，不能代偿时出现贫血。

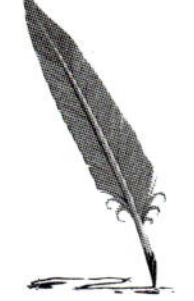

【临床表现】本病多有家族史，起病年龄和病情轻重差异很大，多在幼儿和儿童期发病。如果在新生儿期或1岁以内的婴儿期发病，一般病情较重。HS常为慢性溶血，伴有急性发作，贫血、黄疸、肝大、脾大是遗传性球形红细胞增多症的四大特征。可出现再障危象、胆石症、痛风、顽固的踝部溃疡或下肢红斑性溃疡等并发症。严重的HS脾切除可减轻贫血症状。

【实验室检查】除具有溶血性贫血的共同特点外，还具有以下特点。

1. 血象　红细胞和血红蛋白正常或轻度减低，白细胞和血小板正常。50%以上的HS其MCV和MCH多正常，但MCHC增高明显，常大于350g/L，其他贫血少见此现象。网织红细胞增加，常为5%～10%，急性发作时可超过50%。血涂片中出现10%以上的小球形红细胞是诊断本病的主要参考指标之一。球形红细胞较正常红细胞小、厚、深染，大小较均一，中央淡染区消失（图9–3）。外周血涂片上嗜多色性红细胞增多，部分病例可出现幼稚红细胞。

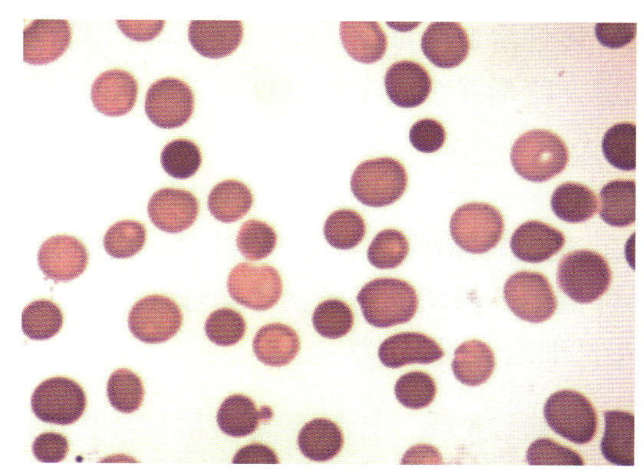

图9–3　球形红细胞

知识链接

常见的导致MCHC增高的原因

MCHC的计算公式为 MCHC=Hb/Hct，故导致MCHC增高的原因有RBC减少和Hb增加。①各种原因导致红细胞计数减少，而血红蛋白不减少：如标本溶血导致的红细胞计数减少，标本冷凝集导致的红细胞计数假性减少等；②各种原因导致的Hb增加，而红细胞计数不变：如脂血、白细胞异常增加使得的浊度增加导致Hb假性增加等；③红细胞形态异常导致单位体积内的血红蛋白增加：如球形红细胞等。

2. 骨髓象　骨髓增生明显活跃，粒红比例减低甚至倒置；红系细胞增生旺盛可占30%～60%，以中、晚幼红细胞为主，幼红细胞核质发育基本平衡，形态异常改变不明显；成熟红细胞形态变化如外周血，出现多少不等的小球形红细胞。

3. 其他检查　HS的红细胞渗透脆性增加，红细胞渗透脆性试验和孵育渗透脆性试验，都能很好地辅助诊断，孵育渗透脆性试验能发现轻型的HS患者；自身溶血试验能被葡萄糖或ATP纠正；红细胞膜蛋白电泳，发现80%的HS患者都有膜蛋白的异常；基因测序能直接测出膜蛋白基因的突变位点。

【诊断/鉴别诊断】诊断本病应结合病史、临床表现、实验室检查和家族史综合分

析。外周血涂片查见大于10%的小球形红细胞，红细胞渗透脆性增加，有阳性家族史，可诊断为HS。本病应与自身免疫性溶血性贫血引起的继发性球形红细胞增多相鉴别，后者Coombs试验常（+）。

（二）遗传性椭圆形红细胞增多症

【概述】遗传性椭圆形红细胞增多症（hereditary elliptocytosis，HE）也是一种红细胞膜蛋白结构异常所致的异质性家族遗传性溶血性疾病，因外周血出现椭圆形红细胞而得名。多呈常染色体显性遗传，少有常染色体隐性遗传的报道。原发病变是红细胞膜骨架蛋白异常，稳定性降低，红细胞变形通过微循环后不能恢复正常形态，在循环通过脾脏时被拦截破坏。

【临床表现】本病临床表现差异大，贫血程度轻重不定，肝、脾肿大常见，多有家族史。根据临床表现可分为三种类型：隐匿型、溶血代偿型和纯合子型。①隐匿型无症状、无贫血和溶血，脾脏不大，但血涂片可见椭圆形红细胞；②溶血代偿型无贫血，但可有脾脏轻度肿大，实验室检查有慢性溶血的证据；③纯合子型症状严重，有中、重度溶血性贫血，可见明显的破碎红细胞、畸形红细胞，感染可诱发加重，脾切除可减轻但不能完全纠正贫血。

【实验室检查】

1. 血象 异质性较大，贫血轻重不定，也可不贫血，白细胞和血小板常正常。涂片中出现25%以上的椭圆形、卵圆形、棒状、腊肠状等异形红细胞，细胞横径与纵径之比小于0.78，部分病例可出现球形红细胞（图9–4）。

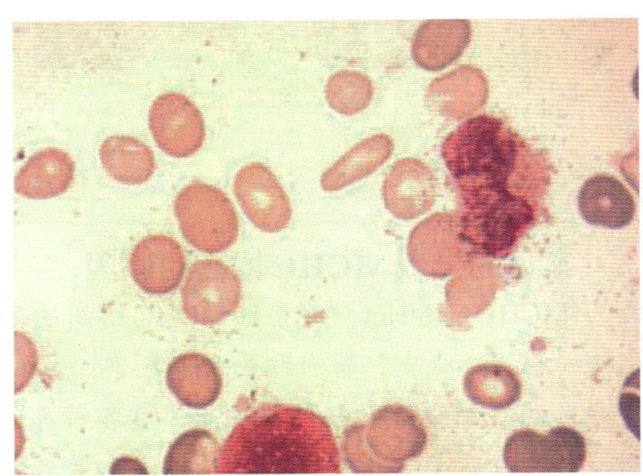

图9–4 椭圆形红细胞

2. 骨髓象 异质性大，隐匿型可正常。代偿型及纯合子型可见骨髓增生活跃或明显活跃，粒红比例减低甚至倒置；红系细胞增生旺盛可占25%~50%，以中、晚幼红细胞为主，幼红细胞形态异常改变不明显；成熟红细胞形态变化如外周血。

3. 其他检查 HE的红细胞渗透脆性增加，红细胞渗透脆性试验能辅助诊断；自身溶血试验能被葡萄糖或ATP部分纠正；红细胞膜蛋白电泳，能检出异常的膜蛋白；基因测序能直接测出膜蛋白基因的突变位点。

【诊断/鉴别诊断】诊断本病应结合病史、临床表现、实验室检查和家族史综合分析。外周血涂片查见大于25%的椭圆形红细胞，红细胞渗透脆性增加，有阳性家族史，可诊断为HE。无确切家族史，椭圆形红细胞大于50%也可明确诊断。本病应和缺铁性贫血、骨髓纤维化、骨髓增生异常综合征、珠蛋白合成障碍鉴别，此类疾病虽也可出现少量椭圆形红细胞，但各有其特殊的临床表现及其他的形态异常表现。

（三）遗传性口形红细胞增多症

【概述】遗传性口形红细胞增多症（hereditary stomatocytosis，HST）是一种罕见的常染色体显性遗传病，慢性溶血性贫血。有家族史，特征为外周血片中出现较多口形红细胞。本病的分子机制尚不十分明确，红细胞的渗透脆性增加与钠、钾离子泵的负荷有关。

【实验室检查】可有轻重不同的溶血性贫血的实验室检查特点。血涂片中口形红细胞增多，常大于10%，红细胞形态表现为中央淡染区呈狭窄的裂缝，缝边缘清楚，类似微张开的鱼口（图9–5）。本病网织红细胞常增高，严重者可达10%以上；红细胞渗透脆性试验常见脆性增高，也有不增高的病例；自身溶血试验可阳性，能被葡萄糖或ATP部分纠正。

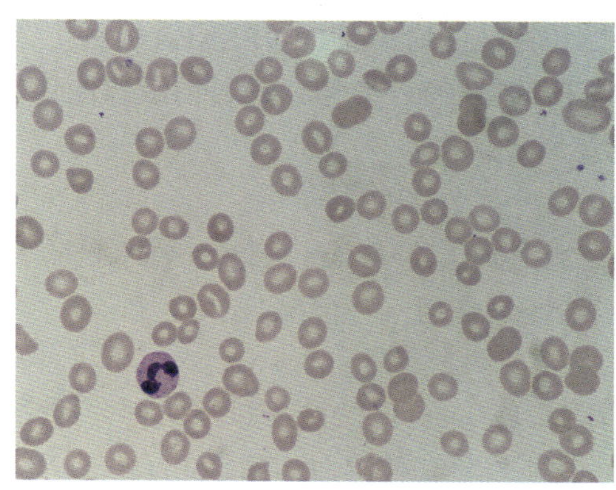

图9–5　口形红细胞

【诊断/鉴别诊断】诊断本病应结合病史、临床表现、实验室检查和家族史综合分析。应注意肝病、轻型地中海贫血、传染性单核细胞增多症、急性酒精中毒、氯丙嗪或长春新碱等药物使用后，外周血涂片也可查见椭圆形红细胞，但这些疾病一般不会伴有溶血现象及家族史。

扫码“看一看”

（四）阵发性睡眠性血红蛋白尿症

【概述】阵发性睡眠性血红蛋白尿症（paroxysmal nocturnal hemoglobinuria，PNH）是一种由造血干细胞糖化肌醇磷脂基因（*PIG-A*）突变所致的获得性红细胞膜缺陷病，常引起慢性血管内溶血。本病确切病因现在尚不明确，可能与化学、放射线或病毒感染等相关。其主要机制是位于X染色体的糖化肌醇磷脂基因（*PIG-A*）发生突变，使造血干细胞以及各种分化成熟的血细胞生成糖化磷脂酰肌醇障碍，致使糖化肌醇磷脂（GPI）缺失，使衰变加速因子（CD55）和反应性溶血膜抑制物（CD59）等不能结合在膜上，导致PNH细胞对补体敏感性增高，从而导致血细胞的破坏。由于是干细胞缺陷，故粒细胞、淋巴细胞和血小板也会累及。

患者体内的异常红细胞有三型：Ⅰ型，正常红细胞，对补体不敏感；Ⅱ型，对补体的敏感性为正常红细胞的3～5倍；Ⅲ型，对补体的敏感性为正常红细胞的15～25倍，而且寿命缩短。Ⅲ型红细胞的数量决定了血红蛋白尿发作的程度。

【临床表现】PNH是一种慢性血管内溶血性贫血，最常见的首发临床表现为轻至中度贫

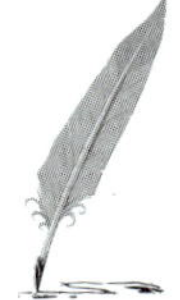

血；绝大多数患者在病程不同时期发生肉眼血红蛋白尿，而以血红蛋白尿为首发症状者约占1/4，轻型血红蛋白尿仅表现为尿隐血阳性，血红蛋白尿一般在早晨较重，下午较轻，常与睡眠有关。PNH还常并发感染和血栓形成。

【实验室检查】

1. 血象 50%的患者呈全血细胞减少，贫血为正色素性或低色素性，网织红细胞常轻度增高。

2. 骨髓象 骨髓大都增生活跃或明显活跃，红系增生旺盛，极个别患者有某种程度的病态造血。再障–PNH综合征时，增生程度减低，三系减少，骨髓象表现如同再障。

3. 特殊检查 ①尿Rous试验：PNH常阳性，作为筛选试验之一。②蔗糖溶血试验：其敏感性高，常作为筛选试验之一，阴性结果可排除PNH。③酸溶血试验：阳性对PNH有诊断价值，但敏感性稍差。④CD55/CD59检测：红细胞和粒细胞表面的CD55/CD59表达减低对PNH有诊断价值，敏感性和特异性均较高。⑤FLAER检测：有核细胞阳性率减低对PNH有诊断价值，且能发现缺陷干细胞的微小克隆，是目前敏感性和特异性最高检测方法。

【诊断】诊断本病需满足以下条件。

1. 临床表现 符合PNH。

2. 实验室检查 酸化血清溶血试验（Ham试验）、糖水试验、蛇毒因子溶血试验、尿潜血或尿含铁血黄素试验中符合下述任何一种情况。

（1）二项以上阳性。

（2）一项阳性，但须具备以下条件：①两次以上阳性，或一次阳性，但操作正规，有阴性对照；②有溶血证据；③能排除其他溶血，如G6PD缺乏所致溶血，自身免疫性溶血性贫血等。

（3）选择更敏感更特异的试验，如CD55/CD59或FLAER检测，红细胞和粒细胞表面CD55/CD59表达减低，有核细胞表面FLAER表达减低。

【鉴别诊断】本病应和其他血管内溶血疾病鉴别，如自身免疫性溶血性贫血、G6PD缺乏症及阵发性冷性血红蛋白尿症。全血细胞减少时还应和再生障碍性贫血鉴别。另外，PNH和再生障碍性贫血在一定条件下可以相互转化形成AA–PNH综合征。

考点提示 列举常见的膜缺陷疾病，遗传性球形红细胞增多症和阵发性睡眠性血红蛋白尿症（PNH）的临床表现、实验室检查及鉴别诊断。

扫码"学一学"

第三节　红细胞酶缺陷疾病检验

一、概述

红细胞酶缺陷是指参与红细胞代谢的酶因基因突变或其他原因，酶的活性或性质发生改变而引起溶血和（或）其他表现的疾病。按细胞内的代谢作用不同，分为三种情况。

1. 糖酵解途径酶缺陷 红细胞生存的能量主要来自无氧酵解葡萄糖产生的ATP。如果参与酵解的酶发生基因突变，酵解途径受阻，红细胞缺乏能量导致细胞膜破裂，常见的酵解途径与溶血的有关酶有己糖激酶（HK）、葡萄糖磷酸异构酶（GPI）、丙酮酸激酶（PK）

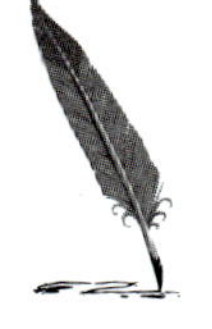

和磷酸果糖激酶（PFK）。

2. 磷酸戊糖旁路途径代谢酶缺陷　葡萄糖的磷酸戊糖旁路途径代谢主要是形成NADPH，提供红细胞的还原力，以对抗氧化性物质，保护细胞膜，维持红细胞的正常形态。此途径与溶血有关的酶是葡萄糖-6-磷酸酶脱氢酶（G6PD）、6-磷酸葡萄糖酸脱氢酶（6PGD）。

3. 核苷酸代谢酶缺陷　红细胞成熟过程中RNA被核苷酸酶降解为各种核苷酸，与溶血有关的酶有嘧啶5’核苷酸（P5’N）和腺苷酸激酶（AK）。

三条代谢途径中，最常引起溶血疾病的酶缺陷为G6PD缺陷和丙酮酸激酶（PK）缺陷。

扫码“看一看”

二、红细胞酶缺陷检验

（一）高铁血红蛋白还原试验

【原理】当红细胞内的G6PD酶含量不足或缺乏时，由磷酸戊糖旁路代谢途径生成的还原性酶NADPH减少，致高铁血红蛋白还原速度减慢，甚至不能还原为Hb。高铁血红蛋白呈褐色，在波长635nm处有最大吸收峰，可用分光光度计加以测定。

【参考区间】正常人高铁血红蛋白还原率≥75%。

【临床意义】G6PD缺乏时高铁血红蛋白还原率明显下降。纯合子≤30%，杂合子多为31%~74%。

【应用评价】本试验敏感性较高，但有一定的假阳性，可以作为G6PD缺乏症的筛查试验。由于反应需要孵育3小时，全过程需手工操作，近年来逐渐在被自动化的G6PD酶活性测定取代。

（二）变性珠蛋白小体试验

【原理】变性珠蛋白小体（Heinz小体）是一种变性血红蛋白颗粒，可以被结晶紫等碱性染料染成紫色或蓝黑色点状物。计数500~1000个红细胞，报告Heinz小体阳性的红细胞百分率。

【参考区间】<1%。

【临床意义】G6PD缺乏时Heinz小体阳性的红细胞百分率增高。不稳定血红蛋白病时Heinz小体阳性的红细胞百分率也可增高。

（三）G6PD荧光斑点试验

【原理】在葡萄糖-6-磷酸和NADP的存在下，葡萄糖-6-磷酸脱氢酶（G6PD）能使NADP还原成NADPH，后者在紫外线照射下会发出荧光。

【参考区间】5分钟和10分钟斑点出现荧光，而10分钟的斑点最强。

【临床意义】正常人有很强的荧光。G6PD缺乏时荧光很弱或没有荧光；杂合子时或某些G6PD变异体者，可能有轻到中度的荧光。

【应用评价】本试验直接测定NADPH，特异性较高，是ICSH推荐的G6PD缺乏症的筛查试验，但每批次应做阴性和阳性对照。

（四）G6PD活性测定

【原理】在葡萄糖-6-磷酸和NADP的存在下，葡萄糖-6-磷酸脱氢酶（G6PD）能使NADP还原成NADPH，NADPH在340nm处有最大吸收峰，连续监测吸光度的增量，可计算出G6PD的活性。

【参考区间】成人红细胞G6PD活性为8~18U/g Hb。

【临床意义】G6PD缺乏或减少见于G6PD缺乏症、药物反应、蚕豆病和感染。

【应用评价】本试验测定NADPH生成直接反应G6PD的活性，特异性较高，诊断的有效性较高。

（五）丙酮酸激酶荧光斑点试验

【原理】丙酮酸激酶（PK）在二磷酸腺苷（ADP）存在的条件下，催化磷酸烯醇丙酮酸转化为丙酮酸，在乳酸脱氢酶作用下，丙酮酸转化为乳酸，同时将NADH（有荧光）氧化为NAD（无荧光），紫外线照射下检测荧光消失的时间，可反映PK的活性。

【参考区间】荧光斑点在25分钟内消失。

【临床意义】荧光斑点不消失或消失时间延长提示PK缺乏。杂合子时荧光在25~60分钟消失，纯合子时荧光60分钟不消失。

【应用评价】本试验直接测定NADH消失，特异性较高，但每批次应做阴性和阳性对照。白细胞和血小板含有PK的活性相当高，应尽量去除。

（六）丙酮酸激酶活性测定

【原理】丙酮酸激酶（PK）在二磷酸腺苷（ADP）存在的条件下，催化磷酸烯醇丙酮酸转化为丙酮酸，在乳酸脱氢酶作用下，丙酮酸转化为乳酸，同时将NADH氧化为NAD，NADH在340nm处有最大吸收峰，连续监测吸光度的减量，可计算出PK的活性。

【参考区间】成人红细胞PK活性为15 ± 1.99 U/g Hb。

【临床意义】PK缺乏可分为先天性PK缺乏和继发性PK缺乏。纯合子的PK值在正常活性的25%以下，杂合子为正常的25%~50%。继发性PK缺乏可见于白血病、再生障碍性贫血、MDS等。

【应用评价】本试验测定NADH消失直接反应PK的活性，特异性较高，诊断有效性较高。白细胞和血小板含有PK的活性相当高，应尽量去除。

考点提示 红细胞酶缺陷常用的筛查试验与临床意义。

三、常见红细胞酶缺陷症

（一）葡萄糖-6-磷酸脱氢酶缺陷症

【概述】葡萄糖-6-磷酸脱氢酶缺陷症（glucose-6-phosphate dehydrogenase deficiency，G6PDD）是由于X染色体上的G6PD基因突变所致红细胞G6PD活性减低和（或）酶性质改变，以溶血为主要表现的一类疾病，是一种性染色体连锁隐性或不完全显性的遗传性疾病。因基因位于X染色体上，携带病变基因的男性或纯合子的女性为疾病患者，表现为酶活性降低或缺乏。女性杂合子为隐性表现，很少发病，故此病男性多于女性。G6PD缺乏时，导致红细胞葡萄糖磷酸戊糖旁路代谢异常，当机体受到伯氨喹啉型药物等氧化物侵害时，氧化作用产生的H_2O_2不能被及时还原成水，过多的H_2O_2可致血红蛋白和膜蛋白均发生氧化损伤，引起细胞变僵硬，容易被脾脏和肝脏的巨噬细胞破坏导致溶血。

【临床表现】本病有多种G6PD基因变异型，不同变异型产生不同程度酶活性，故临床

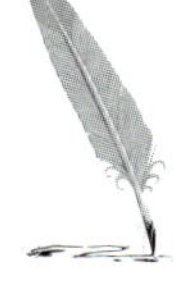

表现不尽相同，根据临床表现分为4种类型。

1. 蚕豆病（favism） 是一种以黄疸、贫血、血红蛋白尿为主要特征的急性溶血性疾病，与食用蚕豆有关联。发病有明显的季节性，每年的3~5月蚕豆成熟季节是发病高峰的时期。发病程度与食蚕豆的量并不一定成比例，少数患者与接触蚕豆花粉有关，40%的患者有家族史可查。母亲吃蚕豆可以通过哺乳使婴儿发病。起病急，多于食用蚕豆后数小时至数天发生急性血管内溶血。主要症状为倦怠、头晕、苍白、发热、恶心、呕吐、腹痛、烦渴、食欲减退、黄疸，尿色可呈茶色、红葡萄酒色、血红色、酱油色等。严重病例可有少尿、昏迷、抽搐、谵妄、脱水、酸中毒等表现。目前基础研究发现蚕豆中的蚕豆嘧啶核苷和异戊氨基巴比妥酸葡糖苷是导致G6PD缺乏红细胞溶血的主要物质。

2. 急性溶血性贫血 患者在疾病稳定期无贫血和溶血表现。在服用氧化性药物后（如伯氨喹啉等），或在细菌、病毒感染后，发生急性溶血症状。

3. 新生儿高胆红素血症 在G6PD缺乏高发地区，G6PD缺乏是新生儿高胆红素血症的主要原因。多在出生后3天内出现黄疸，黄疸的高峰在生后4~7天出现，黄疸程度进行性加重。

4. 先天性非球形红细胞性溶血性贫血（CN-SHA） 是一组红细胞G6PD缺乏所致的慢性血管外溶血性疾病。轻型者平时贫血较轻，无明显黄疸、脾肿大；重型者可在无诱因情况下出现慢性溶血，具有黄疸、贫血、脾大三大特征。感染或药物诱发加重溶血时出现溶血危象或再障危象。

考点提示 G6PD缺乏可以引起的几种疾病。

【实验室检查】

1. 血象 有不同程度的贫血，多为正细胞正色素性，慢性溶血网织红细胞常轻度增高，急性溶血时网织红细胞增高明显。部分病例可见咬痕红细胞（图9-6）及水泡细胞（图9-7）。

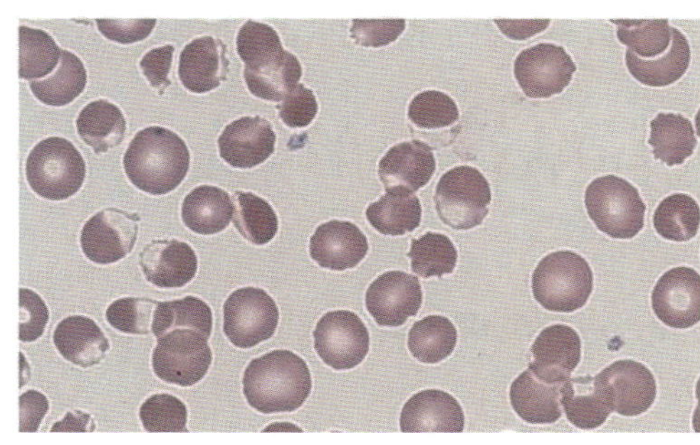

图9-6　咬痕红细胞

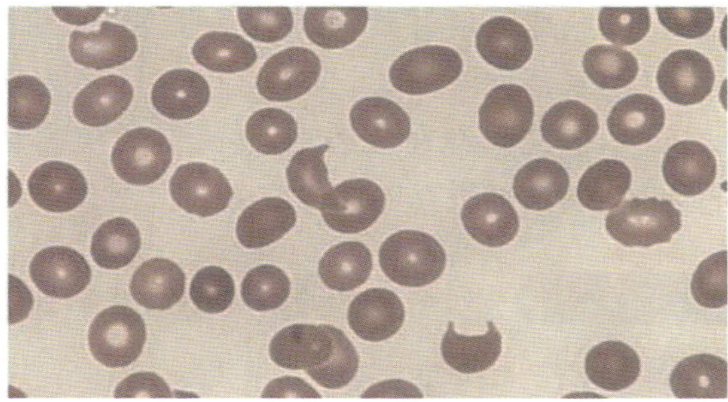

图9-7　水泡细胞

2. 骨髓象 增生性贫血骨髓象，感染或药物加重溶血时可呈再障危象。

3. 特殊检查 ①溶血的检查：急性溶血时有血管内溶血的实验室检查特征；CN-SHA具有慢性血管外溶血特征。②G6PD缺乏筛检试验：目前常用的是高铁血红蛋白还原试验、G6PD荧光斑点试验、硝基四氮唑蓝纸片法。③G6PD缺乏确诊试验：G6PD活性定量检测能准确地反应酶的活性。但杂合子患者的G6PD活性变化范围较宽，可以同时测定G6PD和6PGD的活性，并计算G6PD/6PGD的比值，此方法比单独测定G6PD活性更为敏感，可提

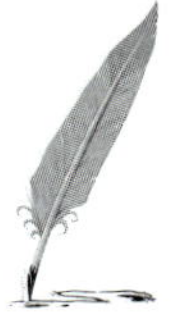

高杂合子的检出率。

【诊断/鉴别诊断】 G6PD缺乏的诊断主要依靠G6PD活性定量测定、临床表现及阳性家族史。筛检试验中两项中度异常，或一项中度异常加上Heinz小体生成试验阳性并排除其他溶血病因，或一项中度异常伴有明确的家族史，或一项筛检试验严重异常，或G6PD活性小于正常的40%以上，均可诊断为G6PD缺陷症。在溶血期间若G6PD活性正常，但临床高度怀疑者，可使用高速离心后的底层红细胞或低渗处理的红细胞重新检测G6PD活性，如明显降低也可诊断。

（二）丙酮酸激酶缺陷症

【概述】 红细胞丙酮酸激酶缺陷症（pyruvate kinase deficiency，PKD）是由于丙酮酸激酶基因缺陷，导致红细胞内无氧酵解途径受阻，引发红细胞溶血的一类常染色体隐性遗传疾病。发病率低于G6PD缺陷症，男女均发病，纯合子症状明显，杂合子可无症状。主要表现为慢性血管外溶血。

【实验室检查】

1. 筛检试验 红细胞自身溶血试验阳性，加葡萄糖不能纠正，加ATP可完全纠正。PK荧光斑点试验，正常人荧光25分钟内消失，杂合子时荧光在25~60分钟消失，纯合子时荧光60分钟不消失。

2. 确诊试验 PK活性测定是确诊试验，ICSH推荐使用Blume法，正常成人红细胞PK活性为15 ± 1.99 U/g Hb，杂合子为正常活性的25%~50%，纯合子为正常活性的25%以下。

【诊断/鉴别诊断】

1. 按沈悌《血液病诊断及疗效标准》（第4版）符合以下4项之一可诊断：①PK荧光斑点试验结果属严重缺乏值范围；②PK荧光斑点试验结果属中间缺乏值范围，并伴有明确的家族史和（或）中间代谢产物（如2，3-DPG、PEP、2-PG）增加2倍以上；③PK活性测定属纯合子范围；④PK活性测定属杂合子范围，并伴有明确的家族史和（或）中间代谢产物（如2，3-DPG、PEP、2-PG）增加2倍以上。

2. 如临床高度怀疑PK缺乏症，但PK活性正常时，可进行底物PK活性定量测定，以确定有无PK活性降低。

3. 本病应和继发性PK活性减低的疾病鉴别，如白血病、再生障碍性贫血、MDS等，其红细胞PK活性也会不同程度降低。

考点提示 列举常见的酶缺陷的疾病；葡萄糖-6-磷酸脱氢酶缺陷症的临床表现、实验室检查及鉴别诊断。

扫码“学一学”

第四节　血红蛋白病的检查及应用

一、概述

（一）血红蛋白的结构

正常成熟红细胞胞质中的主要蛋白质是血红蛋白（hemoglobin，Hb），占细胞干重的

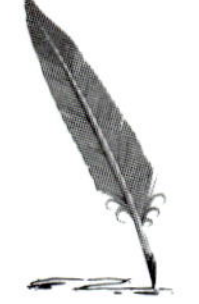

96%，占细胞容积的35%。其中约65%的血红蛋白合成于有核红细胞时期，另外的35%合成于网织红细胞阶段。血红蛋白是一种结合蛋白，其分子量约为64458，正常情况下由两对珠蛋白肽链和4个亚铁血红素分别构成的4个亚基组成的四聚体结构，形状近似于球形的结合蛋白。血红蛋白的合成受铁原子供应、原卟啉及珠蛋白肽链合成的影响。

血红素（heme）是铁原子和原卟啉Ⅸ的复合物，属于一种卟啉化合物，铁原子位于原卟啉Ⅸ的卟啉环中心，是Hb、Mb、多种酶（如过氧化物酶）和多种细胞色素的辅基，有核红细胞和肝细胞的线粒体内是血红素合成的场所。血红素合成后，从线粒体内离开，在胞质中与珠蛋白肽链结合成为血红蛋白；衰老的红细胞所释放的血红素由脾脏、肝脏、骨髓当中的单核－巨噬细胞吞噬降解。在血红素合成过程当中，酶的缺陷可引起卟啉或其前体物质在体内蓄积最终导致卟啉病（prophyria）。原卟啉还受铁元素含量的影响，铁的供应不足或铁利用障碍时，均会影响血红素的合成，从而使红细胞内游离原卟啉增高，其检测结果可作为判断铁代谢状况的间接指标。

人类血红蛋白中的珠蛋白肽链有6种，分别命名为：α、β、γ、δ、ε、ζ。胚胎早期主要合成Hb Gower1（$\delta_2\varepsilon_2$）、Hb Gower2（$\alpha_2\varepsilon_2$）、Hb Portland（$\zeta_2\gamma_2$）；胚胎中后期主要合成胎儿血红蛋白，即HbF（$\alpha_2\gamma_2$）；出生后合成的血红蛋白主要有三种，分别为HbA（$\alpha_2\beta_2$）96%～98%、HbA_2（$\alpha_2\delta_2$）1.2%～3.5%、HbF（$\alpha_2\gamma_2$）低于2%。其中主要含α、β、γ、δ四种珠蛋白肽链。珠蛋白肽链与血红素按四级结构形成血红蛋白，血红蛋白的每个亚基由一条珠蛋白肽链和一个血红素分子构成，珠蛋白肽链再盘绕折叠成球形，把血红素分子包在里面，这条肽链盘绕成的球形结构又被称为珠蛋白。血红蛋白由四条非共价结合的珠蛋白肽链组成，每条肽链可结合一个血红素基团，即血红蛋白分子的氧结合位点。

（二）影响血红蛋白结构和功能的因素

1. 珠蛋白基因缺失或缺陷　可引起血红蛋白结构及其功能的异常，其机制分为两大类：一类为珠蛋白肽链合成数量的异常，是由于珠蛋白基因缺失或者基因缺陷，导致一种或一种以上的珠蛋白肽链合成不足甚至不能合成，如α珠蛋白基因缺失，α链不能合成或合成不足，结果形成的HbH（β_4）、Hb Barts（γ_4）两种异常Hb，都对氧有极高的亲和力，失去向组织释放氧的功能，并且极不稳定，容易发生沉淀而形成包涵体，导致溶血；另一类为珠蛋白肽链质量的异常，是基因缺陷导致某一肽链的一级结构中的某一氨基酸被替换或丢失，从而影响了血红蛋白结构的稳定性和功能。如对氧亲和力过高导致细胞增多症；结构的异常导致血红素中的Fe^{2+}易被氧化成Fe^{3+}，形成高铁血红蛋白（MHb），失去运输氧的功能，而且常不稳定，易形成变性珠蛋白小体（Heinz小体），导致溶血。珠蛋白的异常还可使红细胞形态异常，如出现靶形红细胞、镰状红细胞等。

2. 酶缺陷　高铁血红蛋白还原酶系统的缺陷导致高铁血红蛋白（MHb）形成。

3. 化学药物中毒　常见的有氧化性药物、硫化物、一氧化碳等，导致MHb、硫化血红蛋白（SHb）、碳氧血红蛋白（HbCO）形成。

二、异常血红蛋白检验

（一）异丙醇沉淀试验

【原理】不稳定血红蛋白较正常血红蛋白更容易裂解，在异丙醇等非极性溶剂中，可使血红蛋白分子内部氢键减弱，稳定性降低，使不稳定血红蛋白很快发生裂解沉淀。观察血

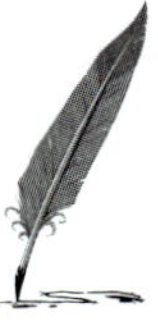

红蛋白液于37℃时在异丙醇溶液中的沉淀现象，对不稳定血红蛋白进行筛检。

【参考区间】正常人血红蛋白液为阴性（30分钟内不沉淀）。脐血为阳性结果，新生儿出生1个月后逐渐转阴，6个月后为阴性。

【临床意义】不稳定血红蛋白存在时，常于5分钟出现沉淀，20分钟开始出现绒毛状沉淀。血液中含有较多HbF、HbH、HbE也可出现阳性结果。

【应用评价】本试验特异性较差，易出现假阳性。阳性结果只能说明存在不稳定血红蛋白，只作为不稳定血红蛋白的过筛试验。

（二）血红蛋白电泳

【原理】各种不同Hb的主要差异是组成珠蛋白的肽链不同，不同的肽链含有不同的氨基酸，因此具有不同的等电点，若肽链中一个或几个氨基酸缺失或被取代后，其所带电荷随之变化。血红蛋白电泳是根据不同的Hb带有不同的电荷，等电点不同，在一定的pH缓冲液中电泳，当缓冲液的pH大于该Hb的等电点时其带负电荷，电泳时向阳极泳动；反之，Hb带正电荷向阴极泳动。经一定电压和时间的电泳，不同的血红蛋白因所带电荷不同、相对分子量不同，其泳动方向和速度不同，可分离出各自的区带。也可同时对电泳出的各区带进行扫描，对各种血红蛋白定量分析。根据pH不同分为碱性电泳（pH 8.6）和酸性电泳（pH 6.5），常规采用pH 8.6 TEB缓冲液进行血红蛋白电泳分析。pH 6.5酸性电泳用于分离HbH与Hb Barts，因HbH等电点为5.6，在pH 6.5 TEB缓冲液中电泳时移向阳极，Hb Barts则在点样点不动，而其余的血红蛋白都向阴极泳动。

【参考区间】

1. pH 8.6 TEB缓冲液醋酸纤维素膜电泳正常血红蛋白电泳区带：HbA>95%、HbF<2%、HbA_2为1.0%~3.1%。该电泳缓冲液适合于检出HbA、HbA_2、HbS、HbC，但HbF不易与HbA分开，HbH与Hb Barts无法分开和显示，应再选择其他缓冲液进行电泳分离。

2. pH 6.5磷酸盐缓冲液醋酸纤维素膜电泳主要用于HbH和Hb Barts的检出。HbH等电点为5.6，在pH 6.5磷酸盐缓冲液中电泳时移向阳极，Hb Barts则在点样点不动，而其余的血红蛋白都向阴极泳动。

【临床意义】

1. 通过与正常人血红蛋白电泳图谱进行比较，可发现异常血红蛋白区带，如HbH、HbE、Hb Barts、HbS、HbD和HbC等，为相关血红蛋白病的诊断提供试验依据。

2. HbA_2增多，见于β珠蛋白生成障碍性贫血，是该病杂合子型的重要实验室诊断指标。HbA_2轻度增加亦可见于肝病、肿瘤、恶性贫血、不稳定血红蛋白病、巨幼细胞贫血等。HbE病时，HbE区带与HbA_2区带位置重叠，HbA_2区带处增宽，含量增高幅度在10%以上。

【应用评价】醋酸纤维素膜电泳法简单易行，便于推广，是诊断血红蛋白病的实验室检查基本方法，也是分离和研究异常血红蛋白的有效方法。某些异常血红蛋白采用该电泳技术尚不能分离，可进一步作等电聚焦电泳、琼脂糖凝胶电泳、高效液相层析等，以提高检出率，必要时可做基因分析，以利于确诊和分型。

（三）抗碱血红蛋白检测

【原理】抗碱血红蛋白（alkali-resistant hemoglobin，HbF）又称胎儿血红蛋白，具有比HbA更强的抗碱作用，将待检的溶血液与一定量的NaOH溶液混合，HbA即发生变性沉淀，

抗碱血红蛋白抗碱能力强，没有变性而存在于上清液中。作用1分钟后加入半饱和硫酸铵中止碱变性反应。取上清液于540nm波长处测定吸光度，可计算出抗碱血红蛋白的浓度。此试验也称为碱变性试验，其检测的是抗碱血红蛋白，除HbF外，Hb Barts和部分HbH也具有抗碱能力，需通过电泳鉴别。

【参考区间】正常情况下出生3个月后HbF比例迅速下降，2岁以上至健康成人一般为1.0%~3.1%，新生儿可达55%~85%。

【临床意义】抗碱血红蛋白绝对增加见于珠蛋白生成障碍性贫血，重型者达30%~90%，中间型常为5%~30%，轻型小于5%。遗传性胎儿血红蛋白持续综合征患者，HbF可高达100%。HbF相对增加见于骨髓纤维化、白血病、浆细胞瘤等恶性疾病及再生障碍性贫血、PNH、卟啉病等。HbF生理性增加常见于孕妇及新生儿。

【应用评价】本试验重复性较好，除HbF外，Hb Barts和部分HbH也具有抗碱能力，需通过电泳鉴别。

（四）热变性试验

【原理】热变性试验（heat instability test）是根据不稳定血红蛋白比正常血红蛋白更容易遇热变性，观察血红蛋白液在50℃时是否出现沉淀，对不稳定血红蛋白进行筛检。

【参考区间】正常人热沉淀Hb<1%。

【临床意义】Hb沉淀率增加，说明不稳定血红蛋白的存在。

【应用评价】本试验简便易行。但阳性结果只能说明存在不稳定血红蛋白，只作为不稳定血红蛋白的过筛试验。

（五）HbA_2测定

【原理】根据不同的血红蛋白带有不同的电荷，等电点不同，在一定的pH缓冲液中，缓冲液的pH大于Hb的等电点时其带负电荷，电泳时在电场中向阳极泳动，反之，Hb带正电荷向阴极泳动。经一定电压和时间的电泳，不同的血红蛋白所带电荷不同、相对分子质量不同，其泳动方向和速度不同，可分离出各自的区带，同时对电泳出的各区带进行电泳扫描，可进行各种血红蛋白的定量分析。

【参考区间】正常人HbA_2为1.2%~3.5%。

【临床意义】HbA_2增多，见于β珠蛋白合成障碍性贫血，为杂合子的重要试验室诊断指标。HbE病时也在HbA_2区带位置处增加，但含量很大（在10%以上）。HbA_2轻度增加亦可见于肝病、肿瘤和某些血液病。

【应用评价】见血红蛋白电泳。

（六）红细胞包涵体试验

【原理】红细胞包涵体试验（Heinz-body forming test）是将煌焦油蓝液与新鲜血液一起孵育，不稳定Hb易变性沉淀形成包涵体。而网织红细胞保温10分钟就显现出来，HbH病红细胞内包涵体一般在10分钟至2小时之间形成，而其他不稳定血红蛋白形成珠蛋白变性沉淀需温育更长时间（3小时或更长）。观察温育2小时，油镜下观察并计算500个红细胞中含包涵体的红细胞百分率。含包涵体的红细胞是否比温浴10分钟的阳性细胞多，可了解是否有HbH等不稳定血红蛋白的存在。

【参考区间】正常人<1%。

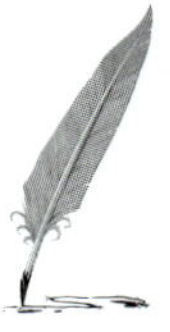

【临床意义】

1. HbH病患者孵育1小时就可出现包涵体，也叫HbH包涵体（hemoglobin H inclusion），其阳性红细胞可达50%以上；轻型α珠蛋白生成障碍性贫血时，偶见HbH包涵体。

2. 红细胞包涵体还见于不稳定血红蛋白病，不同类型的不稳定血红蛋白需要的温育时间以及形成包涵体的形态、数量等各不相同，但孵育3小时后多数红细胞内可出现包涵体。

3. G6PD缺乏或细胞还原酶缺乏及化学物质中毒等，红细胞中也可出现包涵体。

【应用评价】本试验为检测不稳定血红蛋白的定性试验，只作为不稳定血红蛋白病和HbH病的筛检试验。

考点提示 血红蛋白病常用筛查试验与临床意义。

三、常见血红蛋白病

血红蛋白病（hemoglobinopathy）是一组由遗传性或基因突变所致的合成珠蛋白肽链速率改变或珠蛋白肽链结构异常引起Hb功能异常所致的疾病。包括珠蛋白肽链数目合成异常（数量的异常）和珠蛋白肽链结构异常（质量的异常）两大类。珠蛋白肽链数量的异常称为珠蛋白生成障碍性贫血，又称为地中海贫血，为常染色体隐性遗传性疾病，包括常见的β地中海贫血和少见的α地中海贫血；珠蛋白肽链质量的异常称为狭义的血红蛋白病，为常染色体显性遗传性疾病，如常见的HbS、HbE和HbC。中国人异常血红蛋白病少见，但珠蛋白生成障碍性贫血很常见。

另外，也可见获得性血红蛋白病，通常因接触或误服化学药物所致。全球约有1.5亿人携带有生成异常珠蛋白的基因，已鉴定出异常血红蛋白600余种，绝大多数是单个氨基酸被取代，导致肽链的结构变异，也有部分是肽链缺失延长或融合所致。

（一）珠蛋白生成障碍性贫血

【概述】珠蛋白生成障碍性贫血也称为地中海贫血或海洋性贫血，是一组遗传性疾病，它是由于遗传基因缺陷导致血红蛋白中至少一种珠蛋白合成缺乏或不足，引起的贫血或病理状态。因其基因缺陷复杂多样，珠蛋白缺乏的类型、数量及临床症状也表现不一。按缺乏的珠蛋白链的种类分类：α珠蛋白链缺乏者称α珠蛋白生成障碍性贫血，β珠蛋白链缺乏者称β珠蛋白生成障碍性贫血。按缺乏的珠蛋白链的程度分类：完全无生成的α^0、β^0珠蛋白生成障碍性贫血及部分生成的α^+、β^+珠蛋白生成障碍性贫血。若β和δ两种珠蛋白链均缺乏，则为$(\beta\delta)^0$或$(\beta\delta)^+$珠蛋白生成障碍性贫血。其中β珠蛋白生成障碍性贫血最为常见。

α地中海贫血多见于黑人（黑人中25%至少有一个基因缺陷），β地中海贫血多见于地中海地区或东南亚。我国长江以南各省均有报道，以广东、广西、海南、四川、重庆等省区发病率较高，是我国南方最常见、危害最为严重的遗传病种之一，严重影响高发地区人民的家庭和社会生活。在北方较为少见。地中海贫血的基因缺陷有地理和种族特异性，近年来有关报道较多。若夫妻为同型地中海贫血的基因携带者，每次怀孕，其子女有1/4的机会为正常，1/2的机会为携带者，另1/4的机会为重型地中海贫血患者。因此，在遗传咨询及产前诊断方面，这是非常重要的疾病。

1. β珠蛋白生成障碍性贫血 β珠蛋白生成障碍性贫血（β thalassemia）是珠蛋白生成障碍性贫血中发病率最高的一种类型。第11号染色体上控制β珠蛋白链合成的基因突变，β

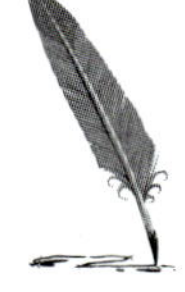

珠蛋白链合成受到抑制，杂合子的α链的合成速度比β链快2.0～2.5倍，纯合子的α链合成的速度超过β链更多，甚至可完全没有β链合成，导致以下结果：①多余的α链聚合成不稳定的四聚体（α_4）增加，而δ、γ链代偿性增多，多余的α链与δ、γ链聚合形成HbA_2（$\alpha_2\delta_2$）和HbF（$\alpha_2\gamma_2$）而致其含量增加。②不稳定的血红蛋白易在细胞内发生沉淀，在幼红细胞和红细胞中形成包涵体，使红细胞形态变得扁平，细胞中央的血红蛋白稍多，而周边较少，形成靶形红细胞。③形成的α链包涵体附着于红细胞膜，使红细胞僵硬，部分细胞未发育成熟就在骨髓破坏导致无效造血；部分成熟的病变细胞进入外周血液循环后，由于缺乏变形性，通过脾窦时易被破坏。④使红细胞对钾离子的通透性增加，能量代谢能力降低，生存期缩短。由此导致慢性溶血性贫血的各种临床表现及骨髓造血增生的改变。

患者可从父母继承一个或两个异常β基因，β链合成减少或不能合成，根据基因突变的情况和临床特征分为：①轻型杂合子β珠蛋白生成障碍性贫血：多数杂合子没有任何症状和贫血，仅血涂片中发现少量靶形红细胞，红细胞脆性试验轻度减低，HbA_2轻度增高（>3.5%）。②重型纯合子β珠蛋白生成障碍性贫血：父母双方均为轻型β珠蛋白生成障碍性贫血，出生后贫血进行性加重，临床表现有发热、腹泻、黄疸、肝脾肿大等。由于骨髓造血代偿性增加出现地中海贫血面容。相关实验室检查明显异常。③中间型β珠蛋白生成障碍性贫血：是β珠蛋白生成障碍性贫血纯合子型或双重杂合子型。

2. α珠蛋白生成障碍性贫血 α珠蛋白生成障碍性贫血（α thalassemia）是由于α珠蛋白基因的缺陷或缺乏，使α珠蛋白链合成速度明显降低或几乎不能合成引起的。由于胎儿期的HbF和出生后的HbA和HbA_2均含有α链，所以在胎儿期由于α链缺乏，过多γ链聚合形成γ_4，即Hb Barts。Hb Barts不能携氧，常导致胎儿宫内窒息死亡，未死亡的胎儿也因长期缺氧，生长发育受到严重影响，即使生存到出生，也因胎儿水肿综合征在围生期死亡。出生后，由于γ链的合成减少，β链合成逐步增加，过多的β链聚合形成β_4，即HbH。HbH是一种不稳定的血红蛋白，在红细胞内易形成包涵体，沉积在红细胞膜上，红细胞寿命明显缩短，出现慢性溶血和骨髓造血代偿性增加。HbH与氧的亲和力是HbA的10倍，不利于氧的释放。但由于HbH一般在30%以下，出生后能存活和成长。

正常人α链的合成是由第16号染色体两对连锁的α珠蛋白基因（父母双方各继承两个）所控制，根据α基因异常的情况，α珠蛋白生成障碍性贫血分为：①一个α基因异常，患者无血液学异常表现，称为α^+珠蛋白生成障碍性贫血静止型，常无症状，血象无特殊表现，仅在出生时脐血或出生8个月内血液中Hb Barts轻度增加（<2%）；②两个α基因异常，红细胞呈小细胞低色素性改变，称为α^+珠蛋白生成障碍性贫血标准型，无症状或轻度贫血，出生时Hb Barts可占5%～15%，但几个月后消失，检测α链和β链合成速度对该疾病有诊断意义；③三个α基因异常，为α^0/α^+双重杂合子，有代偿型溶血性贫血表现，多余的β链聚合成为四聚体β_4即HbH病，患者血象可出现小细胞低色素性改变，靶形红细胞增多，血红蛋白电泳出现HbH和Hb Barts带，大部分细胞中可见HbH包涵体；④四个α基因异常，完全无α珠蛋白生成，为α^0/α^0纯合子，即胎儿水肿综合征（hydrops fetalis），胎儿期无HbF（$\alpha_2\gamma_2$）多余的γ链聚合成四聚体γ_4又称Hb Barts病，胎儿多死于宫内，或产后数小时内死亡，血红蛋白电泳Hb Barts大于90%，有少量HbH，无HbA、HbA_2和HbF。

考点提示 β珠蛋白生成障碍性贫血与α珠蛋白生成障碍性贫血的区别。

【实验室检查】

1. 血象 贫血轻重不一，红细胞大小不均，常呈小细胞低色素性贫血，靶形红细胞（图9-8），红细胞碎片增多，多大于10%，网织红细胞正常或增多。进行溶血性贫血相关检测红细胞脆性减低。

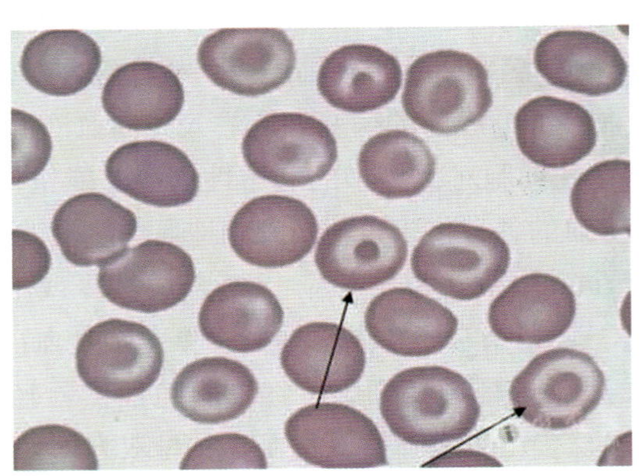

图9-8 靶形红细胞

2. 血红蛋白电泳 血红蛋白生成障碍性贫血时，可通过pH 8.5醋酸纤维薄膜电泳进行实验室诊断，β珠蛋白生成障碍性贫血患者HbF增加及HbA_2增加。血红蛋白电泳分离到HbH或Hb Barts是确诊α珠蛋白生成障碍性贫血的重要依据。

3. 骨髓象 红细胞增生明显活跃，以中、晚幼红细胞为主，粒红比倒置，轻型病例骨髓象改变不明显。

4. 基因诊断 珠蛋白生成障碍性贫血均有基因突变，通过对外周血或脐血进行基因分析，可确定是否患病及具体的分子缺陷类型。通过对绒毛细胞或羊水细胞进行DNA检测，对胚胎脐血进行基因检测可进行产前诊断，以防止纯合子患儿的出生。α珠蛋白生成障碍性贫血主要是α珠蛋白基因缺失或突变所致，通过Southern印迹杂交分析和PCR方法检测其基因缺失。β珠蛋白生成障碍性贫血主要为点突变型，是一组高度异质性的遗传性疾病，应用寡核苷酸探针杂交技术和PCR限制性内切酶酶解法可检测出已知的β珠蛋白生成障碍性贫血基因的突变。

【诊断/鉴别诊断】根据临床表现和实验室检测进行珠蛋白生成障碍性贫血的诊断，而血红蛋白电泳的异常是确诊指标。珠蛋白生成障碍性贫血多为小细胞性贫血，需与缺铁性贫血鉴别。

（二）主要异常血红蛋白病

异常血红蛋白病（abnormal hemoglobinopathy）是由于珠蛋白肽链的基因突变，组成肽链的氨基酸发生替换、缺失、延长或融合，形成结构、功能异常的血红蛋白，表现出轻重不一的临床症状。根据临床表现和异常血红蛋白特性，该病分为以下几种类型：①血红蛋白异常基因携带者：无任何临床表现，多在人群普查中被发现；②血红蛋白凝集性异常血红蛋白病：在某些条件下，血红蛋白可凝聚成棒状结晶体，导致红细胞形态改变，如HbS和HbC；③氧亲和异常的异常血红蛋白病：由于珠蛋白肽链结构改变，导致血红蛋白与氧的亲和力改变，如HbM；④不稳定血红蛋白病：由于维持血红蛋白分子稳定性的某些氨基酸被替换，导致血红蛋白稳定性下降，并在红细胞内沉淀，引起慢性溶血过程；⑤伴高铁

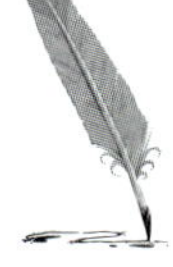

血红蛋白的异常血红蛋白病：由于某种氨基酸的替换，抑制了Fe^{3+}还原为Fe^{2+}，血红蛋白携氧能力降低而表现出发绀。

1. 镰状细胞贫血（HbS病）

【概述】镰状细胞贫血（sickle-cell anemia）是一种常染色体显性遗传性疾病，主要见于非洲黑人。因HbA的β链上第6位的谷氨酸被缬氨酸替代形成HbS（$Hb\alpha_2\beta_2^{6谷\rightarrow缬}$），当血氧过低时，HbS互相聚集，形成纤维状多聚体，其排列方向与细胞膜平行，并与之紧密接触，当有足够的多聚体形成时（HbS超过50%），红细胞即由双面凹盘状变成镰刀形，即发生镰状改变。镰变后的红细胞失去正常的可塑性和变形能力，在微循环中易破坏发生溶血。镰变的红细胞还可使血液黏滞性增加，血流减慢，引起微血管堵塞，加重组织缺氧和酸中毒，从而进一步诱发更多的红细胞发生镰变。这种恶性循环的结果，不仅加重溶血，还导致组织器官的损伤坏死。表现为轻重不一的小细胞或大细胞贫血，易感染，肝、脾肿大，心肺功能常受损，肾脏多受累。严重时可出现“镰状细胞危象”。

临床上HbS病有三种表现形式：①纯合子形式，即镰状细胞贫血，具有典型的临床表现，一般在半岁以后逐渐发病，患者有贫血、黄疸、脾脏肿大，并有生长发育滞后、四肢细长、性成熟延迟等表现。当有感染、酸中毒、缺氧等症状发生时，可诱发镰状细胞危象，引起脾、肺、心、肾等多器官受损，出现相应器官衰竭症状，甚至导致死亡。②杂合子形式，即红细胞镰状细胞性状，一般无明显症状。③HbS和其他异常血红蛋白的双杂合子状态，有血红蛋白S-β珠蛋白生成障碍性贫血、血红蛋白C病和血红蛋白D病等，其临床表现可与镰状细胞贫血相似，统称为镰状变综合征。

【实验室检查】血红蛋白降低（多为50～100g/L）。红细胞大小不均，有小细胞、大细胞、异形红细胞、嗜多色性红细胞、有核红细胞、靶形红细胞等，镰状红细胞不多见。网织红细胞增加（常>10%）。红细胞镰变试验阳性，红细胞渗透脆性明显下降。血红蛋白电泳可见HbS带位于HbA和HbA_2间，HbS达80%以上，HbF增加至2%～15%，HbA_2正常，HbA缺乏。基因分析可作出基因诊断。

【诊断/鉴别诊断】根据种族和家族史、血红蛋白电泳出现HbS为主要成分、镰变试验阳性。目前采用聚合酶链反应（PCR）和限制性内切酶片段长度多态性（RFLP）方法，或PCR合并寡核苷酸探针（ASO）杂交法，可作出基因诊断。

2. 血红蛋白E病

【概述】血红蛋白E（hemoglobin E，HbE）是β链第26位的谷氨酸被赖氨酸替代，而形成异常血红蛋白（$\alpha_2\beta_2^{26谷\rightarrow赖}$），是常染色体不完全显性遗传性血红蛋白病，为我国最常见的血红蛋白病，在东南亚带也很常见。临床表现一般为轻度溶血性贫血，脾脏不肿大或轻度肿大，呈小细胞低色素性贫血，易感染并使贫血加重。临床上HbE有3种表现形式：①纯合子形式：即HbE病；②杂合子形式：即HbE特征，临床无明显症状；③双重杂合子：HbE/α珠蛋白生成障碍性贫血。因类型不同，临床表现轻重不一，实验室检查结果也不同。

【实验室检查】多为小细胞低色素性轻度贫血，红细胞渗透脆性减低，血红蛋白电泳显示HbE高达95%。HbE的电泳特征为在pH 8.6或8.8时，HbE移动速度较HbC稍快，与HbA_2完全相同，不能分开；pH 6.8酸性凝胶电泳可与HbC和HbA_2区分。因HbE不稳定，异丙醇沉淀试验阳性和热变性试验弱阳性；变性珠蛋白小体检测阳性。

【诊断/鉴别诊断】①HbE纯合子：轻度贫血，脾轻度肿大，易感染，血片中可有

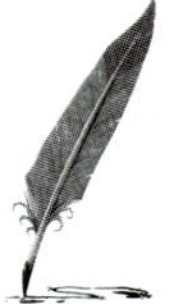

25%~75%的靶形红细胞。血红蛋白电泳显示HbE占95%，无HbA，HbF正常或轻度增加；②HbE特征：是HbA和HbE基因杂合子，一般无贫血、无症状；血红蛋白电泳时HbE30%~45%，其余为HbA；③HbE/β珠蛋白生成障碍性贫血：是HbE与珠蛋白生成障碍性贫血的杂合子状态。贫血多严重，血红蛋白电泳HbE明显增多，并具有珠蛋白生成障碍性贫血的血红蛋白电泳特征。

3. 不稳定血红蛋白病

【概述】不稳定血红蛋白病（unstable hemoglobin syndrome）是由于控制血红蛋白肽链的基因突变，某些维持血红蛋白稳定性的氨基酸被取代或缺失，导致血红蛋白结构不稳定，称为不稳定血红蛋白（unstable hemoglobin，UHb）。不稳定血红蛋白易发生变性和沉淀，形成变性珠蛋白小体（Heinz body）附着于红细胞膜上，使红细胞膜的变形性下降，在循环中尤其是脾内被破坏，引起溶血性贫血。部分患者表现为常染色体共显性遗传；另一部分无阳性家族史，可能因自发性体细胞性基因突变。至今发现的不稳定血红蛋白病有200余种，但引起不稳定血红蛋白病的非常少见，所发现的病例均为杂合子，偶见双重杂合子。其不稳定程度各异，相应临床表现差异很大，可从完全无症状到伴显著脾肿大和黄疸的严重慢性溶血性贫血。多数病例由于骨髓代偿性增生而不出现贫血，当发生感染或服氧化剂类药物后，引起急性溶血。

【实验室检查】对本病诊断有重要意义的是变性珠蛋白小体检查、热变性试验和异丙醇沉淀试验为阳性，一般用异丙醇试验筛选，热变性试验和变性珠蛋白小体检查诊断。血常规检查多为正细胞性贫血、红细胞大小不均，有异形和碎片，有时可见靶形红细胞，网织红细胞增高。血红蛋白电泳仅有部分病例可分离出异常血红蛋白区带。通过分辨率高的聚丙烯酰胺凝胶电泳不稳定血红蛋白和潜在异常血红蛋白可清晰分离。做有关珠蛋白链的氨基酸组成分析，可确定不稳定血红蛋白异常的部位。

考点提示 列举常见的血红蛋白病；珠蛋白生成障碍性贫血的临床表现、实验室检查及鉴别诊断。

扫码“学一学”

第五节　免疫性溶血性贫血检验

一、概述

免疫性溶血性贫血（autoimmune hemolytic anemia，AIHA）是由于免疫调节功能异常，产生抗自身红细胞的抗体，与红细胞膜上抗原相互作用，或在补体参与下导致红细胞寿命缩短而引起以溶血性贫血为特征的一组疾病。根据抗体反应的血清学特征可分为温抗体型和冷抗体型。温抗体型是最常见的类型，占免疫性溶血性贫血的80%，温性抗体作用于红细胞的最适温度为37℃，主要为IgG，是不完全抗体，在盐水介质中不能使红细胞凝集，多吸附于红细胞表面使红细胞致敏，所致贫血称为温抗体型自身免疫性溶血性贫血。冷性抗体在20℃以下作用最活跃，主要为IgM，是完全抗体，在盐水介质中可使红细胞凝集或溶解。冷凝集素多见于冷凝集素综合征（cold agglutinin syndrome，CAS），冷抗体（Donath–Landsteiner antibody，D–L抗体）见于阵发性冷性血红蛋白尿（paroxysmal cold

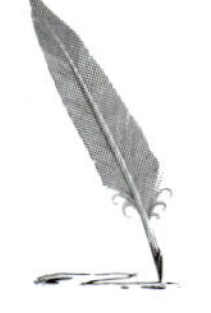

hemoglobinuria，PCH）。根据是否查找到病因，自身免疫性溶血性贫血可分为原发性和继发性两类，原发性病因不明，继发性多见于感染、肿瘤、结缔组织病和免疫缺陷性疾病等。

继发性免疫性溶血性贫血中抗红细胞自身抗体的产生可能与以下因素有关：①病原微生物感染可激活多克隆B细胞产生自身抗体，或其毒素、化学物质等作用于细胞表面，使红细胞抗原性改变，表面负电荷减少，出现自身凝集；②药物和一些未知刺激物诱导机体产生自身红细胞的抗体（见药物诱发的免疫性溶血性贫血）；③淋巴组织的病变，使免疫系统丧失识别自身红细胞的能力，产生自身抗体；④T细胞平衡失调，抑制性T细胞减少和功能下降，辅助T细胞中特定亚群活化，使相应B细胞反应过强，产生自身抗体。自身免疫性溶血时红细胞破坏方式可归纳为由单核–巨噬细胞系统介导的血管外溶血和由补体介导的血管内溶血。血管外溶血主要见于温抗体型自身免疫性溶血性贫血，当红细胞与自身抗体和（或）补体C3结合后成为致敏红细胞，红细胞上抗体的Fc段与吞噬细胞上的Fc受体结合而被捕获吞噬；若红细胞膜部分被吞噬时，细胞逐渐形成球形，在通过脾脏时易被撕裂破坏，球形红细胞对免疫性溶血性贫血具有一定的诊断价值。血管内溶血常见于阵发性冷性血红蛋白尿，较少见于冷凝集素综合征，在温性抗体中极罕见。其血管内红细胞破坏机制是冷抗体型自身抗体可附着于红细胞表面，并激活补体，使红细胞容易溶解。

二、免疫性溶血性贫血检验

（一）抗球蛋白试验（Coombs test）

又称为Coombs试验，是检测不完全抗体的一种常用方法。自身免疫性溶血性贫血患者体内产生的不完全抗体，是一种分子量很小的球蛋白（IgG），可作为抗原，经免疫动物产生抗体，此抗体即为抗球蛋白抗体（抗IgG）。以此抗体检测红细胞表面和血清中有无不完全抗体的试验，称抗球蛋白试验（Coombs试验）。检测红细胞表面有无不完全抗体的试验为直接抗球蛋白试验（DAGT），检测血清中有无不完全抗体的试验为间接抗球蛋白试验（IAGT），以前者最为常用。

【原理】

1. 直接抗球蛋白试验　主要检测患者红细胞表面上是否结合有不完全抗体，自身免疫性溶血性贫血的自身抗体（IgG）是不完全抗体，结合在红细胞表面，使其致敏。此种致敏的红细胞在生理盐水中不发生肉眼可见的凝集现象。用抗球蛋白试剂（抗IgG或抗C3d）与红细胞表面的IgG分子结合，并出现凝集反应。如果红细胞表面不存在自身抗体，则凝集反应呈阴性。本试验是测定不完全抗体较为敏感的一种方法。

2. 间接抗球蛋白试验　是检查血清中游离的不完全抗体的试验。本试验是用已知红细胞与抗球蛋白血清，检测患者血清中是否含有相应的不完全抗体，如果血清中存在不完全抗体，可使已知红细胞致敏，再加入抗球蛋白血清，可出现凝集。本法是测定不完全抗体重要的血清学方法。

【参考区间】正常人均为阴性。

【临床意义】

1. 抗球蛋白试验是诊断AIHA的重要指标。自身免疫性溶血性贫血直接抗球蛋白试验阳性，当抗体与红细胞结合后，有过剩抗体时直接和间接试验均为阳性。多数属于温抗体型（即37℃条件下作用最强，主要为IgG型自身抗体），但有少部分属于冷抗体（4℃条件

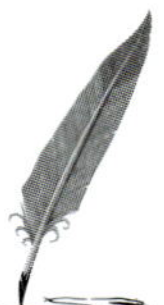

下作用最强，主要为IgM型自身抗体），故必要时应在4℃条件下进行试验，以排除假阴性。自身免疫性溶血性贫血主要以IgG型抗体为主，也存在IgG+C3型、C3型、IgG亚型（极少数）、IgA和IgM型，临床一般使用广谱的抗球蛋白血清进行试验。

2. 冷凝集素综合征、阵发性冷性血红蛋白尿症、药物性免疫性溶血、新生儿同种免疫性溶血、溶血性输血反应、系统性红斑狼疮、传染性单核细胞增多症、类风湿关节炎、淋巴细胞增殖性疾病、恶性肿瘤及某些慢性肝、肾疾病等直接抗球蛋白试验可呈阳性。

3. 新生儿同种免疫溶血病直接和间接试验均呈强阳性，可持续数周，输血或换血数天后可变成阴性。由ABO血型不合引起的溶血，常为阴性或弱阳性。

【应用评价】本试验主要用于自身免疫性溶血性贫血的诊断和分型诊断，直接试验最为常用，也更有诊断价值，它能敏感地测定吸附在红细胞膜上的不完全抗体和补体。间接试验主要用于Rh或ABO妊娠免疫性新生儿溶血病母体血清中不完全抗体的检测。脐血的直接试验阳性有助于新生儿溶血病的诊断。温抗体（IgG）型自身免疫性溶血性贫血直接试验呈强阳性反应，间接试验多为阴性。

（二）冷凝集素试验（CAggT）

【原理】冷凝集素为IgM类完全抗体，低温时可使自身红细胞、O型红细胞或与受检者血型相同的红细胞发生凝集，最适温度0~4℃，温度回升到37℃时凝集消失。

【参考区间】正常人血清中抗红细胞抗原的IgM冷凝集素效价≤1∶16（4℃）。

【临床意义】阳性主要见于冷凝集素综合征患者。流行性感冒、支原体肺炎、传染性单核细胞增多症、淋巴瘤、疟疾等可引起冷凝集素效价继发性增高。

【应用评价】本试验方法简便、易于开展，是诊断冷凝集素综合征的主要依据。冷凝集素综合征患者本试验阳性，效价可达1∶1000以上，病理性冷凝集素存在时一般于4℃滴度≤1∶256。若反应温度在30℃时效价仍高，甚至高于4℃滴度，更有病理意义。阳性者抗体几乎均为IgM，但也有报告IgG或IgA增高。

（三）冷热溶血试验（Donath-Landsteiner test）

【原理】阵发性冷性血红蛋白尿症（paroxysmal cold hemoglobinuria，PCH）患者血清中存在一种特殊的冷反应抗体即D-L抗体。此抗体在20℃以下（常为0~4℃）时与红细胞结合，同时吸附补体，但不发生溶血。当温度升至37℃时，补体被激活，红细胞膜破坏而发生急性血管内溶血，故本试验又称为冷热溶血试验。

【参考区间】正常人各管均无溶血为阴性。

【临床意义】阳性主要见于阵发性冷性血红蛋白尿症患者。某些病毒感染如麻疹、流行性腮腺炎、水痘、传染性单核细胞增多症等也可出现阳性反应。

【应用评价】本试验是检测冷溶血抗体的简易过筛试验，对阵发性冷性血红蛋白尿症诊断有一定价值，患者D-L抗体效价可高于1∶40。但若患者近期正处于溶血发作，由于补体已被消耗，可出现假阴性结果。

考点提示 免疫性溶血性贫血常用筛查试验与临床意义。

三、常见免疫性溶血性贫血

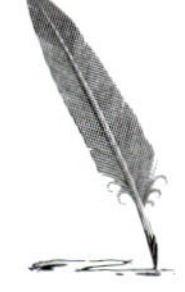

免疫性溶血性贫血是由抗体参与的溶血反应所致的贫血。分为自身免疫性溶血性贫血、

同种免疫性溶血性贫血、药物免疫性溶性贫血。其中自身免疫性溶血性贫血是免疫性溶血性贫血中最常见的类型。根据抗体作用的最适温度，又可分为温抗体型和冷抗体型自身免疫性溶血性贫血，后者又分为冷凝集素综合征和阵发性冷性血红蛋白尿症（paroxysmal cold hemoglobinuria，PCH）。

（一）温抗体型自身免疫性溶血性贫血

【概述】温抗体型自身免疫性溶血性贫血（warm antibody type autoimmune hemolytic anemia，WAIHA）根据病因可分为原发性和继发性两种，20%～30%病例原因未明称原发性，其余为继发性。IgG是引起温抗体型自身免疫性溶血性贫血的主要抗体，与红细胞的最适反应温度为35～40℃，IgG温抗体又分为IgG_1、IgG_2、IgG_3和IgG_4四种亚型，以前三种多见，IgG_4亚型少见。

原发性温抗体型自身免疫性溶血性贫血以女性多见，除贫血和溶血外，一般无特殊症状。继发性患者的原发病多为慢性白血病、淋巴瘤、多发性骨髓瘤、结缔组织病、感染以及药物、免疫性疾病、胃肠系统疾病及良性肿瘤、妊娠等引起。继发性温抗体型自身免疫性溶血性贫血发病率高于原发性温抗体型自身免疫性溶血性贫血。淋巴增殖性疾病是继发性温抗体型自身免疫性溶血性贫血最常见的病因。

【实验室检查】

1. 血象　正色素性贫血，贫血程度不一，血涂片可见较多球形红细胞和有核红细胞，红细胞大小不一、嗜多色性红细胞、点彩红细胞数量。网织红细胞增高，个别可达50%。半数以上白细胞正常，但急性溶血白细胞增加，甚至有类白血病反应。血小板正常，也有增多者。

2. 骨髓象　增生明显活跃，以幼红细胞增生为主，粒/红比值倒置，幼红细胞轻度巨幼样变，但血清叶酸及维生素B_{12}均正常。出现再障危象时全血细胞减少。

3. 其他检查　Coombs试验阳性是诊断自身免疫性溶血性贫血的重要指标。

【诊断/鉴别诊断】

1. 诊断　有血管外溶血并贫血，Coombs试验阳性，可诊断为温抗体型自身免疫性溶血性贫血。Coombs试验阴性，有血管外溶血并贫血，无其他溶血证据，肾上腺皮质激素类免疫抑制剂治疗有效，可确诊为“Coombs试验阴性的WAIHA”。用放射免疫或免疫酶标等方法可提高阳性率。自身免疫性溶血性贫血确诊后，应进一步寻找病因，特别是淋巴系统、单核-巨噬细胞系统及结缔组织和感染性疾病等。

2. 鉴别诊断　应与遗传性球形红细胞增多症鉴别。温抗体型自身免疫性溶血性贫血是由于抗体附着在红细胞表面致红细胞呈球形。遗传性球形红细胞增多症有阳性家族史，无抗自身红细胞温抗体。

（二）药物诱发的免疫性溶血性贫血

【概述】药物引起的免疫性溶血性贫血（drug induced immunity hemolysis anaemia）是由于药物或其代谢产物与红细胞膜相互作用，与膜结合或改变了膜结构，从而产生了抗药物抗体或抗红细胞抗体，发生血管外或血管内的免疫性溶血性贫血。引起该类溶血的抗体可分为两大类：一类为药物依赖性抗体；另一类为自身抗体。药物依赖性抗体为IgG或IgM抗体，可激活补体引起急性溶血；自身抗体主要为IgG，一般不引起补体结合反应。临床上药

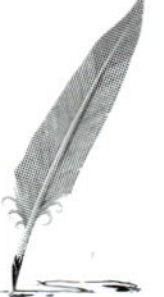

物诱发的免疫性溶血性贫血主要有三类：①免疫复合型：药物首次与机体接触，与血清蛋白结合形成抗原，刺激机体产生抗体。重复用药后，导致药物–抗体（免疫）复合物吸附在红细胞膜上，并激活补体，破坏红细胞，引起血管内溶血，称为免疫复合物型溶血性贫血。②半抗原细胞型：大剂量的青霉素等药物或其代谢产物作为半抗原，与红细胞膜蛋白非特异性牢固结合，导致机体对药物产生抗体，与红细胞结合使形态异常，不被自体细胞识别，进而被单核–巨噬细胞吞噬破坏，发生溶血反应，主要为血管外溶血。一般均在超大剂量（1200万～1500万U/d）或肾功能不全时发生，常于用药后7～10天内发作。③自身免疫型：药物或其代谢产物作用于红细胞膜蛋白，使红细胞自身抗原决定簇发生变化，刺激机体产生抗自身红细胞的抗体，引起血管外溶血，代表药物是甲基多巴。

【实验室检查】

1. 免疫复合型 ①大多数抗体为IgM，不能经抗球蛋白试验显示，但抗C3可以阳性；②血清试验时，必须同时加入药物，红细胞预先经酶处理，才引起凝集或溶血反应。

2. 半抗原细胞型 ①直接Coombs试验阳性，抗IgG强阳性，而抗C3弱阳性或阴性；②利用患者红细胞上放散物和青霉素致敏的红细胞，间接Coombs试验也可呈阳性，对诊断青霉素诱发的免疫性溶血有重要意义；③直接测定血清中青霉素抗体类型。

3. 自身免疫型 ①直接Coombs试验阳性，主要为抗IgG型；抗C3型多阴性；②直接Coombs试验IgG型阴性，可排除甲基多巴引起的自身免疫性溶血。

药物诱发的免疫性溶血性贫血的鉴别见表9–7。

表9–7 药物诱发的免疫性溶血性贫血的鉴别

临床和实验室检查	免疫复合物型（奎尼丁型）	半抗原细胞型（青霉素型）	自身免疫型（甲基多巴型）
起病	急性	亚急性	慢性
所需药物剂量	常很少	青霉素超大剂量 头孢霉素一般剂量	长期用药
溶血方式	常为血管内	主要为血管外	血管外
球形红细胞	常见	少见	不多见
直接Coombs试验	阳性（C3）	阳性（IgG）	阳性（IgG）
间接Coombs试验	阴性/阳性	阴性	阳性
间接Coombs试验	单纯药物加入后呈阳性	药物结合在细胞膜上呈阳性	加入药物后呈阳性
抗体类型	IgG、IgM，常结合补体	IgG	IgG，有Rh特异性

（三）阵发性冷性血红蛋白尿症

【概述】阵发性冷性血红蛋白尿症（paroxymal cold hemoglobinria，PCH）是全身或局部受寒后突发的以血红蛋白尿为特征的一种罕见疾病，又称阵发性寒冷性血红蛋白尿，其特点是患者暴露于寒冷环境后突然发生大量血管内溶血，出现血红蛋白尿。由于冷反应抗体为IgG，能有效地激活补体发生血管内溶血，该抗体是一种双相温度的冷溶血素，亦称为“双相”抗体或Donath Landsteiner（D–L）型冷溶血素。本病有特发性和继发性

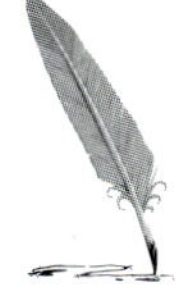

两类，继发性多继发于麻疹、腮腺炎、流行性感冒、传染性单核细胞增多症等病毒感染性疾病。

多数患者于受寒几分钟后出现短暂的寒战、发热（高达40℃）、全身无力、腹部不适、腰背及下肢疼痛，恶心、呕吐，最长约至8小时内发病。第一次尿液为呈暗红色或酱油色血红蛋白尿，症状消退较快，第三次排尿后，尿色多恢复正常。发作次日脾脏轻度大，可出现暂时黄疸。反复发作可有含铁血黄素尿，成人多为慢性，因受冷多次发作。

【实验室检查】

1. 血液检查　血涂片检查，红细胞大小不一、畸形、球形、碎片、嗜碱性点彩红细胞及幼红细胞。

2. 尿液检查　反复发作者有含铁血黄素尿，出现尿潜血阳性。

3. 其他检查　冷热溶血试验阳性，抗球蛋白试验阳性，多为C3型。

【诊断/鉴别诊断】

1. 诊断　①患者受寒后，出现短暂的寒战、发热（高达40℃），全身无力、腹部不适、腰背及下肢疼痛、恶心、呕吐等症状；②有严重贫血及血红蛋白尿；③冷热溶血试验阳性为重要诊断依据；④血红蛋白尿发作时直接Coombs试验呈阳性，发作间歇期很快转阴性。

2. 鉴别诊断　①与阵发性睡眠性血红蛋白尿症鉴别：PNH多为慢性，反复出现血红蛋白尿，酸化血清溶血试验阳性，PCH 酸化血清溶血试验为阴性；②与温抗体型自身免疫性溶血性贫血鉴别：自免溶贫急性发病时可有与PCH相似的临床表现及一过性血红蛋白尿，但与温抗体型自身免疫性溶血性贫血的诱因不同，冷热溶血试验为阴性，而PCH冷热溶血试验为阳性。

（四）冷凝集素综合征

【概述】冷凝集素综合征（cold agglutinin syndrome，CAS）是冷诱导因素导致的冷凝集素IgM（分子量约100万，0℃时其滴度可高达1∶100万）抗体引起的自身免疫性慢性溶血性贫血和微循环阻塞为特征的一组疾病，又叫“冷血凝集素病”或“冷凝集素病”。在较低温度时，该抗体能作用于自身红细胞，在体内发生可逆性的红细胞凝集，阻塞末梢微循环，发生手足发绀，伴轻度溶血。在体外，抗体与抗原发生作用的最适宜温度是0~4℃，在37℃或31~32℃以上的温度，抗体与红细胞抗原发生完全可逆的分解，红细胞凝集迅速消失。

本综合征可由无任何诱因引起，为特发性冷凝集素综合征。继发性冷凝集素综合征见于血吸虫病、丝虫病、肝硬化、非典型肺炎、系统性红斑狼疮及溶血性贫血等，也可继发于淋巴系统的恶性肿瘤、支原体肺炎、传染性单核细胞增多症等。与温抗体型自身免疫性溶血性贫血相比较少见。一般全身状况良好，症状可持续数年，多于冬季发作，温暖季节不发作。

【实验室检查】

1. 血象　红细胞、血红蛋白低于正常。血片中可见红细胞大小不等、异形、嗜多色红细胞呈缗钱状排列（图9-9）及自身凝结现象（图9-10、图9-11），球形红细胞增多不如温抗体型自身免疫性溶血性贫血明显，网织红细胞增高。白细胞和血小板大多正常。

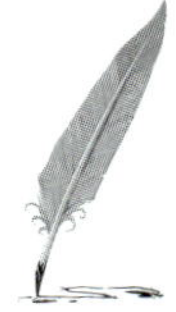

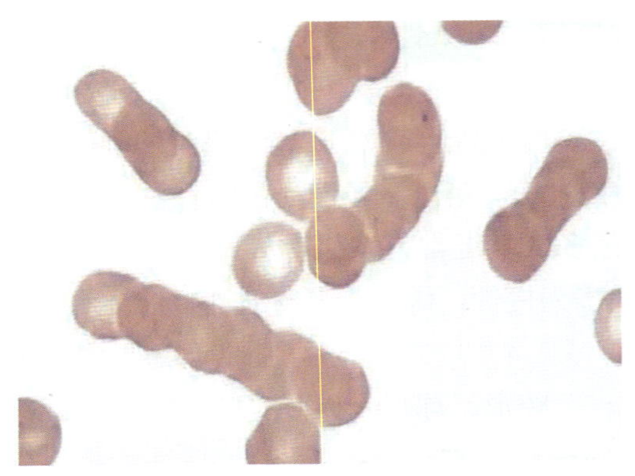

图9-9　缗钱状红细胞

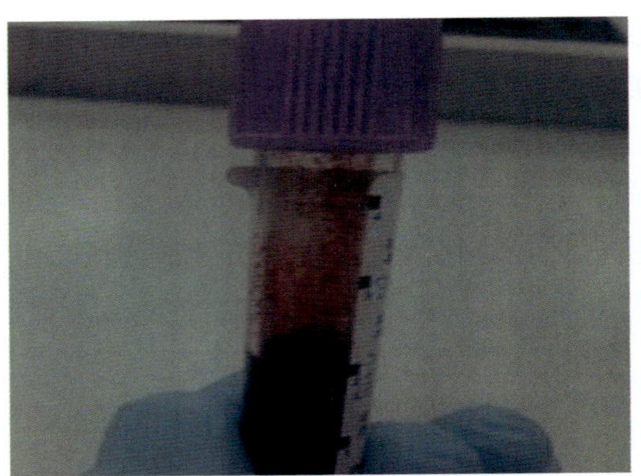

图9-10　红细胞细沙样凝集在管壁

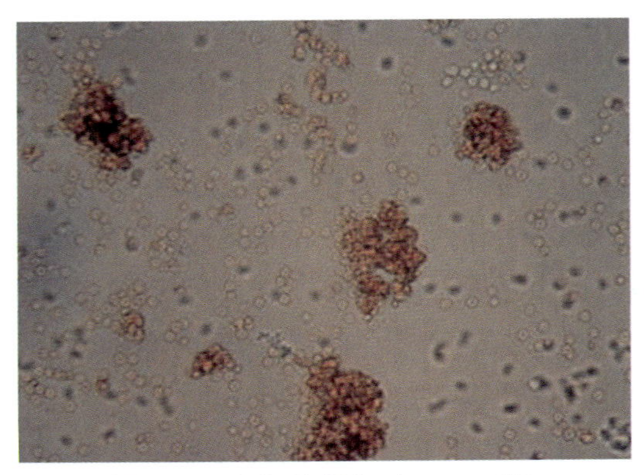

图9-11　红细胞凝集（10×10倍）

2. 骨髓象　骨髓增生活跃，幼红细胞明显增多，其余各系基本正常。

3. 其他检查　①冷凝集素试验阳性，抗体几乎均为IgM，抗体效价甚至高至1∶（1000~16000），但也有IgG或IgA增高者，故广谱抗球蛋白直接反应呈阳性。在患者血清或血浆中加入血型相同或O型正常人红细胞，在0~4℃时红细胞凝集最显著，回升至37℃时凝集消失，可逆性红细胞冷凝集素现象是诊断本病的可靠依据。②Coombs试验阳性，系抗球蛋白血清与红细胞表面的C3补体发生反应所致，试验必须在37℃条件下进行，且先用温盐水洗涤红细胞。③血清间接胆红素轻度升高。

【诊断/鉴别诊断】

1. 诊断　①有“雷诺现象”发生，即在寒冷环境下出现耳郭、鼻尖、手足发绀等，加温后可逆转；②静脉抽血时有红细胞自凝现象；③出现轻度贫血及黄疸；④Coombs试验阳性，几乎均为C3型；⑤冷凝集素试验阳性，效价可高至1∶1000甚至1∶16000。冷凝集素效价显著增高结合临床表现，可诊断为冷凝集综合征。

2. 鉴别诊断　①与阵发性冷性血红蛋白尿症鉴别：此病为急性发病，贫血严重，进展迅速，有溶血和贫血，冷热溶血试验阳性，而冷凝集素试验阴性；②与温抗体型自身免疫性溶血性贫血鉴别：本病的诱因不是冷诱导因素，冷凝集素效价低，IgG温抗体效价高，单抗球蛋白试验（IgG为主）可鉴别；③与雷诺综合征鉴别：此病是由于肢端动脉痉挛出现手足发绀，反复发生的雷诺综合征可使局部发生溃疡、萎缩、硬化以致坏疽。发病不一定在寒冷季节，情绪激动也可诱发，发绀前先有苍白及反应性充血，偶尔发生于鼻尖和耳轮发绀，可有局部坏疽。冷凝集素试验和Coombs试验与阴性；④与冷球蛋白血症鉴别：冷球

蛋白为不正常的血浆蛋白，多数为IgM，可出现于骨髓瘤、淋巴瘤等。由于血浆黏滞性增高引起末梢血管的阻塞，出现指端发绀，但冷凝集素试验和Coombs试验均阴性。

（五）新生儿同种免疫性溶血性贫血

【概述】新生儿同种免疫性溶血性贫血（isoimmune hemolytic disease of newborn，HDN）多数是由母子血型不合引起，母亲的同种免疫抗体通过胎盘绒毛膜进入胎儿血循环与胎儿红细胞凝集，使之破坏出现溶血，导致贫血。胎儿期可发病，通常在出生后几天显示黄疸、贫血等症状，血液中有核红细胞增多，并存在同种免疫抗体（如Rh抗体、免疫性抗A或抗B抗体）等。我国ABO母子血型不合者，要比Rh母子血型不合者高。

ABO母子血型不合多见于O型血的母亲所生A型或B型血的新生儿，溶血较轻，其他如MN、Kell血型系统发生AIHA较罕见。Rh血型不合引起的新生儿溶血病多见于Rh阴性的母亲所生Rh阳性的新生儿，溶血较严重。ABO母子血型不合发生溶血多由于通过胎盘的抗A或抗B抗体（IgG）仅少量与红细胞结合，其余被其他组织和血浆中可溶性A和B血型物质中和、吸收，虽母婴ABO血型不合很常见，但发病者仅占少数。

【实验室检查】

1. 产前检查　对既往不明原因的死胎、流产以及曾分娩过重度黄疸儿的孕妇均应进行产前检查。①血型及血型抗体测定：先查孕妇，再查丈夫血型，如夫妻Rh血型不合或有引起溶血可能的ABO血型不合时，应检测孕妇血型抗体。必要时做特殊性抗体，如果连续检查发现效价明显上升，提示胎儿受累。②羊水检查：测定羊水胆红素水平，估计胎儿溶血程度。③B型超声检查：了解胎儿有无水肿。

2. 产后检查　①新生儿溶血检查：RBC、Hb下降，Ret及有核红细胞增高，血清胆红素增高，足月儿血清胆红素>221μmol/L，未成熟儿>257μmol/L；结合胆红素过高，超过26~34μmol/L。以未结合胆红素为主。②新生儿血型、血型抗体及致敏红细胞检查。③检查母亲血清中有无抗体存在。④血清胆红素浓度上升，每日超过85μmo/L；Rh溶血早期常每小时超过8.5μmol/L。

【鉴别诊断】

1. 与遗传性红细胞G6PD缺乏症引起的新生儿溶血病鉴别　本病无诱因（食用蚕豆、服用或接触某些药物感染等诱发血红蛋白尿、黄疸、贫血等急性溶血反应），不发病时与正常人一样，而新生儿同种免疫性溶血性贫血则不是。

2. 与重型遗传性球形红细胞增多症鉴别　本病有家族遗传史，红细胞渗透脆性增加为其主要特征，但Coombs试验阴性。

考点提示　列举常见的免疫性溶血性贫血；温抗体型免疫性溶血性贫血、阵发性冷性血红蛋白尿症、冷凝集素综合征的实验室检查。

第六节　其他溶血性贫血

其他溶血性贫血是指由于非免疫因素引起的获得性红细胞膜受损所致的溶血性贫血，病因多样，包括理化因素和生物因素等。

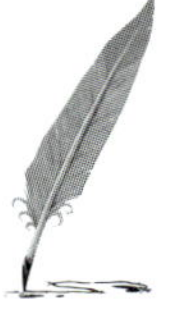

一、机械损伤所致溶血性贫血

红细胞在血管内循环时受机械性损伤而引起溶血，称为“机械性溶血性贫血”，分心源性创伤性溶血性贫血、微血管病性溶血性贫血和行军性血红蛋白尿三种主要类型。

二、生物因素所致溶血性贫血

多种微生物和寄生虫感染可引起溶血性贫血，常见的细菌性感染有溶血性链球菌、产气荚膜杆菌等，病毒性感染见于柯萨奇病毒、巨细胞包涵体病毒、EB病毒等；原虫感染见于疟原虫、弓形虫等。实验室诊断主要依靠查到微生物及溶血试验阳性。

三、化学物质所致溶血性贫血

一些有毒的化学物质和药物也可引起红细胞破坏或诱发溶血性贫血。按照溶血的机制分为：有遗传缺陷者因药物诱发急性溶血性贫血（G6PD缺乏症服用伯氨喹啉、不稳定血红蛋白病服用磺胺）；药物相关免疫性溶血性贫血；苯、蛇毒等化学物质导致的溶血性贫血。

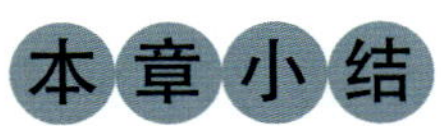

本章小结

溶血性贫血是一大类疾病，在临床较为常见。该类疾病的诊断往往是从是否有溶血，溶血发生在血管内还是血管外，进而再寻找溶血的原因，针对病因进行治疗。根据病例提供的临床资料，运用溶血性贫血的筛选和确证试验查找溶血的原因是本章的重点。

扫码“练一练”

习　题

一、选择题

［A1/A2型题］

1. 以下哪项是血液分析报告中反应红细胞生成情况的参数

A. MCV　B. MCH　C. RET　D. RDW　E. HGB

2. 按照溶血的场所分，溶血性贫血分为

A. 遗传性和获得性　B. 膜缺陷和酶缺陷

C. 血管内和血管外　D. 物理性和化学性

E. 急性和慢性

3. 下面的疾病中，溶血发生部位不一样的一个是

A. 遗传性球形红细胞增多症　B. 丙酮酸激酶缺乏症

C. 冷凝集素综合征　D. 蚕豆病

E. 遗传性椭圆形红细胞增多症

4. 下面的疾病中，溶血发生的原因不一样的一个是

A. 遗传性球形红细胞增多症　B. 遗传性椭圆形红细胞增多症

C. 遗传性口型红细胞增多症　D. 先天性非球形红细胞性溶血性贫血

E. PNH

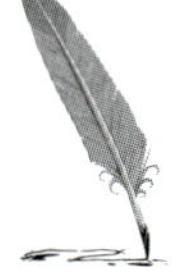

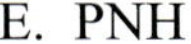

5. 遗传性球形红细胞增多症时，下面哪个指标可能会增高

A. MCV　B. MCH　C. MCHC　D. RDW　E. HGB

6. 下面的实验室检查中，遗传性球形红细胞增多症都可以出现异常，除了

A. 红细胞形态检查　B. 红细胞渗透脆性试验

C. 酸化甘油溶血试验　D. 酸化血清溶血试验

E. 红细胞孵育渗透脆性试验

7. 遗传性球形红细胞增多症可以有以下表现，除了

A. 涂片上小球形红细胞增多　B. MCV多减小

C. 网织红细胞增高　D. 脾脏肿大

E. 间接胆红素增高

8. 下面的疾病中，溶血发生的原因不一样的一个是

A. α地中海贫血　B. β地中海贫血

C. 血红蛋白E病　D. 镰状细胞贫血

E. 遗传性球形红细胞增多症

9. 以下关于PNH的叙述，不正确的是

A. 测定红细胞CD55，CD59有重要价值　B. 是获得性红细胞膜缺陷病

C. 蔗糖溶血试验是过筛试验　D. 尿Rous试验阳性

E. 酸化甘油试验是确诊试验

10. 按照溶血的急缓分，溶血性贫血分为

A. 遗传性和获得性　B. 膜缺陷和酶缺陷

C. 血管内和血管外　D. 物理性和化学性

E. 急性和慢性

11. 酶缺陷所致的溶血性贫血中，关于G6PD缺乏的说法，不正确的是

A. 造成该病的原因是核苷酸代谢酶缺陷

B. 高铁血红蛋白还原试验是此病的筛选试验

C. 变性珠蛋白试验是此病的筛选试验

D. 该酶缺乏可以导致发生血管内溶血

E. 该酶缺乏也可以导致血管外溶血

12. G6PD缺乏症的确诊试验是

A. 高铁血红蛋白还原试验　B. 变性珠蛋白试验

C. G6PD荧光斑点试验　D. 硝基四氮唑蓝纸片法

E. G6PD酶活性测定

13. G6PD缺乏可分为4种类型，不包括

A. 蚕豆病　B. 急性溶血性贫血

C. 新生儿高胆红素血症　D. CNSHA

E. PNH

14. 阵发性冷性血红蛋白尿症属于

A. 自身免疫性溶血性贫血　B. 同种免疫性溶血性贫血

C. 药物免疫性溶血性贫血　D. 获得性红细胞膜异常性溶血性贫血

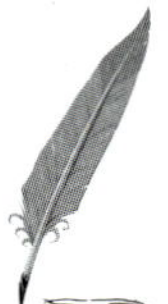

E. 遗传性红细胞膜异常性溶血性贫血

15. 关于药物诱发的免疫性溶血性贫血，下列哪项是错误的

A. 是由于药物或其代谢产生与红细胞膜作用，改变了红细胞的抗原性

B. 机体产生了抗红细胞的抗体

C. 奎宁可作为半抗原与红细胞结合导致机体产生抗体

D. 免疫复合型可引起血管内溶血，出现血红蛋白尿

E. 据诱发溶血的机制可分为自身免疫型、半抗原细胞型和免疫复合型

16. 镰状细胞贫血是

A. HbE病　B. HbM病　C. Hb Barts病

D. HbH病　E. HbS病

17. 行军性血红蛋白尿属于

A. 机械性损伤所致的溶血　B. 红细胞膜缺陷所致的溶血

C. 化学物质破坏所引起的溶血　D. 遗传性红细胞酶缺陷所致的溶血

E. 慢性肾病所致的溶血

18. 变性珠蛋白生成试验不增高见于

A. G6PD缺乏症　B. 还原型谷胱甘肽缺乏症

C. 遗传性球形红细胞增多症　D. HbH

E. 不稳定血红蛋白病

19. HbA_2减低的是

A. β珠蛋白生成障碍性贫血　B. Hb Barts病

C. HbH病　D. 肝病

E. 新生儿

20. 珠蛋白生成障碍性贫血的主要诊断依据是

A. 网织红细胞增高　B. 血红蛋白尿

C. 外周血出现有核红细胞　D. 血红蛋白电泳异常

E. 骨髓中幼稚红细胞明显增高

21. 诊断温抗体型溶血性贫血的最重要的实验室检查是

A. Ham试验　B. Coombs试验

C. Donath–Landsteiner试验　D. 免疫球蛋白测定

E. 血红蛋白电泳

22. 下列哪种试验用于阵发性冷性血红蛋白尿的诊断

A. 高渗冷溶血试验　B. 蔗糖溶血试验

C. 酸溶血试验　D. 冷凝集素试验

E. 冷热溶血试验

23. 男性，14岁，无自觉症状。体检发现贫血貌，脾肋下4.5cm，Hb 90g/L，Ret 6.6%，周围血片见较多靶形红细胞，血清铁1340μg/L，红细胞渗透脆性降低，此病例下列哪项检查可能异常

A. 血清结合珠蛋白测定　B. Ham试验

C. Coombs试验　D. 高铁血红蛋白还原试验

E. 血红蛋白电泳及抗碱血红蛋白测定

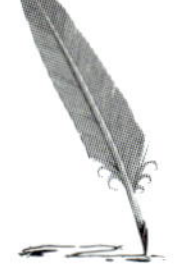

24. 如怀疑患者为冷凝集素综合征，需要做的试验是

A. 直接抗球蛋白试验
B. 间接抗球蛋白试验
C. 冷凝集素试验
D. 冷热溶血试验
E. 蔗糖溶血试验

25. 如怀疑患者为自身免疫性溶血性贫血，需要做的试验是

A. 酸溶血试验
B. 直接/间接抗球蛋白试验
C. 冷凝集素试验
D. 冷热溶血试验
E. 蔗糖溶血试验

26. 如怀疑患者为阵发性睡眠性血红蛋白尿，需要做的筛查试验是

A. 直接抗球蛋白试验
B. 间接抗球蛋白试验
C. 冷凝集素试验
D. 冷热溶血试验
E. 蔗糖溶血试验

27. 关于β地中海贫血的说法，错误的是

A. β珠蛋白基因在第11号染色体上
B. β珠蛋白基因发生了突变
C. β珠蛋白合成没有α合成快
D. δ，γ珠蛋白代偿增加
E. 出现HbH

28. 关于β地中海贫血的说法，错误的是

A. 会出现HbA_2增加
B. 会出现HbF增加
C. 轻型可以没有任何症状
D. 是珠蛋白生成障碍性贫血发病最高的一种类型
E. 红细胞对钠离子通透性增加，能量代谢减低，导致生存期缩短

29. 关于α地中海贫血的说法，错误的是

A. α珠蛋白基因在第16号染色体上，由两对基因控制
B. Hb Barts增高
C. HbH增高
D. HbF增高
E. α珠蛋白合成没有β合成快

30. 关于地中海贫血的实验室检查中，最有意义的是

A. 血红蛋白电泳
B. 抗碱血红蛋白检测
C. 异丙醇沉淀试验
D. 热变性试验
E. 红细胞包涵体试验

二、简答题

1. 血管内溶血与血管外溶血最主要的区别有哪些？
2. 血管内溶血与血管外溶血常见的疾病有哪些？（每类至少列出3个疾病）
3. 试述免疫性溶血性贫血的检测指标及主要临床意义。

三、案例分析题

患者，女，28岁，头昏乏力，伴原因不明黄疸10年，否认有肝炎病史。近2月明显感觉头痛、眩晕、乏力、心累、活动后气紧，最近10多天症状加重；查体：贫血貌，脸色苍白，巩膜黄染，嘴唇、眼睑、指甲苍白；精神状态差；肝脏不大，脾脏下缘平肚脐，有轻度压痛。其母亲也有类似症状，但症状轻。实验室检查：WBC 8.2×10^9/L，RBC 2.89×10^{12}/L，PLT 200×10^9/L，Hb 70g/L，MCV 101.1fL，MCH 28pg，MCHC 340g/L，RDW 16.5%，Ret%

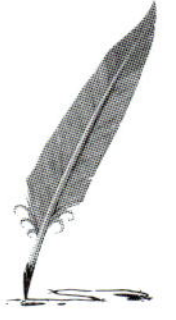

8.0%；血涂片：红细胞大小不等，部分细胞中心淡染区消失，着色较深，可见裂片红细胞，白细胞和血小板未见异常。

1. 该患者是什么程度的贫血？按照形态学分类应该是哪一类？
2. 初步诊断，该患者是否有溶血性贫血可能？依据是什么？
3. 为了确定溶血部位，还要补充做哪些检查？
4. 该患者最可能的诊断是什么？最常见的筛选试验是什么？

（杨新春　王立立）

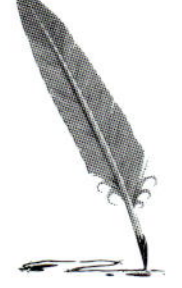

第十章

其他红细胞疾病检验

扫码“学一学”

学习目标

1. **掌握** 其他红细胞疾病的常见病因及发病机制；红细胞增多性疾病的概念及分类。
2. **熟悉** 其他红细胞疾病的主要实验室检查。
3. **了解** 继发性贫血的诊断及鉴别诊断。
4. 具有对继发性贫血等疾病作出初步判断的能力。

案例讨论

【案例】

患者，男，89岁，反复头晕、乏力4月余，以活动及劳累后明显，休息稍有缓解。患者病程中伴全身多处疼痛，以左侧躯体明显。辅助检查：颈椎、腰椎CT多个部位骨密度不均匀，提示骨质破坏。胸部CT示感染性病变。血常规示：白细胞3.9×10^9/L，红细胞1.69×10^{12}/L，血红蛋白57g/L，MCV 101.7fl，血小板68×10^9/L。肝功能示白蛋白34g/L。现患者行走困难，双下肢有轻度水肿。一般情况欠佳。

【讨论】

1. 根据以上资料，该患者初步诊断是什么？
2. 如需确诊，还需要哪些资料和实验室检查？

第一节　继发性贫血

扫码“看一看”

继发性贫血（secondary anemia）是指造血系统以外的以全身系统性疾病为原发病所导致贫血的总称。常见的原发病有慢性感染、慢性肝脏疾病、慢性肾脏疾病、内分泌疾病、结缔组织疾病、艾滋病和肿瘤等。其发病机制很复杂，除了原发病所致的营养摄入不足、铁代谢异常、红细胞丢失或破坏过多外，还与多种造血调控因子异常抑制骨髓造血功能等有关。

继发性贫血按病因和发病机制可分为：慢性病性贫血、慢性系统性疾病贫血、骨髓病性贫血三类。

知识链接

继发性贫血，又称症状性贫血。患者有时是以贫血为首发症状，在追查贫血病因时，才发现原发疾病。有些人盲目补充营养保健品，这时可能延误治疗，甚至适得其反。因此在发现贫血的时候，必须首先找出原发疾病，再进行针对性治疗。

一、慢性病性贫血

【概述】慢性病性贫血（anemia of chronic disorders，ACD）是指继发于慢性感染、炎症或恶性肿瘤等慢性病的一种常见的贫血。多见于肺结核、类风湿关节炎、系统性红斑狼疮、亚急性细菌性心内膜炎、骨髓炎、败血症及恶性肿瘤等，因直接或间接影响造血组织而导致的一组慢性贫血。其共同特点是铁代谢异常，即巨噬细胞内铁储存充足，而血中铁却减少。临床表现主要以原发病症状为主。主要引起贫血的原因可能与下列因素有关。

1. 红细胞生存期缩短 某些外在因素，如吞噬细胞活性增强、细菌毒素、肿瘤的溶血素、血管损伤以及发热对红细胞膜的损伤等因素引起红细胞生存期缩短。

2. 铁从单核巨噬细胞动员到血浆有障碍，铁代谢障碍导致血红蛋白合成减少。

3. 红细胞生成素（EPO）释放减少和骨髓对红细胞生成素反应迟钝。

【实验室检查】

1. 血象 随原发病变化而不同。多表现为正细胞正色素性贫血，也可是单纯小细胞、小细胞低色素性贫血。网织红细胞多正常或增加，白细胞、血小板数的改变取决于原发病。

2. 骨髓象 骨髓增生活跃，无红系代偿增生，粒红比例正常或增加（红细胞系统增生减少）；铁染色示细胞外铁增多，多存在于巨噬细胞中，细胞内铁减少。恶性肿瘤骨髓转移或浸润时，骨髓造血系统受损，骨髓细胞形态学检查和骨髓活检发现肿瘤细胞，可辅助诊断。

3. 生化检查 血清铁和总铁结合力均降低，转铁蛋白饱和度正常或降低，血清铁蛋白正常或增高。可与缺铁性贫血进行鉴别。

4. 血清EPO水平降低。

5. 其他检查 如有肿瘤骨髓侵犯时，骨X线显示异常。

【诊断与鉴别诊断】

1. 诊断

（1）有原发病 慢性感染、风湿、恶性肿瘤等慢性病，常伴有轻、中度贫血。

（2）血清铁降低（必备条件），总铁结合力降低，转铁蛋白饱和度正常或降低，血清铁蛋白正常或增高。

（3）骨髓铁染色 铁粒幼红细胞减少，细胞外铁增多。

2. 鉴别诊断 与缺铁性贫血鉴别：慢性病性贫血铁剂治疗无效，红细胞游离原卟啉增加缓慢，血清铁蛋白正常或增高；而缺铁性贫血，红细胞游离原卟啉增加较快，血清铁蛋白降低，铁剂治疗有效。

二、慢性系统性疾病贫血

主要包括慢性肝脏疾病、慢性肾脏疾病和内分泌疾病所致的贫血。

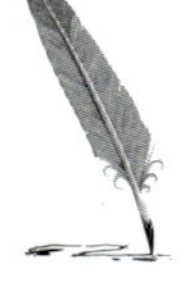

（一）慢性肝脏疾病所致贫血

【概述】慢性肝脏疾病所致贫血是指在慢性肝脏疾病的病程中出现的贫血并发症，常见于大多数慢性肝炎、肝硬化患者。其发病与多种因素有关，主要原因如下。

1. 由于代谢障碍所致造血物质（铁蛋白、叶酸和维生素B_{12}等）缺乏。

2. 门静脉高压及凝血因子（Ⅰ、Ⅱ、Ⅴ、Ⅶ、Ⅸ、Ⅹ、Ⅻ、ⅩⅢ等）合成减少引起的出血。

3. 脾功能亢进及脂肪代谢异常引起的红细胞破坏过多。

4. 促红细胞生成素合成减少，致骨髓红细胞系统生成障碍（肝脏是肾外分泌促红细胞生成素的主要场所），以及免疫功能异常所致的红细胞生成障碍。

5. 肝炎病毒及其代谢产物可直接、间接引起肝细胞损害，甚至肝炎后再障。

【实验室检查】

1. 血象　多表现为正细胞正色素性贫血，也可是大细胞性或小细胞性贫血，可见棘形、靶形、口形等异形红细胞。网织红细胞正常或增高，白细胞、血小板计数正常或减少。

2. 骨髓象　骨髓增生活跃或明显活跃，红系增生，使粒红比值降低，可见巨幼红细胞；粒系正常或增生，可见巨型变；巨核系正常或减低。酒精中毒性肝病患者红系可出现病态造血，表现为骨髓幼红细胞可见巨幼样变，出现环形铁粒幼红细胞等。

3. 生化检查　肝功能异常。

4. 血清学检查　叶酸或维生素B_{12}降低，出血者血清铁、转铁蛋白饱和度降低。

5. 凝血功能检查　血浆PT、APTT时间不同程度延长。

6. 红细胞变形性可降低。

【诊断与鉴别诊断】根据病史及临床症状，肝功能异常，凝血功能不同程度的延长，外周血表现为正细胞正色素性或大细胞性贫血，可见异形红细胞；骨髓红系增生，出现巨幼红细胞，可初步诊断成立。肝病时充血性脾大可伴有脾亢，应与其他原因引起的溶血性贫血进行鉴别。

（二）慢性肾脏疾病所致贫血

【概述】慢性肾脏疾病所致贫血是指在慢性肾功能不全、氮质血症时机体发生的贫血（简称肾性贫血）。患者通常以贫血为首发症状，以肾功能异常和红细胞生成素（EPO）减少为特征。贫血原因如下。

1. 肾实质性损伤导致肾小管旁器EPO分泌减少。

2. 抑制红系造血细胞或抑制EPO的物质增多（血浆中的一些毒性物质和滞留的代谢产物），导致骨髓红系祖细胞的分化增殖能力减低。

3. 红细胞生存期缩短和铁利用率下降（与体内代谢产物蓄积有关）。

4. 出血倾向　代谢产物（胍基琥珀酸、尿素、肌酐等）有抑制血小板黏附聚集的作用，因而导致出血倾向（常见消化道出血），进一步加重贫血。

【实验室检查】

1. 血象　多表现为正细胞正色素性，也可因出血、溶血等原因呈单纯小细胞、小细胞低色素性或大细胞性贫血，红细胞大小不等，可见嗜碱性点彩、棘形、红细胞碎片等异形红细胞。棘形红细胞是肾衰贫血的特点之一，尤其是溶血尿毒症综合征更为常见。网织红细胞正常、增加或减低（红系生成障碍时），白细胞数一般正常，粒细胞胞质中可见中毒颗

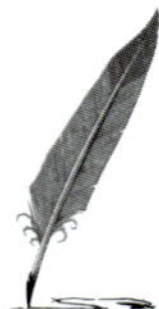

粒，血小板计数正常或减少。

2. 骨髓象 骨髓增生活跃，粒系、红系、巨核系各系各阶段形态和比例大致正常。骨髓可染铁正常或增多，肾脏炎症性损伤时可使铁利用降低，血清铁及骨髓幼红细胞内铁减少，出现小细胞或小细胞低色素性贫血。在尿毒症晚期，可见骨髓增生受抑制及幼红细胞成熟受阻。

3. 生化检查 肾功能异常：尿素、肌酐增加。

4. 血清学检查 EPO降低。

5. 尿常规检查 尿蛋白呈不同程度的阳性，尿沉渣中可见红细胞、白细胞和管型。

【诊断与鉴别诊断】根据病史及临床症状，肾功能异常，尿常规出现蛋白、细胞、管型，外周血表现为不同程度的贫血，可见异形红细胞，特别是棘形红细胞是肾衰竭的特点之一。

（三）慢性内分泌疾病所致贫血

【概述】肾上腺、甲状腺、垂体和性腺疾病等内分泌疾病时，内分泌紊乱影响红细胞的造血功能，主要调节造血活动的激素分泌不足，导致骨髓增生不良甚至低下，而出现贫血。多为正细胞正色素性贫血，贫血一般较轻，多为隐匿发生。不同内分泌疾病有各自不同特点，产生贫血的主要病因如下。

1. 肾上腺皮质功能减退（艾迪森病）所致贫血 肾上腺皮质激素分泌不足，导致机体代谢减低，EPO分泌亦减少，导致红系增生减低。

2. 甲状腺功能减低（黏液性水肿）所致贫血 甲状腺素（T_3）、三碘甲状腺原氨酸（T_4）和反T_3（γT_3）都有强化红细胞生成素（EPO）刺激骨髓红系造血的作用。甲状腺分泌功能不足，影响EPO作用，可导致轻至中度贫血。

3. 垂体功能减退所致贫血 是继发于它所致的甲状腺、肾上腺皮质功能减退，使机体新陈代谢水平下降，组织耗氧量降低，进而使红系生成减少。

4. 性腺功能失调所致贫血 雌激素可降低红系祖细胞对EPO的反应，抑制红细胞的生成。雄激素可刺激肾脏产生EPO，也可直接刺激骨髓促进红细胞的生成，当雄激素降低时，红细胞生成减少。

【实验室检查】

1. 血象 多为轻中度贫血，一般表现为正细胞正色素性，异形红细胞较少见。白细胞、血小板正常或轻度减少。少数合并自身免疫性溶血性贫血，抗球蛋白试验阳性。

2. 骨髓象 骨髓增生活跃或轻度减低，无特异性改变。

3. 血清学检查 EPO、肾上腺皮质激素及雄激素等水平降低。

【诊断与鉴别诊断】

内分泌系统疾病引起的贫血一般为轻中度，多为隐匿发生，一般表现为正细胞正色素性贫血，红细胞形态多正常，无特异性。由于贫血较轻，容易被临床忽视，应根据病史及临床症状作贫血诊断。

三、骨髓病性贫血

【概述】骨髓病性贫血（myelopathic anemia，MA）是指骨髓被异常组织（如恶性肿瘤、炎症组织等）浸润后所致的贫血。广义的骨髓病性贫血包括：白血病、多发性骨髓瘤、恶

性淋巴瘤等伴骨髓浸润所引起的贫血。但通常是指由骨髓转移癌和骨髓纤维化所致贫血。其特点为外周血中出现幼稚粒细胞和幼稚红细胞，又称幼粒–幼红细胞性贫血。其机制是因肿瘤或炎症组织浸润骨髓，破坏髓–血屏障，使幼稚细胞进入血液；或因肝、脾和淋巴结的髓外造血而缺乏屏障，也是血液中幼稚细胞的来源。贫血的主要病因：①当异常组织或细胞浸润骨髓并恶性增生，掠夺造血细胞的必需营养物质或释放毒素，使造血微环境和造血细胞被排挤或破坏；②异常细胞分泌的某些物质抑制正常造血细胞的功能，产生贫血。

【实验室检查】

1. 血象　贫血程度不一，多表现为正细胞正色素性贫血，红细胞大小不等，可见嗜碱性点彩、泪滴形（骨髓纤维化时常见）和红细胞碎片等异形红细胞。网织红细胞正常或增高，可见幼稚粒细胞和幼稚红细胞，白细胞正常、减少或增高、血小板正常或减少。

2. 骨髓象　骨髓增生活跃，骨髓涂片和活检可发现原发疾病，中性粒细胞碱性磷酸酶活性增高。骨髓转移者可在片尾及边缘找到成团的癌细胞，在骨髓涂片中，癌细胞多有聚集成堆、排列紧密、互相叠压或胞质彼此融合现象，其共同的形态特点为：胞体大，呈圆形或椭圆形；胞质量丰富，多呈深蓝或灰蓝色，边缘不规则，可见紫红色颗粒或空泡；胞核亦大，核染色质呈粗颗粒或粗网状，深染；核仁大而明显，呈蓝色。

3. 血清学检查　血清铁减低，总铁结合力正常或降低，铁饱和度减低；血清碱性磷酸酶常见增高，前列腺癌可见酸性磷酸酶增高。

【诊断与鉴别诊断】

如在骨髓涂片中找到成团的肿瘤细胞，即可确诊骨髓转移瘤。如果骨髓取材时为“干抽”，或者临床高度怀疑肿瘤骨髓转移，而骨髓涂片为阴性时，需做骨髓活检以确诊，因为骨髓活检比涂片发现瘤细胞阳性率高。但是外周血出现幼粒、幼红细胞也见于大量失血、溶血、MDS及类白血病反应，应注意鉴别。

扫码“看一看”

第二节　红细胞增多性疾病

红细胞增多症（erythrocytosis）是指单位体积外周血液中红细胞数量、比积和血红蛋白量异常增高，超过参考范围上限。红细胞增多既可以是相对的，也可以是绝对的，后者根据病因又分为：原发性即真性红细胞增多症和继发性红细胞增多症。

一、继发性红细胞增多症

【概述】继发性红细胞增多症（secondary polycythemia，SP）是指继发于其他疾病，引起EPO分泌增多，使循环血液中红细胞总数绝对性增多。组织缺氧致红细胞生成素（EPO）分泌代偿性增加，使红细胞增多，是引起继发性红细胞增多的主要原因。

1. 新生儿红细胞增多症　胎儿在母体内处于生理性缺氧状态，促使红细胞生成素代偿性增加。出生后新生儿红细胞逐渐下降至成人水平。如果新生儿血红蛋白>220g/L，红细胞比容>60%，可诊断为新生儿红细胞增多症。

2. 高原性红细胞增多症　该病是由于高原地区大气压降低，在缺氧的情况下，引起一系列代偿反应，产生继发性红细胞增多。表现为颜面潮红或发绀、头晕、头痛、恶心、呕吐、胸闷、反应迟钝，重者出现急性肺水肿、昏迷，甚至导致死亡。

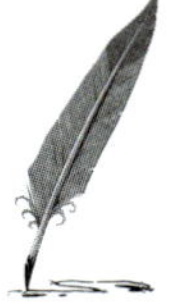

3. 慢性肺部疾病 肺气肿、长期支气管哮喘、气管炎等疾病，由于循环血液过肺时氧化不充分，常继发红细胞增多。

4. 心血管疾病 先天性心脏病如法洛四联症，由于动脉血氧饱和度降低，引起慢性缺氧，刺激红细胞生成素增加，促进红细胞生成。

5. 血红蛋白病 异常血红蛋白氧的亲和力增加，不易将氧释放至组织，引起组织缺氧，使红细胞生成素增加，而发生红细胞增多，如高铁血红蛋白病。

6. 肾脏疾病 肾脏疾病继发红细胞增多尤以肾癌最多见，其次有多囊肾、肾盂积水、肾结核等，因其压迫肾组织，阻碍血流，引起局部组织缺氧，使肾脏的红细胞生成素生成增加，导致红细胞增多。

7. 其他肿瘤 已证实肝癌患者可出现红细胞增加，在肝癌细胞中也证实有红细胞生成素的抗原存在，引起继发性红细胞增多。

【实验室检查】

1. 血象 红细胞、血红蛋白、血细胞比容高于正常，白细胞和血小板多正常。

2. 骨髓象 骨髓增生活跃，各系各阶段细胞比例和形态大致正常。

3. 动脉血氧饱和度 心肺疾病时可降低，而肿瘤时则正常。

4. 维生素 B_{12} 增多或正常。

5. 染色体 一般无异常。

6. 血清学检查 通常EPO水平增高。

【诊断与鉴别诊断】本病应与真性红细胞增多症鉴别。其预后取决于原发病，当病因去除后，红细胞降至正常。本病与真性红细胞增多症及相对性红细胞增多症的鉴别见表10–1。

表10–1 不同红细胞增多症的鉴别

检查项目	真性红细胞增多症	继发性红细胞增多症	相对性红细胞增多症
红细胞计数、血红蛋白	↑	↑	↑
血细胞比容	↑	↑	正常
白细胞计数	↑	正常	正常
血小板计数	↑	正常	正常
骨髓象	三系均增生	红系增高	正常
动脉血氧饱和度	正常	↓/正常	正常
NAP活性	↑	正常	正常
维生素 B_{12}	↑	正常	正常
血清EPO水平	↓	↑	正常
脾大	有	无	无

二、真性红细胞增多症

内容见骨髓增殖性肿瘤章。

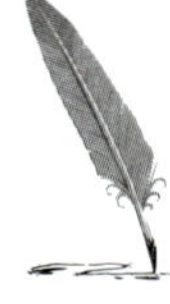

考点提示 真性红细胞增多症与继发性红细胞增多症的主要鉴别点是，前者中性粒细胞碱性磷酸酶（NAP）活性增高，后者正常。

本章小结

本章介绍了其他红细胞疾病，包括继发性贫血和红细胞增多性疾病。继发性贫血按照发病机制又分为慢性病性贫血、慢性系统性疾病贫血、骨髓病性贫血三类。骨髓病性贫血多由肿瘤性疾病所致。红细胞增多性疾病中介绍了继发性红细胞增多症，继发性红细胞增多症是继发于其他疾病，有原发病因，根除原发病后红细胞增多症可痊愈。继发性红细胞增多症主要和真性红细胞增多症进行鉴别，后者属于骨髓增殖性肿瘤。

扫码“练一练”

习　题

一、选择题

［**A1/A2**型题］

1. 血清铁蛋白增加见于下列疾病，除外

A. 感染　　B. 恶性肿瘤

C. 肝癌　　D. 病毒性肝炎

E. 慢性失血

2. 以下符合慢性病性贫血的是

A. 血清铁↑，总铁结合力↓，细胞内铁↑

B. 血清铁↓，总铁结合力↑，细胞内铁↓

C. 血清铁↓，总铁结合力正常，细胞内铁↑

D. 血清铁正常，总铁结合力正常，细胞内铁正常

E. 血清铁↓，总铁结合力↓，细胞内铁↓

3. 继发性红细胞增多症多见于以下疾病，但除外

A. 高原红细胞增多症　　B. 新生儿红细胞增多症

C. 真性红细胞增多症　　D. 慢性肺部疾病

E. 肾脏病

4. 以下哪种红细胞疾病不会引起EPO减少

A. 慢性肾脏疾病所致贫血　　B. 内分泌疾病所致贫血

C. 慢性病性贫血　　D. 真性红细胞增多症

E. 继发性红细胞增多症

5. 慢性病性贫血的特点不包括以下哪一项

A. EPO水平下降　　B. 血清铁降低，总铁结合力降低

C. 铁蛋白增高　　D. 铁蛋白降低

E. 骨髓细胞外铁增加，铁粒幼红细胞减少

6. 关于真性红细胞增多症的血象描述不正确的是

A. 血红蛋白明显增高　　B. 红细胞数目明显增加

C. 白细胞总数明显增加　　D. 血小板减少

E. 血细胞比容明显增加

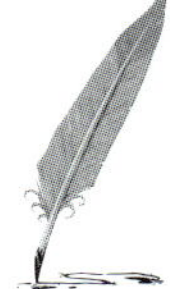

7. 真性红细胞增多症与继发性红细胞增多症的主要鉴别点是

A. 血红蛋白的数量

B. 红细胞的数目

C. 中性粒细胞碱性磷酸酶（NAP）积分

D. 血小板的数量

E. 血细胞比容的多少

8. 下列疾病中外周血出现幼稚粒细胞的是

A. 骨髓纤维化
B. 再生障碍性贫血
C. 粒细胞减少症
D. 慢性淋巴细胞白血病
E. 毛细胞白血病

9. 某患者，血常规示：Hb 85g/L，MCV 76fl，MCH 26pg，MCHC 326g/L，WBC 6.35×10^9/L、PLT 252 $\times10^9$/L。血清铁：3.8μmol/L ↓，铁蛋白：625μg/L。首先考虑

A. 缺铁性贫血
B. 巨幼细胞贫血
C. 再生障碍性贫血
D. 继发性贫血
E. 急性溶血性贫血

10. 患者骨髓检查：增生活跃，红系占10%，形态正常，骨髓涂片上可见成团的分类不明细胞，其特点是胞体大，胞质量丰富，彼此融合，胞核亦大，核染色质呈粗颗粒或粗网状；核仁大而明显，呈蓝色。提示哪种疾病

A. 骨髓转移癌
B. 淋巴瘤
C. 多发性骨髓瘤
D. 缺铁性贫血
E. 再生障碍性贫血

［A3/A4型题］

（11~13题共用题干）

患者男性，41岁，心悸、乏力10个月，加重10余天，血常规检验：白细胞3.4×10^9/L；血红蛋白80g/L；MCV 87.8fl；MCH 27.8pg，MCHC 326g/L，血小板：43×10^9/L。

11. 按形态学分类，患者贫血属于

A. 正常细胞性贫血
B. 单纯小细胞性贫血
C. 小细胞低色素性贫血
D. 大细胞性贫血
E. 大细胞高色素性贫血

12. 腹部彩超示肝实质回声增粗，胆囊壁增厚不光滑，脾大，脾静脉增宽。需完善的检查不包括

A. 腹部CT
B. 心电图
C. 肌电图
D. 肝功能
E. 肿瘤标志物

13. 该患者可能的诊断不包括

A. 肝硬化
B. 门静脉高压
C. 脾亢
D. 肝炎
E. 肠穿孔

（14~16题共用题干）

患者，女，32岁，反复双下肢水肿伴恶心、呕吐7个月余，加重1周。血常规：WBC 6.6×10^9/L；RBC 3.02×10^{12}/L ↓；Hb72g/L ↓；HCT 23.5% ↓；MCV 77.8fl；MCH 23.8pg，

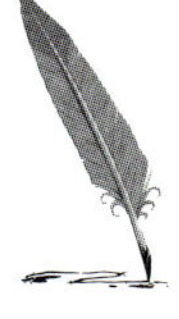

MCHC 306g/L，PLT 119×10^9/L↓。

14. 根据以上资料，还需要重点了解以下检查，除外

A. 网织红细胞　　B. 尿常规

C. 骨髓检查　　D. 铁代谢检查

E. 血小板功能检查

15. 还需重点检查

A. 肝功能　　B. 血脂检查　　C. 肾功能

D. 网织红细胞　　E. 内分泌激素检查

16. 经肾功能检查：尿素26.60mmol/L↑；肌酐843μmol/L↑；该患者最可能的诊断是

A. 慢性胃炎　　B. 消化道肿瘤　　C. 肝硬化

D. 慢性胰腺炎　　E. 慢性肾衰竭

二、案例分析题

患者，女，66岁，因宫颈癌放化疗后1年余，阴道不规则流血1周入院。辅助检查：清蛋白30.5g/L↓；碱性磷酸酶153U/L↑；乳酸脱氢酶297U/L↑；尿素9.90mmol/L↑；肌酐113μmol/L↑；血常规检验：WBC 49×10^9/L↑；N 46.37×10^9/L↑；Hb 68g/L↓；PLT 400×10^9/L↑；CEA 5.260ng/ml↑；CA-125 57.030U/ml↑；尿蛋白：3+↑。

1. 根据以上资料，该患者初步诊断是什么？

2. 如需确诊，还需要哪些资料和实验室检查？

（解小红）

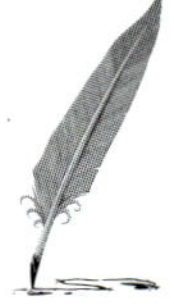

第三篇

白细胞疾病检验

第十一章

白血病检验

学习目标

1. **掌握** 白血病的概念；急性白血病和慢性白血病区分的主要依据；细胞形态学、细胞化学、免疫表型分析、细胞遗传学及基因检测在白血病的诊断和鉴别诊断中的主要价值；急性白血病的分型与诊断标准。
2. **熟悉** 各型急性白血病的临床表现；各型急性白血病的血象与骨髓象特征。
3. **了解** 各型急性白血病的治疗原则和疗效标准。
4. 具有正确判断常见急性白血病的血象与骨髓象细胞形态学的能力。
5. 能运用MICM分型内容，结合患者临床特征对急性白血病作出诊断意见。

案例讨论

【案例】

患者，女性，6岁。因低热、关节疼痛、鼻出血1周入院，两侧颈部腋下淋巴结肿大，肝脾肋下1cm，胸骨轻压痛；血常规：Hb 70g/L，WBC 34×10^9/L，分类示中性粒细胞占30%，淋巴细胞占20%，原始、幼稚淋巴细胞占50%，PLT 41×10^9/L。

【讨论】

1. 根据以上资料，该患者的初步诊断是什么？
2. 如需确诊还需要做哪些实验室检查？

第一节　概　述

扫码“学一学”

白血病是造血干/祖细胞克隆性（clonal）疾病，是一组高度异质性的恶性血液病，其特点为白血病细胞异常增生、分化成熟障碍，并伴有凋亡减少。细胞成熟障碍可阻滞在不同阶段，阻滞发生在较早阶段称为急性白血病（acute leukemia，AL），阻滞发生在较晚阶段称为慢性白血病（chronic leukemia，CL），按白血病细胞的系列又分为急性髓系白血病（acute myeloid leukemia，AML）、急性淋巴细胞白血病（acute lymphoblastic leukemia，ALL）和系列模糊的急性白血病（acute leukemia of ambiguous lineage）三类。急性髓系白血病亦称急性髓细胞白血病或急性非淋巴细胞白血病。白血病细胞有明显的质和量的异常，而正常造血功能受抑制，由于增殖与分化过程失衡，致使白血病细胞在骨髓中大量积聚，骨髓腔内压力

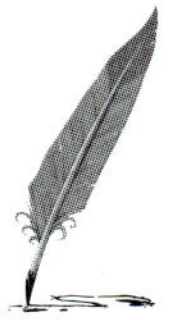

增高，以及白血病细胞浸润，使窦样隙屏障被破坏，各阶段不成熟的细胞进入血液，进入血液的白血病细胞留在血液中的时间也较正常细胞要长，白血病细胞离开血管进入组织后不会在短期内死亡，而是保持继续分裂的能力，形成脏器内白血病细胞浸润。临床上表现为不同程度的贫血、出血、感染、发热、胸骨压痛及肝、脾、淋巴结肿大，严重者可危及生命。

我国各类白血病的发病率为2.67/10万人，急性白血病发病率高于慢性白血病，在全国各年龄恶性肿瘤死亡率中，男性白血病患者占第六位，女性白血病患者占第八位，在儿童和35岁以下的人群中占第一位。

白血病的病因很复杂，可能与下列因素有关：①病毒感染：病毒感染宿主后，激活宿主癌基因的癌变潜力，从而导致白血病的发生。②物理与化学因素：电离辐射、核辐射及细胞毒药物、苯及其衍生物、氯霉素等化学物质可激活隐藏在体内的白血病病毒，使癌基因畸变，或抑制机体的免疫功能而导致白血病。③遗传因素：研究证明患有其他遗传性疾病或严重免疫缺陷病的患儿，白血病的发病率明显高于一般儿童；白血病患儿可有多发性恶性肿瘤家族史；同卵双生中一个儿童发生白血病，另一个儿童患白血病的可能性为20%。

急性白血病的诊断和分型方案经历了从以形态学为主线的FAB分型到MICM分型的演变，急性白血病诊断应是多指标、多参数综合诊断的结果，主要包括细胞形态学（morphology，M）、免疫学（immunology，I）、细胞遗传学（cytogenetics，C）、分子生物学（molecular biology，M）特征和临床指征。白血病免疫表型分析是白血病诊断和分型的重要指标，用于白血病免疫分型的CD抗体可分为一线CD抗体和二线CD抗体，前者具有较高的特异性，可以对急性白血病的系列来源进行分析；后者具有较高的灵敏性，可以进一步确定系内亚型（表11-1）。

表11-1　各系列血细胞常表达的CD分子

	一线抗体	二线抗体
髓系	CD117、CD13、CD33 Anti-MPO	CD14、CD15、CD11、CD61、CD41、CD42、CD71、CD36、CD235a（血型糖蛋白A）
B淋巴系	cCD22、CD22、CD19、CD10、CD79a	CD20、Cyμ、SmIg
T淋巴系	cCD3、CD3、CD7、CD2	CD1a、CD4、CD5、CD8
非系列特异性	TdT（胞核）、HLA-DR、CD34	

急性白血病的诊断标准包括1986年修订的、国内已经采用多年的法、美、英（FAB）协作组诊断标准，2001年WHO综合各种疾病要素来精确定义疾病，制定了包括急性白血病在内的造血与淋巴组织恶性肿瘤新的诊断分型标准（WHO标准）。其后2008、2016年两次对WHO标准进行了修改。近几年，随着二代测序的广泛开展，使更多的基因突变得以识别，使得急性白血病的诊断和分型更加精确化。2016版世界卫生组织（WHO）诊断标准已广泛应用于临床。

临床上急性白血病主要表现为不同程度的贫血、感染、出血及肝、脾和淋巴结肿大等。症状和体征包括：①贫血：可为首发症状，表现为皮肤黏膜苍白、乏力、虚弱、心悸和劳力性呼吸困难；②出血：主要表现为皮肤瘀点、瘀斑、鼻出血、牙龈出血，严重时可表现为消化道、泌尿道和呼吸系统甚至颅内出血；③发热：AL最常见的症状，由各种病原体感染引起；④浸润：由于过量的白血病细胞使骨髓腔内压力增高，窦样隙屏障结构被破坏，不成熟的血细胞进入外周血液，并可离开血管侵袭其他器官和组织，造成髓外白血病细胞

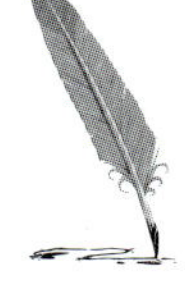

浸润，临床出现不同程度的胸骨压痛、肝脾和淋巴结肿大、皮肤和黏膜病变、中枢神经系统白血病、睾丸白血病、绿色瘤等。

扫码"学一学"

第二节　急性白血病分型与疗效判断标准

一、急性白血病分型

（一）急性白血病FAB分型

1976年由法国（French，F）、美国（American，A）、英国（British，B）三国的血液学专家组成FAB协作组（French-American-British Group）对白血病进行分型，根据白血病细胞的形态学特征和相应病变细胞的数量（百分比）将急性白血病（AL）分为急性髓系白血病（AML）（表11-2）和急性淋巴细胞白血病（ALL）（表11-3）两大类以及若干亚型，以后又进行了多次修改和补充。

表11-2　急性髓系白血病FAB分型

分型	分型标准
M_0	急性髓系白血病微分化型，原始细胞≥30%（NEC），无T、B淋巴系标记，至少表达一种髓系抗原，免疫细胞化学或电镜MPO阳性
M_1	急性髓系白血病未成熟型，骨髓中原始粒细胞≥90%（NEC）
M_2	急性髓系白血病部分成熟型，骨髓中原始粒细胞占30%~89%（NEC），早幼粒细胞及以下阶段粒细胞>10%，单核细胞<20%
M_3	急性早幼粒细胞白血病，骨髓中异常早幼粒细胞≥30%（NEC），胞质内有大量密集甚至融合的粗大颗粒，常有成束的棒状小体（Auer body），M_{3v}为变异型急性早幼粒细胞白血病，胞质内颗粒较小或无
M_4	急性粒-单核细胞白血病，骨髓及周围血中有粒系及单核细胞同时增生：①骨髓中的原始细胞≥30%，单核细胞为20%~80%（包括幼稚和成熟），其余为粒细胞（包括幼稚和成熟）；外周血单核系细胞（包括原始、幼稚和成熟单核细胞）≥5×10⁹/L；若<5×10⁹/L需要血清溶菌酶或细胞化学染色阳性等证明单核系细胞存在。②若骨髓细胞与M_2相似，需要外周血单核系细胞计数≥5×10⁹/L，血清溶菌酶高于正常3倍或酯酶染色等证明骨髓中单核细胞增加。③M_{4Eo}为伴嗜酸性粒细胞增多的急性粒-单核细胞白血病，除M_4特征外，骨髓中异常嗜酸性粒细胞增多，常≥5%（NEC），此类细胞除有典型的嗜酸性颗粒外，还有大的嗜碱性（不成熟，暗褐色）颗粒，还可有不分叶的核
M_5	急性单核细胞白血病，依据分化成熟程度分为两型：
M_{5a}	原始单核细胞型，骨髓原始单核细胞≥80%（NEC）
M_{5b}	单核细胞型，骨髓原始及幼稚单核细胞≥30%，原始单核细胞<80%（NEC）
M_6	急性红白血病，骨髓有核红细胞≥50%（ANC）且有形态异常，骨髓原始细胞≥30%（NEC）或周围血原始细胞≥20%
M_7	急性巨核细胞白血病，骨髓原始巨核细胞≥30%，电镜细胞化学PPO阳性，血小板膜蛋白Ⅰb、Ⅱb/Ⅲa、Ⅲa（CD41、CD42b、CD61）或凝血因子Ⅷ相关抗原（vWF）阳性

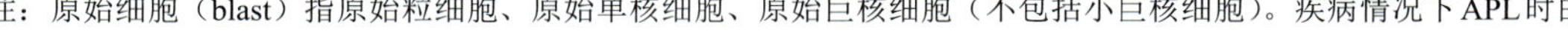

注：原始细胞（blast）指原始粒细胞、原始单核细胞、原始巨核细胞（不包括小巨核细胞）。疾病情况下APL时的

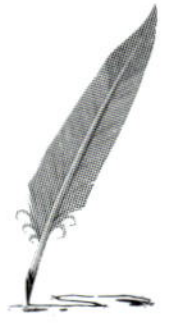

异常早幼粒细胞、急性单核细胞白血病时的幼稚单核细胞被认为是“原始细胞等同细胞”。在纯红系的红血病中，原始红细胞也记为原始细胞。髓系原始细胞（myeloblast）包括Ⅰ型和Ⅱ型，Ⅰ型为典型原始细胞，Ⅱ型胞质可出现少许细小的嗜天青颗粒，核质比例稍低，其他同Ⅰ型原始细胞。

NEC：指非红系细胞计数，是指不包括浆细胞、淋巴细胞、肥大细胞、巨噬细胞及所有有核红细胞的骨髓有核细胞计数。

ANC：指所有有核细胞计数。

表 11-3　急性淋巴细胞白血病 FAB 分型

分型	分型标准
L_1	以小细胞为主（直径≤ 12μm），大小较一致，核染色质较粗，核仁小，不清
L_2	以大细胞为主（直径 >12μm），大小不一，核染色质较疏松，核仁较大，1 至多个
L_3	以大细胞为主，大小一致，核染色质细点状均匀，核仁 1 个或多个且明显。胞质嗜碱，深蓝色，胞质或核上有较多空泡，呈穿透性

（二）急性白血病WHO分型

WHO在2008年和2016年修订了急性白血病的诊断标准，将造血和淋巴组织肿瘤分为髓系细胞肿瘤、淋巴系细胞肿瘤、系列模糊的急性白血病、组织细胞和树突状细胞肿瘤四大类。与FAB分型区别主要表现为原始细胞比例下降，具体为：①骨髓中原始、幼稚淋巴细胞≥20%即可诊断ALL；②外周血或骨髓中原始粒细胞（原始、幼稚单核细胞）≥20%即可诊断AML；③当骨髓原始细胞<20%，但伴有重现性遗传性异常也可诊断AML；其次，由于诊断急性白血病的原始细胞比例下降，AML-M_6型被删除。目前该标准已经被临床广泛接受和应用。

1. 急性髓系白血病WHO分型（表11-4）

表 11-4　髓系肿瘤中 AML 及相关前驱髓细胞肿瘤（WHO，2016）

分型	分型标准
1. AML 伴重现性遗传学异常	（1）AML 伴 t（8；21）（q22；q22）；*RUNX1-RUNX1T1* （2）AML 伴 inv（16）（p13.1；q22） 或 t（16；16）（p13.1；q22）；*CB-Fβ-MYH11* （3）APL 伴 t（15；17）（q22；q12）；伴 *PML-RARα* （4）AML 伴 t（9；11）（p22；q23）；*MLLT3-MLL* （5）AML 伴 t（6；9）（p23；q34）；*DEK-NUP214* （6）AML 伴 inv（3）（q21；q26.2）或 t（3；3）（q21；q26.2）；*RPN1-EVI1* （7）AML（原始巨核细胞性）伴 t（1；22）（p13；q13）；*RBM15-MKL1* （8）AML 伴 *NPM1* 突变 （9）AML 伴 *CEBPA* 双突变 （10）暂定类型：AML 伴 *BCR-ABL1* （11）暂定类型：AML 伴 *RUNX1*

续表

分型	分型标准
2. AML 伴骨髓增生异常（病态造血）相关改变	
3. 治疗相关的骨髓肿瘤	
4. AML，非特指型	（1）AML 微分化型
	（2）AML 无成熟型
	（3）AML 伴成熟型
	（4）急性粒－单核细胞白血病
	（5）急性原始单核 / 急性单核细胞白血病
	（6）纯红系白血病（或纯红白血病）
	（7）急性巨核细胞白血病
	（8）急性嗜碱性粒细胞白血病
	（9）急性全髓增殖症伴骨髓纤维化
5. 髓系肉瘤	
6. 唐氏综合征相关的髓系增殖症	（1）短暂的异常髓系增生
	（2）唐氏综合征相关的髓系白血病
7. 系列不明的急性白血病	

注：APL（acute promyelocytic leukmia，APL）急性早幼粒细胞白血病。

（1）AML伴骨髓增生异常相关改变（AML-MRC）是指外周血或骨髓中原始细胞≥20%，伴有多系（至少2系）病态造血，病态造血细胞≥50%，或伴有MDS或MDS/MPN病史，或合并存在MDS相关细胞遗传学异常，同时不存在AML伴重现性细胞遗传学异常的特异性遗传学异常，以及不具有无关疾病的细胞毒性治疗或放射治疗史的急性髓系白血病。

（2）治疗相关的髓系肿瘤　WHO（2016）仍保留了治疗相关的MDS或治疗相关的AML（t-MDS或t-AML）和MDS/MPN（t-MDS/MPN），由于相关的细胞遗传学异常对治疗决策和预后至关重要，应该在最终的诊断中被识别出来。研究证实多数治疗相关的髓系肿瘤患者的胚系细胞存在易感癌基因的突变；为发现癌基因的易感性，应详细询问患者家族史。

（3）髓系肉瘤　仍作为AML中一种独特的临床亚型。髓系肉瘤可能是初发的，也可能伴外周血和骨髓的浸润，还可能是AML复发或MDS、骨髓增生性肿瘤（MPN）或MDS、MPN前期的一个进展。虽然在分类中单独列出了髓系肉瘤，但是为了更加明确AML的亚型，对于没有骨髓浸润证据的髓系肉瘤应进行全面检查后才能诊断。

（4）唐氏综合征相关的髓系增殖　包括短暂性异常骨髓增殖（TAM）和唐氏综合征相关的髓系白血病。两者通常都是巨核细胞增生，在出生时或出生后数天内发生TAM，多在1~2个月内确诊，其后（通常在3岁内）出现髓系白血病，伴或不伴有前期的TAM和未经治疗持续存在的TAM。唐氏综合征相关的髓系肿瘤具有相似的特点，即不依赖原始细胞计数且不再细分为MDS或AML。TAM和唐氏综合征相关的髓系白血病均以*GATA1*突变和

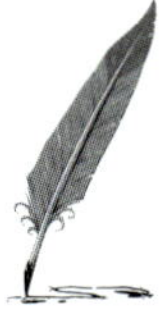

*JAK-STAT*通路突变及髓系白血病中额外基因突变为特征。

2. 急性淋巴细胞白血病WHO分型 FAB分型方案存在一定的主观性和证据学的局限性，限于当时的条件，FAB主要对急性淋巴细胞白血病提出以形态学为主的FAB分型，但由于其与临床治疗和预后关联性不大，目前已基本不再使用。2012年我国第一版《成人ALL诊断与治疗的专家共识》发表，并于2016年更新。该指南推荐ALL的诊断应该采用MICM（形态学、免疫学、细胞遗传学和分子生物学）的诊断模式，诊断分型采用WHO 2016版标准。骨髓中原始/幼稚淋巴细胞比例≥20%可以诊断ALL；免疫分型采用多参数流式细胞术，最低诊断分型可以参考EGIL1995标准（表11-5），疾病分型可参照WHO 2016版分类标准，同时应除外混合表型急性白血病。具体分型见表11-6，表11-7，表11-8。

表11-5　ALL的免疫学分型（EGIL，1995）

分型	细胞标志
1. B-淋巴细胞系ALL（$CD19^+$和/或$CD79a^+$和/或$CD22^+$，至少两个阳性）	
早期前B-ALL（B-Ⅰ）	无其他B细胞分化抗原表达
普通型ALL（B-Ⅱ）	$CD10^+$
前B-ALL（B-Ⅲ）	胞质IgM^+
成熟B-ALL（B-Ⅳ）	胞质或膜κ或$λ^+$
2. T-淋巴细胞系ALL（胞质/膜$CD3^+$）	
早期前T-ALL（T-Ⅰ）	$CD7^+$
前T-ALL（T-Ⅱ）	$CD2^+$和/或$CD5^+$和/或$CD8^+$
皮质T-ALL（T-Ⅲ）	$CD1a^+$
成熟T-ALL（T-Ⅳ）	膜$CD3^+$，$CD1a^-$
$α/β^+$T-ALL（A组）	抗TCR$α/β^+$
$γ/δ^+$T-ALL（B组）	抗TCR$γ/δ^+$
3. 伴髓系抗原表达的ALL（My^+ALL）	表达1或2个髓系标志，但又不满足杂合性急性白血病的诊断标准

注：$α/β^+$T-ALL、$γ/δ^+$T-ALL：是T-ALL中根据膜表面T细胞受体TCR的表达情况进行的分组。

表11-6　B-ALL的MICM分型

亚型	核型	细胞标志						FAB形态学	基因异常
		CD19	TdT	Ia	CD10	CyIg	SmIg		
早B前体-ALL[a]		+	+	+	−	−	−	L_1、L_2	
早B前体ALL	t（4；11）								*MLL/AF4*
	t（11；19）								*MLL/ENL*
	t（12；21）								*TEL/AML1*
	t（9；22）[b]								*BCR/ABL*
	t（17；19）								*E2A/HLF*
	t（5；14）								*IL3/IGH*

续表

亚型	核型	细胞标志						FAB 形态学	基因异常
		CD19	TdT	Ia	CD10	CyIg	SmIg		
普通型 -ALL		+	+	+	+	–	–	L_1、L_2	
普通型 ALL	$6q^-$								
普通型 ALL	近单倍体								
普通型 ALL	t或del（12p）								
普通型 ALL	t（9；22）								*BCR/ABL*
前 B-ALL		+	+	+	+[c]	+	–	L_1	
前 B-ALL	t（1；19）								*E2A/PBX1*
前 B-ALL	t（9；22）								*BCR/ABL*
B 细胞 ALL		+	–	+	+/–	–/+	+[d]	L_3	
B 细胞 ALL	t（8；14）								*MYC/IGH*
B 细胞 ALL	t（2；8）								*IGK/MYC*
B 细胞 ALL	t（8；22）								*MYC/IGL*
B 细胞 ALL	$6q^-$								

注：过去称为裸细胞 -ALL。[b]在T-ALL，t（9；22）少见。[c]少数病例CD10（即cALLA抗原）也可阳性。[d]单个轻链。

表 11-7　T-ALL 的 MICM 分型

亚型	核型	细胞标志[a]			FAB 形态学	基因异常
		CD7	CD2[b]	TdT		
早 T- 前体 ALL		+	–	+	L_1、L_2	
早 T- 前体 ALL	t 或 del（9p）					
T 细胞 ALL[c]		+	+	+	L_1、L_2	
T 细胞 ALL	t（11；14）					*RHOM/TCRD*
	t（1；14）					*TAL1/TCRD*
	t（7；11）					*TCRB/RHOM2*
	t（7；19）					*TCRB/LYL1*
	t（10；14）					*HOX11/TCRD*
	t（8；14）					*MYC/TCRA*
	t（7；10）					*TCRB/HOX11*
	t（1；7）					*LCK/TCRB*
	6q–					

注：[a]少部分（6%~10%）病例可有Ia及CD10表达。[b]用单克隆抗体（T11）或E玫瑰花结。[c]有些病例对皮质胸腺细胞标志（CD1，T6）也可阳性。

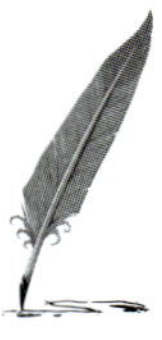

表 11-8　WHO2016 版前体淋巴细胞肿瘤分类

B 淋巴母细胞白血病 / 淋巴瘤
B-ALL/LBL，NOS
B-ALL/LBL 伴重现性遗传学异常
B-ALL/LBL 伴 t（9；22）（q34.1；q11.2）；*BCR-ABL1*
B-ALL/LBL 伴 t（v；11q23.3）；*KMT2A* 重排
B-ALL/LBL 伴 t（12；21）（p13.2；q22.1）；*ETV6-RUNX1*
B-ALL/LBL 伴超二倍体
B-ALL/LBL 伴亚二倍体
B-ALL/LBL 伴 t（5；14）（q31.1；q32.3）；*IL3-IGH*
B-ALL/LBL 伴 t（1；19）（q23；p13.3）；*TCF3-PBX1*
暂定类型：*B-ALL/LBL*，*BCR-ABL1* 样
暂定类型：*B-ALL/LBL* 伴 *iAMP21*
T 淋巴母细胞白血病 / 淋巴瘤
暂定类型：早期前体 T 淋巴母细胞白血病
暂定类型：NK 细胞淋巴母细胞白血病 / 淋巴瘤

考点提示 急性髓系白血病和急性淋巴细胞白血病按MICM分型，各类型的特征包括细胞形态学、免疫学表型、细胞遗传学和分子生物学。

二、急性白血病疗效判断标准（国内疗效标准）

（一）缓解标准

1. 完全缓解（CR）

（1）临床无白血病细胞浸润所致的症状和体征，生活正常或接近正常。

（2）血象　Hb≥100g/L（男性），或≥90g/L（女性及儿童），中性粒细胞绝对值≥1.5×10^9/L，血小板≥100×10^9/L。外周血白细胞分类中无白血病细胞。

（3）骨髓象　原粒细胞Ⅰ型+Ⅱ型（原始单核+幼稚单核细胞或原始淋巴+幼稚淋巴细胞）≤5%，红细胞及巨核细胞系正常。

M_{2b}型：原粒细胞Ⅰ型+Ⅱ型≤5%，中性中幼粒细胞比例在正常范围。

M_3型：原粒细胞+早幼粒细胞≤5%。

M_4型：原粒细胞Ⅰ、Ⅱ型+原始单核及幼稚单核细胞≤5%。

M_5型：原始单核细胞Ⅰ型+Ⅱ型及幼稚单核细胞≤5%。

M_6型：原粒细胞Ⅰ型+Ⅱ型≤5%，原始红细胞及幼红细胞比例基本正常。

M_7型：粒细胞、红细胞二系比例正常，原始巨核细胞+幼稚巨核细胞基本消失。

急性淋巴细胞白血病：原始淋巴细胞+幼稚淋巴细胞≤5%。

2. 部分缓解（PR）　骨髓原粒细胞Ⅰ型+Ⅱ型（原始单核+幼稚单核细胞或原始淋巴+幼稚淋巴细胞）>5%且≤20%；或临床、血象中有一项未达完全缓解标准者。

（二）白血病复发

经治疗获CR后出现下列三者之一者，称为复发。

1. 骨髓原粒细胞Ⅰ型+Ⅱ型（原始单核+幼稚单核细胞或原始淋巴+幼稚淋巴细胞）>5%

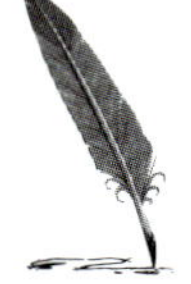

且≤20%，经过有效的抗白血病治疗一个疗程仍未能达到骨髓象完全缓解标准者。

2. 骨髓原粒细胞Ⅰ型+Ⅱ型（原始单核+幼稚单核细胞或原始淋巴+幼稚淋巴细胞）>20%者。

3. 骨髓外白血病细胞浸润。

（三）持续完全缓解（CCR）

指从治疗后完全缓解之日起计算，其间无白血病复发达3~5年或以上者。

（四）长期存活

急性白血病自确诊之日起，存活时间（包括无病或带病生存）达5年或5年以上者。

（五）临床治愈

指停止化疗5年或无病生存（disease free survival，DFS）达10年者。

说明：统计生存率时应包括诱导治疗不足一个疗程者；诱导治疗满一个疗程及其以上的病例应归入疗效统计范围。

三、微量残留白血病检测

微量残留白血病（minimal residual leukemia，MRL）是指急性白血病经诱导化疗获得完全缓解，或经造血干细胞移植治疗后，达到临床和血液学的完全缓解，而体内仍残存微量白血病细胞（minimal residual leukemia cell，MRLC）的状态。用一般形态学的方法已难以检出，这些微量残留白血病细胞的增殖和扩散是复发的根源。大量的研究证实，MRL的有无及数量高低不但反映了个体对治疗的反应，而且与预后有很大关系。

MRL常用的检测方法有以下几类：细胞遗传学方法、分子生物学方法和免疫学方法。但这些方法都有一定局限性，不能理想监测MRL。

（一）细胞遗传学方法

1. 染色体核型分析　多数白血病细胞伴随染色体核型的异常，如在AML中出现异常分裂象或数量、结构的改变。用此法检测MRL的个体差异大且敏感性差。近年来，此方法研究较少。

2. 荧光原位杂交技术　荧光原位杂交技术（fluorescence in situ hybridization，FISH）是利用荧光标记的特异染色体为探针，检测白血病细胞中染色体的异常。改善了传统染色体核型分析的缺点，具有高敏感度且操作简单等优点，可短时间分析较多的骨髓、外周血或组织细胞，检出难以识别的异常基因及异常的断裂点。由于其检测的靶分子为基因，可避免由于表面抗原的改变造成的假阴性等问题。

（二）免疫学方法

1. 多参数流式细胞仪检测（MFC）　因成本较低，准确度和敏感度较高，为目前应用最广的方法，它是依据识别在白血病细胞表面联合表达的特异白血病相关免疫表型（leukemia associated immunophenotying，LAIP）。能快速对单个细胞进行多参数分析，根据正常细胞与白血病细胞表达免疫表型的不同，可在10^4个细胞中检测出一个白血病细胞。但在化疗过程中，免疫表型可发生改变出现假阴性，要提高检出率可结合初诊LAIP，再辅以检测其他抗体组合，也可同时检测外周血和骨髓来提高检出率，但目前并没有标准化的抗

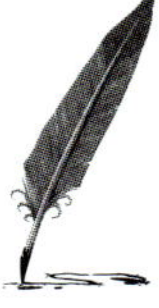

体组合，且个体间差异也较大。

2. 多参数流式细胞仪监测MRL的临床应用 MRL复发的患者检测LAIP往往与患者初发时相同，因此残留的白血病细胞会保持初期白血病细胞异常抗原的特征，可用MFC针对性的检测MRL患者初期抗原的免疫表型。应用MFC进行MRL检测具有快速、简便、特异性好、敏感度高、临床应用方便等优势，且可以采用以单个细胞作为基本单位进行定量，还可以与分子生物学方法结合起来，对染色体、DNA或融合基因等进行综合分析。因此，多参数流式细胞仪检测在临床最为常用。

（三）分子生物学方法

实时荧光定量PCR（RQ–PCR）是在普通PCR中加入与PCR产物结合的荧光探针或染料，可以在每一次循环中通过荧光强度的变化达到定量检测。可持续性检测白血病细胞的异常融合基因、突变基因等，动态观察患者体内融合基因表达水平变化，灵敏度可达10^6。此方法检测MRL比细胞遗传学法早数月，能更早判断病情，也可避开由于患者免疫表型改变造成的假阴性结果，但其成本较高，普及难度大。

（四）展望

MRL因其白血病细胞总数下降，用一般形态学方法难以检出，成为AML复发的根源。用现有技术检测MRL相关标志物，有助于监测AML患者化疗后完全缓解或造血干细胞移植的预后效果，提高生存率。MFC成本低，但LAIP易变，检出率不理想，而PCR与FISH虽不存在免疫表型改变等问题，但其敏感性和特异性有待提高，且成本较大，难以普及。综上所述，目前检测MRL的方法各有利弊，可个体化监测，多种方法联合来评估急性白血病患者的预后效果和复发的早期诊断。

附：中枢神经系统白血病（CNSL）的诊断标准

【概述】中枢神经系统白血病（central nervous system leukemia，CNSL）是白血病细胞浸润至蛛网膜或其邻近神经组织所引起的一种髓外白血病，是白血病的一种常见并发症，是急性白血病患者长期存活的主要障碍之一。CNSL主要发生在蛛网膜、硬脑膜、脑实质、脉络丛以及脑神经等。其发生机制主要有两种：①血源性扩散，这是CNSL发生的主要途径。白血病细胞通过患者脑部血管向周围脑组织浸润，同时在血管内淤积，尤以蛛网膜血管明显。②脑膜种植或白血病细胞直接从颅骨骨髓浸润中枢神经系统。

中枢神经系统白血病以急性淋巴细胞白血病并发多见。儿童ALL并发CNSL者远高于成人ALL。临床上常以脑膜刺激症状和颅内压增高为常见，表现为头痛、呕吐、视物模糊、颈项强直、病理反射征阳性；脑实质浸润表现，如癫痫或肢体瘫痪；周围神经损害，如面神经、视神经、听神经损伤所致的表现；脊髓损害，如脊髓压迫症所致感觉障碍；无症状CNSL患者无任何临床表现，常于脑脊液常规检查时发现。

【实验室检查】

1. 脑脊液（CSF）细胞学检查 可用离心式液基薄层法、离心沉淀法或自然沉降法。前两种方法的细胞检出率相对较高，并且脑脊液细胞形态完整，有助于辨认。自然沉降法简便易行，但易致细胞溶解丢失，而且形态皱缩，多数标本的细胞难以辨认。如涂片有白血病细胞，则符合CNSL诊断的形态学指标。

2. CSF常规和生化检查 脑脊液白细胞$>0.01\times10^9$/L，蛋白质>0.45g/L，或蛋白质定性

试验（潘氏试验）阳性。流式细胞术脑脊液白血病细胞检测（相当于残存白血病细胞检测）以其初诊时骨髓白血病细胞的免疫表型特征为基础，通过分析脑脊液细胞免疫表型，判断脑脊液中白血病细胞的存在。

【诊断标准】 CNSL是急性白血病（尤其是ALL）复发的主要根源之一，严重影响白血病的疗效。CNSL的诊断依赖物理检查、神经影像学、传统细胞形态学和流式细胞术等检查。诊断时有中枢神经系统症状者（如脑神经麻痹、神经功能障碍等）应先进行影像检查（CT或磁共振检查），排除出血或占位后再考虑腰穿；无神经系统症状者按计划进行CNSL的筛查和预防。

CNSL诊断最重要的是在脑脊液中发现白血病细胞。由于常规制片法难以鉴别原始细胞，临床上常采用离心沉淀法制片，细胞形态清楚、细胞数量增多，检出阳性率增高。

扫码“学一学”

第三节　急性髓系白血病检验

急性髓系白血病（acute lymphocytic leukemia，AML）以髓系起源的白血病细胞在血液、骨髓和其他组织中克隆性增殖为主要特征，部分亚型具有重现性遗传学异常和特异性融合基因。髓系白血病细胞可具有一系或多系的特征。

（一）急性髓系白血病伴重现性细胞遗传学异常

急性髓系白血病伴重现性细胞遗传学异常是一类具有明确的染色体异常、特异性融合基因和特殊的临床表现，对化疗敏感、预后较好的急性髓系白血病。此类AML主要包括9种亚型，约占AML的30%。需要注意的是，如果患者发病前确有放疗或化疗史，即使存在WHO分类单列的AML亚型伴有的某种重现性染色体异常，也应划为“治疗相关性AML”。本节重点阐述以下3种亚型：①AML伴t（8；21）（q22；q22）；*RUNX1-RUNX1T1*。②AML伴inv（16）（p13.1；q22）或t（16；16）（p13.1；q22）；*CBFβ-MYH11*。③急性早幼粒细胞白血病伴t（15；17）（q22；q12）；*PML-RARα*。

1. AML伴t（8；21）（q22；q22）；*RUNX1-RUNX1T1*

【概述】 AML伴t（8；21）（q22；q22）；*RUNX1-RUNX1T1*约占AML的5%，是一种粒系部分分化成熟的AML。年轻患者居多，易合并发生髓系肉瘤。该亚型的细胞形态学特征类似于FAB分型方案中的急性髓细胞白血病M_{2b}型以及个别M_1和M_{2a}型。约90%以上的急性髓细胞白血病部分成熟型，伴有重现性细胞遗传学异常t（8；21）（q22；q22）；*RUNX1-RUNX1T1*。有此遗传学特征者，即使原始细胞比值<20%，也可诊断为AML伴t（8；21）（q22；q22）。

【实验室检查】

（1）血象　红细胞和血红蛋白常减低。白细胞减少，部分病例可升高。分类可见各阶段幼稚粒细胞，异常中性中幼粒细胞、嗜酸性粒细胞和嗜碱性粒细胞亦可增加。血小板计数减低。

（2）骨髓象　绝大部分病例有核细胞增生明显活跃或极度活跃。粒系增生明显活跃或极度活跃（图11-1）。异常中性中幼粒细胞比值可≥20%，异常中性中幼粒细胞形态特点是胞核与胞质发育极不平衡，核染色质细致疏松，核仁大而明显，其胞质内有丰富的粉红色

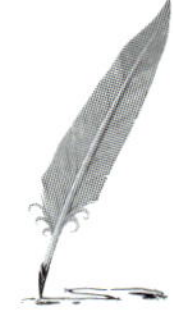

颗粒，周边有少量的嗜天青颗粒，或有假性Chediak–Higashi颗粒，可见Auer小体，常见原始粒细胞和早幼粒细胞增多。红系增生常受抑，巨核细胞和血小板常减少。

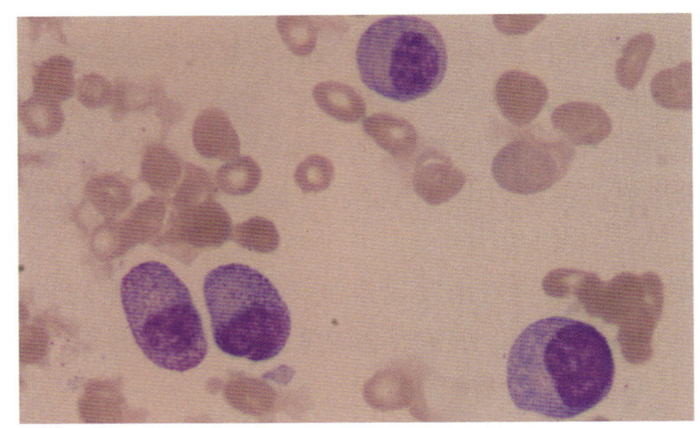

图11–1　AML伴t（8；21）（q22；q22）；*RUNX1-RUNX1T1*骨髓象

（瑞–吉染色，×1000）

（3）细胞化学染色　大部分原始细胞呈髓过氧化物酶染色（POX）阳性至强阳性；粒细胞酯酶染色呈强阳性；单核细胞酯酶染色包括α–NAE染色和α–NBE染色呈阴性或弱阳性，而前者的阳性结果不被氟化钠抑制。

（4）免疫学检查　原始细胞强表达MPO，部分强表达CD34、HLA–DR、CD117和CD13，弱表达CD33。有时原始细胞表达成熟阶段粒细胞标志CD15。AML伴t（8；21）免疫表型最大的特点是部分粒细胞伴CD19和（或）CD56的表达。少数病例弱表达TdT。表达CD56的病例预后不良。

（5）细胞遗传学和分子生物学检查　该亚型特征的遗传学改变是t（8；21）（q22；q22），该易位使染色体8q22上的*RUNX1*（又称*AML1*）与21q22的*RUNX1T1*（又称为*ETO*）交互重排形成*RUNX1-RUNX1T1*融合基因。具有伴随性染色体丢失（–Y）的特点。少数病例还伴有t（9；22）（q34；q11）、9q–、9q22–等染色体改变。有30%的儿童患者存在*K-RAS*和*N-RAS*突变；20%～25%患者可检出*C-KIT*突变。

2. AML伴inv（16）（p13.1；q22）或t（16；16）（p13.1；q22）；*CBFβ-MYH11*

【概述】该型白血病是一种有单核细胞系和粒细胞系分化迹象的AML，骨髓中有特征性的异常形态嗜酸性粒细胞，相当于FAB分型中的AML–M_{4Eo}，发病率约占全部AML的10%，各年龄组均可发病，年轻人多见。髓细胞肉瘤（绿色瘤）可为首发表现，或为复发时的唯一表现。

【实验室检查】

（1）血象　红细胞、血红蛋白和血小板常减少。白细胞常减低，部分病例可升高。可见各阶段的粒细胞和单核细胞，嗜酸性粒细胞增加。

（2）骨髓象　绝大部分病例有核细胞增生明显活跃或极度活跃。粒、单核两系同时增生，原始粒细胞及原始、幼稚单核细胞均增高（图11–2），胞质内可见长短不一的Auer小体。嗜酸性粒细胞增多，各阶段细胞均可见，常≥5%（个别病例可以不高），其胞质中充满粗大、橘黄色的嗜酸性颗粒，同时伴有深染的棕黑色异常颗粒。红系增生常受抑，巨核细胞和血小板减少。

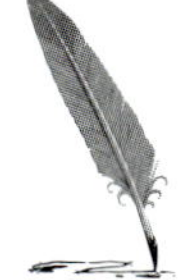

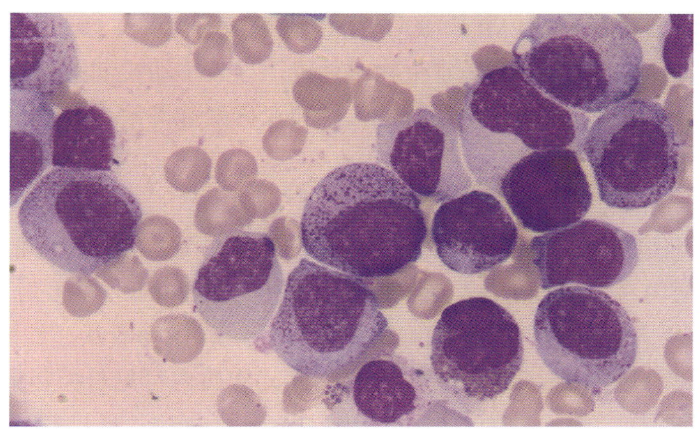

图11-2　AML伴inv（16）（p13.1；q22）或t（16；16）（p13.1；q22）；*CBFβ-MYH11*

骨髓象（瑞-吉染色，×1000）

（3）细胞化学染色　原始粒细胞和原始、幼稚单核细胞POX染色呈阳性或弱阳性，嗜酸性粒细胞呈强阳性；异常嗜酸性粒细胞特异性氯乙酸酯酶（NAS-DCE）染色呈阳性；酯酶双染色可见α-NAE染色阳性、NAS-DCE阳性或双酯酶阳性，部分可被氟化钠抑制。

（4）免疫学检查　该型免疫表型较复杂，一般存在四个细胞群。粒、单核两系原始细胞表达CD34、CD117和MPO；具有粒系特征的细胞群一般表达CD34、MPO、CD13、CD33和CD15；具有单核系特征的细胞群一般表达CD4、CD14、CD11b、CD11c、CD64、CD36及溶菌酶阳性；嗜酸性粒细胞表达MPO和CD9，不表达CD16。

（5）细胞遗传学和分子生物学检查　白血病细胞具有inv（16）（p13.1；q22）或t（16；16）（p13.1；q22），以前者为多见。16q22上的*CBFβ*基因与16p13.1的*MYH11*基因发生交互重排，形成*CBFβ-MIH11*融合基因。部分患者还伴有+22、+8、del（7q）、+21和*C-KIT*突变，其疗效和预后常较差。+22在具有其他遗传学异常的AML中罕见，对本型AML的诊断相对较特异。常规染色体R显带技术对于此种类型染色体变异的检测不太敏感，需采用FISH和PCR技术检测*CBFβ-MYH11*的存在。Q-PCR能定量而稳定地检测*CBFβ-MYH11*融合基因的拷贝数，可用于残留白血病细胞的检测。

3. 急性早幼粒细胞白血病伴t（15；17）（q22；q12）；*PML-RARα*及其变异易位亚型

【概述】急性早幼粒细胞白血病（acute promyelocytic leukemia，APL）是一种异常早幼粒细胞恶性增生，并具有重现性细胞遗传学异常t（15；17）（q22；q12）和*PML-RARα*的急性髓系白血病。发病率占全部AML的5%～8%。其形态学特征相当于FAB分型方案中的急性早幼粒细胞白血病M_3型。APL除具有一般AML的共同临床特征外，尚具有以下特点：①异常早幼粒细胞的颗粒含有大量促凝活性的酶类物质，常导致弥散性血管内凝血（DIC）的发生，出血以皮肤黏膜最为明显，其次为胃肠道、泌尿道、呼吸道和阴道，颅内出血最为严重，是死亡的原因之一；②对常规化疗敏感，但死亡率高，10%～20%的病例死于严重出血；③全反式维A酸能诱导APL细胞分化成熟，亚砷酸能诱导其凋亡，临床治愈率高。

90%～95%的急性早幼粒细胞白血病病例具有t（15；17）（q22；q12）。17q11-12上存在维A酸受体（retinoic acid alpha receptor，RARα）；而15q22上存在早幼粒细胞白血病（promyelocytic leukemia，PML）基因。t（15；17）（q22；q12）使15号和17号染色体形成一个*PML-RARα*融合基因和一个较短的*RARα- PML*融合基因，上述融合基因产生的异常

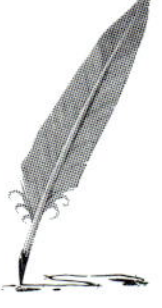

融合蛋白PML-RARα与野生型PML和RARα的诸多配体在DNA上竞争性结合在转录因子位点，抑制野生型PML和RARα的正常生物学功能，导致早幼粒细胞分化阻滞、凋亡减少，进而形成急性早幼粒细胞白血病。全反式维A酸和亚砷酸能降解PML-RARα融合蛋白，促使早幼粒细胞分化成熟。

扫码“看一看”

【实验室检查】

（1）血象　红细胞和血红蛋白常明显减低。白细胞常减少，部分病例可升高。分类可见异常早幼粒细胞，胞质内易见Auer小体。血小板计数中度至重度减低，多数为（10~30）$\times 10^9$/L。

（2）骨髓象　绝大部分病例有核细胞增生明显活跃或极度活跃，红系增生常受抑，巨核细胞和血小板显著减少。异常早幼粒细胞易见，其胞质内可见长而粗大的Auer小体，有时呈多根堆积的柴捆样，故称之为“柴捆细胞”（faggot cell）（图11-3）。典型的异常早幼粒细胞大小不一，核形多不规则，有时核扭曲、折叠或分叶；核染色质致密，有的可见模糊核仁；胞质丰富，有些病例的异常早幼粒细胞胞质中充满密集粗大的紫红色嗜天青颗粒（粗颗粒型），有些病例的异常早幼粒细胞则为细颗粒型或微颗粒型。以FAB分型方案为基础的AML把急性早幼粒白血病M_3型分为3种类型：M_{3a}（粗颗粒型）、M_{3b}（细颗粒型）、M_{3v}（变异型/微颗粒型，核形扭曲、分叶）。异常早幼粒细胞常可见内外双层胞质现象，表现为细胞边缘部位的外胞质层颗粒稀少或无，并常见伪足样突起，而内胞质层（近核周）则颗粒密集。

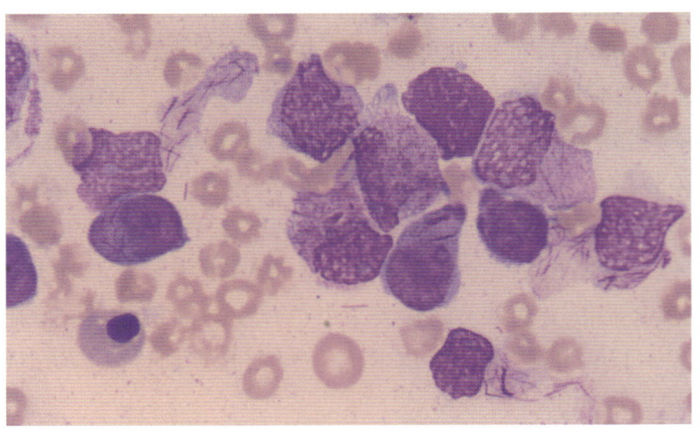

图11-3　APL骨髓象（瑞-吉染色，×1000）

（3）细胞化学染色　APL白血病细胞POX染色呈强阳性，但有极个别过氧化物酶缺乏的APL白血病细胞可呈弱阳性或阴性，AS-D-NAE可呈阳性反应，但不被氟化钠抑制，α-NBE染色阴性，依此可与急性单核细胞白血病作鉴别。

（4）免疫学检查　APL中异常早幼粒细胞表达CD13、CD33、CD117，低比例表达或不表达CD34、HLA-DR、CD15、CD11b、CD11c和CD16。少数病例如M_{3v}型可中等程度表达CD34。

（5）细胞遗传学和分子生物学检验　常规染色体检查、FISH和Q-PCR技术对于该亚型中的异常染色体和融合基因检出率高。APL遗传学异常以t（15；17）（q22；q12）伴*PML-RARα*为主，占90%之多，尚有少数病例为变异型遗传学异常，变异型有t（11；17）（q23；q21）（*PLZF/RARα*）　或t（11；17）（q13；q21）（*NuMA/RARα*）　和t（5；17）（q23；q21）（*NPM/RARα*）。此外，部分病例尚有+8染色体异常和*FLT-3*突变，具有此遗传学异常者预后欠佳。

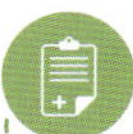

知识链接

RARα属类固醇/甲状腺激素受体超家族成员之一，具有独立的配体结合和DNA结合区域。PML为一富含半胱氨酸环指状结构和α螺旋管状结构而组成；维A酸是一结合胞核受体同源二聚体复合物的配体，此复合物作用于转录因子（活化其他基因转录），随即诱导细胞分化。t（15；17）易位结果产生了*PML-RARα*（融合基因），在全反式维A酸（ATRA）药用剂量时，融合蛋白被降解，使白血病细胞向成熟髓系细胞分化。这一治疗方案对于表达*PML-RARα*的APL是特异的。20世纪80年代，上海血液学研究所王振义院士和陈竺院士团队，开始白血病癌基因的研究，用全反式维A酸和三氧化二砷联合治疗，诱导白血病细胞分化、凋亡，治疗急性早幼粒细胞白血病的基础和临床研究。阐明其作用的细胞和分子机制，提出肿瘤"靶向治疗"的观点，为急性早幼粒细胞白血病的选择性分化、凋亡、治疗开辟了全新的道路，做出了重大贡献，得到国际学术界的高度评价。2018年2月瑞典皇家科学院宣布将2018年舍贝里奖授予中国上海交通大学（血液学研究所）陈竺院士，以表彰其阐明急性早幼粒细胞白血病的分子机制并发展了革命性治疗。

（二）急性髓系白血病非特指型

急性髓系白血病非特指型（AML non otherwise specified，AML–NOS）与伴有重现性遗传学异常的AML不同，没有特异性染色体或基因异常。这一组AML中各亚型的分类主要依据白血病细胞形态学、细胞化学和免疫表型特征。骨髓或血涂片白血病原始细胞≥20%是形态学诊断的主要标准。当骨髓涂片有核细胞减少时，骨髓活检切片免疫组织化学染色中髓系白血病原始细胞≥20%，也可作出AML的诊断。AML–NOS包含一组不同类型的AML，可以大致对照FAB分型，它们在形态学、细胞化学和免疫表型等方面相互联系。现将AML–NOS所包含的各亚型分述如下。

1. 急性髓系白血病微分化型

【概述】急性髓系白血病微分化型（AML with minimally differentiated）是指形态学和细胞化学不能提供髓系分化的证据，但可以通过免疫学标志和（或）超微结构检查（包括超微结构细胞化学）证实原始细胞髓系特征的AML。此型发病率较低（占AML<5%），各年龄段均可见，但以婴幼儿和老年人居多。骨髓细胞形态学特征大致相当于FAB分型方案中的急性髓细胞白血病（M_0型）。

【实验室检查】

（1）血象　红细胞和血红蛋白明显减少，白细胞常升高，部分病例可减低。血小板计数明显减低。分类可见原始细胞、少量幼稚粒细胞、幼红细胞。

（2）骨髓象　有核细胞多为增生明显活跃或极度活跃。白血病细胞中等大小，胞质量较少、嗜碱性强、无颗粒；细胞核圆形、核染色质细致、有1~2个核仁。该型髓系原始细胞≥20%为诊断标准，部分病例原始细胞可达90%以上。此类原始细胞大致相当于髓系造血干/祖细胞阶段，不宜归为粒系、单核系或巨核系中的某种原始细胞。胞质内无Auer小体，如有Auer小体，应诊断为AML无成熟型。粒系增生减低或活跃，各阶段比值一般减少。红系、巨核系均有不同程度抑制（图11–4）。

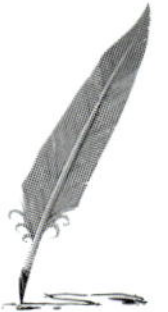

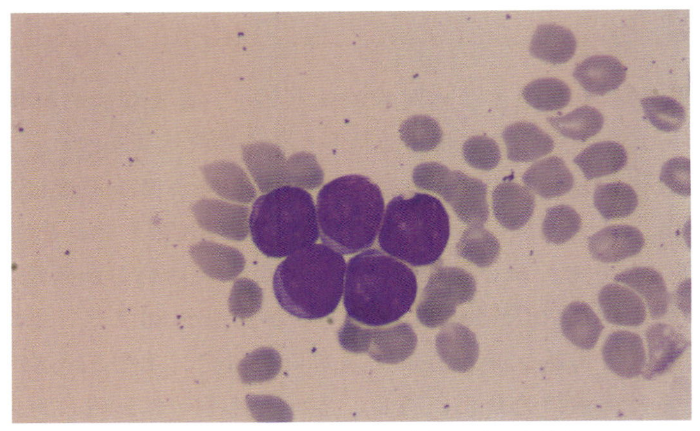

图11-4 急性髓系白血病微分化型骨髓象（瑞-吉染色，×1000）

超微结构显示原始细胞呈圆形，表面较平滑，微绒毛量少。细胞核较大、呈圆形，以常染色质为主，异染色质少、在核膜处有薄层聚集，含有1~2个核仁。胞质量少，内有较多游离核糖体和少量线粒体。电镜MPO染色原始细胞可呈阳性。

（3）细胞化学染色 原始细胞POX和SBB染色呈阴性或阳性，阳性率常<3%，PAS和酯酶染色阴性或弱阳性。

（4）免疫学检查 原始细胞通常表达早期造血细胞相关抗原（如CD34、CD38和HLA-DR）以及CD13和（或）CD117，大约60%病例表达CD33。缺乏髓系和单核系细胞成熟相关抗原以及T和B淋巴细胞相关的淋巴系抗原的表达，部分病例可表达CD7。流式细胞术或免疫细胞化学检查可有部分原始细胞MPO阳性。大约50%的病例TdT阳性。免疫表型分析对于该亚型白血病的鉴别诊断必不可少。

（5）细胞遗传学和分子生物学检验 染色体核型异常的发生率高达58%~81%，复杂异常发生率可达42%。常见的异常包括-7/7q-和（或）-5/5q-，以及8、4、13号染色体三体，染色体异常提示其预后较差。部分病例可检测到*FLT-3*突变，提示预后欠佳。

2. 急性髓系白血病无成熟型

【概述】急性髓系白血病无成熟型（AML without maturation）是一种骨髓中向粒系方向分化的原始细胞显著增生，但缺乏粒系方向进一步发育、成熟证据的AML。原始细胞的粒系性质可通过POX或SBB细胞化学染色（阳性率≥3%）来确认。该亚型约占AML的5%~10%，多见于成年人。大部分病例起病急骤，病情凶险。表现为重度贫血、发热、明显出血，常出现中枢神经系统浸润。绿色瘤（chloroma）常见于此型，典型表现为骨膜下绿色肿瘤，多见于儿童及青年人。此型骨髓细胞形态学特征大致相当于FAB分型方案中的AML-M_1型。

【实验室检查】

（1）血象 红细胞和血红蛋白常明显减低。白细胞常升高，部分病例可正常或减低。血小板常明显减低。易见原始粒细胞，有时高达90%以上，可见Auer小体。

（2）骨髓象 有核细胞增生明显活跃或极度活跃。粒系增生明显活跃或极度活跃，以原始粒细胞明显增多为最主要的形态学特征，比值≥90%。原始粒细胞可出现多种畸变：胞体大小不一，胞质中含有数量不等的嗜天青颗粒，偶见空泡和Auer小体；有些病例的白血病原始细胞形态类似于原始淋巴细胞：胞体小，胞核呈圆形，核染色质呈较粗颗粒状，较正常原始细胞密集，核仁1~2个，胞质量少，缺乏嗜天青颗粒（图11-5）。红系增生常受抑，巨核细胞常减少，血小板明显减少。

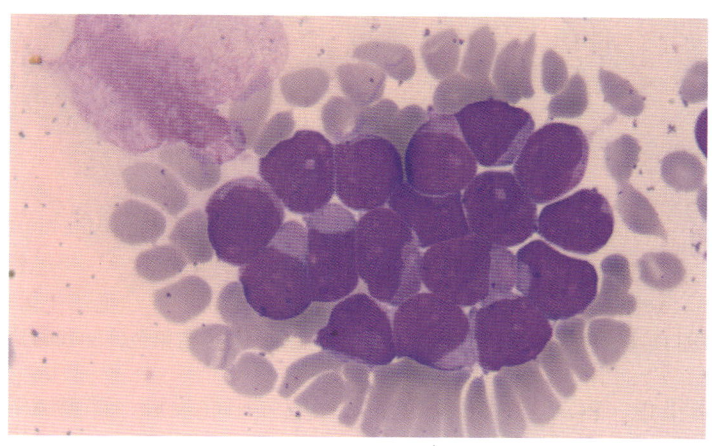

图11-5　急性髓系白血病无成熟型骨髓象（瑞-吉染色，×1000）

（3）细胞化学染色　POX染色呈阳性的原始细胞数量不定，常≥3%；α-NAE染色呈弱阳性反应且不被氟化钠抑制；PAS染色部分原始细胞胞质呈红色弥漫性阳性反应，大部分原始细胞呈阴性。

（4）免疫学检查　原始细胞表达一个或多个髓系相关抗原如CD13、CD33、CD117、CD34和HLA-DR。部分病例可表达CD11b。部分细胞表达MPO，为本亚型最重要的标志之一。约1/3病例表达CD7，少数病例（<10%）表达淋巴系相关标志，如CD2、CD4、CD19和CD56。

（5）细胞遗传学和分子生物学检验　常可见Ph染色体t（9；22）、inv（3）（q21；q26）、+8、-5、-7等染色体异常。部分病例可检测出*BCR-ABL*融合基因，提示预后不良。

3. 急性髓系白血病伴成熟型

【概述】急性髓系白血病伴成熟型（AML with maturation）是一种常见的AML。表现为骨髓或外周血原始粒细胞增加，并伴有粒细胞成熟的证据（发育成熟过程中的中性粒细胞≥10%），但骨髓单核细胞<20%。本病发病率约占AML的10%左右，好发于青年和老年人。此亚型的形态学特征大致相当于FAB分型方案中的急性髓细胞白血病（M_{2a}型）。

【实验室检查】

（1）血象　红细胞、血红蛋白和血小板常明显减少。白细胞计数常升高，部分病例可减低。可见原始粒细胞及各阶段幼稚粒细胞，有些病例可见幼红细胞。

（2）骨髓象　有核细胞增生明显活跃或极度活跃，少数增生活跃甚至减低。粒系增生明显活跃至极度活跃，原始粒细胞≥20%，但<90%，胞质内可见Auer小体（图11-6）。早幼粒及以下阶段粒细胞比值≥10%。单核细胞< 20%（如骨髓单核细胞≥20%则归为急性粒-单核细胞白血病）。红系增生常受抑。巨核细胞常减少，血小板明显减少。

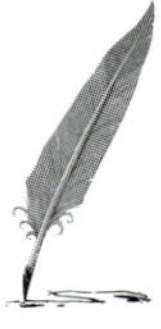

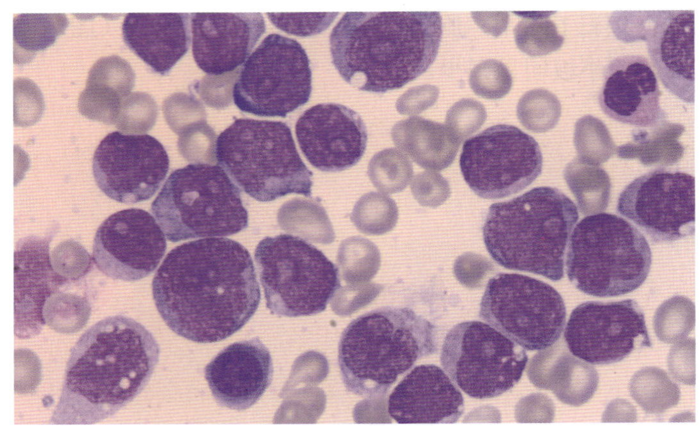

图11-6 急性髓系白血病伴成熟型骨髓象（瑞-吉染色，×1000）

（3）细胞化学染色　POX与SBB染色呈阳性或强阳性反应；醋酸AS-D萘酚酯酶染色（NAS-DCE）呈阳性反应；α-NAE可呈弱阳性反应，且不被氟化钠抑制。

（4）免疫学检查　原始细胞常表达早期造血细胞相关的抗原标志，如CD34和（或）CD117、HLA-DR。大多数原始细胞表达髓系共同抗原CD13和CD33以及粒系分化成熟的抗原标志，如CD11b和CD15；部分病例（<20%）表达CD7，少数病例（<10%）可有CD2、CD4、CD19和CD56表达。若原始细胞表达CD19和（或）CD56，应注意其有无t（8；21）（q22；q 22）和*AML1-ETO*融合基因，如有上述改变，应归为伴重现性遗传学异常的AML。

（5）细胞遗传学和分子生物学检验　可检测到AML常伴有的染色体异常，如+8、-5/5q-、-7/7q-、20q-及+21、Ph^+/*BCR-ABL*，但无特异性重现性染色体异常。

4. 急性粒-单核细胞白血病

【概述】急性粒-单核细胞白血病（acute myelomonocytic leukemia，AMMoL）是一种以粒系和单核系前体细胞共同增殖为特征的AML。本病发病率占AML的5%～10%，可见于各年龄段，但多见于中、老年人。患者表现为中至重度贫血，易见单核细胞浸润，如肝脾肿大明显、牙龈肿胀，也容易合并中枢神经系统白血病。形态学特征相当于FAB分型中的急性髓系白血病M_4型。

【实验室检查】

（1）血象　红细胞、血红蛋白和血小板常明显减少。白细胞常升高，部分病例可减低。可见原始及幼稚阶段的粒细胞和单核细胞。

（2）骨髓象　有核细胞增生明显活跃或极度活跃。粒、单核两系同时增生。原始细胞明显增多，比值≥20%，且有证据表明存在粒系和单核系两个方向的分化，即中性粒细胞及其前体细胞、单核细胞及其前体细胞分别≥20%。原始和幼稚单核细胞胞质丰富，呈淡蓝色或灰蓝色，可见散在分布的嗜天青颗粒和空泡变性，并可出现伪足。原始单核细胞胞核通常呈圆形，染色质细致，有1个或多个大而明显的核仁。部分病例胞质中可见细长Auer小体；常见幼稚单核细胞核形不规则，呈明显扭曲、折叠。红系和巨核系增生常受抑。血小板减少（图11-7）。

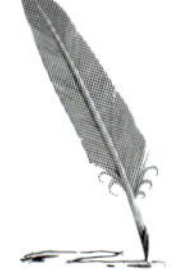

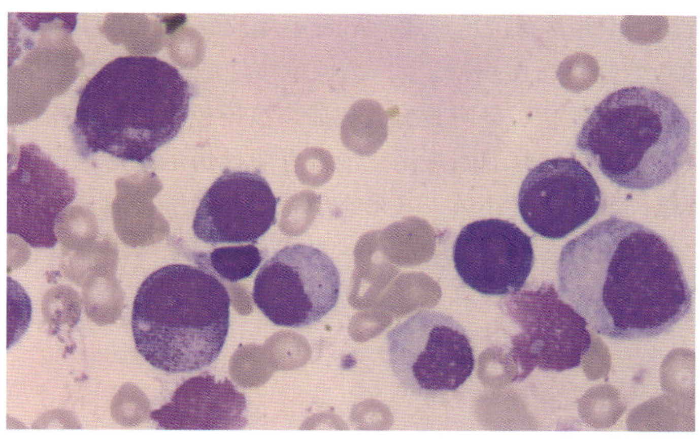

图11-7　急性粒-单核细胞白血病骨髓象（瑞-吉染色，×1000）

（3）细胞化学染色　对鉴别粒系和单核系早期细胞有重要意义。POX染色：原单和幼单细胞呈阴性或弱阳性反应，而原粒细胞呈弱阳性或阳性反应。NAS-DCE染色：原始、幼稚和成熟粒细胞呈阳性（红色颗粒），单核系细胞呈阴性。α-NAE染色：单核细胞呈阳性反应并可被氟化钠抑制。即使α-NAE阴性，如果细胞形态和POX染色符合急性粒-单核细胞白血病的特点，也不能排除此型。酯酶双染色：可在同一骨髓涂片中同时显示粒系和单核系白血病细胞的两种不同颜色的阳性反应，甚至同一白血病细胞显示双阳性反应。

（4）免疫表型分析　表型较为复杂，可有几个表型不同的细胞群：早期原始细胞表达CD34和（或）CD117，大多数情况下表达HLA-DR，约30%表达CD7；髓系细胞表达CD13、CD33和CD15；单核系细胞表达CD4、CD11b、CD11c、CD14、CD36和CD64，可表达巨噬细胞特异性抗原CD68（PGM1）和CD163，共表达CD15和高强度表达CD64是单核细胞分化的特异性免疫标志。

（5）细胞遗传学和分子生物学检验　大多数病例有髓系相关的非特异性细胞遗传学异常，如+8等。

5. 急性原始单核细胞和单核细胞白血病

【概述】急性原始单核细胞和单核细胞白血病（acute monoblastic/monocytic leukemia，AMoL）是一种骨髓或外周血中白血病性单核细胞恶性增殖的AML。AMoL包括急性原始单核细胞白血病（acute monoblastic leukemia）和急性单核细胞白血病（acute monocytic leukemia）两个亚型，前者常见于年轻患者，后者常见于中、老年患者。本型浸润症状较为明显，其突出表现为皮肤黏膜的损害，皮肤出现弥漫性丘疹、硬性结节、肿胀、脓疮性或剥脱性皮炎；牙龈增生，肿胀，出血及溃疡、坏死等较多见；鼻黏膜被浸润而引起鼻塞、嗅觉减退，甚至咽喉水肿、窒息等。器官浸润表现为肝、脾、淋巴结肿大，肾损害也较其他类型多见。易并发中枢神经系统白血病。形态学相当于FAB分型方案中的急性髓系白血病M_5型。

【实验室检查】

（1）血象　红细胞、血红蛋白和血小板常减少。白细胞常明显升高，部分病例可减低。可见原始和幼稚单核细胞。

（2）骨髓象　有核细胞增生明显活跃或极度活跃，少数活跃。急性原始单核细胞白血病原始单核细胞比例≥80%，呈圆形，染色质细致，有1~3个大而明显的核仁；细胞质丰

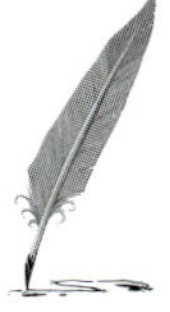

富，呈浅蓝色或灰蓝色，并常有伪足形成，Auer小体较少见（图11–8A）。其形态学特征相当于FAB分型中的急性髓系白血病M_{5a}型。急性单核细胞白血病以幼稚单核细胞为主。胞体圆形或椭圆形；核形不规则，呈明显折叠扭曲，核染色质细致疏松，核仁1~3个；胞质呈灰蓝色，有时颗粒较多，部分细胞可见空泡，有明显伪足，外层胞质呈淡蓝色，常有较多细小的嗜天青颗粒。可见Auer小体。其形态学特征相当于FAB分型中的急性髓系白血病M_{5b}（图11–8 B）。两种类型的单核细胞白血病中红系和粒系增生多受抑制，巨核细胞常减少，血小板明显减少。

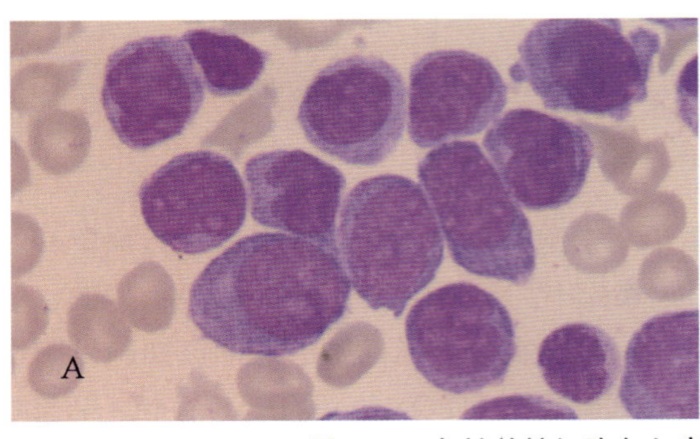

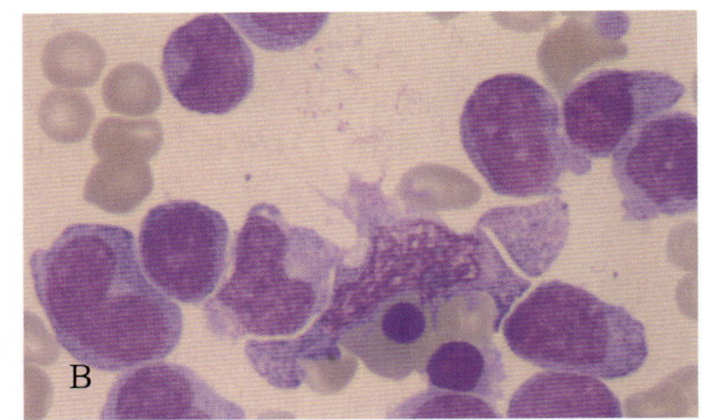

图11–8　急性单核细胞白血病骨髓象（瑞－吉染色，×1000）

（3）细胞化学染色　POX染色：部分原始单核细胞呈阴性或弱阳性，部分幼稚单核细胞和单核细胞呈弱阳性或阳性反应；α–NAE染色：原始和幼稚单核细胞呈阳性反应，可被氟化钠抑制。在大多数病例中，原始和幼稚单核细胞的α–NAE染色诊断价值较大，但有10%~20%的病例非特异性酯酶染色呈阴性或弱阳性，此时需通过免疫分型来确定其单核细胞来源。

（4）免疫表型分析　白血病细胞可表达早期造血细胞抗原标志，其中30%的病例表达CD34，多数病例表达CD117，几乎所有病例均表达HLA–DR；可同时表达其他髓系标志，如CD13和CD15，高强度表达CD33；一般至少表达两种单核系分化的抗原标志，如CD4、CD11b、CD11c、CD14、CD36、CD64和CD68。通常原始单核细胞白血病很少表达MPO，但单核细胞白血病细胞MPO可呈阳性。部分病例可异常表达CD7和（或）CD56。

（5）细胞遗传学和分子生物学检验　在急性原始单核细胞白血病的原始单核细胞中，若见到吞噬红细胞现象，通常提示与t（8；16）（p11.2；p13.3）有关，该染色体易位可形成*MOZ/CBP*融合基因，但这种异常也可见于AML伴成熟型。

6. 纯红白血病

【概述】纯红白血病（pure erythroid leukemia，PEL）是红系恶性增殖的AML。极为罕见，可发生于任何年龄，包括儿童在内。纯红白血病为幼稚型红细胞系肿瘤性增生，骨髓中红系细胞占有核细胞≥80%，其中原始红细胞≥30%，没有明显的其他髓系原始细胞增多的证据。

【实验室检查】

（1）血象　红细胞、血红蛋白和血小板常明显减少。白细胞常升高，部分病例可减低。可见各阶段的幼红细胞，以中、晚幼红细胞为主，有时可见原始和早幼红细胞。

（2）骨髓象　有核细胞增生明显活跃或极度活跃，少数增生活跃。有核红细胞病态造血特征突出。原红和早幼红细胞多见，红系早期细胞呈肿瘤性增生，比值≥80%。原红和早幼红细胞胞体变大，胞核圆形，可见双核或多核，染色质细致，有1个或多个核仁，胞质呈深蓝色，常含有分界不清的空泡，边缘可见伪足。中、晚幼红细胞常有形态异常，如类巨幼样变、核碎裂、双核、多核和畸形核等（图11-9）。粒系、单核系和巨核系增生常受抑。血小板明显减少。

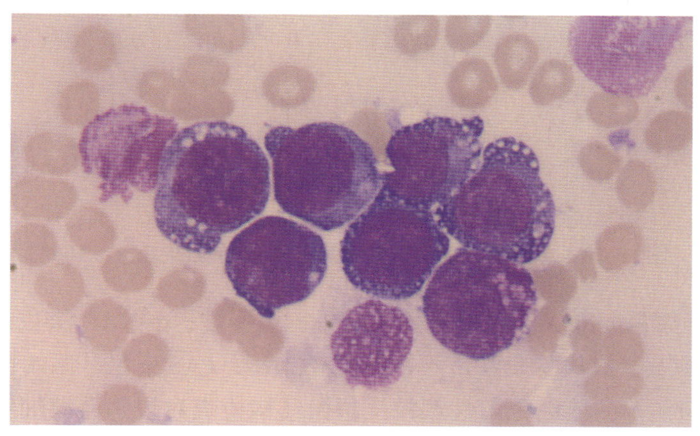

图11-9　纯红白血病骨髓象（瑞-吉染色，×1000）

（3）细胞化学染色　幼红细胞PAS染色常呈强阳性，多呈粗颗粒、块状或弥散状分布。铁染色可见环形铁粒幼红细胞。

（4）免疫表型分析　有核红细胞通常缺乏髓系相关标志，不表达MPO；偏成熟的有核红细胞表达血型糖蛋白A（Gly-A）。原始红细胞常不表达CD34、HLA-DR和MPO，可表达CD117，低强度表达CD71。红系早期细胞可表达CD36，但非特异性，该抗原也可在单核系和巨核系中表达。

（5）细胞遗传学和分子生物学检验　无特殊的细胞遗传学异常，可有复杂染色体异常，如-5/5q-、-7/7q-、+8等。

7. 急性巨核细胞白血病

【概述】急性巨核细胞白血病（acute megakaryoblastic leukemia，AMKL）是巨核细胞恶性增生的一种少见类型白血病。骨髓中原始细胞≥20%，而且至少50%为巨核系原始细胞。儿童和成人均可发病，发病率在所有AML中不足5%，FAB协作组将此型命名为M_7型。其主要临床表现类似于其他AML，常伴有肝脾大，易伴发骨髓纤维化，因此骨髓穿刺可出现干抽现象。常规细胞形态学和细胞化学染色难以确诊，借助免疫学检查（检测CD41、CD42、CD61和PPO）技术常可明确诊断。

【实验室检查】

（1）血象　红细胞、血红蛋白和血小板常明显减少。白细胞常减低，部分病例可升高。可见原始巨核细胞。血涂片中可见到类似淋巴细胞的小巨核细胞，易见畸形和巨大血小板。

（2）骨髓象　有核细胞增生活跃或明显活跃。巨核系细胞异常增生，骨髓原始细胞≥20%，其中巨核系细胞≥50%。可见小原始巨核细胞，多数直径为12～18μm，少数达20μm，胞体呈圆形或椭圆形，边缘不整齐，呈云雾状或毛刺状，胞质呈蓝色或灰蓝色不透明，常着色不均，周围可有伪足样突起，染色质较粗而浓集，多数核仁不明显，偶见蓝染小核仁（图11-10）。幼稚巨核细胞也增多，体积较原始巨核细胞略大，胞质易脱落成大小不一的碎片。血小板易见形态明显异常，常可见巨大血小板和畸形血小板。红系增生常受抑制。

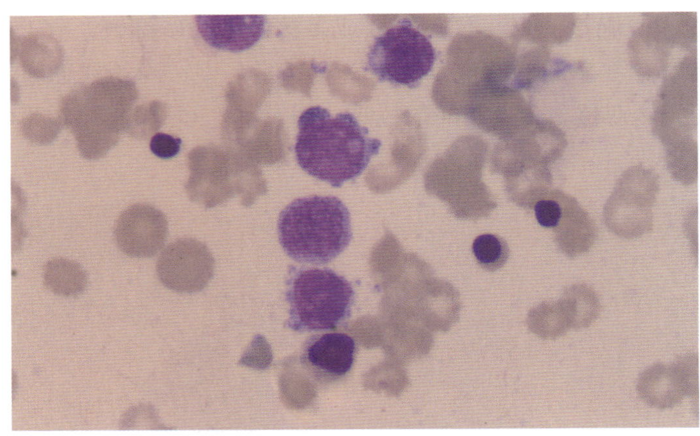

图11-10　急性巨核细胞白血病骨髓象（瑞-吉染色，×1000）

（3）细胞化学染色　POX染色：原始巨核细胞呈阴性；α-NAE 染色：原始巨核细胞和血小板胞质中出现点状或块状阳性，不被氟化钠抑制；PAS染色：原始巨核细胞胞质中出现大小不一、粗细不等的紫红色阳性颗粒；超微结构检查对识别巨核细胞有重要意义，原始和幼稚巨核细胞的血小板髓过氧化物酶（platelet-peroxidase，PPO）呈阳性反应。

（4）免疫表型分析　免疫表型分析是急性巨核细胞白血病的必检项目：巨核细胞表达一种或多种血小板糖蛋白，包括CD41和（或）CD61、CD36和vWF；检测胞质CD41或CD61比检测胞膜表面CD41或CD61更加特异和敏感；较少表达更成熟的血小板相关抗原CD42；不表达MPO，可表达髓系相关抗原CD13和CD33；原始细胞通常不表达CD34、CD45和HLA-DR，尤其在儿童病例，亦不表达淋巴系标志如TdT，但可异常表达CD7。对于发生骨髓纤维化病例，骨髓活检切片中原始细胞的免疫表型对诊断尤为重要。

（5）细胞遗传学和分子生物学检验　可有inv（3）或del（3）；+8、+21染色体异常。如检测到t（1；22）（p13；q13）；*RBM15-MKL1*，则归为AML伴细胞遗传学异常。

扫码“学一学”

第四节　淋巴细胞系白血病检验

前驱型淋巴细胞肿瘤（淋巴母细胞白血病/淋巴瘤）　WHO2008年颁布的第4版“造血与淋巴组织肿瘤分型”对ALL和淋巴母细胞（lymphoblast）淋巴瘤（LBL）的关系做了进一步的明确，认为ALL与LBL的病理形态、免疫学表型和细胞遗传学特征一致，其病理本质相同，是同一疾病的两种不同表现形式，统称为前驱型淋巴细胞肿瘤，即淋巴母细胞白血病/淋巴瘤（ALL/LBL）。前驱型肿瘤细胞在骨髓中称为原始淋巴细胞，在淋巴组织中称为淋巴母细胞。当肿瘤细胞广泛浸润骨髓和外周血，骨髓中原始细胞≥20%时，诊断为淋巴母细胞白血病即急性淋巴细胞白血病（ALL）；当肿瘤细胞仅浸润淋巴结或结外组织，或仅有轻微骨髓和外周血受累时，骨髓中原始淋巴细胞<20%，应诊断为淋巴母细胞淋巴瘤（LBL）。有明显肿块，又有明显骨髓浸润，难以确定发生的先后次序的病例，则统称为ALL/LBL；ALL是儿童时期最常见的白血病类型，80%~85%属于B-ALL。LBL中T-LBL约占90%，B-LBL则占10%左右。

2016年修订的原始淋巴细胞白血病/淋巴瘤类型即前驱型淋巴细胞肿瘤包括：B淋巴母细胞白血病/淋巴瘤，B淋巴母细胞白血病/淋巴瘤伴重现性遗传学异常、非特指型，T淋巴母细胞白血病/淋巴瘤和自然杀伤细胞（NK）–淋巴细胞白血病/淋巴瘤四大类。

一、B淋巴母细胞白血病/淋巴瘤

【概述】B淋巴母细胞白血病/淋巴瘤（B acute lymphoblastic leukemia/lymphoblastic lymphoma，B-ALL/LBL）是指B细胞性淋巴母细胞肿瘤，分为伴重现性遗传学异常的B-ALL/LBL和B-ALL/LBL，非特指型二大类。本病可见于各年龄段，是儿童和青壮年好发的恶性肿瘤。在成人白血病中，ALL发生率明显低于AML。临床上以中至重度贫血、感染发热、轻至中度肝脾肿大为表现。超过50%的病例诊断时伴有无痛性淋巴结肿大、关节疼痛和胸骨压痛。前者有特征性的细胞遗传学和分子生物学改变，后者无此特征，即使有些病例发现有细胞遗传学改变，但属随机改变，不具备重现性。依据细胞遗传学和分子生物学的改变，伴重现性遗传学异常的B-ALL/LBL分为9个亚型。

【实验室检查】

1. 血象　红细胞及血红蛋白低于正常，一般为正细胞正色素性贫血；个别病例早期可能只有轻度减少。白细胞计数常增高，少数可高达100×10^9/L，1/3的成人ALL细胞数可正常或减少。可见原始及幼稚淋巴细胞增多。篮细胞（涂抹细胞）易见为ALL特征之一。若首发为B-LBL浸润到外周血中，形态同B-ALL，数量不一。血小板计数常低于正常，晚期明显减少，可低于30×10^9/L。

2. 骨髓象　有核细胞增生明显活跃或极度活跃，少数病例呈增生活跃或低下。分类以原始和幼稚淋巴细胞为主，比例≥20%，可高达90%以上，淋巴母细胞大小不一。小原始细胞胞质少，核染色质致密，核仁不明显；大原始细胞胞质中等，呈浅蓝色至蓝灰色，偶有空泡，核染色质弥散，可有多个明显核仁。有的细胞伴有形态异常，如胞核形态不规则，可有凹陷、折叠、切迹及裂痕，核染色质呈泥浆状或咖啡色颗粒状，核仁大，胞质内有空泡，这类细胞称为副原始淋巴细胞或Rieder细胞。10%的患者部分淋巴母细胞胞质内含有粗大嗜天青颗粒，某些患者的淋巴母细胞胞质有伪足（手镜细胞）。退化细胞明显增多，篮细胞（涂抹细胞）多见（图11-11）。首发为B-LBL的病例，其肿瘤细胞浸润到骨髓中，形态同B-ALL，数量不一。粒细胞系统增生受抑制，各阶段粒细胞均减少，甚至少见。红细胞系统增生也受抑制，幼红细胞少见或不见。巨核细胞系多数显著减少或不见，血小板减少。传统的FAB形态学分型，按照ALL白血病细胞大小核质比例、核仁清楚与否，及胞质嗜碱程度将急性淋巴细胞白血病分为L_1、L_2、L_3三种亚型，但由于和临床关联不强，意义不大，现在已很少使用。

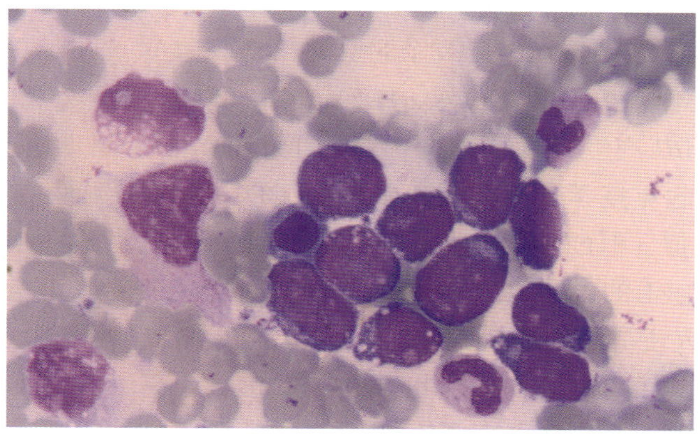

图11-11　B-ALL骨髓象（瑞-吉染色，×1000）

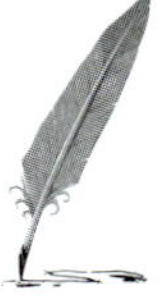

3. 细胞化学染色 过氧化物酶（POX）与苏丹黑（SBB）染色。MPO在各阶段淋巴细胞均阴性，原始细胞的MPO阳性率 < 3%，阳性细胞可能是残存的正常原始粒细胞。少量淋巴细胞SBB染色阳性。糖原（PAS）染色，原始、幼稚淋巴细胞可呈阳性反应，为红色颗粒状、块状排列，其胞质背景清晰无红色。20%～80%的原始细胞PAS染色可为阳性，比正常骨髓的淋巴细胞高；但也有部分病例没有或仅有极少量的阳性细胞，因此PAS阳性结果支持ALL的诊断，阴性并不能排除ALL。NAP积分中性粒细胞碱性磷酸酶活性增高。

4. 细胞免疫学表型分析

（1）系别确定 白血病细胞几乎全部表达CD19、cCD79a和cCD22等B细胞标志，cCD79a和cCD22、PAX5是最常用来确定B细胞分化的早期标志，但cCD79a表达亦可见于部分T-ALL，特异性欠佳。cCD22的特异性优于cCD79a，但有时呈阴性，两者同时检测最佳。PAX5是免疫组织化学染色时最敏感、最特异的B系标志。

（2）细胞阶段确定 大多数患者的原始、幼稚淋巴细胞CD10、膜CD22、CD24和TdT阳性，CD20和CD34表达程度不一。

（3）异常表达 正常原始淋巴细胞CD45为阳性，但B-ALL/LBL可为阴性。正常B祖细胞中CD10等B细胞标志表达呈从弱到强连续分布，不同抗原之间的表达是协调的，但在B-ALL/LBL的原始淋巴细胞中，一些标志（如CD10、CD45、CD38、CD58和TdT等）的表达强度比较一致，过强或过弱，不同抗原之间表达不协调。10%～15%的儿童ALL和25%～30%的成人ALL其白血病细胞可同时交叉表达髓系抗原，常见CD13或CD33。原始淋巴细胞不表达表面免疫球蛋白SIg，是B-ALL/LBL的重要特征；但如果SIg阳性，只要其他细胞免疫学表型、形态学和遗传学特征符合，亦不能完全排除B-ALL/LBL。

5. 遗传学及分子生物学检验 几乎所有B-ALL/LBL患者均有*IgH*基因的单克隆性DJ重排。此外70%的B-ALL/LBL患者*TCR*基因亦可发生单克隆性重排，因此这些重排对于区分B或T系分化并无帮助。大部分的B-ALL/LBL有染色体异常，特异的染色体异常具有独特的表型和预后，构成独立的病种，归入伴重现性遗传学异常的B-ALL/LBL。

二、B淋巴母细胞白血病/淋巴瘤伴重现性遗传学异常

【概述】B淋巴细胞白血病/淋巴瘤伴重现性遗传学异常（B-ALL/LBL伴重现性遗传学异常）是指B细胞肿瘤伴有重现性、特征性的细胞遗传学和分子生物学异常。B-ALL/ LBL伴重现性遗传学异常这类病例和临床表现、病情进展、预后及细胞免疫学表型特征相关。伴重现性遗传学异常的B-ALL/LBL有7个亚型及2个暂定类型。

1. B-ALL/LBL伴t（9；22）（q34；q11.2）/*BCR-ABL1* 见于25%的成人ALL，2%～4%的儿童ALL。*BCR-ABL*产生的融合蛋白具有酪氨酸激酶活性，错误地调控细胞的增殖。淋巴母细胞典型的细胞免疫学表型特征为$CD19^+$、$CD10^+$和TdT阳性；常交叉表达CD13和CD33等髓细胞系抗原。但CD117一般阴性；CD25的表达与此类型ALL高度相关，罕见T细胞表型。B-ALL/LBL的t（9；22）/*BCR-ABL*形成的融合基因，其分子生物学的改变和CML不同，无论成人还是儿童患者，伴t（9；22）是B-ALL中预后最差的类型。临床特点为白细胞显著增高，可达300×10^9/L。化疗效果差，复发率高。

2. B-ALL/LBL伴t（v；11q23）/*MLL*重排 此类型是1岁以内儿童中最常见的白血病，年龄稍大的儿童不多见，伴*MLL*易位的白血病常与FLT-3过度表达有关。临床上常有白细

胞数明显增高（>100×10^9/L）和中枢神经系统易受累。细胞免疫学表型为CD19、CD15阳性，但CD10、CD24阴性。位于11q23上的*MLL*基因有很多伴侣基因，最常见的是与4q21上的*AF4*基因形成t（4；11）（q21；q23）/*MLL-AF4*融合形式，伴*MLL*-AF4融合基因的白血病提示预后差，特别是小于6个月的患儿预后更差。

3. B-ALL/LBL伴t（12；21）（p13；q22）；*TEL-AML1*（*EVT6-RUNX1*） 此类型是儿童常见的白血病类型，约占B-ALL的25%，婴幼儿中未出现过，儿童随年龄的增长发病逐渐减少，成人罕见。$CD19^+$和$CD10^+$阳性，常表达CD34，而CD9、CD20和CD66c常阴性。可表达髓系抗原，尤其是CD13。当伴*TEL-AML1*融合基因的患者，没有其他不良预后因素（如大于10岁、高白细胞等）时，预后好，治愈率>90%，且复发较其他类型晚。

4. B-ALL/LBL伴超二倍体 儿童常见，约占B-ALL的25%，染色体数目为50~60条，未见于婴幼儿，发生率随年龄的增长而逐渐减少，成人罕见。淋巴母细胞表达$CD19^+$和$CD10^+$，常表达CD34，而CD45常为阴性。超二倍体B-ALL有染色体数目增加，通常没有染色体结构异常。最常见是染色体21、X、14和4号增加，其次是1、2、3号。本型预后良好，治愈率>90%。

5. B-ALL/LBL伴亚二倍体 儿童和成人均可见，染色体数目<46条者，占全部ALL的5%。但近二倍体（23~29条染色体）患者几乎都是儿童。淋巴母细胞表达$CD19^+$和$CD10^+$，无其他特征性表型。B-ALL/LBL伴亚二倍体的整体预后较差，治疗效果与染色体数目相关，44或45条染色体者预后相对较好，而近二倍体者预后最差。

6. B-ALL/LBL伴t（5；14）（q31；q22）；*IL3-IGH* 儿童和成人患者均有，见于<1%的ALL患者。5号染色体上的*IL3*基因与14号染色体上的*IGH*基因的功能性重排，导致*IL3*基因过度表达，嗜酸性粒细胞增多与其有关。临床特征类似于其他类型ALL，或仅表现为无症状的嗜酸性粒细胞增多，外周血可无原始细胞。淋巴母细胞表达$CD19^+$、$CD10^+$，无其他特殊表型。即使骨髓原始细胞比例不高，依据细胞免疫学表型和遗传学特征也可诊断。

7. B-ALL/LBL伴t（1；19）（q23；q13.3）；*E2A-PBX1*（*TCF3-PBX1*） 占儿童B-ALL的6%，成人少见。细胞免疫学表型为Pre-B-ALL，即$CD19^+$、$CD10^+$、$Cy\mu^+$。即使Cyμ-，但淋巴母细胞强表达CD9，CD34为阴性或仅有少数低强度的表达，也应考虑为本病。

8. 暂定分型：BCR-ABL1，BCR-ABL1样 此类型疾病近年来越来越重视，因其具有和BCR-ABL1阳性ALL类似的基因表达谱，有研究者提出Ph样ALL的概念，且预后较差，部分患者对酪氨酸激酶抑制剂（TKI）治疗有效。BCR-ABL1样ALL共同特征是涉及其他酪氨酸激酶的易位、激酶受体样因子2（CRLF2）易位，还包括红细胞生成素（EPO）受体截断重排和激活等少见情况。BCR-ABL1样ALL中*IKZF1*和*CDKN2A/B*缺失发生率较高，但是此种缺失在其他类型的ALL也可见到。

9. 暂定分型：伴21号染色体内部扩增的B-ALL（B-ALL/LBL伴*iAMP21*） 此类型ALL占儿童ALL的2%，尤其是白细胞数低，且年龄较大的儿童，成年人少见。此型ALL主要特征是21号染色体内部扩增，通过FISH法、RUNX1探针可以发现5个或者5个以上的基因拷贝，或中期分裂细胞的一条染色体上≥3个拷贝。ALL伴*iAMP21*常提示预后差，但对于部分患者，强化疗可能有效。

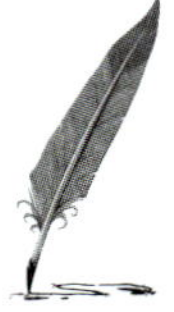

三、B淋巴母细胞白血病/淋巴瘤，非特指型

B淋巴母细胞白血病/淋巴瘤，非特指型（B-ALL/LBL，NOS）

【概述】当B细胞系的肿瘤性淋巴母细胞广泛浸润骨髓和外周血，骨髓中原始淋巴细胞≥20%时，诊断为急性淋巴母细胞白血病，即FAB分型的急性淋巴细胞白血病。本病可发生于任何年龄，但多见于儿童及青壮年，是儿童常见的恶性肿瘤，在成人白血病中，ALL明显低于AML，男性多于女性。临床上起病急骤，发热、中度至重度贫血，皮肤黏膜及内脏出血，轻、中度肝脾肿大等临床表现较其他白血病为多见，半数以上病例诊断时伴有无痛性淋巴结肿大，骨关节疼痛及胸骨压痛较明显，并发中枢神经系统白血病（central nervous systematic leukemia，CNSL）的机会较高，初诊时伴CNSL的患者预后较差。睾丸浸润多见于ALL化疗缓解后的男性幼儿或青年。

B-LBL不伴白血病时常无症状，大多表现为局部症状，如头颈部病灶，尤其是儿童患者易见。其他易浸润的部位有皮肤、软组织、骨和淋巴结，纵隔受累少见。可有骨髓和外周血浸润，但骨髓原始淋巴细胞比例不会太高。也有病例始终无肿瘤细胞进入骨髓或外周血。B-LBL的预后相对较好，儿童预后要好于成人。

B-ALL/LBL，非特指型与B-ALL/LBL伴重现性遗传学异常型相比，在临床表现及形态特征、细胞化学染色特点上没有明显差异。

四、T淋巴母细胞白血病/淋巴瘤

T淋巴母细胞白血病/淋巴瘤（T cute lymphoblastic leukemia/lymphoblastic lymphoma，T-ALL/LBL）是一种定向于T细胞系的淋巴母细胞肿瘤。当肿瘤性淋巴母细胞累及胸腺、淋巴结或结外部位的称为急性T淋巴母细胞淋巴瘤（T-LBL）。而肿瘤性淋巴母细胞在骨髓和外周血且原始和幼稚淋巴细胞≥20%时，称为急性T淋巴细胞白血病（T-ALL）。

【概述】T-ALL占儿童ALL的15%，易见于男性青少年，约占成人ALL的25%。T-LBL占LBL的80%~85%，其他年龄组均可发病。T-ALL典型表现为白细胞计数较高，常伴有肝、脾、淋巴结肿大、纵隔包块或其他组织包块。T-LBL也常累及纵隔、皮肤、淋巴结、扁桃体、肝、脾、睾丸等，易并发中枢神经系统白血病。化疗后，微小残留白血病持续存在，强烈预示预后不良。成人T-ALL的预后则要好于B-ALL，可能与不良遗传学改变较少有关。而T-LBL的预后则取决于年龄、疾病分期和LDH水平。

【实验室检查】

1. 血象 红细胞和血红蛋白常减低，白细胞常增高，部分病例可减低。可见原始和幼稚淋巴细胞，易见涂抹细胞。血小板计数常明显减低。

2. 骨髓象 有核细胞增生明显活跃或极度活跃。分类以原始和幼稚淋巴细胞为主，比例≥20%。常伴有形态异常；淋巴母细胞呈圆形、椭圆形或有尾状突起；胞核多呈圆形，核大，核染色质粗细不均、核形不规则，可见核凹陷、折叠、切迹和裂痕；胞质量少，核质比大（图11-12）。核形明显不规则是部分T-ALL/LBL的形态学特点之一，粒系、红系、巨核系增生常受抑。

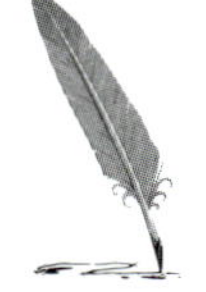

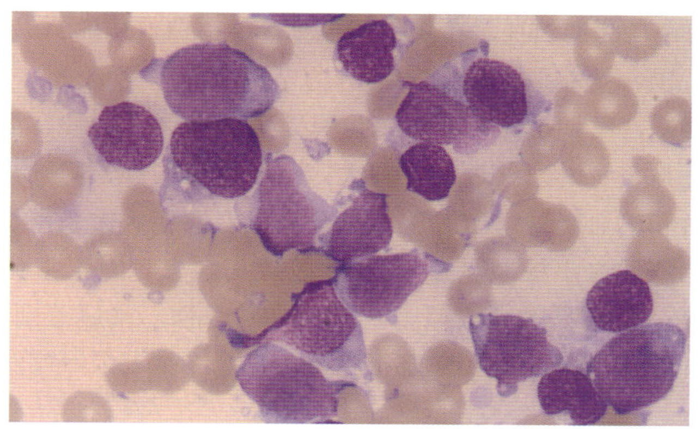

图11-12　T-ALL骨髓象（瑞-吉染色，×1000）

3. 细胞化学染色　过氧化物酶（POX）染色呈阴性；20%~80%的原始、幼稚淋巴细胞PAS染色可为阳性，反应产物呈红色粗颗粒状或块状；α-萘酚酯酶（α-NAE）染色呈阴性，或为点状弱阳性，且不被氟化钠抑制。

4. 细胞免疫学表型分析　T-ALL/LBL淋巴母细胞的TdT常为阳性，不同程度表达CD1a、CD2、CD3、CD8、CD4、CD5、和CD7，其中CD7和胞质CD3阳性率最高，但只有CD3和cCD3具有T细胞系列特异性。CD4和CD8常共表达，CD10可阳性，但对于T-ALL并不特异，只能反映肿瘤细胞处于分化发育的早期阶段。除TdT外，早期T淋巴细胞的特异性标志物（CD99和CD1a）常在原始和幼稚淋巴细胞高表达，其中CD99价值较大。其他早期阶段的标志CD34和CD38也可表达。前驱型T淋巴细胞肿瘤常交叉表达髓系抗原标志CD117、CD13和CD33。

5. 细胞遗传学和分子生物学检验　所有T-ALL/LBL均有*TCR*基因克隆性重排，同时有20%的病例存在*IgH*重排。T-ALL/LBL病例还可检测到14q11易位，如t（11；14）（p13；q11）、t（10；14）（q24；q11）、t（1；14）（p32；q11）、t（8；14）（q24；q11）　和t（11；14）（p15；q11）。某些染色体易位常规方法难以检出，如t（1；14）（p32；q11），检出率只有3%。但通过FISH和PCR技术，发现20%~30%的T-ALL/LBL存在t（1；14）（p32；q11）导致的*TAL*（*SCL*）基因易位。

五、慢性淋巴细胞白血病/小淋巴细胞淋巴瘤

【概述】慢性淋巴细胞白血病（chronic lymphocytic leukemia，CLL）简称“慢淋”，是一种淋巴细胞克隆性增殖的肿瘤性疾病，以小淋巴细胞在外周血、骨髓、脾脏和淋巴结聚集为特征。小淋巴细胞淋巴瘤（small lymphocytic lymphoma，SLL）是指该类肿瘤性淋巴细胞主要在淋巴结、脾等淋巴组织浸润而没有明显累及外周血和骨髓。SLL指非白血病患者，具有CLL的组织形态与免疫表型特征，主要累及淋巴结和（或）肝、脾及骨髓，但外周血B淋巴细胞$<5\times10^9$/L。SLL的诊断应经淋巴结活检组织病理学检查证实。CLL和SLL被认为是同一生物学实体的不同表现形式，无本质区别。WHO分类明确CLL和SLL专指慢性B淋巴细胞白血病，命名为“成熟B细胞肿瘤，CLL/SLL”。2016年WHO把曾经具有CLL特征表型符合以前的诊断标准，但外周血中单克隆B淋巴细胞绝对值$<5\times10^9$/L的，现在归为单克隆B细胞增生（MBL）的诊断标准；既往认为少见的慢性T淋巴细胞白血病归为大颗粒T淋巴细胞白血病、幼T淋巴细胞白血病和T淋巴细胞反应性增生等。CLL在欧美等西方

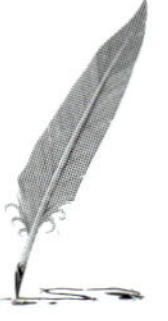

国家发病率高，约占白血病的25%，在我国较少见，仅占白血病的3%左右。本病主要发生于60岁以上老年人，男、女性别比约为2：1。

本病临床起病缓慢，早期可无症状，以后有乏力、疲倦、消瘦、盗汗、食欲下降等表现。较为突出的体征是全身淋巴结进行性肿大，不同程度的肝、脾肿大，约半数患者有皮肤病变，晚期有贫血和出血表现。CLL/SLL与自身免疫性疾病关系密切，可合并自身免疫性溶贫（AIHA）、免疫性血小板减少症（ITP）等疾病。患者因正常免疫球蛋白的产生减少，易并发各种感染，是常见的死亡原因。该病异质性强，预后差别大，病程长短悬殊，多见惰性发展，有些病例可长至5～10年都很稳定，甚至终生无须治疗而不影响生存。

【实验室检查】

1. 血象 红细胞和血小板早期多正常，晚期减少。10%～20%的患者可并发自身免疫性溶血时，此时贫血加重，可有网织红细胞及碎片红细胞增多。白细胞增高，常大于10×10^9/L，可达（30～100）$\times10^9$/L，少数大于100×10^9/L，淋巴细胞比例≥60%，晚期可达90%以上。无骨髓外组织累及时，外周血中单克隆B淋巴细胞绝对值必须>5×10^9/L，慢性淋巴细胞白血病国际工作组（IWCLL）认为淋巴细胞增高至少3个月以上。其形态与成熟小淋巴细胞常难以区别，以典型的类似成熟小淋巴细胞增生为主，细胞体积小，染色质浓集，无核仁，胞质量少，核质比高。不典型细胞包括形态幼稚、细胞核有切迹的细胞和胞体较大、胞质较丰富的成熟淋巴细胞。淋巴细胞退化形成的涂抹细胞（或篮细胞）易见（图11-13）。外周血淋巴细胞中不典型淋巴细胞及幼稚淋巴细胞<55%。

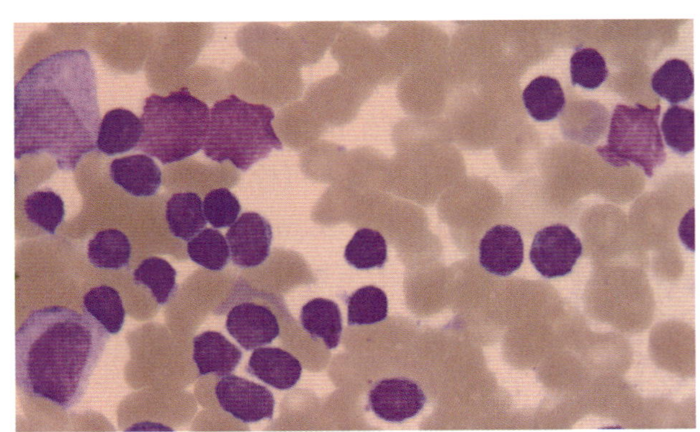

图11-13 慢性淋巴细胞白血病血象（瑞-吉染色，×1000）

2. 骨髓象 有核细胞增生明显活跃或极度活跃。肿瘤性淋巴细胞显著增多，占40%以上，甚至高达90%。细胞大小和形态基本上与外周血一致，原始淋巴细胞和幼稚淋巴细胞较少见，通常<5%。粒系、红系和巨核细胞都受抑，成熟红细胞形态大致正常，当发生溶血时，幼红细胞可显著增生，可见嗜多色性红细胞增多。SLL的肿瘤细胞在淋巴瘤未浸润骨髓时不会在骨髓及外周血中出现。

3. 细胞化学染色 PAS染色淋巴细胞多呈红色粗颗粒状阳性反应；酸性磷酸酶（ACP）可呈阴性或阳性反应，阳性反应可被酒石酸抑制；NAP积分往往增高。

4. 免疫表型分析 CLL细胞共表达B细胞抗原CD19、CD20、CD23和T细胞抗原CD5、CD25。经典的CLL肿瘤细胞表面免疫球蛋白（SIg）、CD20、CD79b较正常B淋巴细胞表达较弱，一般不表达CD10，若CD38阳性提示预后不良，免疫分型可证明CLL淋巴细胞的单克隆性，B-CLL呈κ或λ单克隆轻链型。

5. 细胞遗传学和分子生物学检验 由于慢性淋巴细胞白血病细胞增殖缓慢，常规染色体核型分析很难得到分裂象，采用间期FISH的方法可以检出约80%以上的B-CLL有克隆性核型异常，常见的染色体异常包括13q14、11q22~q23、17p13缺失及+12。50%~60%的患者有免疫球蛋白可变区（IgVH）突变，而无IgV_H突变者多数高表达CD38和ZAP70，无IgVH突变者与不良预后有关。10%~15%的患者有p53基因突变，与病情进展有关，对治疗有抵抗，生存期短。正常核型提示预后较好，其中17p-、11q-和复杂核型异常均提示预后不良，单独出现13q-者预后良好，+12的预后意义尚不明确。

6. 其他 合并AIHA者部分Coombs试验阳性。有风湿免疫性疾病常见症状者可进行类风湿因子（RF）、C反应蛋白（CRP）、抗核抗体（ANA）等检查。乳酸脱氢酶（LDH）、β_2-微球蛋白（β_2-MG）等可增高。

六、少见淋巴细胞白血病

（一）多毛细胞白血病

【概述】多毛细胞白血病（hairy cell leukemia，HCL）简称“毛白”，是来源于B淋巴细胞系的一种慢性淋巴组织增殖性疾病，是一种少见类型白血病。发病以中、老年居多，男、女比例约为（4~6）：1。其临床特点为起病隐袭，慢性病程，约3/4患者出现乏力、皮肤黏膜出血、腹胀、纳差消瘦、感染、发热等症状，易合并血管炎。患者多脾大，90%为巨脾（达脐下），少部分患者可有肝大和淋巴结肿大。外周血、骨髓、肝、脾中有特征性的细胞膜外缘呈毛发状或伪足样的淋巴细胞出现。

扫码“看一看”

【实验室检查】

1. 血象 血常规检查多有全血细胞减少（pancytopenia），患者初诊时也可表现为一系或二系减少。贫血一般为轻度到中度，网织红细胞可略增高。血小板多数减少，尤以巨脾者更加明显。白细胞总数多减少，以中性粒细胞为突出，淋巴细胞相对增高。90%的病例有特征性的多毛细胞出现。多毛细胞形态具有以下特点：胞体大小约为成熟淋巴细胞的2倍，胞核大，居中或稍偏位，呈圆形、卵圆形或有凹陷和轻度折叠；胞质中等或丰富，核质比例约2：1，胞质呈蓝色或淡蓝色云雾状，无嗜天青颗粒，常有空泡。毛细胞突出的特点是边缘不整齐，呈锯齿状或伪足状，有时为细长毛发状突起，但有时不显著，在活体染色时明显（图11-14）。核染色质较淋巴细胞细致，核膜清楚，核仁1~3个或不明显。

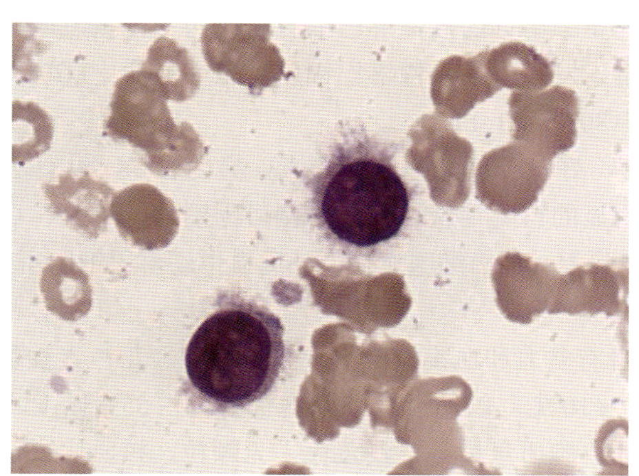

图11-14 多毛细胞白血病血象（瑞特染色，×1000）

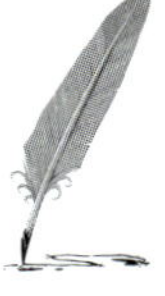

2. 骨髓象 骨髓增生活跃或增生减低，个别病例增生明显活跃。红系、粒系及巨核系均受抑制，但以粒系受抑制更显著，淋巴细胞相对增多，浆细胞增多，可见到较多的典型多毛细胞，特征同外周血。48%~60%的患者骨髓穿刺呈"干抽"。可能与毛发状突起相互交织及受累的骨髓内网硬蛋白量增加有关。有时所见毛细胞以疏松海绵样形式互相连接，这与其他浸润骨髓的恶性肿瘤不同，也是诊断特点之一。

3. 细胞化学染色 毛细胞具有特征性的细胞化学染色是ACP染色阳性，不被左旋（L）酒石酸抑制，原因是其胞质内存在抗酒石酸酸性磷酸酶（tartrate resistant acid phosphatase，TRAP），称TRAP阳性，HCL的TRAP阳性率可达41%~100%，TRAP阳性不是HCL特有的，NHL的套细胞淋巴瘤（MCL）细胞也可呈阳性。另外ACP阴性也不能排除HCL可能，ACP染色已逐渐被弃用。多数病例毛细胞的PAS染色呈阳性。

4. 骨髓组织病理检验 骨髓活检是诊断HCL的最佳方法。其典型表现为：浸润呈散在或簇状分布。毛细胞呈"油煎蛋"样表现，胞质丰富、透明，胞核间距较宽，呈"蜂窝"状。核染色质细致，呈毛玻璃样。毛细胞以疏松海绵样形式互相连接，此特点不同于其他低度恶性淋巴瘤累及骨髓时形成的紧密排列形式。网状纤维轻度或显著增多。免疫组化除了类似骨髓免疫表型外，特殊染色BRAFV600E原癌基因突变可以呈阳性。

5. 超微结构检验 扫描电镜示毛细胞表面有较多的散射的细长毛状突出，最长可超过4μm，延伸的"毛"有交叉现象，部分细胞表面呈皱褶状突起。透射电镜示毛细胞表面有长绒毛和伪足，胞质内可见到特征性包涵体核糖体板层复合物（ribosome lamellae complexes，RLC），呈管状结构。

6. 免疫表型分析 经典HCL细胞特异的表达CD25、CD103、CD11c、annexin A1$^+$；几乎均表达CD19、CD20、CD79a、FMC7、CD200和CD123，少数表达CD5、CD10（5%~14%病例阳性）和CD23（17%~21%病例阳性）。虽然大多数B淋巴细胞增殖性疾病均表达CD20、CD22和CD11c，但HCL细胞同时强表达CD20、CD22和CD11c，结合CD25、CD103、CD11c和annexin A1$^+$表达可诊断HCL。

7. 细胞遗传学和分子生物学检 常见14q+、6q−、del（14）（q22；q23）等异常；基因测序法提示BRAFV600E突变阳性；IGHV基因突变检测可见IgHV4-34表达等。

（二）幼淋巴细胞白血病

【概述】幼淋巴细胞白血病（prolymphocytic leukemia，PLL）是一种特殊类型的淋巴细胞白血病。一般认为属于罕见的慢性淋巴细胞白血病变异型，但也有人认为是急性淋巴细胞白血病的一种亚型。发病率在慢性淋巴细胞增殖性疾病中<2%。根据细胞来源，分为B-PLL和T-PLL，其中80%为B-PLL。

本病病程较慢淋短，好发于60岁以上老年人，男性居多，男女之比约为4∶1。临床特点为起病较缓，可无明显的自觉症状。部分病例可因消瘦、纳差、盗汗、乏力及上腹部不适就诊。其主要特征是脾大、高白细胞血症、外周血中幼淋巴细胞占55%以上。

【实验室检查】

1. 血象 70%患者有贫血和血小板减少，属正细胞、正色素性贫血。白细胞总数常显著增高，多数大于100×10^9/L，以幼淋巴细胞占优势，占55%以上。其形态学特点：胞体较大，直径为12~14μm，胞质量中等，浅蓝色，无颗粒，核质比减低；胞核呈圆形或卵圆形，有些有切迹或呈锯齿状、不规则形；核染色质较原始淋巴细胞粗，核染色质浓集，但

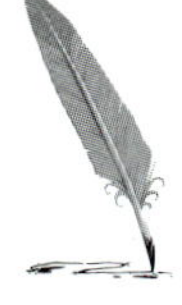

又比成熟淋巴细胞细，为粗颗粒状或块状，核膜周缘染色质相对增多；核仁大呈泡状，大而显著且多为单个核仁是幼淋巴细胞的突出特征。血片中篮状细胞较慢性淋巴细胞白血病显著减少。血小板有不同程度减少。

2. 骨髓象 骨髓增生明显活跃，有核仁的幼淋巴细胞可占17%～80%，形态同血象，其他系列均增生受抑制。

3. 细胞化学染色 部分幼淋巴细胞PAS染色阳性，阳性颗粒大小不等，弥散分布于胞质中。ACP染色阳性，但TRAP阴性。T细胞性幼淋巴细胞酸性非特异性酯酶（ANAE）为强阳性。

4. 免疫表型分析 B-PLL型幼淋巴细胞SIgM高水平表达，少数病例也可同时查到SIgD（即多型表面膜标志）。免疫表型特点为：$CD19^{+}$、$CD20^{+}$、$CD22^{+}$、$HLA\text{-}DR^{+}$、$FMC7^{+}$、$CD103^{-}$、$CD11c^{-}$、$CD5^{-/+}$、$CD10^{-}$。某些B-PLL可有少量E玫瑰花结形成细胞存在，可能是正常T淋巴细胞的残余。T细胞型PLL（T-PLL）较少见，CD2阳性，CD5阳性或阴性，CD19阴性。

5. 细胞遗传学和分子生物学检验 PLL核型异常占75%，主要有14q+，t（11；14）（q13；q32）或inv（14），约占60%。

（三）成人T细胞白血病/淋巴瘤

【概述】成人T细胞白血病/淋巴瘤（adult T cell leukemia/lymphoma，ATLL） 由日本学者首先发现。1980年，Poiesz等从人皮肤T细胞淋巴瘤患者的淋巴细胞中分离出Ⅰ型人类T细胞白血病病毒（human T cell leukemia virus typeⅠ，HTLV-Ⅰ），是人类历史上第1个被发现的人类逆转录病毒。随后研究表明HTLV-Ⅰ是ATL的病原体，感染HTLV-Ⅰ者发展为ATL的发病率占2%～5%。本病有明显地区性，日本西南部、加勒比海地区和非洲中部三大地区流行，国内福建和广东某些地区有局部小流行。本病好发于成年人，以中、老年为主，男性多于女性。

根据临床特征ATLL被分为4种临床亚型：急性型、淋巴瘤型、慢性型及冒烟型。ATLL病程呈渐进式发展，预后极差，患者血液或组织中的肿瘤细胞以$CD4^{+}$为主，其特点是高钙血症、外周血出现核切迹及分叶状异形淋巴细胞和肿瘤细胞中存在HTLV-Ⅰ前病毒DNA单克隆整合，常伴皮肤损害、肝脾和淋巴结肿大。

【实验室检查】

1. 血象 白细胞总数增高，可达（10～500）×10^{9}/L，外周血和骨髓出现多形核淋巴细胞，可占10%以上，细胞大小不等，核呈多形性改变，扭曲、畸形或分叶状，核凹陷很深呈两叶或多叶，或折叠呈花瓣形、脑回状，细胞核染色质粗糙致密，无核仁，也称花细胞（flower cell）。贫血及血小板减少程度较轻。

2. 骨髓象 ATLL患者骨髓中的病变细胞少于外周血，一般不以骨髓诊断为主。患者骨髓中可出现特征性“花细胞”，常>10%。当有骨髓浸润时，巨核细胞、血小板减少和部分幼红细胞减少。

3. 细胞化学染色 ATLL细胞MPO呈阴性；ACP及β-葡萄糖醛酸酶均呈阳性；非特异性酯酶阳性，但不被氟化钠抑制。

4. 免疫表型分析 ATLL细胞有成熟T细胞标志，表现为辅助性T细胞（Th），其免疫学标志为$CD5^{+}$、$CD2^{+}$、$CD3^{+}$、$CD4^{+}$、$CD7^{-}$ $CD8^{-}$，还不同程度表达T细胞激活标记

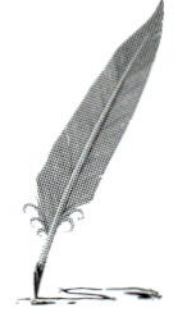

$CD25^+$，绵羊红细胞受体（Es）阳性。

5. 血清免疫学检查 患者血清抗HTLV抗体阳性，这是诊断ATLL及HTLV-Ⅰ健康携带者（无症状者）的重要依据。ATLL细胞体外培养可出现HTLV，是C型病毒颗粒。

6. 细胞遗传学和分子生物学检验 常见染色体异常是3q、6q、14q、inv（14），还可有X染色体的缺失、t（9；21）、5p、$2q^+$、$17q^+$和18三倍体等。有TCRβ基因重排、整合的HTLV-Ⅰ原病毒基因序列的检出可确诊。

扫码"学一学"

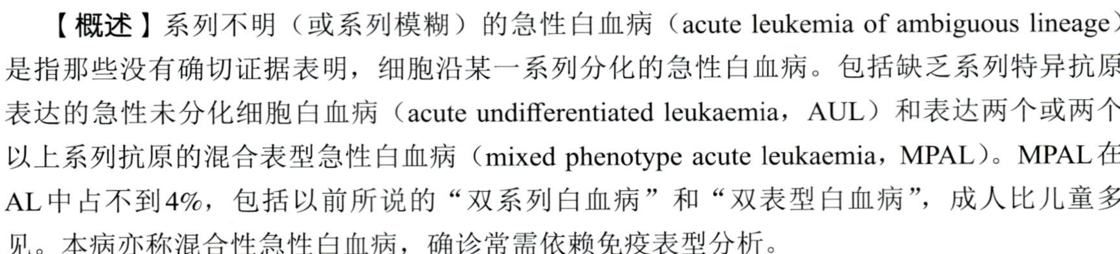

第五节　急性混合细胞白血病

【概述】系列不明（或系列模糊）的急性白血病（acute leukemia of ambiguous lineage）是指那些没有确切证据表明，细胞沿某一系列分化的急性白血病。包括缺乏系列特异抗原表达的急性未分化细胞白血病（acute undifferentiated leukaemia，AUL）和表达两个或两个以上系列抗原的混合表型急性白血病（mixed phenotype acute leukaemia，MPAL）。MPAL在AL中占不到4%，包括以前所说的"双系列白血病"和"双表型白血病"，成人比儿童多见。本病亦称混合性急性白血病，确诊常需依赖免疫表型分析。

急性混合细胞白血病（mixed acute leukemia，MAL）又名急性杂交性白血病（hybrid acute leukemia，HAL），是髓细胞系和淋巴细胞系共同累及的具有独特的临床生物学特征的一组急性白血病。此类白血病可能起源于多能干细胞，临床有关报道逐渐增多。患者具有明显贫血及发热症状，肝、脾中等程度肿大，发病时白细胞往往较高，髓外浸润多见。CD34及多药耐药P-糖蛋白高表达，免疫表型分析是诊断本病最重要的手段。大多数患者对治疗反应不好，预后较差。

本病依白血病细胞来源及表达不同分3种类型：①双表型（biphenotypic）：在混合细胞白血病中，确定有≥10%的恶变细胞，同时表达淋巴细胞系和髓细胞系的特征，亦称嵌合型（chimeric）；②双系列型（bilineage）：白血病细胞一部分表达髓系特征，另一部分表达淋巴系特征，可同时发生，也可在6个月之内先后发生，这两部分白血病细胞均来自同一克隆，亦称镶嵌型（mosaic）。当这两部分白血病细胞分别起源于各自不同的克隆称双克隆型（biclonal）；③系列转换型：指白血病细胞由一个系列向另一系列转化，且多在6个月以上病程时发生。

【实验室检查】

1. 血象 红细胞和血红蛋白常中度至重度减低，白细胞明显增高，分类可见一定数量的原始细胞，血小板明显减低。

2. 骨髓象 骨髓有核细胞增生极度活跃或明显活跃，原始细胞明显增多常≥70%。双系列型可见原淋及原粒细胞同时增生，双表型则难以识别其原始细胞系列归属。骨髓其他系列细胞明显受抑。

3. 细胞化学染色 应用淋巴系列标志如PAS染色，同时应用髓系标志如POX、SBB、特异性酯酶、非特异性酯酶染色；或者采用双标记染色，可发现既有淋系又有髓系特征的恶性细胞。

4. 免疫学检查 免疫标记检测对MAL的诊断具有重要价值，可行双标记检测，如荧光标记或双色流式细胞仪等方法。可发现表达一种细胞系以上的免疫学标记，如可表达B淋

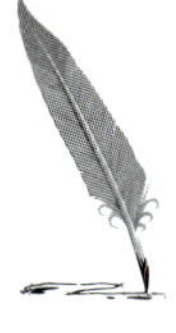

巴细胞和髓系标记；或T淋巴细胞和髓系标记；或T、B淋巴细胞和髓系标记；或一个细胞同时有髓系及淋系标记。

5. 遗传学和分子生物学检验　90%的患者有克隆性染色体异常，其中以t（4；11）、t（9；22）、t（11；17）和t（11；19）多见，具有t（9；22）的成人MAL预后差，其他异常还有6q−、t（9；12）、t（8；21）等。

【诊断】

目前诊断MAL多采用Catovsky和欧洲白血病免疫特征研究组（European group of immunologicl characterization of leukemia，EGIL）分别于1992年、1994年、1998年提出的诊断积分系统（表11−9）。WHO也提出了混合表型急性白血病WHO 2016版诊断标准（表11−10）。诊断双表型时必须一个细胞同时有髓系及淋系标志，CD79a、胞质/胞膜CD3（CyCD3/mCD3）、MPO分别对B淋巴细胞系、T淋巴细胞系和髓系最为特异。

表11−9　双表型急性白血病的诊断积分系统（EGIL，1998）

积分	B淋巴细胞	T淋巴细胞	髓系
2	CD79a	胞质/膜CD3	MPO
	cIgM、cCD22	抗TCRα/β	
		抗TCRγ/δ	
1	CD19	CD2	CD117
	CD20	CD5	CD13
	CD10	CD8	CD33
		CD10	CDw65
0.5	TdT	TdT	CD14
	CD24	CD7	CD15
		CD1a	CD64

注：EGIL欧洲白血病免疫学分型协作组：每一系列>2分才可以诊断。

表11−10　混合表型急性白血病WHO 2016版诊断标准

系列	诊断标准
髓系	髓过氧化物酶阳性（流式细胞术、免疫组化或细胞化学）或单核细胞分化标记（NSE、CD11c、CD14、CD64、溶菌酶至少两种阳性）
T细胞系	胞质CD3（CD3ε链抗体）强表达或膜CD3阳性
B细胞系	CD19强表达，CD79a、cCD22、CD10至少一种阳性；或CD19弱表达，CD79a、cCD22、CD10至少两种强阳性

注：NSE非特异性酯酶。

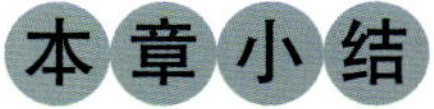

急性白血病是造血干细胞水平上的恶性克隆性疾病。血液肿瘤分型经历了以细胞形态学为基础的FAB分型，到WHO以MICM为分型诊断模式。WHO分型是依据疾病的生物学特征，包括细胞形态学、细胞免疫学表型、细胞遗传学和分子生物学，并结合临床特征，用于血液肿瘤诊断、分型的同时，还可以评估预后及指导治疗。

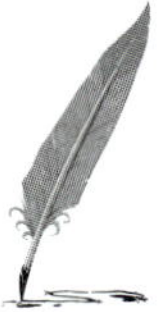

骨髓细胞形态学检查对急性白血病的诊断是必不可少的；细胞化学染色可以补充单纯细胞形态学的不足；细胞免疫表型对急性白血病的诊断、分型与鉴别诊断有非常重要的意义；细胞遗传学对于阐明急性白血病发病机制、指导分层治疗及判断预后价值明显。

WHO依据组织病理学、免疫表型、遗传学特点提出的“造血与淋巴组织肿瘤”分型方案认为淋巴瘤和淋巴细胞白血病并无本质区别，属同一生物学性质的不同表现。

扫码“练一练”

习　题

［A1/A2型题］

1. 对急性单核细胞白血病的诊断较有价值的细胞化学染色是

A. 糖原染色　　B. 中性粒细胞碱性磷酸酶染色

C. 过氧化物酶染色　　D. 非特异性酯酶染色和氟化钠抑制试验

E. 氯醋酸AS-D萘酚酯酶

2. 下列哪项是造血干细胞和早期细胞的分化抗原

A. MPO　　B. CD3　　C. CD13

D. CD34　　E. CD41

3. 下列哪项与急性粒细胞白血病未分化型原始粒细胞的形态特点不相符

A. 核仁多为2~5个　　B. 核染色质呈细致网状，均匀分布

C. 可见白血病裂孔现象　　D. 胞质出现较多特异性颗粒

E. 非特异性酯酶染色可呈阳性且不被氟化钠抑制

4. 柴捆细胞见于

A. ALL　　B. AML-M_7　　C. AML-M_6

D. AML-M_3　　E. AML-M_0

5. 鉴别急性淋巴细胞白血病和急性粒细胞白血病，首选的细胞化学染色为

A. 铁染色　　B. 酯酶染色

C. 瑞特染色　　D. 过氧化物酶染色

E. 酸性磷酸酶染色

6. POX、SBB、PAS及特异性酯酶染色为阴性的急性白血病是

A. AML-M_0　　B. AML-M_1

C. AML-M_2　　D. AML-M_6

E. AML-M_7

7. 对急性淋巴细胞白血病的诊断有参考价值的细胞化学染色是

A. 非特异性酯酶染色和NaF抑制试验

B. 过氧化物酶染色

C. 氯醋酸AS-D萘酚酯酶染色

D. 中性粒细胞碱性磷酸酶染色

E. 糖原染色

8. 对急性巨核细胞白血病的诊断有参考价值的细胞化学染色是

A. 铁染色　　B. 糖原染色

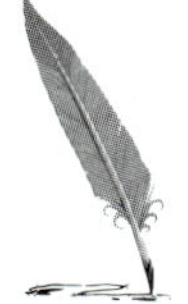

C. 过氧化物酶染色　　D. 氯醋酸AS-D萘酚酯酶染色

E. 中性粒细胞碱性磷酸酶染色

9. 患者男性，24岁。头昏乏力，鼻黏膜出血及牙龈出血10天入院。检验：血红蛋白75g/L，白细胞41.6×10^9/L，血小板27×10^9/L，外周血白细胞分类幼稚细胞占56%；骨髓检查示增生极度活跃，原始细胞占53%，早幼粒细胞占21%，POX染色强阳性，NAP染色（-），NSE染色部分呈阳性且不被氟化钠抑制。确诊为急性非淋巴细胞白血病。FAB分型是

A. 急性髓细胞白血病M_1型　　B. 急性髓细胞白血病M_2型

C. 急性髓细胞白血病M_3型　　D. 急性髓细胞白血病M_4型

E. 急性髓细胞白血病M_5型

（10～12题共用题干）

患者女性，18岁。发热、咽痛、鼻黏膜出血10天入院，查体：浅表淋巴结和肝、脾肿大，胸骨压痛（+），右下肢皮肤可见3cm×3cm肿块而且质硬；检验：血红蛋白86g/L，白细胞25×10^9/L，血小板20×10^9/L；骨髓检查示增生极度活跃，原始细胞占80%，部分原始细胞胞质中可见Auer小体

10. 该病初步诊断为

A. 急性粒细胞白血　　B. 急性红血病

C. 急性单核细胞白血病　　D. 急性早幼粒细胞白血病

E. 急性淋巴细胞白细胞

11. 该型白细胞细胞形态学特征是

A. 胞质量较少　　B. 核偏位，呈马蹄形、S型、肾型等

C. 胞质易见粗而短的Auer小体　　D. 染色质较致密

E. 细胞体积较小，形态变化不大

12. 进一步做细胞化学染色，出现下列哪种结果最有诊断价值

A. NAS-DCE阳性　　B. 原始细胞POX染色强阳性

C. α-NAE染色阳性　　D. PAS染色阳性，胞质内有红色粗颗粒或块状物质

E. α-NBE染色阳性且能被氟化钠抑制

［**B型题**］

（13～17题共用备选答案）

A. PLL　　B. AML-M_1　　C. AML-M_3

D. AML-M_5　　E. ALL

13. 常出现巨脾的白血病是

14. 最易并发DIC的是

15. 常出现绿色瘤的白血病是

16. 易发生中枢神经系统白血病的是

17. 牙龈增生肿胀明显的白血病是

［**X型题**］

18. 形态学检查时见到Auer小体可以排除

A. 急性粒细胞性白血病　　B. 急性淋巴细胞白血病

C. 急性早幼粒细胞白血病　　D. 急性单核细胞白血病

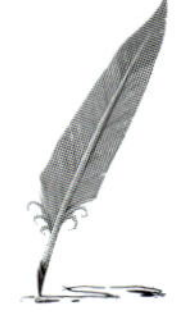

E. 急性巨核细胞白血病

19. 白血病的MICM分型是指

A. 免疫学分型

B. 形态学分型

C. 细胞遗传学分型

D. 分子生物学分型

E. 临床分型

20. 急性早幼粒细胞白血病（APL）特有的遗传学标志有

A. *PML-RARα*

B. *RARα-PML*

C. *PLZF-RARα*

D. t（15；17）（q22；q12）

E. t（11；17）（q23；q21）

（21~26题共用题干）

患儿女性，13岁。因低热、关节疼痛，鼻出血1周入院，两侧颈部腋下淋巴结均肿大，1cm × 2cm，肝脾肋下1cm，胸骨轻压痛；血常规：Hb 70g/L，WBC 4×10^9/L，中性粒细胞占30%，淋巴细胞占20%，原始淋巴细胞占50%，PLT 20×10^9/L。

21. 可能的诊断是

A. 传单

B. 急性淋巴细胞白血病

C. 风湿热

D. 恶性淋巴瘤

E. 结核病合并类白血病

22. 关于POX染色鉴别急性白血病，下述叙述正确的是

A. 急性单核细胞白血病与急性巨核细胞白血病均呈阴性反应

B. 急性单核细胞白血病与急性巨核细胞白血病均呈阳性反应

C. 急性粒细胞白血病呈阳性，急性单核细胞性白血病均呈弱阳性反应，急性淋巴细胞白血病呈阴性

D. 小原粒与原淋细胞区别，前者可呈阳性，后者可呈阴性

E. 急性早粒幼粒细胞白血病与急性单核细胞白血病区别，前者呈强阳性，后者呈弱阳性

23. 关于正常血细胞POX反应，下述结果正确的是

A. 浆细胞、巨核细胞呈阴性

B. 大多数单核细胞系统的细胞呈阴性或弱阳性

C. 中性粒细胞随细胞的成熟阳性程度逐渐增强

D. 淋巴细胞系呈阴性反应，而巨核细胞系呈强阳性反应

E. 原单细胞呈阴性反应，幼单和单核细胞呈弥散状弱阳性反应

24. 骨髓涂片细胞形态学检查能确诊的疾病是

A. 慢性白血病

B. 多发性骨髓瘤

C. 急性白血病

D. 缺铁性贫血

E. 再生障碍性贫血

25. 关于幼淋巴细胞白血病的叙述，正确的是

A. 免疫表型以T型细胞为主

B. 临床上脾大，而淋巴结不大

C. 可见$14q^+$或t（6；12）核型异常

D. 外周血白细胞总数增高，其中幼淋巴细胞占55%以上

E. 白血病细胞体积较大，胞质嗜碱性，核圆，核仁清晰可见，核染色质浓密，核质比例低

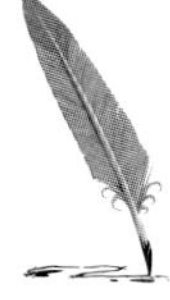

26. 急性淋巴细胞白血病的原始淋巴细胞的形态特点有

A. 核膜不清楚　　B. 核仁3~5个

C. 糖原染色多为阴性　　D. POX染色呈阴性反应

E. 核染色质致密、分布不均匀

（27~30题共用题干）

患者男性，50岁，因头昏乏力1年多入院。血常规示血红蛋白67g/L，红细胞2.6×10^{12}/L，红细胞体积基本正常；网织红细胞数减少；白细胞34×10^{9}/L，外周血片可见大量幼稚粒细胞。初步诊断为“白血病待定”。

27. 支持APL（M_3）诊断的是

A. 白血病细胞中易见Auer小体　　B. $CD13^+$、$CD33^+$

C. t（8；21）（q22；q 22）　　D. $CD19^+$、HLA–DR^+

E. t（15；17）形成的*PML-RARα*融合基因

28. 下列哪项符合慢性淋巴细胞白血病

A. 老年人发病率高　　B. 可并发自身免疫性贫血

C. 肝、脾、淋巴结肿大　　D. 骨髓涂片中淋巴细胞>10%

E. 以上都不是

29. 全血细胞减少可见于下列哪些疾病

A. 巨幼细胞贫血　　B. 多发性骨髓瘤

C. 急性早幼粒细胞白血病　　D. 阵发性睡眠性血红蛋白尿

E. 缺铁性贫血

30. 下列哪些疾病可出现干抽

A. 骨髓纤维化　　B. 真性红细胞增多症

C. 缺铁性贫血　　D. 毛细胞白血病

E. 特发性血小板减少性紫癜

（朱爱民　陈　鑫）

第十二章

淋巴瘤检验

学习目标

1. **掌握** 淋巴瘤的分型和临床分期。
2. **熟悉** 淋巴瘤的实验室检查、组织病理学检验。
3. **了解** 淋巴瘤的WHO分型。
4. 具有正确识别淋巴瘤血象及骨髓象的能力。
5. 能根据患者状况正确选择检验项目分析患者血象及骨髓象特点。

淋巴瘤（lymphoma）是一组起源于淋巴结或其他淋巴组织的恶性肿瘤，其发生大多与免疫应答过程中淋巴细胞增殖分化产生的某种免疫细胞恶性增殖有关，是免疫系统的恶性肿瘤。根据病理特性将淋巴瘤分为霍奇金淋巴瘤（Hodgkin lymphoma，HL）和非霍奇金淋巴瘤（non-Hodgkin lymphoma，NHL）两大类。

淋巴瘤可发生于身体的任何部位，但以淋巴结为原发病灶者多见。临床上以无痛性淋巴结肿大最为典型，常有肝脾肿大，晚期有恶病质、发热及贫血。

知识链接

淋巴瘤和淋巴细胞白血病虽无本质区别，但二者临床表现不同，当存在广泛骨髓和外周血受累时诊断为白血病；当疾病表现为组织瘤块形成，不伴有或仅有轻微血液和骨髓受累时诊断为淋巴瘤，但部分淋巴瘤在疾病后期会浸润骨髓形成淋巴瘤细胞白血病。

淋巴瘤的分布因地区、人群以及淋巴瘤本身的类型不同而异。近年来在世界范围内淋巴瘤发病率明显增加，且主要为NHL，HL占所有淋巴瘤的8%～11%。我国淋巴瘤以NHL多见，发病年龄以20～40岁居多，发病率为男性1.39/10万，女性0.84/10万，明显低于欧美各国及日本。淋巴瘤的死亡率约为1.5/10万，排在我国恶性肿瘤的第11～13位。

淋巴瘤发病的原因尚不清楚，一般认为病毒感染及免疫因素起重要作用，病毒学说颇受重视，但病毒感染导致机体发生淋巴瘤的机制尚不清楚。理化因素及遗传因素等也有不可忽视的作用，环境污染同淋巴瘤发病率上升之间的关系越来越受到重视。

1964年Epstein等首先从非洲儿童Burkitt淋巴瘤组织传代培养中分离得到Epstein-Barr（EB）病毒，研究发现EB病毒与Burkitt淋巴瘤的发病有关，随之不断有研究证明：人类T细胞白血病/淋巴瘤病毒（HTLVⅠ）是成人T细胞白血病/淋巴瘤的病因；逆转录病毒

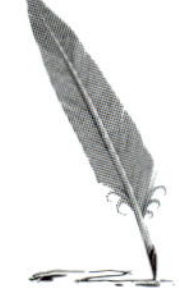

HTLVⅡ与皮肤T细胞淋巴瘤（蕈样肉芽肿）的发病有关；Kaposi肉瘤病毒（human herpes virus-8）被认为是原发于体腔淋巴瘤的病因；边缘区淋巴瘤与HCV感染有一定的关系；幽门螺旋杆菌（Hp）抗原的存在与胃黏膜相关性淋巴样组织结外边缘区淋巴瘤（胃MALT淋巴瘤）发病有密切的关系。免疫功能低下也与淋巴瘤的发病有关：遗传性或获得性免疫缺陷病伴发淋巴瘤者较正常人多见，器官移植后长期应用免疫抑制剂而发生恶性肿瘤者，其中1/3为淋巴瘤；干燥综合征患者中淋巴瘤的发病率比一般人高。

近年认为，染色体易位、癌基因激活及其蛋白产物作用、淋巴瘤细胞凋亡率的减低也可能与淋巴瘤的发病有关。

目前淋巴瘤的确诊主要依据组织病理学，结合免疫学分析、细胞遗传学及分子生物学检查。

扫码“学一学”

第一节　霍奇金淋巴瘤

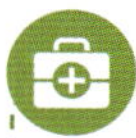

案例讨论

【案例】

患者女，53岁，颈部出现一巨大肿块，有盗汗史，但否认发热和体重减轻。查体发现左侧颈部淋巴结肿大，约3cm×5cm大小，脾尖可触及，但肝未肿大。实验室检查除了血沉增高（ESR 50mm/h）外无明显异常，乳酸脱氢酶在正常范围内（145U/L）。CT扫描显示左侧颈底一簇粘连的淋巴结，左侧腋窝淋巴结轻度肿大，纵隔和腹部未见淋巴结肿大。腹部CT扫描证明轻度肝脾肿大。

【讨论】

1. 根据以上资料，该患者初步诊断是什么？
2. 如需确诊，还需要哪些资料和实验室检查？

一、概述

1832年Thomas Hodgkin首次报道了一种累及淋巴结和脾脏疾病的尸解研究结果，该疾病于1865年被命名为霍奇金病（Hodgkin disease，HD），明确为一种淋巴造血组织的恶性肿瘤后，又称为霍奇金淋巴瘤（HL），目前这两种命名可以通用。我国HL的发病率约为0.4/10万，约占淋巴瘤的15%，而在欧美国家HL的发病率相对较高，约为25%。

HL主要原发于淋巴结，特点是淋巴结进行性肿大，典型的病理特征是R-S细胞存在于不同类型反应性炎症细胞的背景中，并伴有不同程度纤维化。

知识链接

人们普遍认为霍奇金淋巴瘤（HL）是人类最早认识的一种淋巴瘤，至今已有170多年的历史。1832年英国伦敦Guy医院的Thomas Hodgkin（托马斯霍奇金）医生通过尸体解剖、肉眼观察，在他的论文中对7例淋巴结和脾脏肿大的病例进行了描述，霍

奇金被公认为是第一个描述淋巴瘤的人。33年后Wilks（1865年）进一步描述了这类疾病的临床特征，其中有4例是霍奇金描述过的病例，因此，Wilks称其为霍奇金病（Hodgkin's disease，HD）。该病的特点是淋巴结无痛性进行性肿大，通常首先发生于颈部，然后累及胸腹腔淋巴结，出现脾脏肿大，最后死亡。1898年Sternberg和1902年Reed进一步描述了HD的组织学特点，特别对病变中具有特征性的巨细胞进行了详细的描述。Sternberg着重描述了巨细胞多叶核的特点，而Reed则强调了巨细胞的巨大核仁，因此，这种特征性的巨细胞后来称为Reed- Sternberg（R-S）细胞。目前，将单叶核的巨细胞称为Hodgkin（H）细胞，多叶核的巨细胞称为Reed-Sternberg（R-S）细胞，它们统称为Hodgkin/Reed- Sternberg（H/RS）细胞。

1. 病因与发病机制 HL的病因与发病机制尚不明确，现有的研究结果显示，主要发病因素仍为EB病毒感染，但尚无肯定的证据。某些细菌感染、免疫缺陷、遗传因素也可能与其发病有关。

扫码"看一看"

2. 临床特征 HL多见于青年，儿童少见，男性多于女性。临床特征主要有：①进行性、无痛性淋巴结肿大，此为本病的首发临床表现，以颈部或锁骨上淋巴结肿大最为常见，其次是腋下，仅有深部淋巴结肿大者少见，且往往由颈部或锁骨上淋巴结病变播散引起，如纵隔淋巴结肿大。②淋巴结肿大引起相应或邻近器官的压迫症状。③可出现不明原因的持续性或周期性发热，此常与病情进展所致腹膜后淋巴结群受累有关。④可伴乏力、盗汗、消瘦、皮肤瘙痒等全身症状，后者是HL的重要表现，多见于年轻女性患者。⑤淋巴结外病变常见于脾脏、肝脏、肺、骨骼和骨髓，各占5%～10%的病例。常有肝、脾肿大。⑥其他5%～16%的HL患者发生带状疱疹。饮酒后引起的淋巴结疼痛是HL患者所特有，但并非所有HL患者都是如此。

3. 病理分型 淋巴瘤的分类较为复杂，主要根据病理组织学分型。霍奇金淋巴瘤的分类曾经普遍采用1965年Rye会议的分类方法（表12-1）。

表12-1 霍奇金病组织学分型（Rye会议，1965）

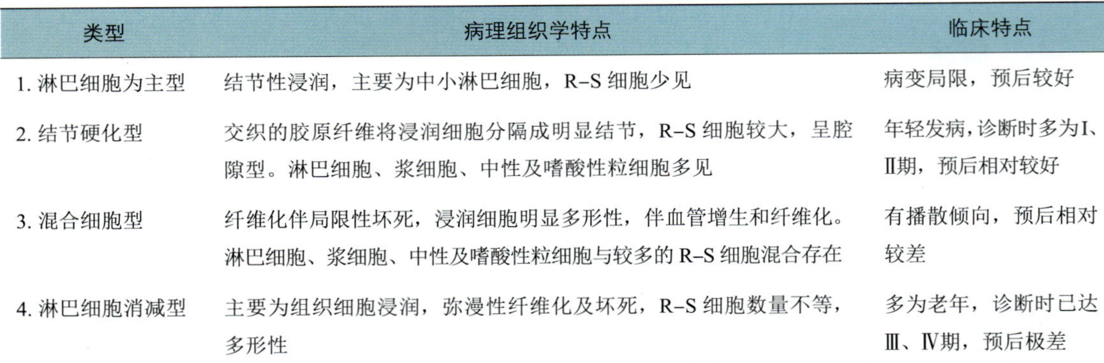

类型	病理组织学特点	临床特点
1. 淋巴细胞为主型	结节性浸润，主要为中小淋巴细胞，R-S细胞少见	病变局限，预后较好
2. 结节硬化型	交织的胶原纤维将浸润细胞分隔成明显结节，R-S细胞较大，呈腔隙型。淋巴细胞、浆细胞、中性及嗜酸性粒细胞多见	年轻发病，诊断时多为Ⅰ、Ⅱ期，预后相对较好
3. 混合细胞型	纤维化伴局限性坏死，浸润细胞明显多形性，伴血管增生和纤维化。淋巴细胞、浆细胞、中性及嗜酸性粒细胞与较多的R-S细胞混合存在	有播散倾向，预后相对较差
4. 淋巴细胞消减型	主要为组织细胞浸润，弥漫性纤维化及坏死，R-S细胞数量不等，多形性	多为老年，诊断时已达Ⅲ、Ⅳ期，预后极差

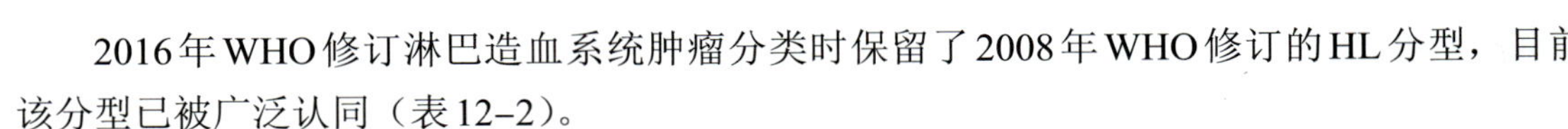

2016年WHO修订淋巴造血系统肿瘤分类时保留了2008年WHO修订的HL分型，目前该分型已被广泛认同（表12-2）。

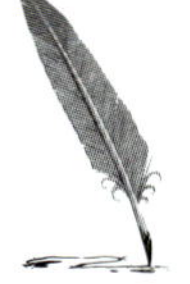

表12-2　霍奇金淋巴瘤分型（WHO，2016）

霍奇金淋巴瘤分型
1. 结节性淋巴细胞为主型霍奇金淋巴瘤（nodular lymphocyte predominance Hodgkin lymphoma，NLPHL），占HL的5%左右
2. 经典型霍奇金淋巴瘤（classical Hodgkin lymphoma， CHL），占HL的95%左右
结节硬化型经典霍奇金淋巴瘤（nodular sclerosis CHL， NSCHL）
混合细胞型经典霍奇金淋巴瘤（mixed cellularity CHL，MCCHL）
淋巴细胞消减型经典霍奇金淋巴瘤（lymphocyte-depleted CHL， LDCHL）
淋巴细胞为主型经典霍奇金淋巴瘤（lymphocytic-rich CHL，LRCHL）

目前采用的2016年WHO的淋巴造血系统肿瘤分类中，霍奇金淋巴瘤分为结节性淋巴细胞为主型HL和经典HL两大类，特点是在炎症细胞背景下有散在肿瘤细胞，即Reed-Sternberg（R-S）细胞及其变异型细胞，可伴毛细血管增生和不同程度的纤维化。在国内，经典HL中混合细胞型（MCCHL）最为常见，其次为结节硬化型（NSCHL）。几乎所有的HL细胞均来源于B细胞，仅少数来源于T细胞。

考点提示 霍奇金淋巴瘤组织学分型。

4. 临床分期　目前淋巴瘤的临床分期，仍采用1971年Ann Arbor会议制定的分期法，此种方法主要运用于HL。Ann Arbor分期系统经过Cotswolds修订（1989）后将HL分为Ⅰ～Ⅳ期。其中Ⅰ～Ⅳ期按淋巴结病变范围区分，脾和韦氏环淋巴组织分别记为一个淋巴结区域。结外病变定为Ⅳ期，包括骨髓、肺、骨或肝脏受侵犯。此分期方案NHL也参照使用（表12-3）。

表12-3　淋巴瘤的分期（Cotswolds会议，1989）

分期	侵犯范围
Ⅰ期	病变侵犯一个淋巴结区（Ⅰ）或一个淋巴组织（如脾、胸腺、咽淋巴环或一个淋巴结外部位ⅠE）
Ⅱ期	病变侵犯横膈同侧的2个或更多的淋巴结区（Ⅱ）。纵隔是一个部位；肺门淋巴结双侧受侵是2个部位，侵犯的解剖部位数目应标明（如Ⅱ3）
Ⅲ期	病变侵犯横膈两侧的淋巴结区，Ⅲ1：伴有或不伴有脾门、腹腔或门脉区淋巴结受侵；Ⅲ2：伴有主动脉旁、髂窝、肠系膜淋巴结受侵
Ⅳ期	侵犯淋巴结（脾）以外的器官 A：无B症状 B：发热、盗汗、体重减轻（6个月内下降10%以上） X：巨大瘤块，纵隔肿物最大横径 > 胸廓内径1/3，淋巴结肿块最大直径 >10cm CS：临床分期　PS：病理分型 E：局限性孤立的结外病变，不包括肝和骨髓只有一个部位的病变（ⅠE），侵犯邻近的淋巴结（ⅡE或ⅢE）

注：累及的部位可采用下列记录符号：E，结外；X，直径10cm以上的巨块；M，骨髓；S，脾；H，肝；O，骨骼；D，皮肤；P，胸膜；L，肺。

二、实验室和其他检查

1. 血象　多数患者早期无贫血，少部分有轻度到中度贫血，一般为正细胞正色素性。

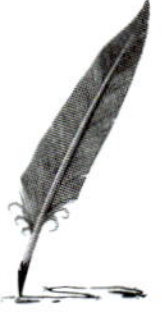

白细胞正常或轻度增高，伴中性粒细胞、单核细胞增高，晚期淋巴细胞减少，尤其是病变浸润骨髓后或脾亢时，可发生全血细胞减少；嗜酸性粒细胞可增多，多见于有皮肤特异性损害的患者。血小板正常或增高，晚期可减少。

2. 骨髓象 骨髓未浸润时可正常，有时可见嗜酸性粒细胞、单核细胞及浆细胞增多。部分患者骨髓涂片可找到R–S细胞（图12–1），骨髓穿刺涂片R–S阳性率仅3%，找到R–S细胞为骨髓浸润的依据，有助于诊断。骨髓浸润多见于淋巴细胞消减型，其次为混合细胞型，其他型少见。

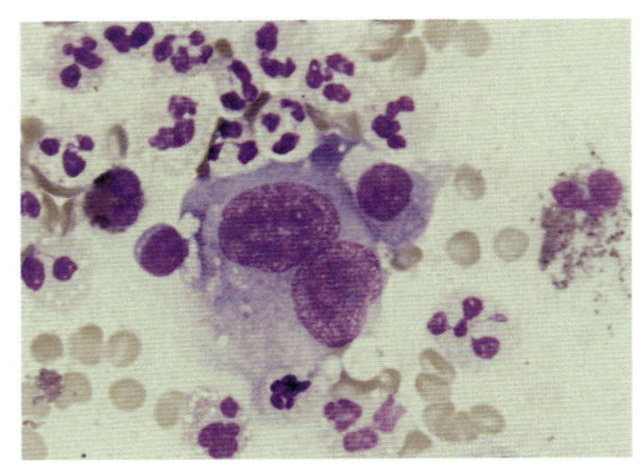

图12–1 霍奇金淋巴瘤骨髓象

3. 组织病理学 淋巴结活检应选取完整、较大、质韧的淋巴结，取材困难时可行细针穿刺涂片检查。淋巴结活检或穿刺取材制片后，经HE或瑞特染色，于显微镜下观察细胞形态，其形态学表现为可见少量单核、双核或多核的巨大瘤细胞及其周围的大量非肿瘤性的小淋巴细胞、浆细胞、组织细胞等反应性细胞。骨髓活检发现R–S细胞阳性率可达9%~22%。检查发现R–S细胞及变异型细胞是诊断HL的主要依据。

典型的R–S细胞为巨大的双核细胞，胞体大，直径30~50μm，最大可达100μm，细胞呈圆形、椭圆形、肾形或不规则形。胞核较大，直径15~18μm，呈圆形，分叶状或扭曲状，多为2个，呈对称性双核者，称为“镜影核”，核膜清晰，核仁1至多个，嗜酸性，大而明显（可达5~10μm），染色质呈颗粒状或网状，胞质较为丰富，染蓝色或淡紫红色，有不规则的胞质突起，无或有少数嗜天青颗粒。R–S细胞的变异型主要有：①霍奇金细胞Hodgkin（H），为单个核的巨大瘤细胞，形态似典型的R–S细胞。②LP细胞（lymphocyte predominant cell，LP cell），LP细胞又称“爆米花”细胞，该瘤细胞体积巨大，胞质少，淡染；胞核较大，呈多分叶状，可有多个小而明显的核仁，位于核外周。③陷窝细胞（lacunar cell），瘤细胞体积大，染色质疏松，有1个或多个较小的嗜碱性核仁，更多的分叶核，分叶较小，核仁小。经甲醛固定后，该细胞因胞质浓缩收缩至核膜附近，与周围细胞形成透明的空隙，似处在一个陷窝中，故称为“陷窝细胞”。

考点提示 R–S细胞及变异细胞形态特征。

结节性淋巴细胞为主型霍奇金淋巴瘤（NLPHL）以单克隆B细胞呈结节性或结节性和弥漫性增生为特征，95%以上为结节性，镜下以单一小淋巴细胞增生为主，其内散在大瘤细胞（呈爆米花样）。

经典型霍奇金淋巴瘤（CHL）起源于B细胞，瘤细胞包括单个核的H细胞和多核的R–S细胞。

CHL的几种亚型有各自的病理组织学特点。NSCHL特征是至少有一个结节被胶原所围绕以及“陷窝细胞”；MCCHL特点是以在弥漫性或模糊的结节状混杂的炎性背景下见经典的R–S细胞散在分布；LRCHL是以H细胞和R–S细胞散在分布，具有由小淋巴细胞构成的结节性或较之少见的弥漫性的细胞背景，缺乏中性粒细胞和嗜酸性粒细胞为特点；LDCHL是以富有H细胞和R–S细胞，少见非肿瘤性的淋巴细胞为特征。

知识链接

少数情况下，当总的结构变化和细胞成分符合本病，虽找不到经典的R–S细胞也可诊断为CHL。有些淋巴结反应性增生性病变或其他肿瘤，如传染性单核细胞增多症、某些NHL以及某些转移性肿瘤中也可见到R–S样细胞，但它们缺乏HL的多样性组织结构和细胞成分，缺乏经典的R–S细胞，应注意与本病鉴别。

4. 免疫学检查 免疫标记分析有助于HL亚型的鉴别。如结节性淋巴细胞为主型霍奇金淋巴瘤（NLPHL）的免疫表型呈：$CD15^-$、$CD30^-$、$CD20^+$、$CD45^+$、$CD79a^+$、L/H 细胞OCT2和BoB.1共表达。而经典型HL的特殊免疫表型为：$CD15^+$、$CD30^+$、$CD45^-$，T和B细胞相关抗原通常呈阴性。OCT2和BoB.1仅有一种表达或均不表达。免疫表型分析有利于区分NLPHL和CHL（表12–4）。

表12–4 霍奇金淋巴瘤细胞的免疫表型分析

细胞表型	CD30	CD15	CD45	CD20	CD79a	CD75	J 链	SIg	PAX5	OCT2	BOB.I
NLPHL	–	–	+	+	+	+/–	+/–	+/–	+	+	+
CHL	+	+/–	–	–/+	+	–	–	–	+	–/+	–

5. 细胞遗传学检查 多数HL有常见染色体的异倍体和多倍体，此与R–S细胞的多核特性相一致，但未发现特异性染色体异常。此外，LP细胞和$CD30^+$的R–S细胞多数存在克隆性Ig基因重排，提示R–S细胞主要来源于B细胞。多数CHL还存在癌基因和抑癌基因表达异常。极少数CHL患者可检测到克隆性T细胞受体基因重排。NF–kB功能上调是R–S细胞的常见表现。

6. 其他检查 疾病活动期血沉增快、血清铁蛋白升高，缓解期正常，可作为病情活动、早期复发和预后不良指标。血清碱性磷酸酶和血清钙升高，提示骨骼浸润或破坏；结核菌素试验，淋巴细胞转化或玫瑰花瓣形成试验均可阴性，提示患者免疫功能低下，病情进展或复发；少数患者可并发Coombs试验阳性或阴性溶血性贫血。部分患者EBV抗体阳性。可有血清β_2–微球蛋白、结合珠蛋白及血清铜浓度增高，晚期有低丙种球蛋白血症和C3增高。

三、诊断

对有淋巴瘤临床征象的疑似病例，尤其是无明显感染因素的进行性、无痛性浅表淋巴结肿大者，应尽早进行相应检查，包括淋巴结病理印片、切片、针吸活检，骨髓穿刺涂片、骨髓活检、免疫学、影像学、血象等其他检查。疑皮肤淋巴瘤时可做皮肤活检及印片。伴有血细胞数量异常、血清碱性磷酸酶增高或有骨骼病变时，可做骨髓活检和涂片寻找R–S

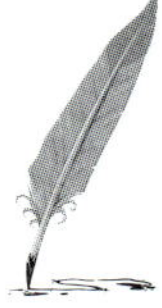

细胞，了解骨髓受累的情况。

本病的确诊主要根据病理组织学特点，结合免疫学分析、细胞遗传学和分子生物学技术，按WHO（2016）的淋巴组织肿瘤分型标准作出淋巴瘤的诊断和分类分型诊断。并根据淋巴瘤的侵犯范围等进行临床分期。

四、鉴别诊断

值得注意的是：R–S细胞并非HL所特有，某些疾病如传染性单核细胞增多症、EB病毒感染等亦可能出现R–S细胞；其他淋巴结肿大疾病，如炎性淋巴结炎、恶性肿瘤转移等亦有淋巴结肿大，应结合临床特点和实验室检查结果进行全面分析做出诊断和鉴别诊断。

1. 与其他淋巴结肿大疾病鉴别 局部淋巴结肿大需排除淋巴结炎和恶性肿瘤转移。

2. 以发热为主要表现的淋巴瘤 与结缔组织病、败血症、结核病、坏死性淋巴结炎和噬血细胞性淋巴组织细胞增多症等鉴别。

3. 结外淋巴瘤 与相应器官的其他恶性肿瘤相鉴别。

4. R–S细胞 R–S细胞对HL的病理组织学诊断有重要价值，但近年报道R–S细胞可见于传染性单核细胞增多症、结缔组织病及其他恶性肿瘤。因此在缺乏HL的其他组织学改变时，单独见到R–S细胞不能确诊HL。

扫码“学一学”

第二节　非霍奇金淋巴瘤

一、概述

非霍奇金淋巴瘤（non–Hodgkin lymphoma，NHL）是淋巴瘤的另一种类型，是一组具有高度异质性的疾病，其异质性体现在临床表现、瘤细胞形态、免疫学表型、细胞遗传学、细胞增殖速度、临床表现、治疗反应和预后等多个方面。

案例讨论

【案例】

患者男，63岁，发热，盗汗和体重减轻三周。查体发现双侧颈部及腋窝淋巴结肿大，脾脏肿大，肝脏未肿大。CT扫描进一步查明纵隔和腹膜后淋巴结肿大。

【讨论】

1. 根据以上资料，该患者初步诊断是什么？
2. 如需确诊，还需要哪些资料和实验室检查？

1. 病因与发病机制 NHL的病因与发病机制仍不清楚，有研究表明，人类T细胞白血病/淋巴瘤病毒（HTLV–Ⅰ）是成人T细胞白血病/淋巴瘤的病因；逆转录病毒HTLV–Ⅱ与T细胞皮肤淋巴瘤（蕈样肉芽肿）的发病有关。此外，有毒物质、使用免疫抑制剂、射线和HIV感染可能是部分原因。

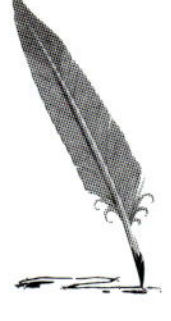

2. 临床特征　NHL是一组具有不同组织学特点和起病部位的淋巴瘤，早期易发生远处扩散。NHL可见于任何年龄，以老年人多见。临床特征主要有：①其原发病灶可在淋巴结，也可在结外的淋巴组织，结外淋巴组织原发病变较HL多见，还可以多中心起源；②以进行性、无痛性颈部或锁骨上淋巴结肿大为首发表现较HL少见，也可以发热为首发表现，特点为侵犯较广、扩散部位无规律，结外病变多见，一般以各系统症状发病，常见部位为扁桃体、鼻咽部、胃肠道、脾、骨髓等；③临床表现具有多样性，依疾病类型、分期及病变的部位而定，如累及胃肠道可有腹痛、腹泻、腹部肿块等临床表现，如累及口、鼻咽部，可出现吞咽困难、鼻塞、鼻衄等，全身症状见于部分恶性程度高的患者和晚期患者，全身皮肤瘙痒者少见；④瘤组织成分单一，以一种细胞类型为主，为NHL分型基础。

3. 分型　NHL分类甚为复杂，国际上先后提出多个分类方案。病理分类以1982年美国国立癌症研究所制定的“国际工作分型”（IWF）为基础，再加以免疫分型。我国采用的是1985年成都会议上拟定的NHL工作分类（表12-5）。WHO在世界范围内组织病理学家，在1994年提出的“修订的欧美淋巴系肿瘤分类方案”（REAL分类法）的基础上进行修订，并在2001年、2008年和2016公布了造血系统肿瘤的世界卫生组织分类法（WHO法），该分类法也是目前较为公认的分类方法（表12-6）。

NHL以成熟B细胞肿瘤占绝大多数，T和NK细胞肿瘤仅占约12%。淋巴瘤和淋巴细胞白血病常同时存在，WHO的分类方案将淋巴细胞白血病纳入淋巴瘤分类，例如淋巴母细胞性淋巴瘤与急性淋巴细胞性白血病、小淋巴细胞性淋巴瘤与慢性淋巴细胞性白血病均是同一肿瘤的不同临床表现，但在诊断时仍需区别。

表12-5　我国NHL工作分类方案（成都，1985）

低度恶性	中度恶性	高度恶性
1. 小淋巴细胞性		
2. 淋巴浆细胞性		
3. 裂细胞性（滤泡型）	4. 裂细胞性（弥漫型）	
5. 裂－无裂细胞性（滤泡型）	6. 裂－无裂细胞性（弥漫型）	
	7. 无裂细胞性（滤泡型）	
		8. 无裂细胞性（弥漫型）
		9.Burkitt 淋巴瘤
		10. 免疫母细胞性
11. 髓外浆细胞瘤（分化好）	12. 髓外浆细胞瘤（分化差）	
13. 蕈样肉芽肿 –Sezary 综合征		14. 透明细胞性
		15. 多形细胞性
		16. 淋巴母细胞性
		17. 组织细胞性
		18. 不能分类

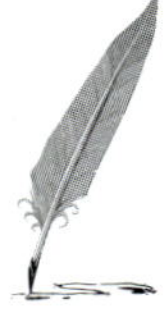

表12-6　淋巴组织肿瘤WHO（2016）分型（常见部分）

前驱淋巴性肿瘤	成熟B细胞来源淋巴瘤	成熟T和NK细胞淋巴瘤
母细胞性浆细胞样树突状细胞肿瘤	慢性淋巴细胞白血病 / 小淋巴细胞淋巴瘤	T幼淋巴细胞白血病
谱系未定的急性白血病	单克隆性B淋巴细胞增多症※	T大颗粒淋巴细胞白血病
急性未分化白血病	B细胞幼淋巴细胞白血病	慢性NK细胞淋巴增殖性疾病
混合表型急性白血病，有 / 无重现性遗传学异常	脾边缘带淋巴瘤	侵袭性NK细胞白血病
前驱淋巴性肿瘤	毛细胞白血病	儿童系统性EBV+T细胞淋巴瘤※
B淋巴母细胞白血病 / 淋巴瘤，非特殊类型	脾B细胞淋巴瘤 / 白血病，不能分类	种痘样水疱病样淋巴组织增生性疾病※
B淋巴母细胞白血病 / 淋巴瘤伴重现性细胞遗传学异常	脾脏弥漫性红髓小B细胞淋巴瘤	成人T细胞淋巴瘤 / 白血病
T淋巴母细胞白血病 / 淋巴瘤	毛细胞白血病变异型	结外NK-/T细胞淋巴瘤，鼻型
	淋巴浆细胞淋巴瘤	肠病相关T细胞淋巴瘤
	WaldenstR-Sm巨球蛋白血症	单形性向表皮肠道T细胞淋巴瘤※
	单克隆免疫球蛋白沉积病※	胃肠道惰性T细胞淋巴组织增生性疾病※
	黏膜相关淋巴组织结外边缘区淋巴（MALT淋巴瘤）	肝脾T细胞淋巴瘤
	淋巴结边缘区淋巴瘤	皮下脂膜炎样T细胞淋巴瘤
	小儿淋巴结边缘区淋巴瘤	蕈样肉芽肿
	滤泡淋巴瘤	Sezary综合征
	原位滤泡瘤※	原发性皮肤CD30$^+$T细胞淋巴组织增生性疾病
	十二指肠球部滤泡淋巴瘤※	淋巴瘤样丘疹病
	小儿滤泡淋巴瘤※	原发性皮肤间变性大细胞淋巴瘤
	伴*IRF4*重排大B细胞淋巴瘤※	原发性皮肤γδT细胞淋巴瘤
	原发性皮肤滤泡中心淋巴瘤	原发性皮肤侵袭性亲表皮CD8$^+$性T细胞淋巴瘤※
	套细胞淋巴瘤	原发性皮肤肢端CD8$^+$T细胞淋巴瘤※
	原位套细胞瘤※	原发性皮肤CD4$^+$小 / 中型T细胞淋巴组织增生性疾病※
	弥漫性大B细胞淋巴瘤（DLBCL），NOS	外周T细胞淋巴瘤，NOS
	生发中心B细胞型※	血管免疫母细胞性T细胞淋巴瘤
	活化B细胞型※	滤泡T细胞淋巴瘤※

续表

前驱淋巴性肿瘤	成熟B细胞来源淋巴瘤	成熟T和NK细胞淋巴瘤
	富于T细胞/组织细胞的大B细胞淋巴瘤	结内外周T细胞淋巴瘤，呈TFH表型※
	原发性中枢神经系统（CNS）DLBCL	间变性大细胞淋巴瘤，ALK$^+$
	原发性皮肤DLBCL，腿型	间变性大细胞淋巴瘤，ALIT−※
	EBV$^+$ DLBCL，NOS※	乳房植入物相关的间变性大细胞巴瘤※
	EBV$^+$ 黏膜皮肤溃疡※	
	DLBCL相关慢性炎症	
	淋巴瘤样肉芽肿病	
	原发性纵隔（胸腺）大B细胞淋巴瘤	
	血管内大B细胞淋巴瘤	
	ALK$^+$ 大B细胞淋巴瘤	
	浆母细胞性淋巴瘤	
	原发性渗出性淋巴瘤	
	HHV8$^+$DLBCL，NOS※	
	Burkitt淋巴瘤	
	伴11q异常的Burkitt样淋巴瘤※	
	伴*MYC*、*BCL2*和（或）*BCL6*重排的高级别B细胞淋巴瘤※	
	高级别B细胞淋巴瘤，NOS※	
	介于DLBCL和经典霍奇金淋巴瘤之间的不能分类的B细胞淋巴瘤	

※表示与2008年WHO分类的不同之处；NOS指“非特指型”。

知识链接

Burkitt淋巴瘤/白血病（Burkitt lymphoma/leukemia，BL）由形态一致的小无裂细胞组成。细胞大小介于大淋巴细胞和小淋巴细胞，胞质有空泡，核仁圆，侵犯血液和骨髓时即为ALL L_3型。CD20$^+$、CD22$^+$、CD5$^-$、t（8；14）与*MYC*基因重排有诊断意义，增生极快，是严重的侵袭性NHL。在流行区儿童多见，累及颌骨是其特点；在非流行区，病变主要累及回肠末端和腹部脏器。2016年版WHO Burkitt淋巴瘤新增加“伴11q异常的Burkitt样淋巴瘤”这一变型，Burkitt淋巴瘤几乎所有的病例均有*MYC*基因重排，而这一变型无*MYC*重排并且有11q异常，过度表达PAFAH1B2。该变型主要发生于儿童及年轻成年人，主要表现为结内病变，形态学及免疫表型与经典Burkitt淋巴瘤类似。

4. 临床分期 NHL临床分期参照HL的分期方法。

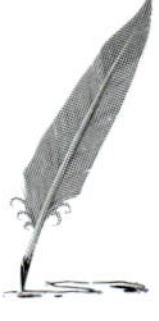

二、实验室和其他检查

1. 血象 血象未受累时，白细胞可无明显异常，可见嗜酸性粒细胞增多。血象受累时，白细胞可明显增加，可见形态各异的淋巴瘤细胞，多者可类似白血病。退化细胞较易见。骨髓浸润或脾亢时，可发生全血细胞减少。

2. 骨髓象 增生活跃或明显活跃，淋巴瘤侵犯骨髓者较多见。淋巴瘤细胞比例低或未浸润骨髓时，骨髓象可无明显异常。瘤细胞侵犯骨髓时，绝大多数患者淋巴瘤细胞明显增多，可表现为白血病样骨髓象和相应血象，细胞形态类似于正常的成熟小淋巴细胞、幼稚淋巴细胞、恶性组织细胞等，很难与淋巴细胞白血病区分，此时的细胞称为淋巴瘤白血病细胞。骨髓浸润或伴脾亢时，三系细胞常减少。

3. 组织病理学检查 病理组织活检，尤其是淋巴结活检，是诊断NHL及分型的关键性依据。组织病理学特点为淋巴结正常结构消失，被肿瘤组织所取代，瘤细胞生长方式呈异型性，淋巴结包膜被侵犯，一般无R–S细胞。据瘤细胞的生长方式和形态特点等可进行组织学分型。瘤细胞分为以下四种类型。①淋巴细胞型：肿瘤性淋巴细胞分化良好，与成熟的小淋巴细胞相似，胞体小，多呈圆形或卵圆形。胞质量少，胞核圆，有凹陷、切迹、不规则。核染色质呈粗颗粒状，分布不均，多无核仁；分化不良者，瘤细胞似原淋及幼淋细胞，胞体较大，呈圆形或椭圆形，常有凹陷、切迹、分叶、折叠、结节及花瓣状等畸形，核仁1~2个，核染色质常凝集，呈粗颗粒状，分布较均匀，胞质染深蓝色或浅蓝色，胞质量增多。②组织细胞型：即所谓的“网状细胞肉瘤”，以肿瘤性组织细胞为主，其特征是胞体大小不等，直径15~25μm，呈多形性如圆形、椭圆形、锤形及不规则形等，核型多样化，胞核有凹陷、切迹、扭曲、折叠、多叶或双核等。核染色质疏松呈网状分布均匀或不均，核仁1至多个，亦可隐约不显，核分裂象易见，胞质较丰富，呈浅蓝或灰蓝色，常不均匀，可有小空泡或紫红色颗粒。③混合细胞型：兼有淋巴细胞型及组织细胞型特征。④未分化型：瘤细胞形态较为特殊。常见NHL亚型的组织学见表12–7。

4. 免疫学检查 常见NHL亚型的免疫学特点见表12–7。

5. 细胞遗传学检查 部分淋巴瘤患者有染色体的改变，如染色体的畸变、易位及染色体易位导致特定的融合基因产生等。克隆性的*IgH*基因重排提示B细胞单克隆性增生，*TCR*基因重排提示T细胞单克隆性增生。常见NHL亚型的细胞遗传学特点见表12–7。

表12–7 常见NHL亚型组织学、免疫学和细胞遗传学特点

NHL 常见亚型	组织学特点	免疫学特点	细胞与分子遗传学特点
1. 慢性淋巴细胞白血病 / 小淋巴细胞淋巴瘤（SLL/CLL）	淋巴结和骨髓中形态均一的小圆淋巴细胞，可见幼淋细胞形成的假滤泡	$CD19^+$/$CD5^+$ 双阳性、$CD23^+$、$CD20^+$（dim）、$CD22^+$（dim）、sIg^+（dim）、$CD10^-$、$FMC7^-$、cyclin Dl^-	+12，13q–
2. 淋巴浆细胞淋巴瘤（LPL）	淋巴结、骨髓和脾脏中有小淋巴细胞、浆细胞和淋–浆细胞；无边缘带或单核样淋巴细胞，无假滤泡形成	$CD19^+$、$CD20^+$、$CD22^+$、$CD79a^+$、$CD5^-$、$CD23^-$、$CD10^-$、$CD103^-$、胞质IgM或IgG阳性	t（9；14），*PAX–5* 基因重排

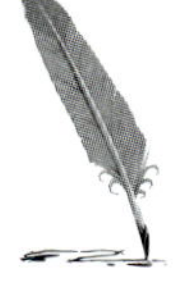

续表

NHL 常见亚型	组织学特点	免疫学特点	细胞与分子遗传学特点
3. 脾脏边缘区淋巴瘤（SMZL）	小B淋巴细胞包绕或取代脾脏白髓生发中心，越过外套区与边缘区大细胞融合，红髓细胞浸润；外周血可见有绒毛的淋巴细胞	CCD20⁺、CD79a⁺、CD11C⁺、IgM⁺、CD23⁻、CD5⁻、CD10⁻、CD43⁻、CD103⁻、cyclin Dl⁻	*IgH* 基因重排
4. 黏膜相关淋巴组织淋巴瘤（MALT Toma）	异形性小 B 淋巴细胞，包括边缘区细胞、单核样细胞、小淋巴细胞和散在的免疫母细胞。瘤细胞包绕反应性滤泡，可呈星空状；瘤细胞侵犯上皮组织形成淋巴上皮样病变	CD20⁺、CD79⁺、CD5⁻、CD10⁻、CD23⁻、CD43⁺/⁻、CD11c⁺/⁻	t（11；18）
5. 滤泡型淋巴瘤（FL）	有滤泡；外套区消失；细胞形态包括小至中等大小的生发中心细胞和大的无核裂中心母细胞	CD10⁺，CD19⁺，CD20⁺，CD79a⁺，CD5⁻，CD23⁻，bcl−2⁺	t（14；18）；*BCL−2* 重排
6. 套细胞淋巴瘤（MCL）	正常结构破坏；瘤细胞为小或中等大的淋巴样细胞，形态一致，核不规则，类似有核裂滤泡中心细胞，但无中心母细胞	CD19⁺/CD5⁺ 双阳性、CD23⁻或 dim、CD20⁺、CD43⁺、CD10⁻、SmIgM⁺、bcl−2⁺、cyclinD1⁺、FMC7⁺	t（11；14）
7. 弥漫大 B 细胞淋巴瘤（DLBCL）	大 B 淋巴细胞弥漫性浸润，胞核约正常淋巴细胞 2 倍，形态变异较大，可分为：中心母细胞型、免疫母细胞型、富含 T 细胞（组织细胞）型、间变细胞型（与 T− 间变大细胞淋巴瘤无关）	SmIg⁺、CD19⁺、CD20⁺、CD22⁺、CD79⁺、CD5⁻/⁺、CD3⁻、bcl−2⁺/⁻、Ki−67⁺、cyclin D1⁻	20%～30% 有 t（14；18）
8. 纵隔（胸腺）大 B 细胞淋巴瘤	胸腺 B 细胞来源，类似 DLBL 组织学特点	Smlg⁻/⁺、CD19⁺、CD20⁺、CD45⁺、CD5⁻、CD10⁻	*IgH* 重排，9q⁺
9. 血管内大 B 细胞淋巴瘤	为结外 DLBCL 的少见类型，瘤细胞仅分布于小血管内	CD19⁺、CD20⁺、CD22⁺、CD79⁺、F Ⅷ ⁺/⁻	
10. 原发性渗出型淋巴瘤（PEL）	离心后的样本可见免疫母细胞或原浆细胞及退化细胞，呈多形性。多与 HIV 感染相关	CD45⁺、CD38⁺、CD138⁺、CD19⁻、CD20⁻、CD79⁻、SmIg⁻	*IgH*基因重排；可查知 *HHV−8/KSHV* 基因组
11.Burkitt 淋巴瘤（BL）	形态一致的，中等大小的 B 淋巴细胞，胞质嗜碱性，有空泡，易见分裂象	SmIgM⁺、CD10⁺、CD19⁺、CD20⁺、Ki−67⁺、CD5⁻、CD23⁻、TdT⁻、bcl−2⁻、bcl−6⁺	t（8；14）；t（2；8）
12. 成人 T 细胞淋巴瘤（ATLL）	瘤细胞为多形性淋巴样细胞，核染色质浓聚，核仁清晰	CD2⁺、CD3⁺、CD4⁺、CD25⁺、CD8⁻、GmB⁻	*TCR*基因重排，*HTLV-1* 基因阳性
13. 结外 NK/T 细胞淋巴瘤，鼻型	鼻黏膜明显溃疡和坏死，瘤细胞大小不等，浸润呈血管中心性，可见凝固性坏死和凋亡	CD2⁺、CD56⁺、CD43⁺、CD45RO⁺、CD95⁺、CD3⁻、CD4⁻、GmB⁺、EBV⁺	未发现特殊染色体易位
14. 蕈样肉芽肿和 Sezary 综合征	表皮和皮肤浸润；小或中等大小的 T 淋巴细胞，胞核分叶呈脑回状	CD2⁺、CD3⁺、CD5⁺、CD4⁺、CD7⁻、CD8⁻	*TCR* 基因重排

续表

NHL常见亚型	组织学特点	免疫学特点	细胞与分子遗传学特点
15. 血管免疫母细胞性T细胞淋巴瘤（AILT）	淋巴结结构部分消失，滤泡退化。小至中等大小淋巴细胞弥漫性浸润副皮质区，混有嗜酸性粒细胞、浆细胞、树突细胞等。大量内皮静脉增生	$CD3^+$、$CD4^+$、$CD8^+$、$CD21^+$	+3 或 +5 或 +X；*TCR* 基因重排
16. 间变大细胞淋巴瘤（ALCL）	瘤细胞体积大，有大量胞质，胞核形态多样，典型者呈马靴状	$CD30^+$、ALK^+、$CD2^+$、$CD3^{-/+}$、$CD5^-$ 和 CD45RO 可为阳性	t（2；5）；*NPM-ALK* 融合基因、*TCR* 基因重排
17.NK母细胞淋巴瘤	瘤细胞中等大小，形态均一，类似淋巴母细胞	$CD56^+$、$CD4^+$、$CD43^+$、$CD3^-$、$CD68^-$、MPO^-	*TCR* 基因重排

注：dim：流式细胞术术语中与bright相对，表示细胞表面的某种抗原分子数表达较少而产生的荧光强度较低。

bcl-2：一种蛋白质，bcl-2原癌基因的产物，是细胞存活促进因子，能抑制细胞凋亡。

bcl-6：一种锌指蛋白质，属转录抑制因子，阻止细胞分化、凋亡，促进细胞发育、增殖。

Ki-67：一种与细胞周期相关的蛋白质。

TdT：末端脱氧核糖核酸转移酶（terminal deoxynucleotidyl transferase）。

GzmB：颗粒酶B，一种中性丝氨酸蛋白酶，存在于特异性的细胞毒性T细胞和自然杀伤细胞中。

考点提示 常见NHL亚型的组织学、免疫学和细胞遗传学特点。

6. 其他检查 酸性磷酸酶染色有助于T细胞淋巴瘤的诊断；疾病活动期有血沉增速，血清LDH升高提示预后不良。如血清碱性磷酸酶活力或血钙增加，提示累及骨骼。B细胞NHL可并发抗球蛋白试验阳性或阴性的溶血性贫血。

三、诊断

诊断的基本方法同HL。诊断的依据包括以下方面。

1. 临床表现 以无痛性淋巴结肿大为主，结外病变时，可表现为局部肿块、压迫、浸润或出血等症状。部分患者有发热、体重减轻、盗汗等全身症状。

2. 实验室检查 骨髓受累时，可发生血细胞减少，某些类型易侵犯中枢神经系统，有脑脊液异常。血清乳酸脱氢酶水平升高可作为预后不良的指标。

3. 组织病理学检查 系确诊本病的依据。其特点为淋巴结正常结构消失，被肿瘤组织取代；恶性增生的淋巴细胞形态呈异形性，无R-S细胞；淋巴结包膜被侵犯。

4. 免疫表型、染色体异常及基因重排等检查 可判断淋巴细胞增生的单克隆性，协助确诊NHL。WHO分类将两者合在一起归为淋巴瘤（淋巴细胞）白血病。

四、鉴别诊断

鉴别诊断可参考霍奇金淋巴瘤的鉴别诊断。

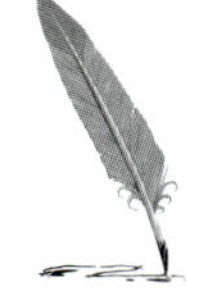

本章小结

本章对淋巴瘤的概念、组织学检查和诊断做了重点论述。淋巴瘤分为HL和NHL两大类。WHO将HL分为NLPHL及CHL，CHL又分为混合细胞型（MCCHL）、结节硬化型（NSCHL）、淋巴细胞为主型（LRCHL）和淋巴细胞削减型（LDCHL）四种亚型，HL各亚型有明确的免疫表型及组织学特点。诊断HL的主要依据是组织病理学检查发现R-S细胞及变异细胞。NHL分型复杂，目前较公认的是WHO 2016年发布的分类方案。

扫码“练一练”

习　题

一、选择题

［A1/A2型题］

1. 确诊淋巴瘤的主要检查方法是
A. 血常规检查　　B. 淋巴结活检
C. 骨髓检查　　D. 免疫学检查
E. 淋巴造影

2. 典型霍奇金淋巴瘤患者淋巴结穿刺涂片可找到下列何种细胞
A. 幼稚淋巴细胞　　B. R-S细胞
C. 组织细胞　　D. 纤维细胞
E. 白血病细胞

3. 霍奇金淋巴瘤骨髓晚期病变浸润骨髓后外周血常规为
A. 血红蛋白减少，其他正常　　B. 全血细胞减少
C. 白细胞减少，其他正常　　D. 血小板轻度减少，其他正常
E. 中性粒细胞、淋巴细胞减少

4. 典型霍奇金淋巴瘤的R-S细胞，下列描述不正确的是
A. CD45多阳性　　B. CD15多阴性
C. CD30多阳性　　D. CD68多阳性
E. CD75多阳性

5. 关于霍奇金病淋巴瘤的鉴别下列哪项最重要
A. 发病年龄　　B. 淋巴结首发部位
C. 并发白血病　　D. R-S细胞
E. 是否为淋巴细胞恶性增生所致

6. 原发淋巴结病变浸润淋巴结以外的器官组织（如胃肠道）见于
A. 恶性肿瘤转移　　B. 霍奇金淋巴瘤
C. 非霍奇金淋巴瘤　　D. 淋巴结炎
E. 以上都不正确

7. 下列哪种疾病的确诊主要依靠淋巴结病理活检
A. 恶性组织细胞病　　B. 淋巴瘤

C. 脂质代谢障碍性疾病　　D. 毛细胞白血病

E. 骨髓纤维化

8. 淋巴瘤是发生在人体以下哪个部位的恶性疾病

A. 全身组织　　B. 骨髓

C. 造血器官　　D. 淋巴结和淋巴组织

E. 淋巴细胞系统

9. 女性，55岁，消瘦半年，高热10天。体检：颈部淋巴结明显肿大，肝肿、脾大，CT还显示腹腔淋巴结肿大，肺等部位无明显异常，患者无骨痛。骨髓中未见明显异常细胞，首先考虑可能是下列哪一种疾病

A. 结核病　　B. 转移性癌

C. 甲状腺癌　　D. 淋巴瘤

E. 恶性组织细胞病

10. 霍奇金淋巴瘤的组织学分型不包括

A. 结节硬化型　　B. 混合细胞型

C. 原始淋巴细胞型　　D. 淋巴细胞为主型

E. 淋巴细胞消减型

11. 骨髓涂片中的哪项特点对诊断霍奇金淋巴瘤最有价值

A. 嗜酸性粒细胞增多　　B. 淋巴细胞增多

C. 非造血细胞增多　　D. 可见R–S细胞

E. 纤维细胞增多

12. 霍奇金病与非霍奇金淋巴瘤的鉴别下列哪项最重要

A. 发病年龄　　B. 淋巴结首发部位

C. 并发白血病　　D. R–S细胞

E. 是否为淋巴细胞恶性增生所致

13. 目前研究发现多种淋巴瘤发病与病毒感染有关，除了下列哪一项

A. Burkitt淋巴瘤　　B. 结外T/NK细胞淋巴瘤

C. 成人T细胞淋巴瘤/白血病　　D. 胃黏膜相关性淋巴瘤

E. 外套细胞淋巴瘤

二、简答题

1. 试述霍奇金氏淋巴瘤的组织分型。

2. 试述R–S细胞及变异细胞形态特征。

（王富伟　魏爱婷）

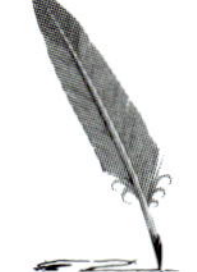

第十三章

骨髓增殖性肿瘤检验

学习目标

1. **掌握** 慢性髓细胞白血病的实验室检查特点、核型改变和融合基因的意义；真性红细胞增多症、原发性血小板增多症及原发性骨髓纤维化症的概念及实验室检查特点。

2. **熟悉** 慢性淋巴细胞白血病的临床特点；真性红细胞增多症、原发性血小板增多症及原发性骨髓纤维化症的实验室检查特点。

3. **了解** 真性红细胞增多症、原发性血小板增多症及原发性骨髓纤维化症的临床特点；慢性嗜酸性粒细胞白血病的概念及实验室检查特点。

4. 具有正确识别慢性髓细胞白血病、真性红细胞增多症、原发性血小板增多症及原发性骨髓纤维化症等疾病血象及骨髓象的能力。

5. 能根据患者状况正确选择检验项目分析患者血象及骨髓象特点。

案例讨论

【案例】

男性，46岁，腹胀2个月。查体：一般状态可，皮肤黏膜无出血及黄染，全身浅表淋巴结不大，胸骨压痛（+）、肝肋下未及，脾肋下8cm且压痛。实验室检查：WBC 163×10^9/L、N 12%，E 8%，B 6%，L 6%，M 3%，晚幼粒细胞45%，中幼粒细胞15%，早幼粒细胞4%，原粒细胞1%，RBC 3.2×10^{12}/L，Hb 92g/L，PLT 415×10^9/L。

【讨论】

1. 根据以上资料，该患者初步诊断是什么？
2. 如需确诊，还需要哪些资料和实验室检查？

骨髓增殖性肿瘤（myeloproliferative neoplasms，MPN）原称骨髓增殖性疾病（myeloproliferative disease，MPD），是指分化相对成熟的一系或多系骨髓细胞不断地异常增生所引起的一组疾病的统称。此组疾病以往包括慢性髓细胞白血病、真性红细胞增多症、原发性血小板增多症及原发性骨髓纤维化，临床有一种或多种血细胞质和量的异常，肝、脾或淋巴结肿大，出血倾向，血栓形成及髓外化生（extramedullary metaplasia）。

本组疾病发病、临床表现、病情转归有某些共同特征：①病变发生在造血干细胞；②各病以骨髓某系细胞恶性增生为主，同时均有不同程度累及其他系造血细胞的表现；③各病症之间可共同存在或相互转化，如真性红细胞增多症可转变为骨髓纤维化；④细胞增生还

可发生于肝、脾、淋巴结等髓外组织，即髓外化生。

2008年WHO将骨髓增殖性疾病修订为骨髓增生性肿瘤（MPN），强调了其肿瘤性特征，将其定义为是一组骨髓造血干细胞的慢性克隆性疾病，以分化相对成熟的髓系细胞单系或多系持续过度增殖为主要特征。临床一般起病缓慢，肝、脾大，尤以脾大多见，随着疾病进展，可转化为急性白血病或骨髓衰竭。在原先4类疾病的基础上将慢性中性粒细胞白血病、慢性嗜酸性粒细胞白血病、高嗜酸粒细胞综合征，肥大细胞病及不能分类的MPNs也归入骨髓增生性肿瘤（MPN）。

2016年WHO将MPN修订为包括以下疾病：慢性髓细胞白血病（*BCR-ABL1*阳性）、慢性中性粒细胞白血病、真性红细胞增多症、原发性血小板增多症、原发性骨髓纤维化（分为纤维化前期/早期、明显的纤维化期）、慢性嗜酸性粒细胞白血病（非特指型）以及骨髓增殖性肿瘤（未分类型）。

扫码“学一学”

第一节　慢性髓细胞白血病

一、概述

慢性髓细胞白血病（chronic myelogenous leukemia，CML）是一种起源于造血干细胞的骨髓增殖性肿瘤（为获得性造血干细胞恶性克隆性疾病），除主要累及粒系外，红系、巨核系亦可受累，表现为外周血白细胞数量显著增多，分类中有不同分化阶段的粒细胞，但以中、晚幼粒和杆状核粒细胞为主。CML在我国年发病率为（0.39~0.99）/10万。在各年龄组均可发病，国内中位发病年龄45~50岁，男性多于女性。起病多较缓慢，肝脾大是其最突出体征，胸骨压痛也较常见，随病程进展出现贫血并逐渐加重。该病自然病程分为慢性期（chronic phase，CP）、加速期（accelerated phase，AP）和急变期（blast phase，BP），中位生存期3~4年。

1. 病因与发病机制

本病病因尚未确定，较为公认的因素之一是电离辐射，暴露于辐射的人群有较高的CML发病率。其发病机制与*BCR-ABL1*融合基因的形成导致细胞增殖异常有关，目前CML靶向治疗的药物正是针对该异常基因发挥作用。

知识链接

Ph染色体是Nowell和Hungerford于1960年首次在美国费城（Philadelphia，Ph）发现的CML髓细胞中的特征性染色体。1973年Rowley证实Ph染色体系第9号与22号染色体长臂末端相互易位形成。Ph染色体不仅出现于粒细胞中，也出现于幼红细胞、幼稚单核细胞、巨核细胞及B细胞中，少部分急性淋巴细胞白血病患者中也可出现。

90%~95%的CML患者的血细胞中出现Ph染色体，Ph染色体多数为9号和22号染色体之间的平衡易位，即t（9；22）（q34；q11），为典型易位。分子生物学研究证明9号染色体q34的断裂使得细胞中原癌基因*C-ABL*转移到22号染色体q11上一个被称为断裂点丛集区（breakpoint cluster region，BCR）基因的位点（*BCR*基因断裂点在不同患者中可有所不同，

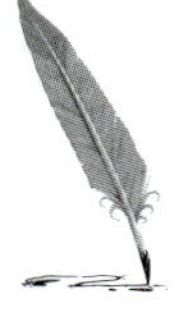

但在同一患者中所有细胞中却完全相同)，产生一种新的融合基因（*BCR-ABL*）。表达一种8.5kb的新的杂合mRNA，最终翻译成相对分子质量为210000Da的融合蛋白质（P210），具有较强的酪氨酸蛋白激酶活性，可通过多种信号传导途径活化癌基因和某些细胞因子，具有触发CML细胞增生失常致病的作用，最终导致细胞的恶性转化增殖。研究还提示*BCR-ABL*基因具有抗凋亡的功能，进一步造成粒细胞在体内的积聚。

扫码“看一看”

Ph染色体不仅出现于粒系细胞，还可见于其他髓系细胞，甚至是淋巴细胞，提示CML是起源于造血干细胞的克隆性疾病。

考点提示　Ph染色体及*BCR-ABL*融合基因。

2. 临床特征　CML在各年龄组均可发病，以中年多见，男性多于女性。大多数患者在诊断时处于慢性期，一般持续1~4年，自觉症状不明显，患者可因健康检查或其他疾病就医时才发现血象异常或脾大被确诊。可有乏力、低热、多汗或盗汗、食欲减退、体重减轻等代谢亢进等症状。脾脏肿大最为突出，往往在就诊时已达脐或脐以下，质硬、无压痛。肝可轻至中度肿大，淋巴结肿大者少见，部分患者有胸骨中下段压痛。当白细胞极度增高时（>200 × 10^9/L）可发生“白细胞淤滞症”，表现为呼吸困难、言语不清、中枢神经系统出血、阴茎异常勃起等。疾病后期可有贫血和由于血小板减少和功能异常所致的皮肤出血、鼻衄、月经过多等症状。大多数患者最终转化为急性白血病（急性变）而死亡，中位生存期为3~4年。

慢性期（CP）患者有乏力、低热、多汗或盗汗、体重减轻等代谢亢进的症状，由于脾大而有左上腹坠胀感。常以脾大为最显著体征，往往就医时已达脐或脐以下，质地坚实，平滑，无压痛。如果发生脾梗死，则脾区压痛明显，并有摩擦音。肝脏明显肿大较少见。部分患者胸骨中下段压痛。当白细胞显著增高时，可有眼底充血及出血，白细胞极度增高时，可发生白细胞淤滞症。

加速期（AP）可维持几个月到数年。常有发热、虚弱、进行性体重下降、骨骼疼痛，逐渐出现贫血和出血；脾持续或进行性肿大；对原来治疗有效的药物包括酪氨酸激酶抑制剂（tyrosine kinase inhibitor，TK）无效。

急变期为CML的终末期，临床与急性白血病类似，多数急粒变，少数为急淋变或急单变，偶有巨核细胞及红细胞等类型的急性变。急性变预后极差，往往在数月内死亡。

二、实验室检查

1. 血象

（1）白细胞　白细胞数显著增高，程度不一，可达（12~1000）× 10^9/L，多数为（100~300）× 10^9/L，分类以粒细胞系为主，常多于90%，出现大量未成熟粒细胞，原始细胞常<2%，以中性中、晚幼粒增多尤为突出，杆状和分叶核粒细胞也增多，常伴嗜碱性粒细胞和（或）嗜酸性粒细胞增多。嗜碱性粒细胞可多达10%~20%，是CML的特征之一，有助于疾病诊断，并且是与其他粒细胞增多性疾病的鉴别依据之一。淋巴细胞和单核细胞的比率减少，少数患者单核细胞也增高，但比例一般<3%。随着病期进展，原始粒细胞可增多，加速期可多于10%，急变期可多于20%。

（2）红细胞和血红蛋白　在疾病早期，红细胞数正常或增多，随病情发展渐呈轻、中度降低，急变期重度降低。一般为正常细胞正色素性贫血，也可有红细胞大小不均、嗜多

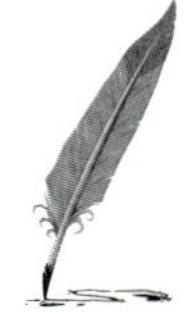

色性红细胞、点彩红细胞和有核红细胞等。

（3）血小板　30%~50%的初诊患者血小板明显增高，有时可高达1000×10^9/L，加速期及急变期可进行性减少。血小板形态可发生变异，可见巨大血小板和畸形血小板，也可见少量小巨核细胞，偶见巨核细胞碎片或裸核。

2. 骨髓象　随着病程的进展，慢性期、加速期和急变期的骨髓象有明显的差别。

慢性期：骨髓有核细胞增生明显活跃至极度活跃，粒红比值明显增高，一般>10：1。以粒细胞增生为主，中性中、晚幼粒和杆状核粒细胞居多，原始细胞<5%，嗜碱性粒细胞和（或）嗜酸性粒细胞明显增多；可伴有形态异常，如细胞大小不一，核质发育不平衡，疾病晚期可见到假Pelger–Huet。红系细胞早期可增生，随着病程的进展逐渐出现相对减少或受抑制，晚期则明显受抑制。巨核细胞数量增多或正常，晚期减少，大小中等或偏小，易见小巨核细胞（图13–1）。有些病例可出现类似戈谢细胞和海蓝细胞的组织细胞。

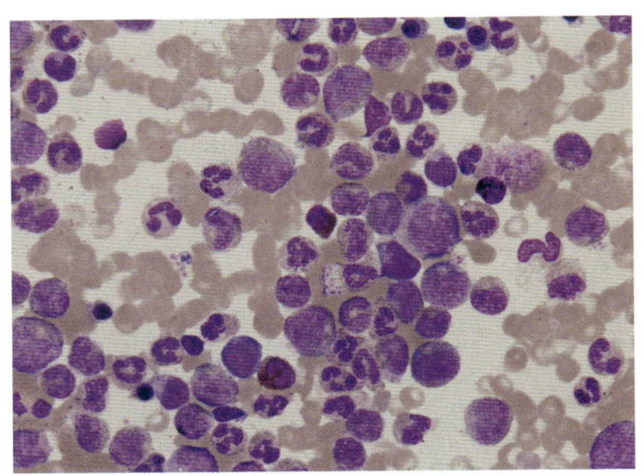

图13–1　慢性髓细胞白血病骨髓象

加速期和急变期：急变的开始阶段称加速期，原始细胞逐渐增多，并伴有嗜碱性粒细胞的进行性增加，完全急变后和相应的急性白血病骨髓象一致。骨髓（或外周血）原始细胞>5%提示疾病进展，加速期骨髓（或外周血）原始细胞≥10%；急变期骨髓（或外周血）原始细胞>20%，外周血嗜碱性粒细胞≥20%。

知识链接

CML的晚期可发生急性变，又称原始细胞危象（blast crisis）。CML可向各种细胞类型的白血病转变，大多数病例发展为急粒变，占50%~60%，其次为急淋变，20%~30%，少数患者可急变为单核细胞、红细胞、巨核细胞等类型的急性白血病。此时的骨髓象特点为原始细胞明显增高，因慢粒急变时可发展成为任何类型的急性白血病，故骨髓中原粒细胞（Ⅰ型+Ⅱ型）或原淋+幼淋，或原单+幼单等相应类型的原始和幼稚细胞增高，≥20%，嗜碱性粒细胞增高，红系、巨核系细胞均受抑制或减少。

3. 骨髓活检　CML骨髓活检病理切片见骨髓组织几乎完全为白血病细胞所浸润而无脂肪组织，慢性期骨髓组织学呈粒系极度增殖表现，嗜酸性粒细胞呈不同程度的增多，嗜碱性粒细胞常因制片因素丢失颗粒而不易检出。巨核细胞明显增多。慢性期小梁旁套状幼稚

粒细胞常厚达5~10层（正常仅2~3层），成熟中性粒细胞处于小梁间区。30%的患者骨髓网状纤维中度至显著增生。加速期常见小巨核细胞呈大簇状或片状分布及明显的网状纤维和胶原纤维。急变期骨髓中原始细胞灶性聚集占据骨髓很大区域，如整个小梁间区，此时即使其余区域仍呈慢性期改变，仍推定为急变期。在疾病后期，部分病例出现局灶性骨髓纤维化。

4. 细胞化学染色　NAP阳性率及积分明显减低，甚至为0分。CML合并感染、妊娠及急变期，NAP积分可升高。治疗获得完全缓解时，若NAP活力恢复正常，提示预后较好。

5. 免疫表型分析　用于CML病情进展时原始细胞类型的鉴别，慢粒急变后免疫标志表达较复杂，髓系细胞多表现cMPO、CD33、CD13、CD15、CD14、CD117及HLA-DR阳性；B淋巴细胞变cCD79a、CD19、CD20、CD22及HLA-DR阳性；T淋巴细胞变cCD3、CD2、CD5、CD7及CD10阳性；巨核细胞变可出现CD41a、CD41b及PPO阳性。

6. 细胞遗传学与分子生物学检查　90%~95%以上的慢性髓细胞白血病可检出Ph染色体，即t（9；22）(q34；q11)，相应的融合基因为*BCR-ABL1*。少数CML可有变异易位，包括简单变异易位即22号与非9号染色体之间的易位，如22号与非9号（2、10、13、17、19、21号）染色体易位等。复杂易位即3条或更多条染色体但必定包括9号和22号染色体在内的复杂易位。

约有5%的CML患者细胞遗传学检测为Ph（-），但在分子水平可检测到*BCR-ABL1*融合基因，结合临床及血液学表现可以确诊为Ph（-）*BCR-ABL1*（+）的CML。在CML慢性期，出现新增加的染色体异常，如双Ph、+8、i（17q）、+16、+19、+21和22q-等常预示急变，核型改变通常比临床或血液学急变指标早出现2~4个月，急变类型与bcr断点亚区有关，bcr断点亚区2多见于急粒变，断点亚区3多见于急淋变。有报道降钙素（calcitonin，CT）基因甲基化异常同CML的进展有关，如CT基因高度甲基化，则易发生急变。

7. 血液生化　血清维生素B_{12}浓度及其结合力显著增加，且与白血病细胞增多程度呈正比。血清及尿中尿酸浓度增高，血清钾亦增高，主要是化疗后大量白细胞破坏所致。血清乳酸脱氢酶、溶菌酶亦增高。

三、诊断、分期与鉴别诊断

目前国内CML的诊断标准参照中华医学会血液学分会提出的《中国慢性髓性白血病诊断与治疗指南（2016年版）》，该指南仍采用WHO 2008造血和淋巴组织肿瘤诊断分期标准，根据CML的临床表现特征、血象、骨髓象、染色体核型分析及分子生物学标记对此病进行诊断与分期。

1. 诊断标准　典型的临床表现，合并Ph染色体和（或）*BCR-ABL*融合基因阳性即可确定诊断。

2. CML的分期

（1）慢性期　①外周血或骨髓中原始细胞<10%；②未达到诊断加速期或急变期的标准。

（2）加速期　符合下列任何一项：①外周血或骨髓中原始细胞占10%~19%；②外周血嗜碱性粒细胞≥20%；③与治疗不相关的持续血小板减少（PLT <100×10^9/L）或增高（PLT >1000×10^9/L）；④治疗过程中出现Ph^+细胞基础上的其他克隆性染色体异常（CCA/Ph^+）；

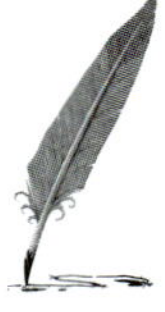

⑤进行性脾脏增大或白细胞计数增高。

（3）急变期　符合下列任何一项：①外周血或骨髓中原始细胞≥20%；②骨髓活检原始细胞聚集；③髓外原始细胞浸润。

考点提示　CML的临床分期及分期标准。

3. 鉴别诊断　Ph染色体尚可见于1% AML、5%儿童ALL及25%成人ALL，应注意鉴别。不具有Ph染色体和*BCR-ABL*融合基因而临床特征类似于CML的疾病归入骨髓增生异常综合征/骨髓增殖性肿瘤。其他需要鉴别的疾病如下。

（1）其他原因引起的脾大　血吸虫病、慢性疟疾、黑热病、肝硬化、脾功能亢进等均有脾大，但各病均有各自原发病的临床特点，并且血象及骨髓象无CML的典型改变。Ph染色体及*BCR-ABL*融合基因均阴性。

（2）类白血病反应　常并发于严重感染、恶性肿瘤等基础病，并有相应原发病的临床表现；粒细胞胞质中常有中毒颗粒和空泡；嗜酸性粒细胞和嗜碱性粒细胞不增多；NAP反应强阳性；Ph染色体及*BCR-ABL*融合基因阴性；血小板和血红蛋白大多正常；原发病控制后，白细胞恢复正常。

（3）骨髓纤维化　原发性骨髓纤维化脾大显著，血象中白细胞增多，并出现幼粒细胞等，易与CML混淆。但骨髓纤维化外周血白细胞数一般比CML少，多不超过30×10^9/L；NAP阳性。此外，幼红细胞持续出现于外周血中，红细胞形态异常，特别是泪滴状红细胞易见；Ph染色体及*BCR-ABL*融合基因阴性；患者可存在*JAK2 V617F*、*CALR*、*MPL*基因突变；多次多部位骨髓穿刺干抽；骨髓活检网状纤维染色阳性。

扫码“学一学”

第二节　真性红细胞增多症

一、概述

真性红细胞增多症（polycythemia vera，PV）是一种原因未明的起源于造血干细胞的骨髓增生性肿瘤，以红细胞异常增生为主，本病除红细胞系显著增生外，常有粒细胞系及巨核细胞系异常增生，红细胞容量和全血总容量绝对增多。其外周血血细胞比容增加，血液黏稠度增高，常伴有白细胞和血小板增高、脾大，病程中可出现血栓和出血等并发症。本病发病以中、老年人居多，临床病程可分为3期：①增殖期（多血前期）：红细胞轻度增高；②多血期：红细胞明显增多伴红细胞容量增大；③消耗期（多血期后骨髓纤维化期）：包括贫血在内的血细胞减少、骨髓纤维化、髓外造血和脾功能亢进，个别病例最后可转化为急性白血病。本病临床特征为皮肤、黏膜红紫，脾大，病程缓慢，多在10年以上。

1. 病因与发病机制　PV病因及发病机制尚未明了，为获得性克隆性造血干细胞疾病，发病与EPO无密切关系，患者血清EPO水平不仅不高，而往往明显降低或缺如。但90%~95%患者可发现*JAK2 V617F*基因突变。

知识链接

研究发现，正常情况下，无EPO时，促红细胞生成素受体EPOR与野生型JAK2结合，形成无活性二聚体，不产生信号，红系祖细胞不增生。存在EPO时，EPO与EPOR结合，诱导其发生构象变化，促使JAK2和EPOR胞质尾部发生磷酸化，继而导致EPOR信号通过JAK2STAT等组成的通路进行传导，红系祖细胞随之增生。*JAK2 V617F*突变导致JAK2激酶活性增强，发生自我磷酸化激活，进而激活信号传导及转录激活因子等下游信号传导途径，即使无EPO时上述信号传导也能持续增强而发生PV。除了*V617F*突变，还有少数患者为*MLW515L*、*W515K*突变。

2. 临床特征　多见于中老年人，男性稍多于女性，起病缓慢，病变若干年后才出现症状，或偶然检验血液时发现。血液黏滞度增高导致血流缓慢和组织缺氧，可出现以下临床症状。

（1）多血质表现　因血液黏滞度增高，常有皮肤、黏膜红紫，尤以面颊、唇、舌、耳、鼻、颈部和四肢末端（指、趾及大小鱼际）为甚，眼结膜显著充血，呈“醉酒貌”。

（2）神经系统表现　表现为头痛、头晕、多汗、乏力、健忘、耳鸣、眼花、心慌、怕热、视物障碍、肢端麻木与刺痛等症状，多因血液黏滞度增高所致。

（3）血栓形成、栓塞和出血　伴血小板增多时，可有血栓形成和梗死，常见于脑、周围血管、冠状动脉、门静脉、肠系膜等，发生血栓时可呈典型的“醉酒步态”。出血仅见于少数患者，与血管内膜损伤、血小板功能异常等因素有关。

（4）消化系统表现　嗜碱性粒细胞增多时释放组胺刺激胃腺壁细胞，可致消化性溃疡及相关症状。

（5）髓外浸润　随病情进展，因髓外造血40%~50%患者有肝脏肿大、70%~90%有脾脏肿大是PV的重要体征，脾大多为中、重度肿大，可引起腹胀、食欲缺乏、便秘。若发生脾梗死，则引起脾区疼痛。

（6）其他　因血容量增加，约半数患者合并高血压；骨髓细胞过度增殖可导致高尿酸血症，少数患者出现继发性痛风、肾结石及肾功能损害；嗜碱性粒细胞增多可刺激皮肤有明显瘙痒症。

二、实验室检查

1. 血象　血液呈暗红紫色，黏稠。多次检查血红蛋白≥180g/L（男性），或>170g/L（女性）；红细胞数为≥6.5×10^{12}/L（男性），或≥6.0×10^{12}/L（女性）；血细胞比容≥0.54（男性），或≥0.50（女性）。成熟红细胞形态大致正常，或有轻度小细胞低色素表现，但因数量多而在血片上呈堆积状。当脾大伴髓外造血时，外周血可有少数幼红细胞。网织红细胞百分比正常，但绝对值增高。多数患者白细胞数为（11~30）$\times10^9$/L，随病情进展白细胞数明显增高。粒细胞核左移常见，偶见中晚幼粒、嗜碱性粒细胞增多。血小板数增高可达（300~1000）$\times10^9$/L，可见巨大血小板。

考点提示　真性红细胞增多症的血象特点。

2. 骨髓象　骨髓增生明显活跃或极度活跃，红系、粒系及巨核系三系都增生，常以红

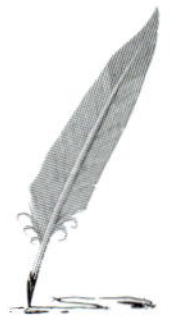

细胞系增生最明显，巨核细胞增生也较明显，可成堆出现。偶有“干抽”现象。各系各阶段有核细胞比值及形态大致正常（图13–2）。

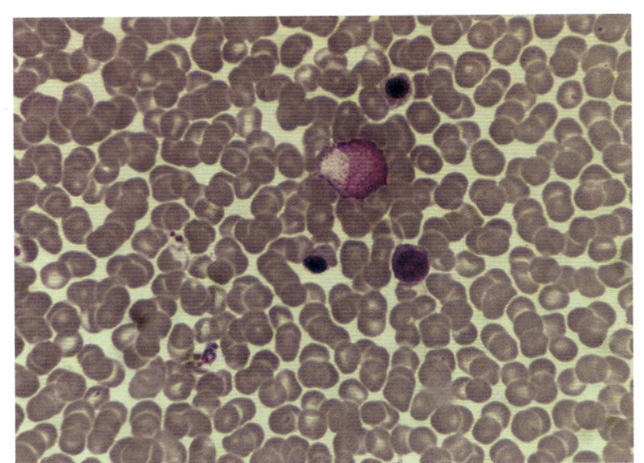

图13–2　真性红细胞增多症骨髓象

3. 细胞化学染色　中性粒细胞碱性磷酸酶常明显增高（NAP积分>100），有助于与慢性髓细胞白血病鉴别，铁染色显示骨髓细胞外铁减少或消失。

4. 骨髓活检　骨髓活检可显示脂肪细胞为造血细胞所替代，粒系、红系及巨核系三系均增生，巨核细胞可呈异常的多形核改变，与原发性血小板增多症相似。间质中静脉窦增多，可见血窦充血和骨小梁变薄。后期网状纤维及胶原纤维增多，造血细胞减少，可致骨髓“干抽”现象。

5. 免疫表型分析　无特异性的细胞免疫表型特征。

6. 细胞遗传学和分子生物学检验　无特征性的细胞遗传学异常，部分患者（约20%）初诊时可见以下染色体核型异常：+8、+9、del（20q）、del（13q）及del（9p）。分子生物学检查90%~95%患者可发现*JAK2 V617F*基因突变，需要注意的是*JAK2*突变对于任何类型MPN均不是特异的。

7. 其他检查　全血容量、红细胞容量均增加，用^{51}Cr标记法测红细胞容量（red cell mass，RCM）大于正常值，男>36ml/kg，女>32ml/kg；血液比重增加至1.070~1.080，全血黏度增加，可达正常的5~8倍；血沉减慢；血小板黏附、聚集功能可降低或正常；血清维生素B_{12}浓度及维生素B_{12}结合力增加，叶酸水平增高，血清铁正常或减低，总铁结合力正常或增高，铁转换率增加；EPO减少；多数患者血尿酸增加；可有高组胺血症和高组胺尿症。

8. 骨髓细胞体外培养　利用骨髓细胞体外培养确认是否有内源性红细胞集落（endogenous erythroid colonies，EEC）形成。

三、诊断与鉴别诊断

（一）国内诊断

目前国内PV的诊断标准参照中华医学会血液学分会白血病淋巴瘤学组提出的《真性红细胞增多症诊断与治疗中国专家共识（2016年版）》。该共识采用WHO 2008诊断标准。

1. PV诊断标准

（1）主要标准 ①男性Hb>185 g/L，女性Hb>165 g/L，或其他红细胞容积（HCT）增高的证据。Hb或HCT大于按年龄、性别和居住地海拔高度测定方法特异参考范围百分度的第99位，或血红蛋白比在无缺铁情况下的基础值持续增高至少20 g/L的前提下（男性Hb>170 g/L，女性Hb>150 g/L）；②有*JAK2 V617F*突变或其他功能相似的突变（如*JAK2*第12外显子突变）。

（2）次要标准 ①骨髓活检：按患者年龄来说为高度增生，以红系、粒系和巨核细胞增生为主；②血清EPO水平低于正常参考值水平；③骨髓细胞体外培养有内源性红系集落形成。

符合2条主要标准和1条次要标准或第1条主要标准和2条次要标准则可诊断PV。

2. 真性红细胞增多症后骨髓纤维化（post–PV MF）诊断标准 采用骨髓纤维化研究和治疗国际工作组（IWG–MRT）标准。

主要标准（以下2条均需满足）：①此前按WHO诊断标准确诊为PV；②骨髓活检示纤维组织分级为2/3级（按0~3级标准）或3/4级（按0~4级标准）。

次要标准（至少符合其中2条）：① 贫血或不需持续静脉放血（在未进行降细胞治疗情况下）或降细胞治疗来控制红细胞增多；② 外周血出现幼稚粒细胞、幼稚红细胞；③进行性脾脏肿大（此前有脾脏肿大者超过左肋缘下5 cm或新出现可触及的脾脏肿大）；④以下3项体质性症状中至少出现1项：过去6个月内体重下降>10%，盗汗，不能解释的发热（>37.5 ℃）。

（二）国外诊断

目前国外PV的诊断标准参照2016年WHO标准，要点如下。

1. 主要诊断指标 ① Hb男性>165g/L，女性>160g/L，或者HCT男性>0.49，女性>0.48，或者RCM超过平均正常预测值的25%；②骨髓活检提示相对于年龄而言的全髓细胞高增生，包括显著的红系、粒系增生和多形性、大小不等的成熟巨核细胞增殖；③存在*JAK2 V617F*突变或者*JAK*2外显子12的突变。

2. 次要诊断指标 血清EPO低于正常值。

主要标准中② 在以下情况不要求：如果主要标准中③ 和次要标准同时满足，且Hb男性>185g/L，女性>165g/L，或HCT男性>0.55，女性>0.49。

符合3项主要标准，或前2项主要标准和次要标准则可诊断PV。

（三）鉴别诊断

本病的诊断应注意与继发性红细胞增多症和相对性红细胞增多症鉴别。

1. 继发性红细胞增多症 继发性红细胞增多症主要是缺氧和红细胞生成素分泌增多所致，常见的原发病有：①慢性缺氧状态，如高原居住、肺气肿、发绀性先天性心脏病、肺源性心脏病、慢性风湿性心脏瓣膜病等；②大量吸烟使碳氧血红蛋白增高和异常血红蛋白病引起组织缺氧；③分泌EPO增多的情况，如肾囊肿、肾盂积水、肾动脉狭窄等或患肝癌、肺癌、小脑血管母细胞瘤、子宫平滑肌瘤等肿痛时。

2. 相对性红细胞增多症 相对性红细胞增多症见于：①大量出汗、烧伤、严重呕吐、腹泻、休克等引起的血液浓缩。②慢性肾上腺皮质功能减退而致的血液浓缩。真性红细胞

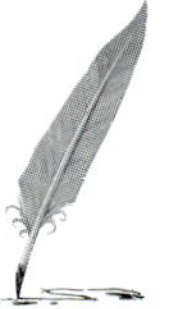

增多症与继发性及相对性红细胞增多症的鉴别见表13-1。

表13-1　真性红细胞增多症与继发性及相对性红细胞增多症的鉴别

鉴别点	真性红细胞增多症	继发性真性红细胞增多症	相对性红细胞增多症
血细胞比容	增加	增加	正常
血细胞容量	增加	增加	正常
动脉血氧饱和度	正常	正常或减少	正常
血清维生素 B_{12} 含量	增加	正常	正常
血小板计数	增加	正常	正常
白细胞计数	增加	正常	正常
脾肿大	有	无	无
中性粒细胞碱性磷酸酶积分	增加	正常	正常
骨髓象	三系均可增生	红系增生	正常
促红细胞生成素	减少或正常	增加	正常
内源性 CFu-E 生长	生长	不生长	不生长

第三节　原发性血小板增多症

扫码“学一学”

一、概述

原发性血小板增多症（essential thrombocythemia，ET）是一种原因不明的造血干细胞克隆性骨髓增殖性肿瘤，主要累及巨核细胞，以外周血血小板数持续增多（$\geqslant 450 \times 10^9$/L）而且功能异常、骨髓中巨核细胞过度增殖、血栓形成和（或）出血为主要特征，故也称为出血性血小板增多症。

1. 病因与发病机制　本病病因和发病机制不明，约50%患者有*JAK2 V617F*基因突变，但无特异性。因此诊断ET时必须排除其他原因引起的血小板增多症，如其他类型MPN、炎症和感染性疾病、出血以及其他造血与非造血组织肿瘤。

2. 临床特征　本病多见于40岁以上的中老年人，起病缓慢，患者早期可能无任何临床症状，或检验血液时偶然发现。出血或血栓形成为主要临床表现，可有疲劳、乏力，脾大。出血可为自发性或因外伤、手术引起异常出血，自发性出血以鼻、牙龈及消化道黏膜最为常见，皮肤出血大多表现为瘀斑。微血管血栓形成由于血小板极度增生造成，血栓可发生于下肢静脉、脾静脉、肠系膜静脉以及肾、肺、脑等不同部位，以指（趾）小血管、中枢神经血管和肢体血管的栓塞为主。本病可有骨髓外浸润，主要是肝脏、脾脏等组织内出现髓外以巨核细胞系为主的增生灶，肝脏、脾脏多呈轻、中度肿大，约50%患者轻度脾大，15%~20%患者肝大。

二、实验室检查

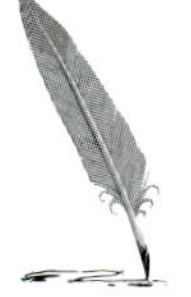

1. 血象　血小板数量增多，多为（1000~3000）$\times 10^9$/L，是ET诊断的主要依据。血小

板大小不等，形态异常，可见巨大或小血小板，偶见不规则、有伪足和胞质无颗粒的血小板。平均红细胞体积增大，血小板比容明显增加。血小板常自发聚集成堆，偶见巨核细胞碎片。白细胞计数多为（10～30）×10^9/L，偶可达到（40～50）×10^9/L，分类以中性分叶核粒细胞为主，偶见中幼、晚幼粒细胞。血红蛋白一般正常或轻度增多，但可因出血导致小细胞低色素性贫血。

2. 骨髓象　多数病例骨髓有核细胞增生活跃或明显活跃，偶见增生减低。巨核细胞系增生显著，以颗粒型及产板型巨核细胞增生为主，多为巨大的巨核细胞，可成簇分布，也有体积偏小的巨核细胞；核分叶过多是其突出特点。血小板生成增多，可见大量血小板成片分布。红细胞和粒细胞系统亦明显增生，细胞比例、形态常无特殊改变（图13–3）。

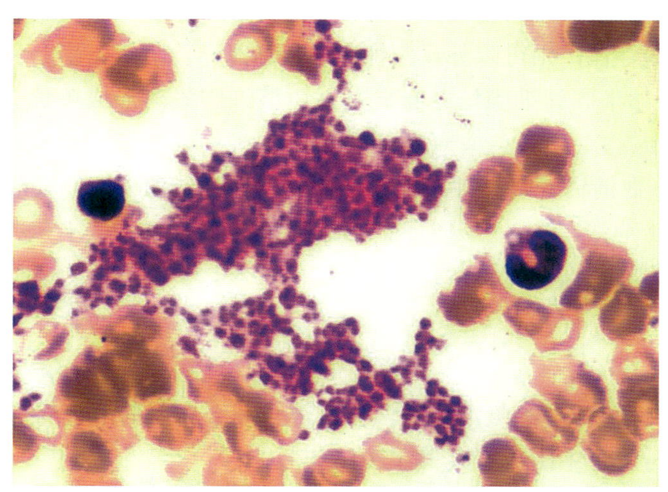

图13–3　原发性血小板增多症骨髓象

考点提示　原发性血小板增多症血象、骨髓象特点。

3. 细胞化学染色　中性粒细胞碱性磷酸酶活性增高。小巨核细胞在光学显微镜下不易辨认，细胞化学染色有重要的鉴别意义，常用的方法有5'–核苷酸酶、非特异性酯酶、酸性磷酸酶、糖原染色、血小板过氧化物酶染色（PPO）等（表13–2）。

表13–2　巨核细胞的细胞化学染色及意义

染色方法	成熟性巨核细胞	幼稚型巨核细胞
过氧化物酶	（–）	（–）
糖原	（+），弥漫红色颗粒	（+），深红色颗粒
α–醋酸萘酚酯酶	（+），棕黑色颗粒	（+），深棕色颗粒
酸性磷酸酶	（+），浅棕色褐色颗粒	（+），深棕黑色颗粒
5'–核苷酸酶	（+），浅棕色颗粒	（+），深棕黑色颗粒
血小板过氧化物酶（PPO）	（+）	（+）

4. 骨髓活检　骨髓活检有助于观察巨核细胞的异常。大量巨核细胞遍布于骨髓造血基质中或呈松散的簇状分布，胞体巨大，胞质丰富，核呈异常的多分叶状（鹿角样）。粒系可轻度增生，但无原始细胞增高及发育异常。有出血的患者红系前体细胞可增多。网状纤维

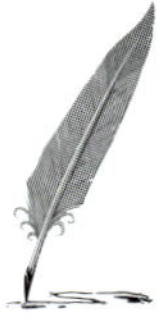

正常或轻度增加。骨髓活检有助于ET与其他伴有血小板增高的MPN类型的鉴别。

5. 血小板功能检测 聚集试验中血小板对胶原、ADP及花生四烯酸诱导的聚集反应下降，对肾上腺素的反应消失是本病的特征之一。

6. 出凝血试验 出血时间正常或稍延长，凝血酶原时间多正常，个别病例延长。可有APTT和PT延长，因子Ⅷ、Ⅸ、Ⅴ、Ⅶ活性减低，纤维蛋白原含量正常。90%患者的血栓弹力图最大振幅增高。

7. 免疫表型分析 无特殊的免疫表型异常。

8. 细胞遗传学和分子生物学检验 未发现其他特异性细胞遗传学改变。5%~10%的ET患者可见异常核型，如+8、9q异常及del（20q），5q缺失需与MDS的亚型鉴别，出现Ph染色体倾向诊断慢性髓细胞白血病。40%~50%患者有*JAK2 V617F*或类似的基因突变，但无特异性，若此类突变存在，则可除外反应性血小板增高。

9. 细胞培养 如半固体细胞培养有自发性巨核细胞集落形成单位（CFU–Meg）形成，则有利于本病的诊断。

10. 其他检查 血清钙、磷、钾、酸性磷酸酶均增高，血尿酸、乳酸脱氢酶及溶菌酶可升高。

三、诊断与鉴别诊断

（一）诊断

目前国内ET的诊断标准参照中华医学会血液学分会白血病淋巴瘤学组提出的《原发性血小板增多症诊断与治疗中国专家共识（2016年版）》。

1. ET诊断标准 采用WHO（2016）诊断标准：符合4条主要标准或前3条主要标准和次要标准即可诊断ET。主要标准：①血小板计数（PLT）≥ 450×10^9/L；②骨髓活检示巨核细胞高度增生，胞体大、核过分叶的成熟巨核细胞数量增多，粒系、红系无显著增生或左移，且网状纤维极少轻度（1级）增多；③不能满足*BCR-ABL*$^+$慢性髓性白血病、真性红细胞增多症（PV）、原发性骨髓纤维化（PMF）、骨髓增生异常综合征和其他髓系肿瘤的WHO诊断标准；④有*JAK2*、*CALR*或*MPL*基因突变。次要标准：有克隆性标志或无反应性血小板增多的证据。

2. ET后骨髓纤维化（post–ET MF）诊断标准 采用骨髓纤维化研究和治疗国际工作组（IWG–MRT）标准：主要标准（2条均需符合）：①此前按WHO诊断标准确诊为ET；②骨髓活检示纤维组织分级为2/3级（按0~3级标准）或3/4级（按0~4级标准）。次要标准（至少需符合2条）：①贫血或血红蛋白含量较基线水平下降20 g/L；②外周血出现幼粒、幼红细胞；③进行性脾脏肿大（超过左肋缘下5 cm或新出现可触及的脾脏肿大）；④以下3项体质性症状中至少出现1项：过去6个月内体重下降>10%，盗汗，不能解释的发热（>37.5 ℃）。

（二）鉴别诊断

原发性血小板增多症应与继发性血小板增多症鉴别，后者是继发于多种疾病的血小板增生性疾病，临床上较为常见，其主要病因有慢性炎症性疾病、急性感染恢复期、大量出血后、缺铁性贫血、肿瘤、脾切除术后、使用肾上腺素后及其他骨髓增生性疾病等，与原发性血小板增多症的鉴别见表13–3。

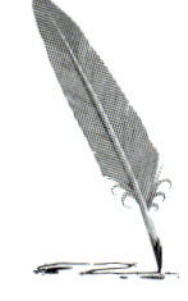

表 13-3　原发性血小板增多症与继发性血小板增多症的鉴别要点

鉴别点	原发性血小板增多症	继发性血小板增多症
病期	持续性	常为暂时性
血栓和出血	常见	不常见
脾肿大	80% 肿大	常无
血小板计数	$>1000\times10^9/L$	$<1000\times10^9/L$
血小板功能和形态	多不正常，血小板巨大、伴巨核细胞碎片	均正常，但脾切除后血小板黏附性增高
白细胞计数	90% 增高	正常
巨核细胞总数	明显增多	轻度增多
巨核细胞体积	明显增大	正常或减小
急性时相反应物：IL-6、CRP、Fg	通常正常	常明显增高
骨髓网状纤维	可见	无
细胞遗传学异常	可有	无

第四节　原发性骨髓纤维化

扫码“学一学”

一、概述

骨髓纤维化（myelofibrosis，MF）是指骨髓造血组织被纤维组织所代替，影响造血功能而产生的病理状态。其特点为骨髓纤维化、髓外化生、脾肿大、幼粒及幼红细胞性贫血、红细胞异型性及泪滴形红细胞增多。本病根据病因分为原发性和继发性，这里主要介绍原发性骨髓纤维化。

原发性骨髓纤维化（primary myelofibrosis，PMF）是一种以骨髓巨核细胞和粒系细胞增生为主要特征的造血干细胞克隆性增殖所致的骨髓增殖性肿瘤，伴有骨髓结缔组织反应性增生和髓外造血。本病早期为增殖期，或称为骨髓纤维化前期（prefibrotic stage），骨髓显著增生，无或伴少量网硬蛋白纤维；后期则为骨髓纤维化期（fibrotic stage），骨髓中造血细胞明显减少，伴大量网硬蛋白纤维或胶原纤维增生为主，常有骨髓硬化，该期突出特点是外周血中出现幼红、幼粒细胞及泪滴形红细胞，骨髓纤维化和髓外造血，常导致肝、脾肿大。

1. 病因与发病机制　原发性骨髓纤维化的病因未明，但约50%患者发现*JAK2 V617F*基因突变。继发性骨髓纤维化可由各种病因所致。

【发病机制】 骨髓纤维化是骨髓造血干细胞异常克隆而引起的成纤维细胞反应性增生。增生的血细胞异常释放血小板衍化生长因子（PDGF）及转化生长因子-β（TGF-β）等，刺激骨髓内成纤维细胞分裂和增殖及胶原合成增多，并在骨髓基质中过度积聚，形成骨髓纤维化。约50%的纤维化期PMF患者存在*JAK2 V617F*点突变。肝、脾、淋巴结内的髓样化生是异常造血细胞累及髓外脏器的表现，不是骨髓纤维化的代偿作用。

2. 临床特征　本病多见于40岁以上，起病隐匿，进展缓慢，开始多无自觉症状，常因常规体检发现脾大、贫血或血小板减少而被发现。常见症状包括贫血和脾大压迫引起的各种症状：乏力、食欲减退、左上腹疼痛。代谢增高所致的低热、盗汗、体重下降等。少数有骨骼疼痛和出血，严重贫血和出血为本病的晚期表现。90%的患者存在不同程度的脾大，巨脾是本病的特征性表现，常平脐，质多坚硬。50%~80%病例肝肿大，多为轻到中度，因肝及门静脉血栓形成，可致门静脉高压症。少数病例可因高尿酸血症并发痛风及肾结石。

扫码“看一看”

二、实验室检查

1. 血象

（1）红细胞　纤维化前期患者常有轻或中度贫血。骨髓纤维化期或伴溶血时可出现严重贫血，多为正细胞正色素性，如有明显出血时，可为低色素性，也可呈大细胞性，网织红细胞一般在3%以上，血片中可见有核红细胞，多为中、晚幼红细胞，大小不均，可见嗜碱性点彩和嗜多色性红细胞及特征性的泪滴形红细胞（图13–4）。

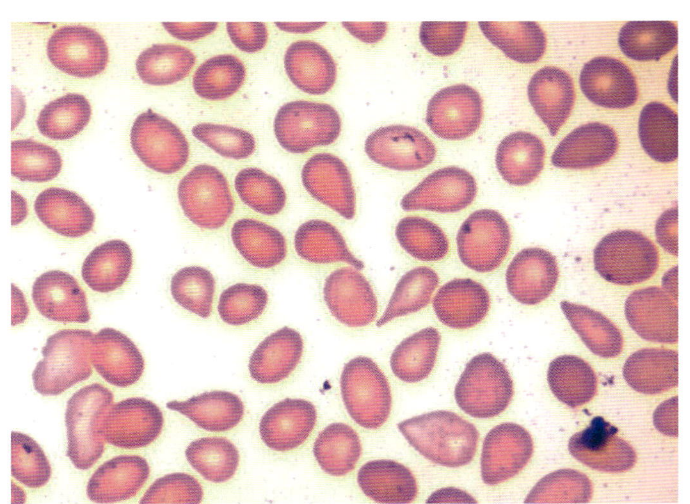

图13–4　骨髓纤维化血象

（2）白细胞　纤维化前期患者白细胞正常至中度增高，大多为（10~30）$\times 10^9$/L，少数为（40~50）$\times 10^9$/L或更高，形态上大多为成熟中性粒细胞，也可见中、晚幼粒细胞，偶见原始粒细胞，嗜酸和嗜碱性粒细胞也可有增多。骨髓纤维化期患者白细胞数量多少不一，可重度减少，若原始细胞明显增加则提示疾病向白血病进展。

（3）血小板　纤维化前期患者约1/3病例血小板增多，少数患者可显著增高。骨髓纤维化期血小板数量多少不定，形态可有异常，大血小板、巨型血小板、畸形血小板、微小巨核细胞均可出现，可见到巨核细胞碎片。

骨髓纤维化期晚期患者血象可呈典型的全血细胞减少。

2. 骨髓象　纤维化前期患者骨髓造血细胞仍可增生，特别是粒系和巨核细胞。骨髓纤维化期由于骨髓中纤维组织大量增生，骨质坚硬，骨髓穿刺常呈“干抽”，穿刺不易成功。或抽出的骨髓液与外周血涂片相近，含有核细胞很少，也可含有大量纤维组织及凝集的血小板。少数病例骨髓细胞呈灶性增生。中性粒细胞碱性磷酸酶活性增高。

考点提示　原发性骨髓纤维化血象、骨髓象特点。

3. 骨髓活检　骨髓活体组织病理切片检查为本病确诊的重要依据，根据骨髓中保留的

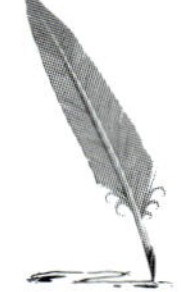

造血组织和纤维组织增生的程度不同，骨髓病理改变可分为早期、中期、晚期三期，其中早期相当于纤维化前期骨髓病理改变，中期、晚期相当于骨髓纤维化期骨髓病理改变。①早期（全血细胞增生伴轻度骨髓纤维化期），骨髓细胞呈程度不一的增生，红、粒、巨核细胞系均增生，以不典型巨核细胞增生为主，巨核细胞多呈大小不等的密集簇状分布，常与血窦和骨小梁相毗邻，胞体多数偏大，可见小巨核细胞。核/质比例异常，染色质凝集，核呈云雾状，裸核常见。粒系轻度左移，以晚幼和成熟阶段粒细胞为主，原始细胞比例不高。多数病例红细胞生成减少，也可见红系前体细胞增多者。脂肪空泡消失，网状纤维增多，造血细胞占70%以上。②中期（骨髓萎缩和纤维化期），造血细胞减少，纤维组织增生突出，占骨髓的40%～60%，可见大量嗜银纤维和胶原纤维增生，呈束状排列或网状排列，造血细胞占30%，巨核细胞仍增生。③晚期（骨髓纤维化和骨质硬化期），以骨质的骨小梁增生为主，占骨髓的30%～40%，纤维及骨质硬化组织均显著增生逐渐覆盖造血组织，髓腔狭窄，除巨核细胞仍可见外，其他系造血细胞显著减少。骨髓造血逐步呈衰竭状态，最后出现骨髓硬化。

知识链接

WHO（2016）PMF病理细胞学分析要求

PMF的诊断有赖于骨髓活检，为了保证准确病理分析，活检组织长度应至少1.5 cm，采用石蜡包埋，切片厚度为3～4μm。骨髓活检活组织切片染色应包括常规HE和（或）Giemsa、网状纤维（嗜银）染色外，尚须进行糖原（PAS）染色、氯乙酸AS-D萘酚酯酶染色（CE）和普鲁士蓝染色（铁染色）等细胞化学染色，以及用CD34和CD61单抗进行免疫组织化学染色。

光镜下分析至少应包括以下内容：①细胞增生程度：是减低、正常还是活跃，增生程度是否与患者年龄相符（20～30岁：造血组织70%～60%；40～60岁：造血组织50%～40%；70～80岁：造血组织40%～30%；＞80岁：造血组织20%～10%）；②粒系细胞：增多、正常还是减低，有无核左移；③红系细胞：增多、正常还是减低，有无核左移；④粒/红比值（结合PAS和CE染色）；⑤巨核细胞：增多还是减低，分布方式（随机分布、疏松成簇分布、密集成簇分布、骨小梁旁异常分布），细胞大小，细胞核的形态（正常/分叶过多/分叶减少/裸核）；⑥CD34^{+}细胞：比例（0～9%，10%～19%，≥20%），有无成簇>3个细胞；⑦纤维分级［根据WHO（2016）］：纤维分级、胶原分级和骨硬化级别；⑧有无窦内造血细胞。综合分析以上参数后再作出可能诊断。

PMF骨髓活体组织病理切片可见不同程度的网状纤维和胶原组织增生，WHO（2016）根据网状纤维（嗜银）染色结果可将骨髓纤维化分为4级（表13-4）。

表13-4　WHO（2016）骨髓纤维化分级标准

分级	标准
MF-0	散在线性网状纤维，无交叉，相当于正常骨髓
MF-1	疏松的网状纤维，伴有很多交叉，特别是血管周围区域
MF-2	弥漫且浓密的网状纤维增多，伴有广泛交叉，偶尔仅有局灶性胶原纤维和（或）局灶性骨硬化
MF-3	弥漫且浓密的网状纤维增多，伴有广泛交叉，有粗胶原纤维束，常伴有显著的骨硬化

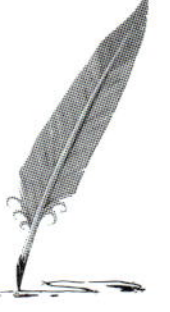

4. 免疫表型分析 无特异的免疫表型。

5. 细胞遗传学与分子生物学检查 无特异性的遗传学改变，约半数患者出现克隆性染色体异常，常见者为+8、−7，del（7q）、del（11q）、del（20q）及del（13q），也可见到单倍体、三倍体及非整倍体，无Ph染色体。约50%患者可发现*JAK2 V617F*基因突变。少数患者有MPL *W515/L*基因突变，无*BCR-ABL1*融合基因。有染色体核型异常者常预示向白血病转化。

6. 其他检验 血小板功能缺陷，故出血时间延长，血块退缩不良，血小板黏附性及聚集性降低。约1/3的病例凝血酶原时间延长，凝血时间延长，毛细血管脆性试验阳性。可有血清尿酸、乳酸脱氢酶、碱性磷酸酶增高。

7. 脾穿刺检查 表现类似骨髓穿刺涂片，提示髓外造血，巨核细胞增多最为明显且纤维组织增生。

8. 肝穿刺检查 有髓外造血，肝窦中有巨核细胞及幼稚细胞增生。

9. 影像学检查 部分患者X线检查平片早期可见骨小梁模糊或磨玻璃样改变，中期呈现骨硬化现象，晚期在背密度增高的基础上出现颗粒状透亮区。磁共振成像对PMF的早期诊断敏感度很高，有多个斑点、斑片状低信号灶。

三、诊断与鉴别诊断

（一）诊断

目前国内PMF的诊断标准参照中华医学会血液学分会白血病淋巴瘤学组提出的《原发性骨髓纤维化诊断与治疗中国指南（2019年版）》。该指南采用WHO 2016诊断标准。

WHO 2016分型将PMF分为纤维化前期（pre−PMF）和纤维化期（overt−PMF），对应诊断标准如下。

1. pre−PMF确诊 需要满足以下3项主要标准及至少1项次要标准。

（1）主要标准 ① 骨髓活检有巨核细胞增生和异型巨核细胞，常常伴有网状纤维或胶原纤维化，或无显著的网状纤维增多（≤MF−1），巨核细胞改变必须伴有以粒细胞增生且常有红系造血减低为特征的骨髓增生程度增高；② 不能满足PV、CML（*BCR-ABL*融合基因阳性）、MDS或其他髓系肿瘤的诊断标准；③ 有*JAK2 V617F*、*CALR*、*MPL*基因突变，若无上述突变，则存在其他克隆性增殖标志（如*ASXL1*，*EZH2*，*TET2*，*IDH1/IDH2*，*SRSF*，*SF3B1*等基因突变），或不满足反应性骨髓网状纤维增生的最低标准。

（2）次要标准（以下检查需要连续检测两次） ① 贫血非其他疾病并发；② 白细胞计数>11×10^9/L；③ 可触及的脾大；④ 血清LDH水平增高。

2. Overt PMF 确诊需要满足以下3项主要标准及至少1项次要标准。

（1）主要标准 ① 有巨核细胞增生和异型巨核细胞，伴有网状纤维和（或）胶原纤维化（MF−2或MF−3）；②和③同Pre−PMF的主要标准。

（2）次要标准（以下检查需要连续检测两次）①～④同pre−PMF的次要标准；⑤骨髓病性贫血。

（二）鉴别诊断

本病必须与各种原因引起的脾大相鉴别。此外，血液系统肿瘤如CML、淋巴瘤、急性

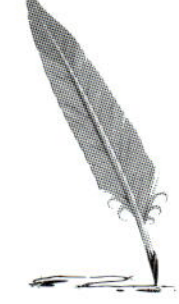

白血病、多发性骨髓瘤、恶性肿瘤骨髓转移，均有可能引起继发性骨髓纤维组织局部增生，也应与本病鉴别。

扫码“学一学”

第五节　慢性嗜酸性粒细胞白血病，非特指型

一、概述

2001年WHO造血和淋巴组织肿瘤分类将慢性嗜酸性粒细胞白血病（chronic eosinophilic leukemia，CEL）/高嗜酸性粒细胞综合征（HES）归入慢性骨髓增殖性疾病（MPD）。近年来，随着对伴嗜酸性粒细胞增多MPD分子机制的认识，2008年WHO淋巴和造血组织肿瘤分型对这类疾病做了较大的修订，MPD更名为“骨髓增殖性肿瘤（MPN）”。嗜酸性粒细胞增多相关的疾病分为两大类：即①慢性嗜酸性粒细胞白血病–非特指型（chronic eosinophilic leukemia，not otherwise specified，CEL–NOS）；②伴嗜酸性粒细胞增多和*PDGFRα*、*PDGFRβ*或*FGFR1*异常的髓系和淋系肿瘤。未再将高嗜酸性粒细胞综合征列入MPN分类。因此，2008年WHO分类中所指的慢性嗜酸性粒细胞白血病非特指型（CEL–NOS）不包括高嗜酸性粒细胞综合征和伴有*PDGFRα*、*PDGFRβ*或*FGFR1*异常的髓系和淋系肿瘤。

CEL–NOS是一种极为罕见的嗜酸性前体细胞克隆性增生，导致外周血、骨髓及周围组织嗜酸性粒细胞持续增多的骨髓增殖性肿瘤。本病病因未明，个别患者有*AK2 V617F*基因突变，部分女性患者可见*PGK*或*HUMARA*基因的改变。

CEL–NOS可见于任何年龄，但以中、青年为多，男性多于女性。其临床症状主要是由白血病性嗜酸性粒细胞的广泛浸润及其分泌因子引起的多脏器损伤和功能障碍。本病的临床特点是病情进展缓慢，症状与慢性白血病相似，常有乏力、消瘦、骨骼疼痛、肝、脾、淋巴结肿大，感染、出血较少。由于嗜酸性粒细胞浸润脏器导致功能障碍，或浸润脏器供血小动脉，致动脉栓塞造成脏器缺血坏死，故可出现心力衰竭、咳嗽、呼吸困难、神经系统障碍、视力减退、共济失调、皮肤红斑、丘疹及小结节。

二、实验室检查

1. 血象　白细胞明显增高，可达（50~200）$\times 10^9$/L，以嗜酸性粒细胞为主，可高达20%~90%，多数>60%，绝对值>1.5 $\times 10^9$/L，分类以成熟型嗜酸性粒细胞为主，可有少量嗜酸性中幼粒细胞，原始及嗜酸性早幼粒细胞少见。嗜酸性粒细胞有不同程度的形态异常，常表现为细胞大小不一，嗜酸颗粒少而粗大，分布不均，可有嗜碱颗粒，胞质中常有空泡，核分叶过多或不分叶等。原始细胞一般不增多。常有贫血及血小板减少。

2. 骨髓象　骨髓有核细胞增生明显活跃或极度活跃，以粒系增生为主，嗜酸性粒细胞增多明显，可见各阶段幼稚嗜酸性粒细胞，以嗜酸性中幼、晚幼粒细胞为主。嗜酸性粒细胞形态异常与血片相似，应注意与良性嗜酸性粒细胞鉴别。原始粒细胞可增多，一般为5%~19%，可见形态异常。按血液和骨髓中的嗜酸性粒细胞特点分为三型：①原始细胞型：即血中及骨髓象有原始粒细胞及嗜酸性粒细胞增多；②幼稚细胞型：主要是幼稚嗜酸性粒细胞增多，并伴有中性粒细胞增多；③成熟细胞型：以成熟嗜酸性粒细胞增多为主，中、

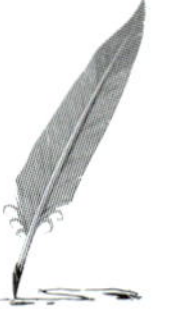

晚幼粒细胞稍增多。红系和巨核系大致正常。

考点提示 CEL-NOS血象、骨髓象特点。

3. 细胞化学染色 嗜酸性粒细胞白血病具有特征性的细胞化学染色，抗氰化物过氧化物酶染色（cyanide-resistant peroxidase stain）阳性。PAS染色、酸性磷酸酶染色均可呈强阳性反应。NAP积分可正常或降低。

4. 免疫表型分析 无特征性免疫表型。

5. 细胞遗传学和分子生物学检验 无特异性的遗传学改变。少数患者可见+8及i（17q），无Ph染色体、*BCR-ABL1*融合基因，部分女性患者可见*JAK2 V617F*、*PGK*或*HUMARA*基因的改变。

三、诊断与鉴别诊断

（一）诊断

目前国内CEL-NOS的诊断标准参照中华医学会血液学分会白血病淋巴瘤学组提出的《嗜酸性粒细胞增多症诊断与治疗中国专家共识（2017年版）》，该共识参照2016 WHO诊断标准。

WHO 2016 CEL-NOS诊断标准：

CEL-NOS的诊断需满足以下5条：①有嗜酸性粒细胞增多（嗜酸性粒细胞绝对计数$>1.5\times10^9$/L）。② 不符合*BCR-ABL*（+）慢性髓性白血病、真性红细胞增多症（PV）、原发性血小板增多症（ET）、原发性骨髓纤维化（PMF）、慢性中性粒细胞白血病（CNL）、CMML和aCML的WHO诊断标准。③ 无*PDGFRA*、*PDGFRB*和*FGFR1*重排，无*PCM1-JAK2*、*ETV6-JAK2*或*BCR-JAK2*融合基因。④ 外周和骨髓原始细胞比例<20%、无inv（16）（p13.1q22）/t（16；16）（p13；q22）、无其他AML的诊断特征。⑤ 有克隆性细胞遗传学/分子遗传学异常，或外周血原始粒细胞>2%，或骨髓原始粒细胞>5%而且<20%。

（二）鉴别诊断

诊断CEL-NOS宜慎重，需与能引起嗜酸性粒细胞增多的其他疾病相鉴别，此类疾病主要有：寄生虫病、过敏性疾病、结缔组织病、高嗜酸性粒细胞综合征、慢性髓细胞白血病及其他原因所致嗜酸性粒细胞增多等。

本章小结

骨髓增殖性疾病是以骨髓一系或多系的髓系细胞持续增殖为主要特征的一组疾病。本章重点论述了慢性髓细胞白血病、真性红细胞增多症、原发性血小板增多症及原发性骨髓纤维化等疾病的定义、临床特点、实验室检查及诊断等内容。慢性髓细胞白血病是一种起源于造血干细胞的骨髓增殖性肿瘤（为获得性造血干细胞恶性克隆性疾病），90%以上患者白血病细胞中有特征性的Ph染色体及其分子标志*BCR-ABL1*融合基因。真性红细胞增多症是一种原因未明的起源于造血干细胞的骨髓增生性肿瘤，以克隆性红细胞异常增生为主要特点。原发性血小板增多症以血小板持续增加、血栓形成和（或）出血及骨髓中巨核细胞

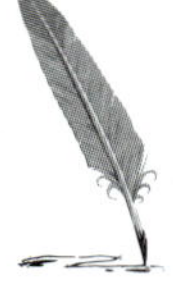

系增生为主要特征。诊断原发性骨髓纤维化的必要条件为骨髓活检，骨髓的“干抽”具有一定的诊断价值。诊断CEL-NOS宜慎重，需与能引起嗜酸性粒细胞增多的其他疾病相鉴别。

扫码“练一练”

习　题

一、选择题

［A1/A2型题］

1. 真性与继发性红细胞增多症的鉴别中不必考虑的是

A. 是否病毒感染后　　B. 红细胞是否高于正常

C. 血小板是否增高　　D. 红细胞生成素是否增多

E. 中性粒细胞碱性磷酸酶是否增高

2. 在真性红细胞增多症的患者一般不会有

A. 脾肿大　　B. 皮肤瘙痒

C. 骨髓中原始红细胞比例大于30%　　D. 白细胞和血小板增多

E. 红细胞容积增加

3. 女，45岁，皮肤、脸部紫红，并伴头晕，皮肤瘙痒，无心肺疾病史。体检：脾肋下3cm，肝肋下1cm。实验室检查：Hb182g/L，WBC15 × 10^9/L，PLT 426 × 10^9/L。首先考虑下列哪一种疾病

A. 慢性髓细胞白血病　　B. 原发性血小板增多症

C. 继发性血小板增多症　　D. 真性红细胞增多症

E. 继发性红细胞增多症

4. 可引起血小板增多的疾病是

A. SLE　　B. 心肌梗死或脑梗死

C. ITP　　D. 脾亢

E. 真性红细胞增多症

5. 下列哪一项不是真性红细胞增多症的血象特征

A. 血红蛋白增加（180~240）g/L　　B. 血细胞比容增高（0.54~0.80）

C. 网织红细胞百分比增加　　D. 红细胞形态正常

E. 血片中可见中幼粒细胞及晚幼粒细胞

6. 下列哪一种现象提示慢性髓细胞白血病（CML）骨髓发生纤维化

A. 巨核细胞减少　　B. 见泪滴状红细胞

C. 有核红细胞无或少见　　D. Ph染色体阳性

E. *BCR-ABL*融合基因阳性

7. 下述骨髓纤维化与慢性髓细胞白血病的鉴别要点正确的是

A. 贫血程度　　B. 血小板计数　　C. 肝脏、脾脏

D. 免疫学检查　　E. 骨髓活检

8. 下述对骨髓增殖性肿瘤共同特点描述正确的是

A. 无髓外造血现象
B. 以淋巴细胞系统增生为主
C. 各症状之间可以相互转化
D. 造血功能障碍
E. 脾脏常不肿大

9. 骨髓纤维化尤其要注意与下列哪种疾病加以鉴别
A. CML
B. CLL
C. 急性白血病
D. 多发性骨髓瘤
E. 恶性淋巴瘤

10. 下列哪项不符合骨髓纤维化患者血象特点
A. 一般为中度贫血，晚期或伴溶血时可出现严重贫血
B. 白细胞常增加
C. 血小板增加或减少
D. 出现幼粒细胞、幼红细胞
E. 常见原粒细胞

11. cAMP与血小板聚集之间的关系，下列哪项是正确的
A. cAMP增高，促进血小板聚集
B. cAMP减低，促进血小板聚集
C. cAMP正常，抑制血小板聚集
D. cAMP减低，抑制血小板聚集
E. cAMP与血小板聚集毫无关系

12. 什么疾病除骨髓涂片外，骨髓活检更有诊断价值
A. 缺铁性贫血
B. 骨髓纤维化
C. 急性白血病
D. 慢性髓细胞白血病
E. 巨幼细胞贫血

13. 骨髓穿刺时，下列哪种疾病常为“干抽”
A. 慢性髓细胞白血病
B. 真性红细胞增多症
C. 再生障碍性贫血
D. 骨髓纤维化
E. 急性白血病

14. 提示骨髓纤维化的最简便指标是
A. 血涂片中见到有核红细胞及泪滴状红细胞
B. 多次多部位骨髓穿刺呈干抽
C. 骨髓中巨核细胞明显增生
D. 碱性磷酸酶积分增高
E. 外周血三系减少

二、简答题

试述慢性髓细胞白血病加速期的诊断要点。

（王富伟　魏爱婷）

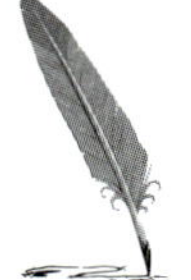

第十四章

骨髓增生异常综合征检验

扫码"学一学"

学习目标

1. **掌握** 骨髓增生异常综合征的概念、实验室检查特点。
2. **熟悉** 骨髓增生异常综合征的FAB和WHO分型。
3. **了解** 骨髓增生异常综合征的临床特点。
4. 具有分析骨髓增生异常综合征血象、骨髓象的能力。
5. 能根据形态学结果初步诊断MDS。

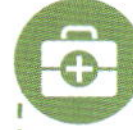

案例讨论

【案例】

患者，男性，52岁，主诉面色苍白、乏力2年余，2周前因"感冒"、乏力加重就诊。查体：BP 125/80mmHg，神情，精神欠佳，贫血貌。实验室检查：WBC 1.74×10^9/L，分类N 79%，RBC 3.04×10^{12}/L，Hb 70g/L，PLT 40×10^9/L，Ret 2%。血清铁蛋白、叶酸、维生素B_{12}、尿常规、大便常规均正常，未见含铁血黄素尿。骨髓：有核细胞增生活跃，粒系32.5%，原粒5%；红系53.5%，可见双核、多核、花瓣核幼红细胞；巨核系可见小巨核细胞、单圆核巨核细胞，血小板少见。外周血：成熟红细胞明显大小不等。予以口服抗生素等对症治疗，一周后自动要求出院。一个月后，患者因皮肤大面积瘀斑再次入院，实验室检查：WBC 1.53×10^9/L，分类N 72%，RBC 2.85×10^{12}/L，Hb 63g/L，PLT 30×10^9/L，外周血原始细胞1%，骨髓象：原始细胞6%，其他结果与上次大致相同。

【讨论】

1. 根据以上资料，该患者初步诊断是什么？
2. 如需确诊，还需要哪些资料和实验室检查？

一、概述

扫码"看一看"

骨髓增生异常综合征（myelodysplastic syndrome，MDS）是一组起源于造血干细胞的克隆性疾病，主要特征是无效造血和急性髓系白血病的高危演变。血象可呈全血细胞减少或任一系及两系血细胞减少；骨髓增生活跃或明显活跃，少数减低，常有一系及以上的形态异常。

MDS多发生于50岁以上老年人，偶见于青年和儿童，男性多于女性。多数患者为原发

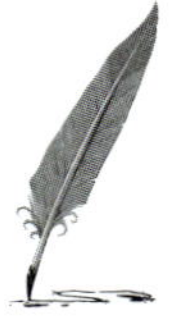

性，少数为继发性。MDS的症状和体征均为非特异性，临床表现主要是不明原因的难治性贫血，可伴有感染或出血，部分无症状。1/3以上的MDS患者在数月至数年或更长时间转化为急性白血病（绝大多数为AML，少数为ALL）。

MDS多无明确病因，发病机制还不十分清楚。通常认为MDS的发生和进展是一个多因素共同作用的过程，可能与以下因素有关：①干细胞基因异常：MDS存在原癌基因突变，抑癌基因失活和继发性细胞遗传学异常等，导致造血干细胞的损伤或突变，骨髓无效造血和分化成熟障碍。②细胞周期的调控系统异常，影响细胞的增殖和发育。③造血微环境改变：某些细胞因子增加了骨髓造血细胞的过度增殖和提早凋亡。MDS骨髓细胞增生而外周血细胞减少，这种无效造血与髓系细胞分化能力缺陷及细胞过度凋亡有关。④免疫缺陷：某些抗原刺激T细胞克隆扩增，导致T细胞介导的自身造血抑制及全血细胞减少；B淋巴细胞异常表现为自身抗体产生，这些自身抗体的产生与多克隆浆细胞增殖有关，免疫缺陷通常在进展期MDS更常见。⑤理化作用：电离辐射、氯霉素、苯、化疗药物尤其是烷化剂、拓扑酶抑制剂、乙双吗啉等。

二、分类

1. FAB分型 1982年FAB协作组根据MDS骨髓和外周血中原始细胞的比例、环形铁粒幼细胞数、Auer小体及外周血单核细胞数量，将MDS分为5个类型，即难治性贫血（refractory anemia，RA）、环形铁粒幼细胞难治性贫血（RA with ringed sideroblasts，RAS）、难治性贫血伴原始细胞增多（RA with excess blasts，RAEB）、难治性贫血伴原始细胞增多转化型（RAEB in transformation，RAEB–t）、慢性粒–单核细胞白血病（chronic myelomonocytic leukemia，CMML）（表14–1）。

表14–1 MDS的FAB分型

类型	原始细胞（%）		环状铁粒幼红细胞（%）	外周血单核细胞 $>1\times10^9/L$
	外周血	骨髓		
RA	<1	<5	<15	–
RAS	<1	<5	≥ 15	–
RAEB	<5	5~20	不定	–
RAEB–t	≥ 5	21~29，可见Auer小体	不定	+/–
CMML	<5	5~20	不定	+

FAB分型方案在临床工作中沿用多年，但形态学分型对于治疗、预后等具有局限性。WHO对原有的FAB分型作了几次修订，综合了形态学、免疫学、遗传学及分子生物学等特征，使分型更有实用性，WHO分型中，MDS分型主要强调的是发育异常和原始细胞计数，而不是血细胞减少，2016年WHO分型的基本原则不变，对于病态造血，目前认为：①任何系病态造血必须≥10%；②从危险程度上不同类型的病态造血无差异；③病态造血不是MDS所特有。2008年WHO定义的红白血病（红系/髓系型）骨髓中红系≥50%，且原始细胞≥20%（NEC），这类疾病基于其总原始细胞数被归入MDS（表14–2）。

表 14-2 骨髓增生异常综合征诊断及分型标准（WHO，2016）

MDS 类型	病态造血	血细胞减少[a]	骨髓环形铁粒幼细胞比例	外周血及骨髓原始细胞比例	细胞遗传学
MDS-SLD	1 系	1 或 2 系	<15% 或 <5%	PB<1% BM<5% 无 Auer 小体	除外单纯 5q-
MDS-MLD	2 或 3 系	1~3 系	<15% 或 <5%	PB<1% BM<5% 无 Auer 小体	除外单纯 5q-
MDS-RS					
MDS-RS-SLD	1 系	1 或 2 系	≥ 15% 或≥ 5%[b]	PB<1%、BM<5%、无 Auer 小体	除外单纯 5q-
MDS-RS-MLD	2 或 3 系	1~3 系	≥ 15% 或≥ 5%[b]	PB<1%、BM<5%、无 Auer 小体	除外单纯 5q-
MDS 伴有单纯 5q-	1~3 系	1~2 系	无或任何比例	PB<1% BM<5% 无 Auer 小体	单纯 5q- 或伴另 1 遗传学异常（非 -7 或 7q-）
MDS-EB					
MDS-EB-1	0~3 系	1~3 系	无或任何比例	PB 2%~4% 或 BM 5%~9%、无 Auer 小体	任何
MDS-EB-2	0~3 系	1~3 系	无或任何比例	PB 5%~19% 或 BM 10%~19%、有 Auer 小体	任何
MDS-U					
PB 1% 原始细胞	1~3 系	1~3 系	无或任何比例	PB<1% 、BM<5%、无 Auer 小体	任何
单系病态造血及全血细胞减少	1 系	3 系	无或任何比例	PB<1%、BM<5%、无 Auer 小体	任何
基于典型细胞遗传学异常	0 系	1~3 系	<15%[d]	PB<1%、BM<5%、无 Auer 小体	典型细胞遗传学异常
RCC	1~3 系	1~3 系	无	PB>2% BM<5%	任何

注 1：

PB：外周血（peripheral blood）；BM：骨髓（bone marrow）；RS：环状铁粒幼红细胞（ring sideroblasts）；MDS-SLD：MDS 伴单系病态造血（single lineage dysplasia）；MDS-MLD：MDS 伴多系病态造血（multilineage dysplasia）；MDS-EB：MDS 伴原始细胞增多（excess blasts）；MDS-U：MDS 未分型（unclassifiable）；RCC：儿童难治性血细胞减少症（refractory cytopenia of childhood）。

注 2：

a. 外周血细胞减少定义为 Hb<100g/L，PLT<100 × 10^9/L，中性粒细胞计数<1.8 × 10^9/L；少数情况下，MDS 可以是高于上述数值的轻度贫血或血小板减少。外周血单核细胞必须<1.0 × 10^9/L。

b. 若存在 *SF3B1* 突变。

c. 两次以上的外周血涂片检查见 1% 原始细胞。

d. 环状铁粒幼红细胞≥ 15% 且有显著红系病态造血者应归于 MDS-RS-SLD。

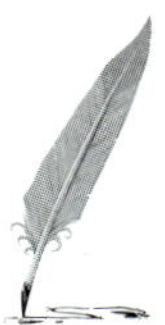

【实验室检查】血象、骨髓象检查是MDS诊断的细胞学基础。病态造血是MDS的核心变化，在血象和骨髓象均有表现。

1. 血象 表现为全血细胞减少，其程度依MDS的分型不同而异，可为明显的全血细胞减少，也可为一系或两系血细胞减少，可见病态造血。

（1）红细胞 不同程度的正细胞性或大细胞性贫血，红细胞呈双形性。成熟红细胞大小不均，形态不一：可见巨大红细胞、异形红细胞、嗜多色性及嗜碱性点彩红细胞，亦可出现有核红细胞。网织红细胞正常、减少或增高。

（2）白细胞 白细胞减少、正常或增多，有少量幼稚粒细胞，中性粒细胞胞质内颗粒缺如或稀少，核分叶过多或过少（Pelger–huet）。可见不典型单核细胞。

（3）血小板 减少多见，少数增多。有大而畸形火焰状或巨大血小板，偶见淋巴样小巨核细胞、单圆核小巨核细胞。

2. 骨髓象 增生明显活跃，少数增生活跃或减低，伴有病态造血（图14–1）。

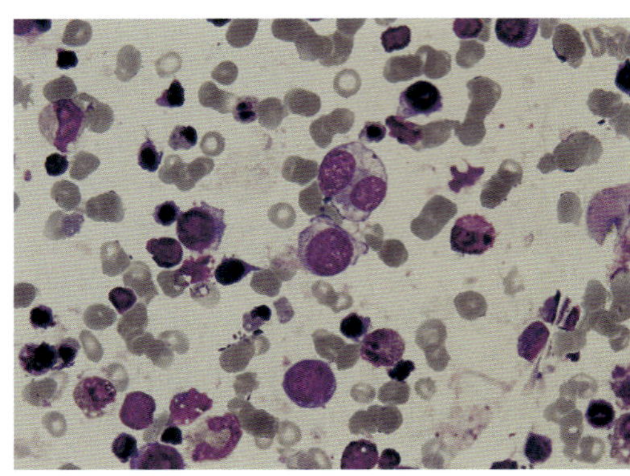
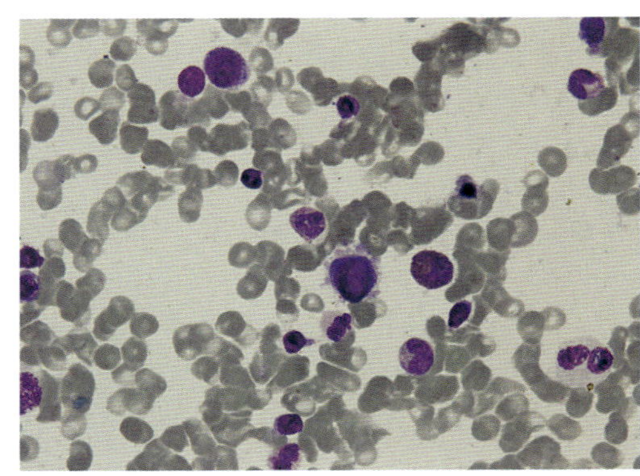

图14–1 MDS的骨髓象

（1）红细胞系 多数增高，少数减低，原始红和早幼红细胞增多，有类巨幼样变，可见双核、多核、核不规则、核分叶、核碎裂等，可见核质发育不平衡，胞质嗜碱、着色不均、空泡、Howell–Jolly小体、Cabot环。

（2）粒细胞系 增生活跃或减低，原粒和早幼粒细胞可增高，伴成熟障碍，有的早幼粒细胞颗粒粗大，核仁明显，有的类似单核细胞，核折叠或凹陷，双核或畸形核。亦可见巨晚幼粒、巨杆状核及分叶过多或过少的中性粒细胞，可见颗粒稀少或缺如。

（3）巨核细胞系 巨核细胞正常、增多或减少，多数为小巨核细胞、单圆大核或多个小核的巨核细胞。巨核细胞常有低分叶、双核或多核。小巨核细胞有助于MDS的早期诊断，其特征为：体积近似或小于早幼粒细胞，甚至如淋巴细胞大小，不分叶或分两叶，核质比例大，核圆形或稍凹陷，染色质致密结构不清，偶见1~2个不清晰小核仁，胞质极少、嗜碱、呈不透明的云雾状，周边不清楚，可见血小板形成。

3. 骨髓活检 多数骨髓造血组织过度增生，各系病态造血明显，不成熟粒细胞增多并伴有未成熟前体细胞异常定位（abnormal localization of immature precursor，ALIP），指原始粒细胞和早幼粒细胞的异常定位：正常人原始粒细胞与早幼粒细胞常单个散在定位于骨小梁旁区（骨内膜表面），而MDS患者移位至骨小梁间的中央髓区，并集丛（3~5个细胞）或集簇（>5个）。ALIP是MDS骨髓组织的病理学特征，ALIP阳性者转化为急性白血病可能性较大，早期病死率高；反之则预后较好。亦可见巨核系病态造血、网状纤维增生等改变。

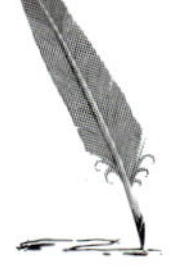

4. 细胞化学染色　骨髓铁染色显示细胞外铁增多，铁粒幼红细胞增多，多在50%以上，有的可见环形铁粒幼红细胞。幼红细胞PAS阳性。

5. 细胞遗传学　35%~70%的有染色体异常，常见核型改变为$-5/5q^-$、$-7/7q^-$、+8、$20q^-$、-Y等，此外有$11q^-$、$13q^-$、$17q^-$等，其中$-7/7q^-$和复合缺陷者，约72%转化为急性白血病，中数生存期短，预后差，而核型正常及单纯的$-5/5q^-$、$20q^-$则预后较好。

6. 体外骨髓培养　集落细胞成熟障碍，多数患者细胞集落的形成能力减低，集落不生长或明显减少。能形成集落和小簇者预后较好，无集落或大簇者预后差。

知识链接

MDS的两个特征

1. 骨髓不能为血液循环提供足够的正常细胞（无效造血）。
2. 所有的MDS亚型都存在骨髓病态造血（畸形细胞）。

由于骨髓不能产生足够的正常细胞，机体出现贫血、感染和出血等症状。这些表现可渐进发展，导致细胞过度减少，临床症状加剧，最终死亡。部分病例可转化为白血病，而总体MDS的白血病转化率为30%左右。

【诊断】

（一）维也纳标准

2006年底，专家在维也纳提出了MDS诊断标准的新建议。此标准提出MDS诊断需要满足2个必要条件和1个确定标准。

1. 必要条件　①持续（≥6个月）一系或多系血细胞减少：红细胞（Hb<110g/L）、中性粒细胞（ANC<1.5×10^9/L）、血小板（PLT<100×10^9/L）；②排除其他可以导致血细胞减少和病态造血的造血及非造血系统疾患。

2. 确定标准　①骨髓中红细胞系、中性粒细胞系、巨核细胞系中一系至少10%有发育异常；②环形铁粒幼红细胞≥15%；③原始细胞：骨髓涂片中达5%~19%；④染色体异常。

3. 辅助标准用于符合必要标准，但未达确定标准、临床呈典型MDS表现。①流式细胞术检查显示骨髓细胞表型异常，提示红细胞系和/或髓系存在单克隆细胞群；②单克隆细胞群存在明确的分子学标志：人类雄激素受体（HUMARA）分析，基因芯片谱型或点突变（如RAS突变）；③骨髓和/或循环中祖细胞的CFU集落（±集簇）形成显著减少或持久减少。

当患者未达到确定标准（如不典型的染色体异常、病态造血<10%、原始细胞比例<4%等），而临床表现高度疑似MDS，应进行MDS辅助诊断标准的检测。符合者基本为伴有骨髓功能衰竭的克隆性髓系疾病，此类患者高度疑似MDS。若未进行辅助检测或结果阴性，则应进行随访或暂时归为意义未明的特发性血细胞减少症（idiopathic cytopenia of undetermined significance，ICUS），定期检查以确诊。

（二）国内标准

1986年全国第一次血细胞学术交流会制定了国内MDS的诊断标准，1994年的全国血细胞学术会议又对此进行了讨论修订。

1. 临床表现　以贫血症状为主，可兼有发热或出血。

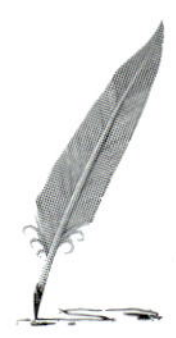

2. 血象 全细胞减少，或任一或两系细胞减少，可有巨大红细胞，巨大血小板，有核红细胞等病态造血表现。

3. 骨髓象 有三系或两系，或任一系血细胞的病态造血，或是淋巴样小巨核细胞。

4. 除外其他伴有病态造血的疾病，如急性非淋巴细胞白血病（M_{2b}型）、骨髓纤维化、慢性粒细胞白血病、纯红白血病、原发性血小板增多症、非造血组织肿瘤等；除外其他红系统增生性疾病，如溶血性贫血、巨幼细胞贫血等；除外其他全血细胞减少的疾病，如再生障碍性贫血、PNH等。

少数不典型病例或病态造血不很明显的病例有时诊断会遇到困难，进一步追踪观察很有必要。因为MDS为慢性进行性，故病态造血持续存在，并逐渐恶化。此外，多种检查联合应用对诊断很有帮助。

知识链接

骨髓增生异常综合征是一种后天性疾病，实际上其包括一组病症，但都是由于造血干/祖细胞发育异常所引起，且最早都起源于某一个造血干/祖细胞，故称为克隆性造血异常。此种造血细胞的发育异常导致无效造血，即造血的质量很差，所形成的血细胞为“次品”或“废品”，寿命很短，故骨髓检查时骨髓增生程度很好，甚至较正常人还活跃，但制造的血细胞在外周血中寿命缩短，造成一种或一种以上血细胞数量的减少，所以外周血血细胞数量减少。当然骨髓中发育异常的血细胞在显微镜下检查时可发现形态异常，统称为病态造血。

考点提示 MDS红系、粒系、巨核系病态造血的形态变化。

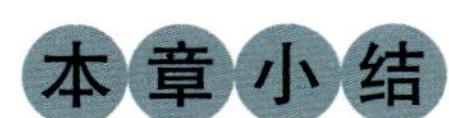

本章主要介绍MDS的概念、临床表现、实验室检查、分型及诊断等。MDS是一组高度异质性疾病，主要特征是病态造血，血象和骨髓象均可见。FAB以形态学为基础分型，WHO综合形态学、免疫学、遗传学、分子生物学等特征，使分型更接近于疾病本质。

扫码“练一练”

习 题

一、选择题

［A1/A2型题］

1. 关于骨髓增生异常综合征，下列正确的是

A. 是一组造血干细胞克隆性疾病　　B. 主要发生于青年人

C. 不会发展为白血病　　D. 主要表现为感染和出血

E. 早期即出现肝、脾大

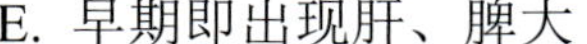

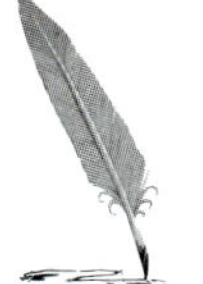

2. 骨髓增生异常综合征时骨髓象红系病态造血描述正确的是
A. 小细胞低色素性贫血　　B. 类巨幼样变
C. 胞质中出现颗粒　　D. 网织红细胞增多
E. 幼稚细胞增多

3. 以下何种疾病不会出现铁粒幼红细胞增多
A. 环形铁粒幼细胞增多的难治性贫血　　B. 溶血性贫血
C. 铁粒幼细胞贫血　　D. 缺铁性贫血
E. 巨幼细胞贫血

4. MDS的外周血常见粒细胞异常生成，除了
A. Pelger–Huet核异常　　B. 胞质内颗粒减少
C. 幼稚粒细胞出现　　D. 嗜碱性粒细胞增多
E. 核分叶过多

5. 骨髓增生异常综合征时外周血检查正确的是
A. 血小板多数增高　　B. 网织红细胞一定升高
C. 网织红细胞一定降低　　D. 有不同程度的贫血
E. 一般呈小细胞低色素性贫血

6. 骨髓增生异常综合征血液学异常的特征不包括
A. 病态造血　　B. 中性粒细胞减少
C. 贫血　　D. 血小板减少
E. 单核细胞减少

7. 骨髓增生异常综合征时骨髓增生情况描述正确的是
A. 增生一定活跃　　B. 增生一定低下
C. 粒细胞系增生一定活跃　　D. 巨核细胞一定降低
E. 红系多数增生明显活跃

8. MDS骨髓组织活检改变不包括
A. 造血细胞定位紊乱　　B. 造血细胞过度凋亡
C. 不成熟前体细胞异常定位（ALIP）　　D. 网状纤维增生
E. 巨核细胞系病态造血

9. 按WHO分类方法，以下FAB分型中可归为骨髓增殖性肿瘤的是
A. RA　　B. RAS　　C. RAEB　　D. CMML　　E. RAEB–T

10. 骨髓增生异常综合征与再生障碍性贫血相同的是
A. 长期贫血　　B. 病态造血
C. 组织化学染色　　D. 骨髓活检检查
E. 染色体检查

11. 骨髓增生异常综合征诊断正确的是
A. 骨髓三系均必须有病态造血
B. 病态造血是骨髓增生异常综合征特有的改变
C. 骨髓原始细胞一定要>10%
D. 须除外其他能引起病态造血的疾病

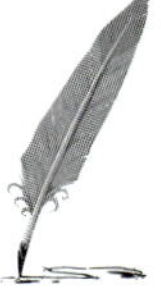

E. 铁粒幼红细胞增高是其特有改变

12. MDS病态造血的诊断标准为任一造血系列病态细胞

A. ≥1%　　B. ≥5%　　C. ≥10%　　D. ≥15%　　E. ≥20%

13. 骨髓增生异常综合征时病态造血的外周血表现为

A. 多个圆形巨核细胞　　B. 单圆核巨核细胞

C. 核分叶过多　　D. 巨大血小板

E. 巨大核细胞

14. 骨髓增生异常综合征出现哪种染色体提示预后不良

A. $-7/7q^-$　　B. 单纯 $-5/5q^-$　　C. 20 q

D. 正常核型　　E. +8

15. MDS骨髓细胞克隆性染色体核型改变不包括

A. $-5/5q^-$　　B. 20 q^-　　C. 21 q^-　　D. $-7/7q^-$　　E. +8

16. MDS骨髓粒细胞中见到Auer小体应该属于

A. MDS-SLD　　B. MDS-MLD

C. MDS-RS　　D. MDS-EB-1

E. MDS-EB-2

17. 有关MDS伴多系病态造血不正确的是

A. 细胞胞质有空泡，胞核明显不规则、多核及巨幼样变

B. 中性粒细胞发育异常表现为胞质颗粒稀少和（或）胞核分叶过少

C. 骨髓原始细胞≥5%

D. 异常巨核细胞可见不分叶核、核分叶少、双核或多核及小巨核细胞

E. 幼红细胞PAS染色胞质可呈弥散性阳性

18. 关于MDS的MDS-EB-1，不正确的是

A. 血单核细胞>1×10^9/L　　B. 骨髓原始细胞5%~9%

C. 无Auer小体　　D. 单系或多系发育异常

E. 血细胞减少

19. 女性，62岁，乏力，脾肋下1.5cm，浅表淋巴结未及。自述抗贫血药物治疗多次无效。血象：RBC 1.85×10^{12}/L，Hb 58g/L，WBC 2.4×10^9/L，PLT 27×10^9/L。白细胞分类可见中性晚幼粒4%、中性杆状核粒细胞4%、中性分叶核粒细胞56%、淋巴细胞34%、单核细胞2%。分类100个白细胞见4个晚幼红细胞。部分中性分叶核粒细胞呈Pelger-Huet畸形。骨髓增生活跃，其中原始粒细胞为1%，早幼粒为4%，红系有巨幼变。骨髓铁染色，细胞外铁为（3+），铁粒幼细胞为51%，环形铁粒幼细胞为10%。本病的最可能诊断为

A. MDS-SLD　　B. MDS-MLD

C. MDS-RS-SLD　　D. MDS-RS-MLD

E. MDS-EB

二、案例分析题

患者老年女性，73岁，退休干部。主因间断胸闷2年，加重10天入院。查体：BP 125/80mmHg，神清，精神欠佳，贫血貌，全身皮肤黏膜无黄染及出血点，周身浅表淋巴结未及肿大。双肺呼吸音清，心界无扩大，心率82次/分，律齐，未闻及杂音，肝脾未触

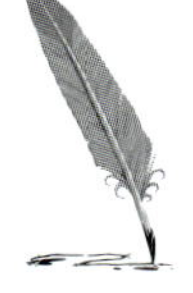

及，双下肢无水肿，神经系统查体未见异常。既往冠心病病史3年。临床以“不稳定型心绞痛，贫血原因待查”收入心血管内科。外周血细胞检查：WBC 3.93×10^9/L，Hb 61.0g/L、PLT 116×10^9/L；分类原始粒细胞占1.0%，部分中性粒细胞核呈假性Pelger–Huet样畸形，红细胞大小不等，可见畸形红细胞，血小板散在可见。骨髓象：骨髓增生明显活跃，三系病态造血明显；粒系原始粒细胞占3.5%，部分中性粒细胞呈假性Pelger–Huet样畸形；红系可见大红细胞，三核红细胞，花瓣样晚幼红细胞，嗜碱性点彩红细胞；可见双圆巨核细胞，血小板散在分布。

1. 根据以上资料，该患者初步诊断是什么？
2. 如需确诊，还需要哪些资料和实验室检查？

（闫晓华）

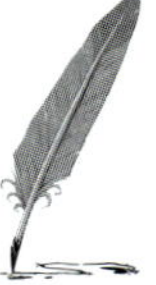

扫码“学一学”

第十五章

骨髓增生异常－骨髓增殖性肿瘤检验

学习目标

1. **熟悉**　慢性粒－单核细胞白血病和不典型慢性髓细胞白血病的基本概念和血象、骨髓象特点。

2. **了解**　慢性粒－单核细胞白血病及不典型慢性髓细胞白血病的诊断及鉴别诊断；幼年型粒－单核细胞白血病实验室检查特点。

3. 具有正确识别慢性粒－单核细胞白血病和不典型慢性髓细胞白血病血象、骨髓象的能力。

4. 能够根据患者情况正确分析骨髓增生异常－骨髓增殖性肿瘤患者血象及骨髓象特点。

案例讨论

【案例】

患者，男，64岁，以“反复乏力3个月，加重1个月”为主诉入院。查体：贫血貌，脾肋下三横指，余未见明显异常。腹部B超提示脾大。血常规：WBC 18.5×10^9/L ↑，RBC 2.11×10^{12}/L ↓，Hb 72 g/L ↓，HCT 18.3% ↓，PLT 31×10^9/L ↓，中性粒细胞比例55.2%，单核细胞比例16.9% ↑，中性粒细胞绝对值10.2×10^9/L ↑，单核细胞绝对值3.13×10^9/L ↑，Ret 2% ↑。外周血涂片细胞形态分析：白细胞数增多，粒细胞比例正常，可见原粒（2%）及中性中、晚幼粒细胞（20%），成熟红细胞未见明显异常，淋巴细胞比例减低，单核细胞比例增高（23%），以成熟细胞为主，偶见幼稚单核细胞。

【讨论】

1. 根据以上资料，该患者初步诊断是什么？

2. 如需确诊，还需要哪些资料和实验室检查？

骨髓增生异常－骨髓增殖性肿瘤（myelodysplastic–myeloproliferative neoplasm，MD–MPN）是一类骨髓兼具异常增殖和发育异常特征的疾病，很难单纯归属于某一类骨髓增生异常综合征或骨髓增殖性肿瘤。WHO 2008年和2016年分型标准中将其列为髓系肿瘤的一个类别，包括慢性粒－单核细胞白血病、不典型慢性髓细胞白血病、幼年型粒－单核细胞白血病和不能分型的MD–MPN。

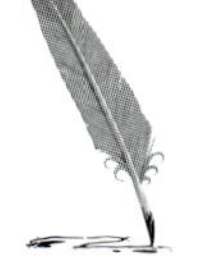

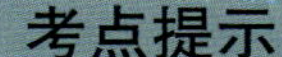

考点提示　骨髓增生异常－骨髓增殖性肿瘤（MD–MPN）的分类。

第一节　不典型慢性髓细胞白血病

一、概述

不典型慢性髓细胞白血病，*BCR-ABL1*阴性（atypical chronic myeloid leukemia，aCML，BCR–ABL1⁻），是一种累及中性粒细胞而且同时表现骨髓发育异常和骨髓增殖的白血病，其特征是外周血白细胞增多，主要是不成熟和成熟中性粒细胞，而且有明显发育异常的形态学表现。本病髓系细胞增殖明显，与CML有相似之处，但无Ph染色体及*BCR-ABL1*融合基因，因此相对于*BCR-ABL1*阳性的CML，称为不典型CML，*BCR-ABL1*阴性。本病无*PDGFRα*和*PDGFRβ*基因重排，aCML，*BCR-ABL1*－患者一般年龄较大，男性多于女性，贫血和血小板减少多见，脾脏轻度至中度肿大。

二、实验室检查

1. 血象　白细胞增高，一般≥13×10⁹/L，部分病例可高达300×10⁹/L。粒系细胞增多，以中性粒细胞为主，早幼粒细胞、中幼粒细胞和晚幼粒细胞一般<20%，原始细胞<5%，粒细胞伴有成熟障碍，核染色质异常凝集、胞质中有异常颗粒等。嗜碱性粒细胞可轻度增高。粒系发育异常是aCML的突出特征，常见假性Pelger–Huet或畸形的核分叶、异常块状核染色质及胞质颗粒异常等。单核细胞绝对数增加，但常<10%。多为中度贫血，因红细胞成熟障碍可出现异常红细胞，巨大椭圆形红细胞增多。血小板变化不一，常减少，可见小巨核细胞。

2. 骨髓象　骨髓有核细胞增生极度活跃，主要为粒系增生，原始细胞中度增加，但<20%。粒系细胞存在发育异常，与外周血相似，可见获得性Pelger–Huet核异常，染色质异常凝聚，核叶形状异常，胞质颗粒异常等。红系增生程度不定，粒红比值通常>10：1，但部分病例幼红细胞>0.30，且有发育异常。巨核细胞数量可正常、增多或减少，常伴发育异常，核分叶少或不分叶，可见小巨核细胞。

3. 骨髓活检　粒系细胞增生伴发育异常，原始细胞可增多，少见片状或簇状分布；幼红细胞比例可增多。部分患者伴纤维组织增生，晚期可出现纤维化。

4. 免疫表型分析　无特异性免疫学表型特征，粒系细胞表面标志可紊乱，原始细胞增多时，免疫表型分析有助于其类别的确定。

5. 细胞遗传学和分子生物学检验　80%以上患者有细胞遗传学异常，最常见的异常为＋8和del（20q），其次为+13、+14、i（17q）、del（12p），但均无特异性。无Ph染色体和*BCR-ABL1*融合基因，无*PDGFRA*或*PDGFRAB*基因的重排，部分病例可见*JKA2 V617F*和*N-RAS*或*K-RAS*的改变。

三、诊断和鉴别诊断

（一）诊断

2016版WHO不典型慢性髓细胞白血病（aCML）诊断标准如下。

1. 外周血白细胞增高，中性粒细胞及其前体细胞（早幼粒细胞，中幼粒细胞，晚幼粒细胞，占白细胞比例≥10%）增多。

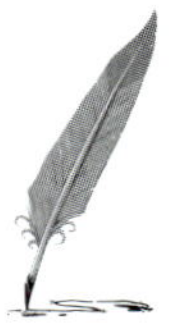

2. 粒细胞生成异常，包括染色质凝集异常。

3. 嗜碱性粒细胞绝对数不（明显）增多，嗜碱性粒细胞比例<2%。

4. 单核细胞绝对数不（明显）增多，单核细胞比例<10%。

5. 骨髓有核细胞增多，粒细胞增殖和粒系病态造血，伴或不伴有核红细胞和巨核细胞病态造血。

6. 外周血和骨髓原始细胞比例<20% 。

7. 无*PDGFRA*，*PDGFRB*，或*FGFR1*重排，或*PCM1-JAK2*融合证据。

8. 不符合WHO规定的CML，PMF，PV或ET诊断标准。

备注：MPN病例中，尤其是加速期和（或）真性红细胞增多症后或特发性血小板增多症后骨髓纤维化期，如中性粒细胞增多可与aCML类似。MPN既往史，骨髓有MPN特征和（或）MPN相关基因（*JAK2*，*CALR*或*MPL*）突变者可以排除aCML的诊断；相反，存在*SETBP1*和（或）*ETNK1*突变者则支持aCML的诊断。aCML 少见*CSF3R*突变，若存在时应及时认真复核形态学，以排除CNL或其他髓系肿瘤。

（二）鉴别诊断

不典型慢性髓细胞白血病（aCML）需要与慢性髓细胞白血病（CML）、慢性粒－单核细胞白血病（CMML）、慢性中性粒细胞白血病（CNL）相鉴别，其血液学鉴别要点见表15–1。

表15–1 aCML与类似疾病的血液学鉴别要点

外周血	CML	aCML	CCML	CNL
嗜碱性粒细胞	>2%	<2%	<2%	<1%
单核细胞	<3%	>3% ~10%	>10%	<3%
粒细胞发育异常	–	＋＋	＋	–/+
不成熟粒细胞	>20%	10% ~20%	<10%	<10%
原始细胞	≤ 2%	>2%	<2%	0
N–ALP 积分	↓	不定	不定	↑
骨髓红细发育异常	–	–/+	–/+	–

第二节 慢性粒－单核细胞白血病

一、概述

慢性粒－单核细胞白血病（chronic myelomonocytic leukemia，CMML）是一种起源于骨髓干细胞的克隆性造血系统恶性肿瘤，同时具有MPN和MDS的特征。CMML曾在FAB分型中作为MDS一个亚型，后修正为MDS类型的CMML和增殖类型的CMML，2008版WHO新标准将其归为髓系肿瘤MD–MPN的一个类型，2016版WHO新标准根据原始细胞的比例，将其分为3个亚型。

1. 病因与发病机制 病因与发病机制未明。职业性和环境致癌因素、电离辐射和细胞毒药物在某些病例可能是致病因素。有迹象表明一些细胞因子如TNF、GM–CSF、IL–3、

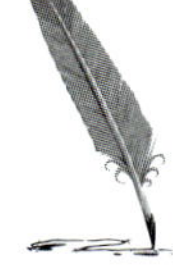

IL-4等可能参与了粒单核系的过度增殖。*RAS*基因突变在初诊和病程中可达40%。克隆性染色体异常可见于20%~40%的CMML患者，但均无特异性。

2. 临床特征 大多数CMML患者发病年龄多在60岁以上，本病主要发生于老龄人，60岁以上人群中年发病率约为3/10 000。中位发病年龄为65~75岁，男女之比为（1.5~3）：1。发病比较隐匿，症状不典型。主要表现为两组症状，即与骨髓病态造血相关的症状及与骨髓增殖相关的症状。

患者因骨髓增生异常而发生血细胞减少可表现为乏力、心悸、苍白、低热、感染或出血等。表现在骨髓增殖性上的特点如：异常单核细胞增生，且这种细胞有浸润的特征，如皮肤、腺体、齿龈、骨骼等髓外浸润，淋巴结、肝、脾肿大，甚至巨脾。

根据CMML的特点，可以将CMML分为慢性期、加速期、急性变期。慢性期患者病情相对稳定，无症状或仅有低热、乏力等，少见肝、脾、淋巴结肿大，但一旦出现淋巴结肿大，可能是向急性期转化的信号，淋巴结可有原粒细胞弥漫性浸润。进入加速期后病情进展迅速，尤其是单核细胞明显增多者，病情极重，多在急性变之前即死于出血、感染或脏器衰竭。也有缺乏加速期从慢性期转为急性变者。

二、实验室检查

1. 血象 常表现为中度贫血和白细胞增高，单核细胞增多是CMML特征性标志。单核细胞>1.0×10^9/L，通常为（2~5）$\times10^9$/L，但也可>80×10^9/L，比例超过白细胞的10%。单核细胞一般为成熟型，形态不典型，可表现为颗粒及分叶异常，核染色质疏松。也可见少量原始或幼稚单核细胞。成熟粒细胞可增多，有或无发育异常，可见幼稚粒细胞，但一般<10%，特别是原始细胞很少超过5%，嗜碱性粒细胞可轻度增多，嗜酸性粒细胞正常或轻度增多。如符合CMML的诊断标准，但外周血嗜酸性粒细胞≥1.5×10^9/L，可诊断为CMML伴嗜酸性粒细胞增多。多数患者血小板降低。

考点提示 慢性粒－单核细胞白血病（CMML）血象特点。

2. 骨髓象 增生活跃或明显活跃，粒系及单核细胞增多。粒系发育异常，表现为颗粒减少或过多、核分叶过少、胞质中出现空泡等。单核细胞增多，以成熟型为主，可见原始及幼稚单核细胞，常伴形态异常。原始粒细胞、原始及幼稚单核细胞均可增多，但二者之和不超过20%。红系发育异常，表现为巨幼样变、核碎裂、花瓣样核、多核红细胞、环形铁粒幼细胞等。巨核系发育异常，可见单圆核、多圆核、多分叶巨核和小巨核细胞。

3. 细胞化学染色 酯酶染色有助于单核细胞的识别。

4. 骨髓活检 以粒系和单核系弥漫性增生为主，可见红系早期细胞增多和巨核细胞增多及形态异常。当疑诊为CMML时，应使用有助于确认单核细胞和不成熟单核细胞的细胞化学和免疫组化方法。大多数患者有粒系和巨核系发育异常，可看到小巨核细胞和（或）核分叶异常的巨核细胞。约30%的患者骨髓中可见轻至中度网状纤维增加。20%的患者骨髓活检可见到成熟浆细胞样树突状细胞（浆细胞样单核细胞）结节。这些细胞核圆形，染色质细致分散，核仁不明显，极少量嗜酸性胞质，胞膜常清楚。浸润的细胞呈紧密聚集的外观，常见呈星空样分布的组织细胞中的凋亡小体。近来一项研究证明这些浆细胞样树突状细胞是克隆性、肿瘤性的，与合并的髓系肿瘤密切相关。

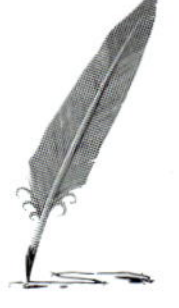

5. 免疫表型分析 通常表达粒－单核细胞系抗原，如CD33、CD13阳性，不同程度表

达CD14、CD68和CD64。CD34⁺细胞比例增多提示向AML转化。组织切片免疫组化确认单核细胞相对不够敏感。最可靠的标志为CD68R与CD163。

6. 细胞遗传学和分子生物学检验 20%~40%的患者有克隆性的细胞遗传学异常，但均无特异性。最常见的重现性异常为+8、−7/del（7q）、i（17q）及12p结构异常。约40%的患者可有*RAS*基因的点突变。目前，有孤立性17q等臂染色体的造血组织肿瘤如何分类尚未确定，尽管部分患者符合CMML的诊断标准，其他患者可能更适合归入MDS/MPN，不能分类。

三、诊断和鉴别诊断

WHO 2016版在2008版的基础上提出的诊断标准为：①外周血持续性单核细胞增多 $\geqslant 1.0\times10^9/L$，伴单核细胞在白细胞分类中的比例≥10%；②不符合*BCR-ABL1*⁺CML、PMF、PV或ET的诊断标准；③无*PDGFRA*、*PDGFRB*、*FGFR1*重排，或*PCM1-JAK2*（特别对伴嗜酸细胞增多的病例需要进行基因检测，排除阳性者）；④外周血或骨髓中原始细胞（包括原始粒细胞和原、幼单核细胞）20%；⑤髓系细胞一系或多系发育异常。如无发育异常或极轻微，符合以下条件仍可诊断CMML：造血细胞存在获得性克隆性细胞或分子遗传学异常；或单核细胞增多持续至少3个月，并除外引起单核细胞增多的其他原因。

CMML还进一步分为以下三个亚型。

CMML−0：原始细胞数（包括幼单核细胞）外周血中<5%，骨髓中<5%。

CMML−1：原始细胞数（包括幼单核细胞）外周血中<5%，骨髓中5%~9%。

CMML−2：原始细胞数（包括幼单核细胞）外周血中占5%~19%，或骨髓中占10%~19%，如见到Auer小体，则不论原始细胞（包括幼单核细胞）占多少均诊断为CMML−2。

如外周血中嗜酸性粒细胞 $>1.5\times10^9/L$，则相应诊断为CMML−1或CMML−2伴有嗜酸性粒细胞增多。

知识链接

WHO 2016版CMML诊断标准中关于原始细胞做了明确说明，即原始细胞应包括原始粒细胞、原始单核细胞及幼稚单核细胞，其中幼稚细胞的特征是：有大量浅灰色或轻微嗜碱性胞质，伴少量分散的、淡紫色细颗粒，核染色质粗糙、有显著核仁、核皱折。这一具体描述对于CMML的形态学诊断尤为重要。

然而，虽有明确定义和描述，事实上幼稚单核细胞的形态学识别较为困难，而且由于幼稚单核细胞缺乏特异的免疫表型，因此即便采用多参数免疫分型检测，有时也很难确诊，有可能造成误诊。2015年Selimoglu−Buet等研究发现，根据CD14和CD16的表达情况，可以将外周血单个核细胞分为（经典单核细胞）（MO1）、（中间型单核细胞）（MO2）及（非经典型单核细胞）（MO3）三种单核细胞亚群，CD14⁺CD16⁻为MO1、CD14⁺CD16⁺为MO2、CD14DIMCD16⁺为MO3，与正常人群、反应性单核细胞增多症患者及其他血液病患者相比，CMML患者外周血单个核细胞中MO1亚群细胞所占比例明显升高，以94%为界值，其诊断CMML的敏感性和特异性分别为90.6%和95.1%，该研究认为这一指标有望取代WHO所要求的单核细胞增多大于3个月这一要求，成为新的诊断标准。

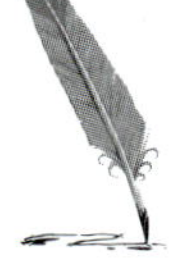

第三节　幼年型粒－单细胞白血病

一、概述

幼年型粒－单细胞白血病（juvenile myelomonocytic leukemia，JMML）是一种少见的儿童白血病，兼具骨髓分化发育异常和骨髓增殖的特征。本病起因于多能造血干细胞向髓系分化异常，粒细胞和单核细胞异常增殖，外周血和骨髓中原始细胞加幼单核细胞小于20%，常伴红细胞和巨核细胞发育异常，无*BCR/ABL*融合基因。

JMML病因不明，可能与遗传易感性有关。

JMML多发生于4岁以下儿童，临床症状为倦怠、发热等全身症状，上呼吸道感染有咽部不适、异物感、咳嗽咳痰等，部分患者存在出血、皮肤损害等。几乎所有的患儿都有肝、脾大，可累及皮肤、肺、脾、肝等器官，造成肝脏衰竭引起死亡。可有呼吸衰竭等并发症。多数患者生存期小于2年，部分病例进展快速，可发展为急性白血病。

二、实验室检查

1. 血象　白细胞增高，多为（25～30）$\times 10^9$/L，少数可>100 $\times 10^9$/L。主要为中性粒细胞增多，粒系各幼稚阶段细胞易见，原始细胞<5%，但形态特征常比骨髓明显。单核细胞增高> 1 $\times 10^9$/L并可见幼稚单核细胞。血红蛋白轻到中度减少，部分病例易见有核红细胞、大红细胞增多。血小板多减少，约半数在50 $\times 10^9$/L以下。

2. 骨髓象　骨髓以粒系增生为主，原始细胞增高，但<20%，粒细胞发育异常多见，一般无Auer小体。单核细胞比例常增高，5%～10%，也可高达30%以上。红系细胞发育异常少见，巨核细胞常减少。

3. 细胞化学染色　主要用于原始细胞增多时细胞系列的鉴别，过氧化物酶（POX）、酯酶染色有助于鉴别细胞系列。

4. 骨髓活检　骨髓活检显示以粒细胞为主的增殖表现，部分患儿可见纤维增生，但较CML少见。

5. 细胞遗传学和分子生物学检验　无Ph染色体或*BCR-ABL1*融合基因。约25%患者有单体7，其他的染色体异常约占10%，包括t（1；13）、t（7；12）、t（7；20）、+ 13、+21、+ 8等。目前研究表明，JMML的发病与RAS/MAPK信号转导途径中信号分子突变有关。

三、诊断和鉴别诊断

（一）诊断

WHO 2016版幼年型粒－单细胞白血病（JMML）诊断标准如下。

1. 临床和血液学特征　需全部满足以下4项：①外周血单核细胞计数>1 $\times 10^9$/L；②外周血和骨髓原始细胞 20%；③脾肿大；④Ph染色体（*BCR-ABL1*重排）阴性。

2. 遗传学特征　满足以下1项即可：①存在*PTPN11*、*K-RAS*、*N-RAS*三者之一体细胞突变；②临床诊断为I型神经纤维瘤或*NF1*基因突变；③存在*CBL*基因突变和*CBL*基因杂合性缺失。

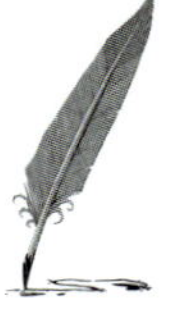

3. 对于不符合上述2项标准的患者，临床诊断应满足以下5项：①7号染色单体或者其他染色体异常；②血红蛋白FH6F随年龄增长；③外周血涂片发现髓系或红细胞系前体细胞；④克隆分析发现GM-CSF超敏性；⑤STAT5 高度磷酸化。

（二）鉴别诊断

在临床上，病毒感染（EBV、CMV、HHV、细胞病毒 B19）、嗜血细胞综合征、WAS综合征、慢性粒细胞白血病等也可出现 JMML 样的临床及实验室表现，应注意鉴别。

本章小结

骨髓增生异常-骨髓增殖性肿瘤是一类骨髓兼具异常增殖和发育异常特征的疾病，很难单纯归属于某一类骨髓增生异常综合征或骨髓增殖性肿瘤。本章对不典型慢性髓细胞白血病、慢性粒-单核细胞白血病及幼年型粒-单细胞白血病的概念、实验室检查做了重点论述。不典型慢性髓细胞白血病与CML有相似之处，但无Ph染色体及*BCR-ABL1*融合基因，其诊断主要依据2016版WHO不典型慢性粒细胞白血病（aCML）诊断标准；慢性粒-单核细胞白血病同时具有MPN和MDS的特点，2016版WHO新标准将其归为髓系肿瘤MDS-MPN的一个类型，并根据原始细胞的比例，再分为3个亚型；幼年型粒-单细胞白血病起因于多能造血干细胞向髓系分化异常，病因不明，可能与遗传易感性有关。

扫码“练一练”

习　题

一、选择题

［A1/A2型题］

1. 不属于骨髓增生异常-骨髓增殖性肿瘤的是

A. 慢性中性粒细胞白血病　　B. 不典型慢性髓细胞白血病

C. 慢性粒-单核细胞白血病　　D. 幼年型粒-单核细胞白血病

E. MDS/MPN，不能分类型

2. 多数不典型慢性髓细胞白血病有染色体异常，最常见为

A. i（11q）　　B. -5/del（5q）

C. t（9：22）　　D. +8和del（20q）

E. del（14p）

3. 慢性髓细胞白血病与不典型慢性髓细胞白血病的最主要区别点是

A. 脾大程度　　B. Ph染色体及*BCR-ABL1*融合基因

C. 外周血白细胞数及分类结果　　D. 嗜碱性粒细胞的比例

E. 骨髓原始细胞<5%，且粒系发育异常

4. 慢性粒-单核细胞白血病血象的主要特点是

A. 白细胞增加　　B. 血小板数减少

C. 幼稚粒细胞常<10%　　D. 单核细胞比例增加

E. 单核细胞绝对值>1.0×10^9/L

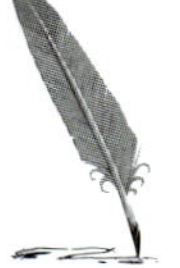

5. 幼年型粒－单细胞白血病多发生在

A. <1 岁　　B. <4 岁　　C. <8 岁　　D. <10 岁　　E. <12 岁

二、简答题

1. 试述骨髓增生异常－骨髓增殖性肿瘤（MD-MPN）的分类。
2. 试述慢性粒－单核细胞白血病（CMML）血象特点。

（王富伟　魏爱婷）

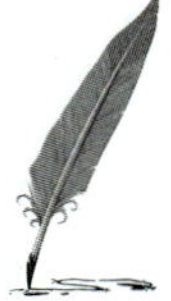

扫码"学一学"

第十六章

浆细胞病检验

学习目标

1. **掌握** 多发性骨髓瘤的基本概念和临床特点、病理改变和实验室诊断标准。
2. **熟悉** 浆细胞白血病、多发性骨髓瘤与巨球蛋白血症的主要鉴别。
3. **了解** 重链病的实验室检查与诊断。
4. 具有正确识别浆细胞病血象及骨髓象的能力。
5. 能根据患者状况正确选择检验项目分析患者血象及骨髓象特点。

浆细胞病（plasma cell dyscrasias）是由于浆细胞或分泌免疫球蛋白的B淋巴细胞克隆性过度增殖所致的一组疾病，其共同特征是：①此类处于分化末端的B细胞克隆性异常增生；②此类克隆性增生的细胞合成并分泌结构均一的免疫球蛋白或其多肽链亚单位（单克隆免疫球蛋白或单克隆轻链或重链）；③患者血清或尿中出现过量的单克隆免疫球蛋白或其轻链或重链片段。

浆细胞病根据病理变化和临床表现分为：多发性骨髓瘤、孤立性浆细胞瘤、髓外浆细胞瘤、浆细胞白血病、原发性巨球蛋白血症、重链病、轻链沉积病、原发性系统性轻链型淀粉样变性、意义未明的单克隆免疫球蛋白血症、POEMS综合征等疾病。本章重点介绍多发性骨髓瘤、浆细胞白血病、原发性巨球蛋白血症。

知识链接

浆细胞肿瘤（plasma cell neoplasms）系单克隆浆细胞异常增生，并分泌单克隆免疫球蛋白和（或）多肽链亚单位的一组肿瘤性疾病，包括多发性骨髓瘤、浆细胞瘤、意义未定的单克隆免疫球蛋白病、免疫球蛋白沉积病、骨硬化性骨髓瘤等，其中以多发性骨髓瘤最为常见。WHO（2016）分类未将重链病、Waldenstrom巨球蛋白血症归入浆细胞肿瘤，这是因为其肿瘤细胞并非仅有浆细胞，而是由淋巴细胞和浆细胞共同组成。

第一节　多发性骨髓瘤

一、概述

多发性骨髓瘤（multiple myeloma，MM）是骨髓内单一浆细胞株异常增生的一种血液系统恶性肿瘤，属于成熟B细胞肿瘤。其特征是恶性单克隆浆细胞过度增生并分泌产生单克隆

免疫球蛋白或其多肽链亚单位，因此大多数患者的血清或尿液中可发现结构均一、在蛋白电泳时呈现基底较窄单峰的物质，称为M蛋白（monoclonal protein）。M蛋白包括：①完整的免疫球蛋白分子，其分子结构均相同，其轻链也仅具一种抗原性，或者是κ链或λ链；②游离的κ链或λ链，如从尿中排出即本–周蛋白（Bence Jones protein，BJP）；③某种重链的片断。随骨髓瘤细胞的浸润、破坏可引起肝、脾大，骨痛、骨质疏松和病理性骨折，肾功能损害等。

扫码“看一看”

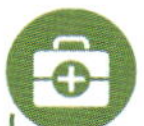

案例讨论

【案例】

患者，男，67岁，搬重家具后出现急性腰背痛。X线和CT扫描显示T_9水平椎体塌陷。血清蛋白电泳表明γ区有一单克隆峰，免疫固定电泳鉴定为单克隆性IgG–kappa血症。血清免疫球蛋白定量显示IgG 30g/L，IgA 0.8g/L，IgM 0.4g/L。血钙浓度12mg/dl，$β_2$微球蛋白11mg/L。血沉102mm/h，尿中检出本–周蛋白。外周血涂片红细胞缗钱状排列，但未见浆细胞。

【讨论】

1. 根据以上资料，该患者初步诊断是什么？
2. 如需确诊，还需要哪些资料和实验室检查？

1. 病因与发病机制　MM的病因迄今尚未完全明确，临床观察提示电离辐射、长期接触化学毒物、慢性炎症、自身免疫性疾病、遗传因素、病毒感染等可能与本病的发生有关，但缺乏足够的依据。目前认为尽管MM细胞主要表达B细胞–浆细胞特点，但起源却是较前B细胞更早的造血前体细胞的恶变。白细胞介素6（IL–6）是B细胞–浆细胞的生长因子和分化因子，在进展性MM患者骨髓中的水平异常增高，推测IL–6等淋巴因子分泌的调节异常可能与MM发病有关；有研究显示，IL–6可通过信号转导蛋白gp130激活下游信号通路，上调抗凋亡蛋白的表达，使浆细胞凋亡减少，异常增生。对MM分子机制的研究显示MM是一种由复杂的基因组改变和表观遗传学异常所驱动的恶性肿瘤，遗传学的不稳定性是其主要特征，表现为明显多变的染色体异常核型，同时骨髓瘤细胞与骨髓微环境的相互作用进一步促进了骨髓瘤细胞增殖和耐药的发生。近年的研究发现在MM患者中已发现有*C-MYC*基因重排、突变及mRNA水平升高。

2. 临床特征　随着我国老龄人口的逐年增加，多发性骨髓瘤发病率也逐年升高，现已达到2/10万左右，低于西方国家（约5/10万）。此病多发于中、老年人，发病年龄大多为50~60岁，40岁以下少见。男性多于女性，男女之比约为3∶2。早期可无明显症状，随骨髓瘤细胞的浸润、破坏可引起骨质破坏、骨痛或骨折、贫血、感染、出血、高钙血症、高黏滞血症、肾功能不全及免疫功能异常。

MM临床表现的多样性是由于恶变克隆性浆细胞（骨髓瘤细胞）无节制地增生、浸润，同时产生大量的单克隆免疫球蛋白或其轻链或重链片断所致。常见临床表现如下。

（1）骨骼损害　主要有骨痛、骨质疏松、溶骨性破坏、病理性骨折等症状，主要是由于破骨细胞和成骨细胞活性失衡所致。骨痛为本病的主要症状，以腰骶部最多见，其次为胸部和下肢，当溶骨导致椎体压缩性骨折时疼痛加剧，局部疼痛也可由肿块向脊髓和神经根生长引起。活动或扭伤后剧痛者有病理性骨折的可能。

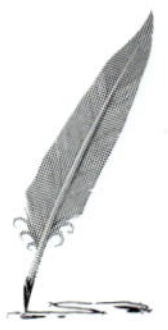

（2）贫血　贫血是本病的另一常见表现，主要与骨髓瘤细胞浸润抑制造血、肾功能不全等致红细胞生成减少有关。由于多发性骨髓瘤患者贫血发生缓慢，贫血症状多不明显，常表现为轻、中度贫血，随着病情进展而加重。

（3）肾功能损害　为常见临床表现之一，可出现蛋白尿、血尿、管型尿和急、慢性肾衰竭，肾衰竭是导致MM死亡原因之一。急性肾衰竭多因感染、脱水、静脉肾盂造影等引起。慢性肾衰竭的原因是多方面的：①游离轻链（BJP）被近曲小管吸收后沉积在上皮细胞胞质内，使肾小管细胞变性，功能受损，如蛋白管型阻塞，则导致肾小管扩张；②尿酸过多，沉积在肾小管，导致尿酸性肾病；③高血钙引起肾小管和集合管损害；④肾脏淀粉样变性，高黏滞综合征和骨髓瘤细胞浸润等。

（4）感染　容易发生各种感染并反复感染，为正常多克隆免疫球蛋白及中性粒细胞减少、免疫功能缺陷所致。感染以肺炎多见，其次是尿路感染和败血症，感染亦为MM致死主要原因。病毒感染以带状疱疹多见。

（5）高黏滞综合征　与单克隆免疫球蛋白增多及Ig类型有关，以IgM最明显。因血清中M蛋白增多血液黏滞性过高、血流缓慢不畅造成组织淤血和缺氧而引起头晕、头痛、眼花、耳鸣、手指麻木、视物障碍、肾损害、充血性心力衰竭、意识障碍甚至昏迷等临床表现。部分患者的M蛋白成分为冷球蛋白，可引起微循环障碍，出现雷诺现象。

（6）出血倾向　少数患者有皮肤、黏膜出血，以鼻出血、牙龈出血和皮肤紫癜多见。出血的机制：①血小板减少；②M蛋白包裹在血小板表面，影响血小板的功能；③凝血障碍：M蛋白与纤维蛋白单体结合，影响纤维蛋白多聚化，M蛋白还可以直接影响凝血因子的活性；④血管壁因素：高免疫球蛋白血症和淀粉样变性造成血管壁损伤。

（7）淀粉样变性　少数患者可因免疫球蛋白轻链沉淀引起组织器官淀粉样变，常见舌体、腮腺肿大，心肌肥厚、心脏扩大，腹泻或便秘，皮肤苔藓样变，外周神经病变及肝、肾功能损害等。心肌淀粉样变性严重时可猝死。

（8）神经系统损害　部分患者可有神经系统损害，出现肌肉无力、肢体麻木和痛觉迟钝等，脊髓压迫是较为严重的神经受损表现。MM的神经损害的病因包括骨髓瘤细胞浸润、肿块压迫、高钙血症、高黏滞综合征、淀粉样变性、单克隆轻链和（或）其片段的沉积等。

（9）髓外浸润　部分患者可有髓外浸润，以肝、脾、淋巴结和肾脏多见，因骨髓瘤细胞的局部浸润和淀粉样变性所致。肝脾大一般为轻度肿大，淋巴结肿大者少见。其他组织，如甲状腺、肾上腺、睾丸、卵巢、皮肤、肺、胸膜、心包、消化道和中枢神经系统也可受累。瘤细胞也可以侵犯口腔及呼吸道等软组织。MM患者可以在诊断时即合并髓外浆细胞瘤，也可以在MM的治疗过程中，随着疾病的进展而出现。

考点提示　多发性骨髓瘤的临床特征。

WHO（2008）将多发性骨髓瘤分为症状性骨髓瘤和无症状性骨髓瘤，前者最重要的标准是终末器官损害的表现。临床上还可按血清β_2-微球蛋白和白蛋白水平进行临床分期。

二、实验室检查

1. 血象　大多数患者以贫血为最早的表现，呈现不同程度的贫血，多属正常细胞正色素性，贫血随病情的进展而加重。血片中红细胞常呈“缗线状”排列，可伴有少数幼稚粒细胞和（或）幼稚红细胞。早期白细胞总数正常或偏低，分类中淋巴细胞相对增多，可占

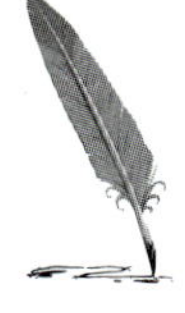

40%～50%。可见到少数骨髓瘤细胞，多为2%～3%，随着病情进展若瘤细胞≥20%或绝对值≥2×10^9/L，应诊断为浆细胞白血病。早期血小板计数多数正常，有时可减少。晚期患者三系受抑制，可全血细胞减少。

2. 骨髓象　骨髓增生活跃或明显活跃，浆细胞异常增生，当浆细胞>10%以上，并伴有形态异常，应考虑骨髓瘤可能。瘤细胞在骨髓内可呈弥漫性分布，也可呈灶性、斑片状分布，故有时需多部位穿刺才能诊断。骨髓活检可提高检出率。骨髓瘤细胞形态具有多态性，瘤细胞的大小、形态和成熟程度有明显的异常（图16-1）。其形态特点与分型如下。

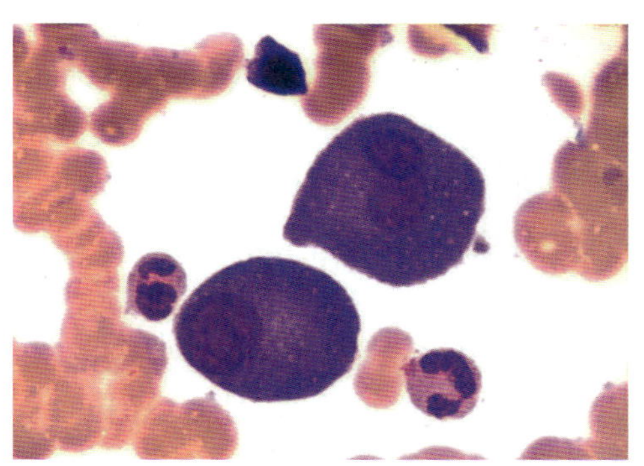

图16-1　多发性骨髓瘤骨髓象

（1）形态特点　瘤细胞与浆细胞极为相似，典型的骨髓瘤细胞形态特点：①瘤细胞大小不一，一般较成熟浆细胞大，直径为30～50μm，可如巨核细胞大小。细胞外形不规则，呈明显的多态性，胞体呈圆形、椭圆形或不规则形，可有伪足。多呈堆集分布。②胞核长圆形，常偏于一侧，核染色质疏松，排列紊乱，可有1～2个大而清楚的核仁。也可见双核、多核、多分叶、多形性瘤细胞。因为核不成熟和多形核很少发生在反应性浆细胞，所以它们的出现提示可能是肿瘤性浆细胞。③胞质较为丰富，呈中等量，染嗜碱性深蓝色、灰蓝色或呈火焰状不透明，常含有少量嗜天青颗粒和空泡。④有些瘤细胞含红色粗大嗜酸棒状的包涵体（Russel小体）、大量空泡（桑葚细胞，亦称motto细胞）及排列似葡萄状的浅蓝色空泡（葡萄状细胞）。⑤骨髓瘤细胞过氧化物酶染色呈阴性反应。

考点提示　多发性骨髓瘤细胞的形态特点。

（2）瘤细胞分型　1957年欧洲血液学会议将瘤细胞分为四型（表16-1）。但该分型对指导临床治疗和判断预后等意义不大，MM骨髓检查时，一般不须做出细胞形态分型结果。

表16-1　1957年欧洲血液学会议瘤细胞分型及形态特点

分型	瘤细胞形态特点
Ⅰ型（小浆细胞型）	细胞较成熟，染色质致密，核偏位，胞质较丰富，此型分化良好的形态与正常成熟浆细胞相似
Ⅱ型（幼稚浆细胞型）	胞核染色质较疏松，细胞外形尚规整，核偏位，核/质比例1∶1
Ⅲ型（原始浆细胞型）	核染色质疏松，如网状细胞，核可居中，有核仁，核/质比例显示核占优势
Ⅳ型（网状细胞型）	细胞形态非常多样化，核仁较大，较多，细胞分化不良者，则恶性程度高

3. 细胞超微结构　电子显微镜下，瘤细胞的显著特征是内质网的增多和扩大，高尔基

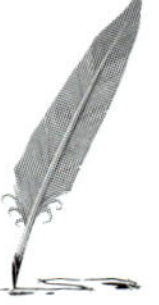

体（Golgi apparatus）极为发达，扩大的粗面内质网内含无定形物、椭圆形小体，这些物质与血清中M蛋白有关。

4. 血清及尿液蛋白检查 由于MM时恶变克隆浆细胞（骨髓瘤细胞）无节制地增生并产生大量单克隆免疫球蛋白或其轻链或重链片断，因此，患者血清总蛋白增高，可达80~120g/L，血清白蛋白正常或轻度下降，球蛋白明显增高。大多数患者的血清或尿液中可找到结构均一、在蛋白电泳时呈现基底较窄单峰的M蛋白，正常免疫球蛋白减少。血清中出现M蛋白是本病的主要特征之一。M蛋白有三种类型：①完整的免疫球蛋白分子，其分子结构均相同，其轻链也仅具一种抗原性，或者是κ链或者是λ链；②MM患者肿瘤细胞分泌的轻链明显多于重链，从而在血中出现游离轻链（free light chain，FLC），当FLC从肾小球滤过大量进入肾小管，远远超过肾小管最大重吸收率时，过多的FLC就由尿中排出即称为本－周蛋白（BJP）；③某种重链的片断。目前M蛋白的检测多采用血清蛋白电泳（SPE）、尿蛋白电泳（UPE）、免疫固定电泳法（IFE），测定血清及尿中的FLC在MM的诊断及疗效判断中具有重要的指导意义。FLC水平异常可见于95%以上分泌完整免疫球蛋白型MM（IIMM）、82%不分泌型MM（NSMM）、100%轻链型骨髓瘤（LCMM）患者。国际骨髓瘤工作组（IMWG）指南中已将FLC指标作为浆细胞疾病包括MM的诊断、监测和预后的重要标准。2012NCCN指南也已将血清游离轻链（sFLC）检测列入MM初始诊断中。

（1）血清蛋白电泳　血清醋酸纤维素薄膜电泳，大多数MM患者可见特征性染色浓而密集的单峰突起的免疫球蛋白带，即M蛋白。各M蛋白电泳速率不一样，IgG常出现在γ区，IgA在β区，IgM、IgD和IgE多在β与γ区带之间，单独出现轻链者占11%，不足1%患者血清中不能分离出M蛋白，称为非分泌型骨髓瘤。

（2）尿蛋白电泳　90%的患者出现蛋白尿、血尿和管型尿，24小时尿轻链、尿免疫固定电泳的检测约70%患者可检出本－周蛋白，为MM时产生过多单一轻链（为κ链或λ链），轻链分子量小可从尿中大量排出所致。尿中出现大量单一的轻链，而另一种轻链含量很低甚至检测不到，此为MM特征之一，对MM具有诊断意义。既往用酸加热法测定本－周蛋白，其阳性率不到60%，且有假阳性。近年采用速率散射比浊法可进行单克隆免疫球蛋白和轻链的定量；应用免疫电泳可进行κ链和λ链的鉴别，提高了检测的灵敏度和特异性。免疫电泳可将M成分分为以下几型，见表16-2。

表16-2　根据M成分的多发性骨髓瘤分型及特点

分型	大致比例	临床表现及实验室检查特点
IgG型	50%~60%	常有典型MM的临床表现
IgA型	15%~20%	具有MM的临床表现外，M成分出现在α2区，骨髓有火焰状瘤细胞、高血钙、高胆固醇；髓外骨髓瘤较多见
轻链型	15%~20%	骨髓瘤细胞仅合成和分泌轻链，尿中出现大量本－周蛋白，而血清无M成分；瘤细胞生长快，分化差，病情进展迅速；常有骨损害，较易出现肾功能不全
IgD型	8%~10%	具有MM的临床表现外，多见于50岁以下男性；IgD含量低，不易在电泳中出现，应采用IgD定量或免疫电泳诊断；本－周蛋白尿多见，常为λ链；髓外骨髓瘤、髓外浸润较多见，可见骨质硬化；常有高钙、肾损害及淀粉样变性
双克隆型 多克隆型	1%	瘤细胞分泌双克隆或多克隆免疫球蛋白，其可来自单一克隆瘤细胞的分泌，或多个克隆的分泌。多为IgM与IgG（IgA）。多克隆型罕见

续表

分型	大致比例	临床表现及实验室检查特点
不分泌型	1%	具有典型MM的临床表现，但血清中无M成分，尿中无本－周蛋白。瘤细胞内无Ig为不合成型，瘤细胞内有Ig但不分泌为不分泌型
IgM型	少见	具有MM的临床表现外，由于IgM分子量大，高黏滞综合征明显，应注意与巨球蛋白血症相鉴别
IgE型	罕见	骨损害少见，外周血浆细胞增多，易并发浆细胞白血病

考点提示 MM患者血清尿蛋白电泳的临床应用。

5. 其他检查

（1）血钙、磷、碱性磷酸酶测定　高钙血症发生在有广泛骨损害及肾功能不全的患者。血磷一般正常，晚期肾功能不全时血磷可升高。本病主要为溶骨性改变，血清碱性磷酸酶正常或轻度增高。

（2）血清$β_2$-微球蛋白（$β_2$-MG）　$β_2$-MG与全身骨髓瘤细胞总数有显著相关性，其水平的高低与肿瘤的活动程度成正比，$β_2$-MG增高可作为判断预后与治疗效果的指标，在肾功能不全时会使患者$β_2$-MG增高得更加显著。国际骨髓瘤基金会将$β_2$-MG和白蛋白作为MM临床分期和预后指标，于2005年提出最新MM国际分期标准（ISS），即Ⅰ期，$β_2$-MG<3.5mg/L，白蛋白>3.5g/L；Ⅱ期，介于Ⅰ期和Ⅲ期之间；Ⅲ期，$β_2$-MG>5.5mg/L。

（3）血清乳酸脱氢酶（LDH）活力　LDH与肿瘤细胞活动有关，反映肿瘤负荷。LDH增高程度亦与疾病的严重程度相关。

（4）血清总蛋白、白蛋白　约95%患者血清总蛋白超过正常，球蛋白增多，白蛋白减少与预后密切相关。

（5）肾功能检查　BJP沉淀于肾小管上皮细胞及蛋白管型阻塞导致肾功能受累，酚红排泄试验、放射性核素、肾图、血肌酐及尿素氮测定多有异常，晚期可出现肾衰，为致死常见原因之一。

（6）IL-6及可溶性IL-6受体（SIL-6）　血清IL-6及SIL-6受体水平增高。

（7）血沉　血沉加快明显是骨髓瘤患者的主要特征之一。

（8）C反应蛋白（CRP）　CRP可反映疾病的严重程度。

（9）凝血检查　多发性骨髓瘤患者最常见的凝血异常为骨髓瘤球蛋白的抗体片段（Fab）与纤维蛋白（Fb）结合抑制了Fb降解引起纤溶减低。单克隆球蛋白还可抑制蛋白C的活性导致高凝。

6. 免疫表型检查　正常浆细胞强表达CD38及CD138，CD45、CD19阳性，CD20、CD50阴性。骨髓瘤细胞CD45呈弱阳性或阴性，多数病例不表达CD19和CD20，CD38、CD138常呈低水平表达。细胞内可检测到单克隆κ或λ轻链，CD56多为阳性表达，但随病情进展至终末期患者或浆细胞白血病阶段患者，CD56表达可为阴性。联合检测CD38、CD138、CD45、CD19、CD56可区分骨髓瘤细胞和其他细胞。

7. 细胞遗传学与分子生物学检查　荧光原位杂交（FISH）可发现90%以上MM患者存在细胞遗传学异常，大部分染色体异常在浆细胞的克隆增殖过程中发生较早，为MM独立的预后因素。常见的结构异常有1、4、11、14号染色体间的易位及13q-、17q-等。常见

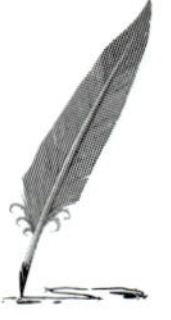

的易位是t（11；14）（q13；q32），与cyclin D1过表达有关。常见的染色体数目异常有–8、–13、–14、–X、+3、+5、+7、+9、+11、+15、+19。超二倍体的患者预后较好，而亚二倍体者预后较差。约10%的MM患者可发现 del（17p13），被认为是 MM 高危因素之一。目前一般将del（17p13）、t（14；16）、t（14；20）定义为高危组，而t（4；14）和del（13q）被认为有较好的预后。球蛋白重链基因*IgH*易位可能是MM发病中的早期遗传学异常改变，且与疾病的进展有关。大多数*IgH*易位见于以下位点，影响定位于附近的基因表达：11ql3（*CCND1*）、4p16（*FGFR3*）和 *MMSET*、16q23（*C-MAF*）、6p21（*CCND3*）、20q11（*MAFB*），这些基因表达的改变，对于MM患者的治疗以及预后均有不同程度的影响。

采用PCR或FISH技术可检测出MM患者免疫球蛋白重链基因重排，可以作为单克隆浆细胞恶性增生的标记和微小残留病灶的检查，还可用于反应性免疫球蛋白增多的鉴别。

8. 影像学检查　X线检查在本病诊断上具有重要意义。为避免急性肾衰竭，应禁止静脉肾盂造影。

本病的X射线表现有下述四种：①弥漫性骨质疏松：脊椎骨、肋骨、骨盆、颅骨常表现明显，也可见于四肢长骨。②溶骨性病变：骨质疏松病变的进一步发展即造成溶骨性病变，典型为多发性圆形或卵圆形，边缘清晰锐利如凿孔样的多个大小不等的溶骨性病变是本病的典型X射线征象，常见于颅骨、脊椎骨、肋骨、骨盆、股骨、肱骨等处。③病理性骨折：最常见于下胸椎和上腰椎，多表现为压缩性骨折，其次见于肋骨、锁骨、骨盆，偶见于四肢骨骼；④骨质硬化：此病变少见，一般表现为局限性骨质硬化，出现在溶骨性病变周围。

有骨痛而X线检查未见异常的患者，应进行MRI、PET、PET–CT检查，以便尽早发现骨质病变。

三、诊断、分型、分期与鉴别诊断

（一）诊断

骨髓瘤的诊断是建立在放射影像、临床和病理三项检查基础上的，当有特殊的影像学改变时，强烈提示该肿瘤的可能，但须进行骨髓检查印证。

目前国内MM的诊断参考美国国立综合癌症网络（NCCN）及国际骨髓瘤工作组（IMWG）的指南，有症状骨髓瘤（活动性骨髓瘤）和无症状骨髓瘤（冒烟型骨髓瘤）的诊断标准如下。

有症状骨髓瘤（活动性骨髓瘤）诊断标准（表16–3）需满足第1条及第2条，加上第3条中任何1项。

表16–3　活动性（有症状）多发性骨髓瘤诊断标准

1. 骨髓单克隆浆细胞比例≥ 10% 和（或）组织活检证明有浆细胞瘤
2. 血清和（或）尿出现单克隆 M 蛋白[a]
3. 骨髓瘤引起的相关表现
（1）靶器官损害表现（CRAB）[b]
1）［C］校正血清钙 >2.75mmol/L[c]
2）［R］肾功能损害（肌酐清除率 <40ml/min 或肌肌酐 >177μmol/L）
3）［A］贫血（血红蛋白低于正常下限 20g/L 或 <100g/L）

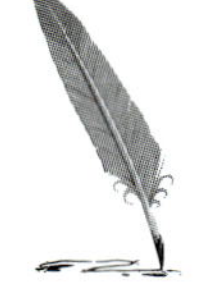

续表

4）［B］溶骨性破坏，通过影像学检查（X 线片、CT 或 PET/CT）显示 1 处或多处溶骨性病变
（2）无靶器官损害表现，但出现以下 1 项或多项指标异常（SLiM）
1）［S］骨髓单克隆浆细胞比例≥ 0.60[d]
2）［Li］受累 / 非受累血清游离轻链比≥ 100[e]
3）［M］MRI 检查出现 >1 处 5mm 以上局灶性骨质破坏

注：[a]无血、尿M蛋白量的限制，如未检测出M蛋白（诊断不分泌型MM），则需骨髓瘤单克隆浆细胞≥30%或活检为浆细胞瘤；[b]其他类型的终末器官损害也偶有发生，若证实这些脏器的损害与骨髓瘤相关，可进一步支持诊断和分类；[c]校正血清钙（mmol/L）＝血清总钙（mmol/L）−0.025×血清白蛋白浓度（g/L）＋1.0（mmol/L），或校正血清钙（mg/dl）＝血清总钙（mg/dl）− 血清白蛋白浓度（g/L）＋4.0（mg/dl）；[d]浆细胞单克隆性可通过流式细胞学、免疫组化、免疫荧光的方法鉴定其轻链κ/λ限制性表达，骨髓浆细胞比例优先于骨髓细胞涂片和骨髓活检方法，在穿刺和活检比例不一致时，选用浆细胞比例高的数值；[e]建议使用英国The Binding Site Group的检测技术，需要受累轻链数值至少≥100 mg/L。

无症状性骨髓瘤诊断标准（表16-4）需满足第3条，加上第1条和（或）第2条。

表16-4　无症状骨髓瘤（冒烟型骨髓瘤）诊断标准

1. 血清单克隆 M 蛋白≥ 30g/L 或 24 小时尿轻链≥ 0.5g
2. 骨髓单克隆浆细胞比例 10%~60%
3. 无相关器官及组织的损害（无 SLiM、CRAB 等终末器官损害表现及淀粉样变性）

（二）分型

根据异常增殖的免疫球蛋白类型分为IgG、IgA、IgD、IgM、IgE型、轻链型、双克隆型及不分泌型。每一种又根据轻链类型分为κ型和λ型。

（三）分期

按照传统的Durie-Salmon（DS）分期体系（表16-5）和国际分期体系及修订的国际分期体系（R-ISS）（表16-6）进行分期。

表16-5　Durie-Salmon 分期体系

分期	分期标准
Ⅰ期	满足以下所有条件：
	1. 血红蛋白 >100g/L
	2. 血清钙≤ 2.65mmol/L（11.5mg/dl）
	3. 骨骼 X 线片：骨骼结构正常或骨型孤立性浆细胞瘤
	4. 血清或尿骨髓瘤蛋白产生率低：1）IgG<50g/L；2）IgA<30g/L；3）本 − 周蛋白 <4g/24h
Ⅱ期	不符合Ⅰ期和Ⅲ期的所有患者
Ⅲ期	满足以下 1 个或多个条件：
	1. 血红蛋白 <85g/L
	2. 血清钙 >2.65mmol/L（11.5mg/dl）

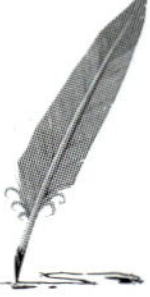

续表

分期	分期标准
	3. 骨骼检查中溶骨病变大于 3 处
	4. 血清或尿骨髓瘤蛋白产生率高：1）IgG>70g/L；2）IgA>50g/L；3）本 – 周蛋白 >12g/24h
亚型	
A 亚型	肾功能正常，肌酐清除率 >40ml/min 或血清肌酐水平 <177μmol/L（2.0mg/dl）
B 亚型	肾功能不全，肌酐清除率≤ 40ml/min 或血清肌酐水平≥ 177μmol/L（2.0mg/dl）

表 16–6　国际分期体系（ISS）及修订的国际分期体系（R–ISS）

分期	ISS 的标准	R–ISS 的标准
Ⅰ	血清 β_2– 微球蛋白 <3.5mg/L，白蛋白≥ 35g/L	ISS Ⅰ期和非细胞遗传学高危同时 LDH 水平正常
Ⅱ	介于Ⅰ期和Ⅲ期之间	介于 R–ISS Ⅰ期和Ⅲ期之间
Ⅲ	血清 β_2– 微球蛋白≥ 5.5mg/L	ISS Ⅲ期同时细胞遗传学高危 * 或者 LDH 水平高于正常

注：*细胞遗传学高危指间期荧光原位杂交检出 del（17p），t（4；14），t（14；16）。

（四）鉴别诊断

MM 须与下列疾病鉴别。

1. 反应性浆细胞增多症　可由慢性炎症、伤寒、系统性红斑狼疮、肝硬化、转移癌等引起。浆细胞一般不超过15%且无形态异常，免疫表型为CD38⁺、CD56⁻且不伴有M蛋白，*IgH*基因重排阴性。

2. 意义未明的单克隆免疫球蛋白病（MGUS）　血清和（或）尿液中出现M蛋白，骨髓中单克隆浆细胞增多但未达到MM诊断标准，且无组织、器官损伤的证据。

3. 华氏巨球蛋白血症（WM）　血清和（或）尿液中出现单克隆IgM，骨髓或其他组织中有淋巴样浆细胞浸润。FISH常无t（11；14）等*IgH*易位，分子生物学检测常常有*MYD88 L265P*突变。

4. AL型淀粉样变性　又称原发性系统性轻链型淀粉样变性，是单克隆轻链变性、沉积造成的组织和器官的损伤。活检组织刚果红染色阳性。

5. 引起骨痛和骨质破坏的疾病　如骨转移癌、老年性骨质疏松症、肾小管酸中毒及甲状旁腺功能亢进症等，因成骨过程活跃，常伴血清碱性磷酸酶升高。如查到原发病变或骨髓涂片找到成堆的癌细胞将有助于鉴别。

第二节　浆细胞白血病

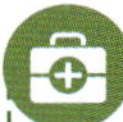

案例讨论

【案例】

患者，男，76岁，虚弱、呼吸困难一周。过去3年接受浆细胞骨髓瘤治疗。实验室检查发现贫血，血小板减少和白细胞增多。WBC 13.5×10^9/L，血细胞分类计数淋巴

细胞0.74，而手工检查发现其中许多为胞核大、染色质细致、高核质比的异常浆细胞。进一步检查显示，其β_2微球蛋白2.8mg/L，乳酸脱氢酶411mmol/L，免疫球蛋白检测显示各型免疫球蛋白均较6个月前的水平降低。

【讨论】

1. 根据以上资料，该患者初步诊断是什么？
2. 如需确诊，还需要哪些资料和实验室检查？

一、概述

浆细胞白血病（plasma cell leukemia，PCL）是浆细胞异常克隆性增殖引起的一种少见类型白血病，外周血和骨髓中出现大量异常浆细胞，并广泛浸润各器官和组织，临床上呈白血病或多发性骨髓瘤的表现。当外周血中浆细胞≥20%或绝对值≥2×10^9/L，即可诊断为PCL。WHO分类将PCL归入成熟B淋巴细胞白血病范畴，认为PCL是浆细胞骨髓瘤的一个亚型。

本病分为原发性和继发性两型，原发性浆细胞白血病（primary PCL，PPCL）常无明确浆细胞疾病病史，类似于急性白血病的临床表现，但外周血浆细胞>20%，骨髓中浆细胞明显增生，伴形态异常；继发性浆细胞白血病（secondary PCL，SPCL）可继发于MM、淋巴瘤、CLL、巨球蛋白血症等，临床上常见的SPCL往往从MM发展而来，多出现在MM的晚期，为MM的终末阶段，表现为高肿瘤负荷、高浸润，骨损害重于PPCL。PCL病情发展迅速，常伴有感染、发热、乏力、消瘦、骨骼疼痛、贫血、出血，多数患者有肝、脾和淋巴结肿大，晚期可发生心肺功能不全、肾功能不全、黄疸等。

1. 发病原因与机制　PCL的病因未明，PPCL多数可见克隆性染色体异常，但尚未发现其特异性异常。SPCL多继发于MM，与MM的病因可能相关。

2. 临床特征　PPCL发病年龄较MM轻，临床表现类似急性白血病，起病急，有贫血、高热、皮肤及黏膜出血症状，其特征为异常白细胞广泛浸润全身各组织，引起多脏器浸润，肝、脾肿大，并常伴有出血和淀粉样变。若病变侵犯胸膜，可有胸腔积液，胸腔积液内可见大量浆细胞，若侵犯心脏可发生心律失常、心力衰竭等，预后差，中位生存期不到1年。SPCL主要发生在浆细胞骨髓瘤晚期，占多发性骨髓瘤患者的1%~2%，少数继发于慢性淋巴细胞白血病、淋巴瘤、巨球蛋白血症等，其白血病病理改变和临床表现与原发性浆细胞白血病基本相似。

二、实验室检查

1. 血象　大多数病例有中度贫血，多为正细胞正色素性贫血，少数是低色素性贫血。白细胞总数多升高，为（10~90）$\times10^9$/L，白血病性浆细胞明显增多，分类>20%或绝对值>2.0×10^9/L，包括原始和幼稚浆细胞，伴形态异常。血小板计数多减少，SPCL比PPCL减少更为明显。

2. 骨髓象　有核细胞增生极度活跃或明显活跃，表现为弥漫性浆细胞浸润，浆细胞常达20%~80%，各阶段异常浆细胞明显增生，包括原浆细胞、幼浆细胞、小型浆细胞和网状细胞样浆细胞。浆细胞成熟程度和形态极不一致，形态一般较小，呈圆形、长圆形或卵圆形，胞核较幼稚，核仁明显，核染色质稀疏，核质发育不平衡。红系、粒系及巨核系细胞

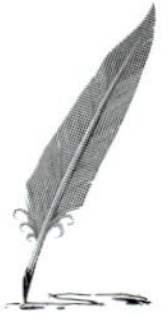

常因受抑制而减少。

考点提示 浆细胞白血病血象和骨髓象的特点。

3. 细胞超微结构 电子显微镜下可见异常浆细胞的胞质内粗面内质网和高尔基复合体不甚发达，胞质内亦可见大量平行排列的纤维细丝。核质比例增高，核仁明显。

4. 免疫表型检查 表现为晚期B细胞或浆细胞的特征，胞质Ig、浆细胞抗原1（PC-1）、CD38、PCA-1强阳性；SmIg和其他早期B细胞抗原HLA-DR、CD19、CD20也可呈阳性。

5. 细胞遗传学和分子生物学检验 部分PCL患者可出现染色体数量和结构异常的复杂核型，可见1号染色体异常（多倍体或缺失），t（11；14），$14q^+$。尚未发现特异性的染色体异常。

6. 其他 患者血沉明显增高。血清中出现异常免疫球蛋白，以IgG、IgA型多见。多数患者尿BJP阳性。血清钙、血清β_2-微球蛋白及LDH水平明显升高。骨髓X线检查有半数患者可见骨质脱钙及溶骨现象。

三、诊断

浆细胞骨髓瘤患者发生外周血浸润较少见（2%），而外周血浆细胞持续明显增多是诊断浆细胞白血病的主要依据之一。诊断时首先应满足浆细胞骨髓瘤的标准，并根据临床上有无浆细胞骨髓瘤的病史，再分为原发性或继发性。

浆细胞白血病的诊断标准如下。

（一）国内诊断标准

1. 呈现白血病的临床表现或骨髓瘤的临床表现。
2. 外周血白细胞分类中，浆细胞≥20%或绝对数≥2×10^9/L。
3. 骨髓浆细胞增生，原始和幼稚浆细胞明显增多，伴形态异常。

考点提示 浆细胞白血病国内诊断标准。

（二）国外诊断标准

1. Kyle诊断标准

（1）临床上有类似多发性骨髓瘤的临床表现。

（2）外周血白细胞分类中浆细胞数≥20%，或浆细胞绝对值≥2.0×10^9/L。

（3）根据临床上有无多发性骨髓瘤病史，分为原发性与继发性两类。

2. WHO诊断标准 WHO分类将浆细胞肿瘤归入成熟B细胞肿瘤，认为浆细胞白血病（PCL）是浆细胞骨髓瘤的一个亚型，多见于轻链型、IgE和IgD型骨髓瘤，而IgG或IgA型较少见。诊断标准如下。

（1）临床上有类似多发性骨髓瘤的临床表现。但溶骨性破坏和骨骼疼痛较少见，而淋巴结和脏器肿大多见、肾衰竭常见。

（2）外周血白细胞分类中浆细胞≥20%或绝对值≥2.0×10^9/L。

（3）根据临床上有无浆细胞骨髓瘤病史，分为原发性与继发性两类。①原发型浆细胞白血病（PPCL）：发生于无浆细胞骨髓瘤病史的患者。起病时外周血浆细胞即≥20%，或

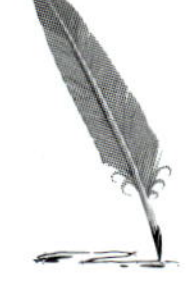

外周血浆细胞绝对值≥2.0×10^9/L，且有形态学异常。临床表现与急性白血病相似。②继发性浆细胞白血病（SPCL）：大多数继发于浆细胞骨髓瘤，少数继发于巨球蛋白血症、淋巴瘤、慢性淋巴细胞白血病和淀粉样变。继发于浆细胞骨髓瘤SPCL为浆细胞骨髓瘤的一种终末期表现。

第三节　原发性巨球蛋白血症

一、概述

Waldenstrom 巨球蛋白血症（Waldenstrom macroglobulinemia，WM），是B淋巴细胞恶性增生性疾病，恶变细胞合成并分泌大量单克隆免疫球蛋白，血中IgM增高为特征的一种疾病。1944年Jan Waldenstrom首先描述本病特征，故称Waldenstrom巨球蛋白血病（WM），其又称为原发性巨球蛋白血症（primary macroglobulinemia），是最常见的巨球蛋白血症。

1. 发病原因与机制　其病因和发病机制未明，但部分患者有家族史。

2. 临床特征　本病好发于老年人，病程进展缓慢，可多年无症状，呈惰性过程。大量的高分子巨球蛋白导致血浆黏滞度增高，临床表现为贫血、出血、高黏滞综合征、肾功能不全、乏力、体重减轻、神经系统症状、视物障碍、易感染、淋巴结肿大、雷诺现象、关节痛、瘙痒、肝脾肿大等。但很少出现MM患者的溶骨性病变、肾功能减退和淀粉样变性。

二、实验室检查

1. 血象　绝大多数患者有不同程度的贫血，属正细胞正色素性贫血，白细胞计数正常或减少，分类中性粒细胞减低，淋巴细胞增多，血小板计数正常或减少。可见明显的红细胞缗线状排列及吞噬红细胞现象。

2. 骨髓象　由于组织液黏稠和骨髓细胞异常增生，骨髓常干抽。骨髓活检可见细胞高度增生，常见淋巴细胞、淋巴细胞样浆细胞和浆细胞浸润，组织嗜碱粒细胞（肥大）常增多。典型的淋巴细胞样浆细胞介于浆细胞与成熟淋巴细胞之间，胞质较浆细胞少且呈嗜碱性，PAS染色有球状阳性颗粒（Dutcher小体），胞核具有1~2个核仁。淋巴细胞主要为小淋巴细胞。粒系和巨核细胞系无异常。

3. 细胞超微结构　电子显微镜检查可见异常淋巴细胞样浆细胞具有丰富的合成和分泌免疫球蛋白质的粗面内质网和发达的高尔基体。

4. 血清免疫学检查　异常球蛋白增高是本病主要特点之一。血清蛋白电泳显示γ区或β与γ区间出现M成分，免疫电泳确定为单克隆IgM。轻链以κ型更常见。血清IgM多数>30g/L，可为10~120g/L不等，占总蛋白的20%~70%。

5. 其他检查　①血沉明显增快，但IgM含量太高时，血沉反而减慢；②抗球蛋白试验偶见阳性；③凝血酶原时间延长；④部分患者有高尿酸血症；⑤全血（浆）黏滞度普遍增高；⑥血小板功能低下。

三、诊断

1. 临床表现　①老年患者有不明原因贫血及出血倾向；②有高黏滞综合征表现（视力

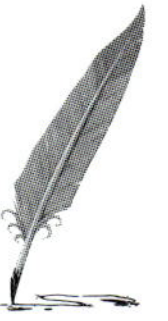

障碍、肾功能损害、神经系统症状等）或雷诺现象；③肝、脾、淋巴结肿大。

2. 实验室检查 ①血清中单克隆IgM >10g/L；②可有贫血、白细胞及血小板减少；③骨髓、肝、脾及淋巴结中有淋巴细胞样浆细胞浸润，免疫荧光法检查可见该细胞表面及胞质含IgM；④血黏滞度增高。

血清中单克隆IgM>10g/L，骨髓中淋巴细胞样浆细胞浸润是诊断本病的主要依据，结合患者发病年龄大，贫血、出血、神经系统症状和肝、脾、淋巴结肿大较MM常见，一般可对本病做出诊断，但须与多发性骨髓瘤、慢性淋巴细胞白血病、良性单克隆免疫球蛋白血症等进行鉴别。

第四节 意义未明单克隆免疫球蛋白血症

一、概述

意义未明单克隆免疫球蛋白血症（monoclonal gammopathy of unknown significance，MGUS），是一种原发性单克隆免疫球蛋白血症（essential monoclonal gammopathy）。其特点是患者无恶性浆细胞病或可引起免疫球蛋白增多的疾病，单克隆免疫球蛋白水平升高有限，且不引起任何临床症状，约25%的患者在随访20年后发展为多发性骨髓瘤及相关疾病，因此认为MGUS是多发性骨髓瘤的前驱病变。本病过去也称为良性单克隆免疫球蛋白血症（benign monoclonal gammopathy），现认为不确切。

1. 发病原因与机制 发病原因与机制未明。

2. 临床特征 本症在临床上较多见，其特点是多发于老年人，发病率随年龄增长而增高，50岁以上和70岁以上者分别有1%和3%者可患此症。患者一般无临床症状，多因体检或患其他无关疾病进行检查时发现单克隆免疫球蛋白增多。有些患者因血沉增快而作进一步检查时发现本症。本症需与继发性免疫球蛋白血症、恶性浆细胞病鉴别，尤其应与多发性骨髓瘤鉴别（表16-7）。MGUS进展为MM等恶性疾病的概率约每年1%，因此患者虽不需治疗，但必须长期随诊。患者的M蛋白水平和骨髓浆细胞数量是预后的重要指标。

表16-7 意义未明单克隆免疫球蛋白血症与多发性骨髓瘤鉴别

项目	意义未明单克隆免疫球蛋白血症	多发性骨髓瘤
血红蛋白	一般 > 120g/L	常 < 120g/L
骨质破坏	无	有
肾衰竭	无	有
本－周蛋白	常无	常有
骨髓中浆细胞	<10%，形态正常	>10%，骨髓瘤细胞
血清单克隆免疫球蛋白	IgG<30g/L	IgG>30g/L
	IgA<15g/L	IgA>15g/L
	IgM<15g/L	IgM>15g/L
	本－周蛋白 <1g/24h	本－周蛋白 >1g/24h

续表

项目	意义未明单克隆免疫球蛋白血症	多发性骨髓瘤
血清白蛋白	正常	降低
正常多克隆免疫球蛋白	正常	降低
血浆黏滞度	正常	增高

二、实验室检查

M蛋白水平增高但升高水平有限，多为IgG，其次是IgM、IgA及轻链型；血沉增快；骨髓浆细胞增多，但少于骨髓有核细胞的10%，形态与正常浆细胞类似，无核仁。

1. 血象　多无变化。

2. 骨髓象　骨髓有核细胞增生活跃，可见浆细胞增生，但不超过骨髓有核细胞的10%，且形态与正常浆细胞类似，无核仁。粒系、红系及巨核系细胞比例、形态大致正常。

3. 免疫表型分析　MGUS存在两群浆细胞，正常多克隆浆细胞的免疫表型为$CD38^+$、$CD56^-$、$CD19^+$，异常单克隆浆细胞的免疫表型为$CD38^+$、$CD56^+$和$CD19^-$，根据骨髓多克隆与单克隆浆细胞比值可区分MGUS与MM。

4. 血清生化及免疫学检查　①血清球蛋白：可升高，但<30g/L；②蛋白电泳：可见M蛋白；③免疫电泳：多为IgG型，其次是IgM、IgA及轻链型；④轻链比值：正常游离轻链比值为0.26~1.65，异常游离轻链比值定义为低于0.26（提示λ链过量）或高于1.65（提示κ链过量），可作为克隆性增殖的标志。

5. 尿本–周蛋白试验　多为阴性，但也可有少量M蛋白，故尿本–周蛋白偶可阳性。

6. 血沉　增快。

三、诊断

世界卫生组织（WHO）2016年公布的诊断标准如下，符合以下全部四项标准，方可诊断为MGUS。

1. 骨髓中浆细胞0.10%。
2. M蛋白IgG<35g/L，IgA<20g/L。
3. 无骨质破坏。
4. 无感染或其他症状。

本章小结

本章对多发性骨髓瘤等的概念、实验室检查做了重点论述。贫血、血沉增快，骨骼病变、靶器官的损害及发现M成分常常是多发性骨髓瘤诊断的主要线索，其主要依据包括骨髓浆细胞形态、数量的改变，M蛋白的水平和含量，骨骼病变等。浆细胞白血病是浆细胞异常克隆性增殖引起的一种少见类型白血病，分为原发性和继发性两型，外周血和骨髓中出现大量异常浆细胞，当外周血中浆细胞>20%或绝对值≥2×10^9/L，即可诊断为PCL。原发性巨球蛋白血症主要是单克隆IgM>10g/L，高黏滞血症的主要症状。意义未明单克隆免疫

球蛋白血症，是一种原发性单克隆免疫球蛋白血症，有学者认为MGUS是多发性骨髓瘤的前驱病变。

扫码“练一练”

习 题

一、选择题

［A1/A2型题］

1. 下列哪一项不符合多发性骨髓瘤的特征

A. 高钙血症　　B. 高黏滞血症

C. 高白蛋白血症　　D. 红细胞沉降率快

E. 高尿酸血症

2. 多发性骨髓瘤红细胞呈缗钱状排列的主要原因是

A. 骨髓瘤细胞增多　　B. 异常球蛋白增多

C. 血液黏度增加　　D. 血清钙升高

E. 纤维蛋白原增多

3. 多发性骨髓瘤的叙述中错误的是

A. 意义未明单克隆免疫球蛋白血症可进展为多发性骨髓瘤

B. 有些患者可以有本－周蛋白而无M蛋白

C. 不分泌型虽有骨髓瘤细胞，但血清及尿中M蛋白阴性

D. 多发性骨髓瘤患者在确诊时常存在肾功能不全

E. 总蛋白水平常降低

4. 对多发性骨髓瘤诊断有重要意义的是

A. 蛋白尿和血尿　　B. 尿中检出本－周蛋白

C. 血肌酐及尿素氮测定异常　　D. 血尿酸升高

E. 外周血涂片检查

5. 多发性骨髓瘤常不会出现下列哪一项异常

A. 血钙下降　　B. 血磷正常或增加

C. 血肌酐增加　　D. 血尿素氮增加

E. 酚红排泄试验异常

6. 临床上多发性骨髓瘤以哪型最常见

A. IgA型　　B. IgD型　　C. IgE型　　D. IgG型　　E. IgM型

7. 多发性骨髓瘤临床容易引起的疾病是

A. 高钙血症　　B. 肾功能不全

C. 贫血　　D. 骨折

E. 以上都是

8. 浆细胞系占骨髓有核细胞30%，其中原、幼阶段细胞占浆细胞的50%，下列何者应首先考虑

A. 急性风湿热　　B. 单核细胞性白血病

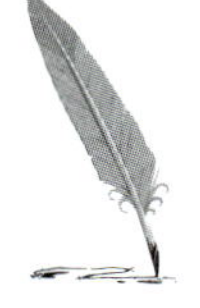

C. 多发性骨髓瘤　　D. 传染性单核细胞增多症
E. 戈谢病

9. 下列哪一项是多发性骨髓瘤的突出症状
A. 骨骼疼痛　　B. 病理性骨折
C. 广泛性出血　　D. 反复感染
E. 贫血

10. 对多发性骨髓瘤诊断具有决定性意义的检查是
A. 骨髓穿刺涂片形态学检查　　B. 外周血涂片检查
C. 血沉测定　　D. 血清钙．磷和碱性磷酸酶测定
E. 血清免疫电泳

11. 多发性骨髓瘤属于哪种细胞异常
A. T细胞　　B. 浆细胞　　C. B细胞　　D. 单核细胞　　E. NK细胞

二、简答题

1. 试述多发性骨髓瘤细胞的形态特征。
2. 试述浆细胞白血病国内诊断标准。

（王富伟　魏爱婷）

扫码“学一学”

第十七章

其他白细胞疾病检验

学习目标

1. **掌握** 粒细胞减少症、粒细胞缺乏症、类白血病反应、传染性单核细胞增多症的定义、实验室检查特点、诊断标准。

2. **熟悉** 白细胞减少与粒细胞缺乏症、类白血病反应、脾功能亢进、传染性单细胞增多症、类脂质沉积病、噬血细胞综合征的病因。

3. **了解** 白细胞减少与粒细胞缺乏症、类白血病反应、脾功能亢进、类脂质沉积病、噬血细胞综合征临床症状。

4. 具有鉴别骨髓细胞形态特点的能力。

5. 能根据骨髓细胞形态特征进行临床疾病的诊断及鉴别诊断。

案例讨论

【案例】

患者，男，62岁，因发热、腹痛、腹泻、食欲减退3天入院。体温37.4℃，其他检查未见异常，浅表淋巴结不肿大，肝脾肋下未触及，淋巴无肿大。实验室检查：WBC 35.1×10^9/L，Hb 117 g/L，RBC 4.2×10^{12} /L，PLT 138×10^9 /L，中性分叶核粒细胞0.57，中性杆状核粒细胞0.18，中性晚幼粒细胞0.11，中性中幼粒细胞0. 06，淋巴细胞0.06；NAP积分335分，阳性率93.5%。

【讨论】

1. 根据以上资料，该患者初步诊断是什么？

2. 如需确诊，还需要哪些资料和实验室检查？

扫码“看一看”

第一节　白细胞减少症和粒细胞缺乏症

【概述】白细胞减少症（leukopenia）是由于各种原因引起的外周血白细胞持续低于参考区间（成人低于4.0×10^9/L、10岁以上儿童低于4.0×10^9/L，10岁以下儿童低于5.0×10^9/L）的一组综合征。白细胞减少症大多是由于中性粒细胞减少所致。当成人外周血中性粒细胞绝对值低于2.0×10^9/L，10岁以上儿童低于1.8×10^9/L，10岁以下儿童低于1.5×10^9/L称为粒细胞减少症（granulocytopenia）；当中性粒细胞绝对值低于0.5×10^9/L时

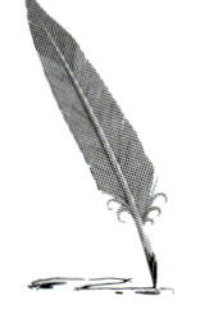

称为粒细胞缺乏症（agranulocytosis）。粒细胞缺乏症是粒细胞减少症发展到严重阶段的表现，中性粒细胞减少的程度常与感染的危险性明显相关，因此粒细胞缺乏症所发生的感染更严重。

白细胞减少症与粒细胞缺乏症的病因和发病机制基本相同，血象和骨髓象特点也大致相似。在临床上有许多先天性或获得性疾病均可以导致白细胞减少或粒细胞缺乏，病因和发病机制常见以下几种情况（表17–1）。

表17–1 粒细胞减少的病因和发病机制

病因和发病机制	常见疾病
增殖或成熟障碍	
生成减少	再障、骨髓纤维化、骨髓损伤（感染、理化因素、药物等所致）、癌细胞骨髓转移等
成熟障碍	维生素 B_{12} 或叶酸缺乏、骨髓异常增生综合征、骨髓成熟池内细胞减少，也称为无效增生等
破坏和消耗过多	
免疫因素	类风湿性关节炎、系统性红斑狼疮等
非免疫因素	严重感染（革兰阴性菌、病毒多见）、脾功能亢进、败血症等
分布异常	
移至边缘池	异体蛋白反应、严重感染、假性粒细胞减少
滞留循环池	粒细胞不能由骨髓正常释放进入血液循环，称为惰性白细胞综合征

考点提示 白细胞减少症实验室检查。

白细胞减少症患者起病缓慢，开始多无明显症状，仅在检查血象时被发现。有症状者多以头晕乏力、疲倦、食欲减退较常见，少数患者有低热及反复感染，如口腔炎、上呼吸道感染等。粒细胞缺乏症易发生严重感染，通常起病急骤、畏寒、高热、咽喉疼痛，感染部位呈坏死性溃疡，严重者可出现败血症、脓毒血症或感染性休克等从而导致患者死亡。感染部位多见于呼吸道、口咽部、泌尿道及皮肤等部位。

【实验室检查】

1. 血象 白细胞常低于4.0×10^9/L，中性粒细胞绝对值低于2.0×10^9/L，严重者低于0.5×10^9/L，淋巴细胞相对增多，单核细胞相对增多。中性粒细胞重度减少时，其细胞核固缩、核左移或核分叶过多，胞质内可出现中毒颗粒及空泡等异常改变。恢复期粒细胞计数上升，外周血片出现幼稚粒细胞。血小板、红细胞无明显改变。

2. 骨髓象 主要表现为粒系细胞数量明显减少，粒红比值显著下降。可见原始粒细胞及早幼粒细胞，而成熟阶段中性粒细胞较少，粒细胞系成熟障碍。幼稚粒细胞常伴有空泡、中毒颗粒等异常改变，淋巴细胞、浆细胞、网状细胞可增多，红细胞系、巨核细胞系多正常。当处于恢复期时，中幼粒以下各阶段粒细胞和成熟粒细胞相继出现并逐渐增多（图17–1）。

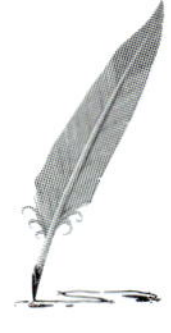

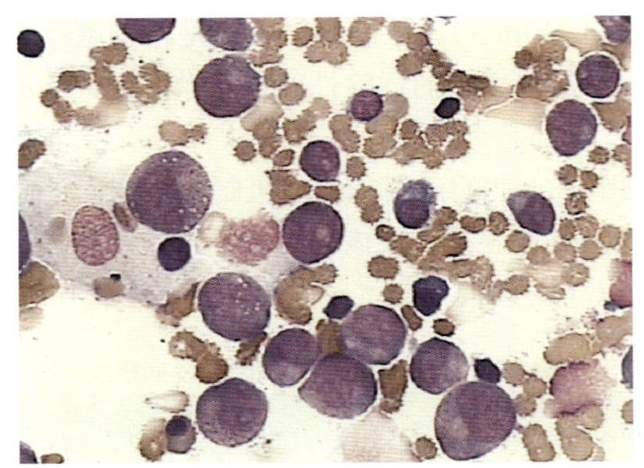

图17–1 粒细胞缺乏症骨髓象

3. 其他检验

（1）氢化可的松实验 ①检测粒细胞储备池功能。②反映骨髓粒细胞储备池大小及释放功能。结果显示用药后粒细胞上升提示骨髓储备功能良好，反之骨髓储备功能低下。

（2）肾上腺素试验 ①检测粒细胞边缘池。②可反映粒细胞分布情况，鉴别假性中性粒细胞减少症。结果显示正常中性粒细胞上升值一般低于（1~1.5）$\times 10^9$/L，若超过此值或增加1 倍，则提示粒细胞分布异常，即边缘池增多，循环池减少，如无脾肿大，则可考虑为假性中性粒细胞减少。

（3）血清溶菌酶指数测定 ①检测粒细胞破坏程度。②反映粒细胞破坏是否增加。结果显示若血清溶菌酶活性下降、溶菌酶指数正常，提示单纯生成不良；若血清溶菌酶活性正常或下降而溶菌酶指数增高，提示骨髓再生不良；如若两者均增高提示粒细胞破坏增加，骨髓代偿。

（4）免疫荧光粒细胞抗体检测 ①检测中性粒细胞特异性抗体是否具有功能缺陷。②可反映粒细胞是否破坏增多，分析白细胞减少的原因。

（5）DF32P标记中性粒细胞动力学检测 ①测定各池细胞数、转换时间及粒细胞寿命。②有助于粒细胞缺乏症发病机制的分析及病因诊断，此法较难广泛开展。

【诊断/鉴别诊断】

1. 诊断 根据多次外周血象检测结果（表17–2），结合外周血涂片中性粒细胞毒性改变、骨髓涂片中粒细胞增生极度低下或成熟障碍及临床表现可诊断。

表17–2 白细胞减少症和粒细胞缺乏症标准

鉴别点	白细胞数量	中性粒细胞绝对值
白细胞减少症	成人 $<4.0 \times 10^9$/L 10 岁以上儿童 $<4.0 \times 10^9$/L 10 岁以下儿童 $<5.0 \times 10^9$/L	
粒细胞减少症		成人 $<2.0 \times 10^9$/ L 10 岁以上儿童 $<1.8 \times 10^9$/L 10 岁以下儿童 $<1.5 \times 10^9$/L
粒细胞缺乏症	$<0.5 \times 10^9$/L	

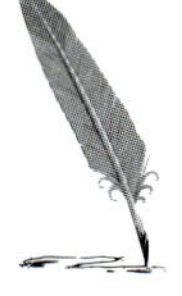

2. 鉴别诊断

（1）再生障碍性贫血　外周血常呈一系、两系或全血细胞减少，骨髓增生程度极度减低，红系、巨核系增生明显受抑制。临床症状常见贫血、出血、感染等症状。

（2）低增生性白血病　常呈全血细胞减少，可见原始细胞。骨髓增生减低，原始粒细胞大于30%，红系、巨核系增生明显抑制，多可见贫血、发热或出血等临床症状。

粒细胞缺乏症应与再生障碍性贫血、低增生性白血病鉴别时骨髓检查最具有鉴别价值。

扫码“看一看”

第二节　类白血病反应

【概述】类白血病反应（leukemoid reaction，LR）是指机体受某种刺激后产生类似白血病表现的血液学改变，简称类白反应。其主要特点是：血象类似白血病表现，白细胞总数显著增高并伴有一定比例的幼稚细胞；大多数有明确病因，如严重感染、某些恶性肿瘤、药物中毒、大量出血和严重溶血等；原发病因消除或好转后，类白反应现象常迅速恢复正常，且预后良好（恶性肿瘤除外）。

本病按病情的缓急可分为急性和慢性两型，按外周血白细胞总数可将类白反应分为白细胞增多性和白细胞不增多性（见于结核、败血症和恶性肿瘤等），临床上以白细胞增多性类白反应较多见，其中白细胞增多性类白反应根据细胞的类型又可分为中性粒细胞型、淋巴细胞型、单核细胞型、嗜酸性粒细胞型，临床上以中性粒细胞型最为常见（表17–3）。

表17–3　白细胞增多性类白反应分型

鉴别点	中性粒细胞型	淋巴细胞型	嗜酸性粒细胞型	单核细胞型
病因	感染或CO中毒、急性溶血或出血、大面积烧伤，以急性化脓性感染最常见。	某些病毒性感染，如传染性单核细胞增多症、百日咳、风疹等，也见于粟粒性结核、猩红热、先天性梅毒、胃癌等	常由寄生虫病、过敏性疾病所致，其他如风湿性疾病、霍奇金病、晚期癌症等	见于粟粒性结核、感染性心内膜炎、细菌性疟疾、斑疹伤寒、风湿病并血管内皮细胞增多症等
白细胞	高于50×10^9/L，粒细胞显著增多，见中毒颗粒、核固缩、玻璃样变性和空泡变性	常为（20~30）$\times10^9$/L，也可高于50×10^9/L，成熟淋巴细胞大于40%	大于20×10^9/L，嗜酸性粒细胞显著增多，高于20%，甚至高达90%，但基本上为成熟嗜酸性粒细胞型	常高于30×10^9/L，一般不高于50×10^9/L，单核细胞>30%
幼稚细胞	中幼粒细胞、早幼粒细胞甚至原始粒细胞	幼淋巴细胞和异形淋巴细胞	无幼稚细胞	偶见幼稚细胞
NAP和Ph染色体	NAP积分显著增高，Ph染色体阴性	—	—	—

考点提示　类白血病反应实验室检查。

【实验室检查】

1. 血象　白细胞总数大多显著增加，可多达50×10^9/L以上，但一般不超过120×10^9/L，成熟中性粒细胞胞质中常见中毒颗粒、核固缩、空泡、分裂异常等毒性改变，常有核左移，

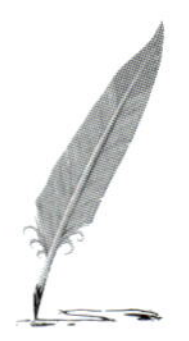

杆状核粒细胞增多（一般低于10%），有时可见少量晚幼粒细胞。红细胞基本正常，血小板正常或增多（图17–2）。

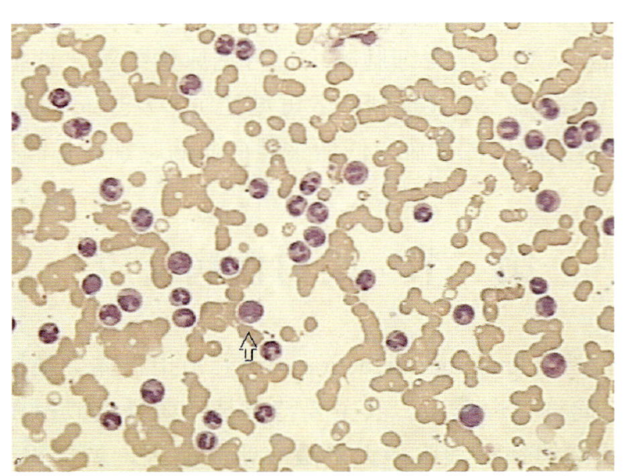

图17–2　类白血病反应血象

2. 骨髓象　骨髓增生活跃或明显活跃。粒细胞除增生、核左移及毒性改变外，少数病例可见原始细胞、幼稚细胞增多；成熟中性粒细胞碱性磷酸酶积分明显增高；红系、巨核系细胞略有增生，但无明显形态异常。

【诊断/鉴别诊断】

1. 有明确的病因，多与各类感染、急性溶血、中毒、变态反应性疾病、恶性肿瘤等有关。

2. 原发病好转或治愈后，血象随之迅速恢复正常（恶性肿瘤引起者除外）。

3. 红细胞、血红蛋白和血小板计数大致正常。

4. NAP积分、活性明显增高（粒细胞型）。

5. 血象表现相应类型细胞数量增多和可见幼稚阶段细胞，但骨髓象一般变化不大。

类白血病反应主要表现在血液学异常，临床病史及体征常无法提供诊断线索，易与白血病混淆，因此需做骨髓检查以排除白血病。类白反应与慢性粒细胞白血病鉴别见表17–4。

表17–4　类白血病反应与慢性粒细胞白血病鉴别

鉴别点	类白血病反应	慢性粒细胞白血病
明确病因	有	常无
临床表现	原发病症状较明显	白血病临床症状明显
血象	白细胞多 $<100 \times 10^9/L$，核左移，细胞毒性改变明显，嗜酸性及嗜碱性粒细胞不增多；红细胞和血小板无明显变化	白细胞多 $>100 \times 10^9/L$，幼稚细胞增多，分类与骨髓象相似。红细胞进行性减少；血小板减少（慢粒早期除外）
骨髓象	白细胞增多，核左移，粒系可见毒性改变，无白血病细胞的形态畸形；红系、巨核系无明显异常	增生极度或明显活跃，粒系增生，中、晚幼粒增多，嗜酸性及嗜碱性粒细胞增多；红系、巨核系受抑制
NAP 积分	显著增加	明显下降或零分
Ph 染色体	阴性	常阳性
治疗	解除原发病迅速恢复	疗效差

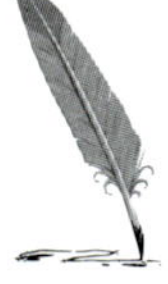

扫码"看一看"

第三节　传染性单核细胞增多症和传染性淋巴细胞增多症

一、传染性单核细胞增多症

【概述】传染性单核细胞增多症（infectious mononucleosis，IM）简称传单，是EB病毒感染所引起的一种淋巴细胞良性增生性传染病。本病以儿童和青少年多见，多经飞沫传播或密切接触传播，患者病毒感染后经5～15天潜伏期后发病，临床表现以不规则发热、咽峡炎、淋巴结肿大常见，部分患者可见肝、脾肿大，少数患者有皮疹、消化系统、呼吸系统及神经系统等症状。病程持续1周或数周，多数患者2个月内可自愈。

【实验室检查】

1. 血象　白细胞总数多增高，多为（10～30）$\times 10^9$/L，少数病例白细胞减少；淋巴细胞增多，比例可高达60%～97%，并且在发病后7～10天出现异型淋巴细胞高峰，超过10%；红细胞、血红蛋白和血小板多正常。异型淋巴细胞形态多样，1923年Downey将异型淋巴细胞分为Ⅰ型（泡沫型或浆细胞型）、Ⅱ型（不规则型或单核细胞型）和Ⅲ型（幼稚型或幼淋巴样型），其细胞特点见表17-5。

表17-5　三种异型淋巴细胞形态特征

鉴别点	Ⅰ型（泡沫型或浆细胞型）	Ⅱ型（不规则型或单核细胞型）	Ⅲ型（幼稚型或幼淋巴样型）
细胞形态	胞体较淋巴细胞稍大，多呈圆形或不规则形	胞体较大，形态不规则	胞体大，圆形或椭圆形
细胞核	核偏位，圆形、椭圆形或肾形，染色质粗糙，呈粗网状或粗糙块状	核圆形或不规则形，染色质较Ⅰ型细密，疏松	核圆形或卵圆形，染色质细致均匀，细网状，可见核仁1～2个
胞质	胞质丰富，嗜碱性较强，深蓝色，有大小不等的空泡或呈泡沫状，可见少量颗粒	胞质量多，淡蓝或灰蓝色，着色不均匀，靠胞膜边缘处较深染且不整齐，呈裙边样，无空泡，可有少量嗜天青颗粒	胞质蓝色，一般无颗粒，偶有空泡

外周血中的异形淋巴细胞，主要是T细胞（83%～96%），少数为B细胞（4%～17%），外周血象改变至少持续2周，常为1～2个月。外周血改变见图17-3。

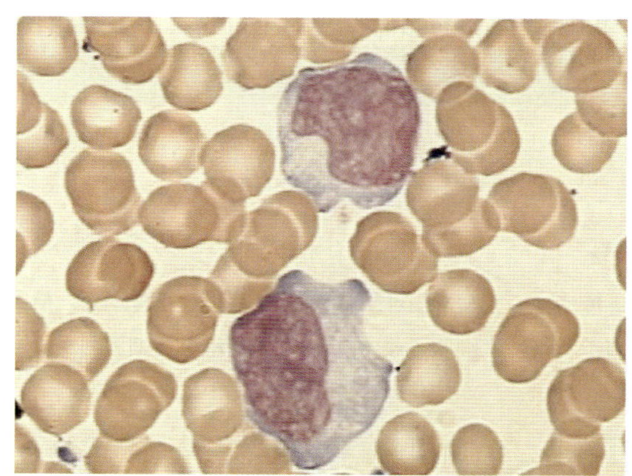
图17-3　传染性单核细胞增多症血片中异型淋巴细胞

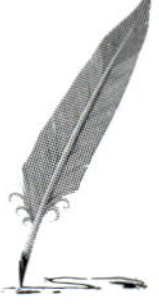

2. 骨髓象 骨髓中淋巴细胞正常或增多，可出现异型淋巴细胞，但无外周血象变化明显，原始、幼稚淋巴细胞不增多。

3. 血清学检查

（1）嗜异性凝集试验（B–P实验） 传染性单核细胞增多症患者血清中可出现一种嗜异性抗体，此抗体能非特异地与绵羊红细胞发生凝集，通常患者发病后1~2周嗜异性凝集试验可出现阳性反应，在发病2~3周内抗体滴度达高峰，可在体内持续3~6个月甚至更久。

嗜异性凝集试验属非特异性血清学试验，主要用于辅助诊断传染性单核细胞增多症，传单患者阳性率达80%~95%，效价逐周上升4倍以上者诊断意义更大。在其他某些疾病如血清病、流行性腮腺炎、风疹、结核病患者和淋巴瘤的患者中也可阳性，但效价较低，此时应进一步作鉴别吸收试验，应注意有4岁以下小儿EB病毒感染该试验可为阴性，可做EB病毒相关抗体检查协助诊断。

（2）抗EB病毒抗体检查 急性期EB病毒膜壳抗原（VCA）的IgM抗体常呈阳性，对诊断传染性单核细胞增多症急性期有诊断价值，常用免疫荧光试验检测。

（3）单斑试验（monospot test） 为测定嗜异性抗体的快速玻片凝集法，是诊断本病最常用的快速筛选试验。

4. 其他检查 部分患者有可有肝功能异常，累及中枢神经系统时，脑脊液生化改变，脑脊液蛋白质可轻度增高，淋巴细胞增多。

【诊断/鉴别诊断】

诊断标准如下。

1. 临床症状 发热、咽峡炎、颈部淋巴结肿大、肝肿大、脾肿大、皮疹。

2. 实验室检查

（1）淋巴细胞比例增高，异型淋巴细胞≥10%。

（2）嗜异性凝集试验阳性。

（3）抗EBV（IgM）抗体呈阳性。

3. 除外由其他病原体感染所致的单核细胞增多，如病毒感染（巨细胞病毒、单纯疱疹病毒、腺病毒等）、细菌感染（伤寒、支原体肺炎）等。

具备上述临床症状中3种症状，实验室检查中任何2条，再加上第3项，可诊断为传染性单核细胞增多症。临床上本病需与急性淋巴细胞白血病、传染性淋巴细胞增生症相鉴别（表17–6）。

表17–6 传染性单细胞增多症与急性淋巴细胞白血病、传染性淋巴细胞增多症鉴别

鉴别点	传染性单核细胞增多症	急性淋巴细胞白血病	传染性淋巴细胞增多症
发热	常持续1~3周	持续不规则发热	无或发热
淋巴结肿大	有	有	无
脾肿大	25%~75%有	有	无
血象	白细胞中等度增多，异型淋巴细胞增多，高于10%，红细胞、血小板无明显异常	白细胞从减少到极度增多，原始淋巴、幼稚淋巴细胞为主，红细胞、血小板显著降低	白细胞显著增多，正常成熟小淋巴为主，红细胞、血小板无明显异常
骨髓象	有异型淋巴细胞，其他无明显异常	原始淋巴、幼稚淋巴细胞显著增多	正常小淋巴增多

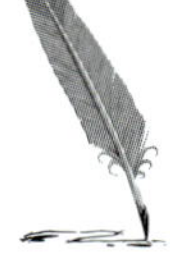

续表

鉴别点	传染性单核细胞增多症	急性淋巴细胞白血病	传染性淋巴细胞增多症
嗜异性凝集试验	阳性	阴性	阴性
预后	良好	不良	良好

二、传染性淋巴细胞增多症

【概述】传染性淋巴细胞增多症（infectious lymphocytosis）是一种临床症状轻微，预后良好的淋巴细胞增多性急性传染病，目前病因尚不明确。1941年Smih首先将本病与传染性单核细胞症区别开来，将其作为一个独立的疾病。其特征是白细胞总数、淋巴细胞相对及绝对值显著增高，成熟的小淋巴细胞百分比显著增高。自1954年我国文献报道流行病例增多，大多发生在幼儿园阶段集体儿童中，10岁以下多见。

本病的病原体至今仍不明确，曾怀疑为肠道寄生虫（如贾第鞭毛虫）、腺病毒、肠病等，均无肯定结论，故以病毒的可能性较大。关于本病的发病机制、人群免疫状况等目前尚无定论。通过直接接触和飞沫传播，常在托儿所、幼儿园等儿童聚居场所或家庭中流行。本病无性别差异。全年均可发病，但常在春、秋季流行。

本病的传染性很高，潜伏期约为12~21日，临床症状大多轻微且不具特征性，不少儿童感染后可毫无症状，仅在健康检查时才偶然被发现。常见的症状以上呼吸道感染症状（发热、微咳以及咽部疼痛），消化道症状（呕吐、腹痛、腹泻）多见，偶见中枢神经系统症状（有脑膜脑炎或类似脊髓灰质炎的表现），麻疹样或多形性红斑疹及疱疹样皮疹。值得注意的是本病常缺乏全身淋巴结肿大，即使浅表淋巴结增大也不显著。脾、肝不肿大。

【实验室检查】

1. 血象　红细胞及血红蛋白正常。白细胞总数显著增加，达（15~147）$\times 10^9$/L，起病第1周白细胞数急剧上升，第2周达高峰，以后持续升高3~5周，有的可达7周以上。白细胞分类时淋巴细胞占60%~97%，主要为成熟的小淋巴细胞，少数患者可有不正常的淋巴细胞，可分两类：第一类与传染性单核细胞增多症中的Ⅲ型异型淋巴细胞相似，但无核仁，较多见；第二类有两个细胞核，有的还可见两核之间有一丝状蒂相连。这种不正常的淋巴细胞所占百分比很小，仅0.3%~3.0%。在淋巴细胞增多的高峰期或下降期，有时可见嗜酸性粒细胞增多。

2. 骨髓象　骨髓有核细胞数增加，成熟的小淋巴细胞增生，粒细胞和红细胞系统增生正常。

3. 血清嗜异凝集试验　一般均阴性。

4. 淋巴结活检　显示淋巴滤泡减少和变性，单核-吞噬细胞增生，未发现其他损害。

【诊断/鉴别诊断】

1. 诊断　临床上如有原因不明的腹泻或上呼吸道感染，尤其是儿童发病，应考虑到本病的可能性。进行血常规检查可以确诊。诊断标准是白细胞总数在13×10^9/L以上，小淋巴细胞达60%以上，或其绝对值计数在10×10^9/L以上。无浅表淋巴结及脾肿大。

2. 鉴别诊断

（1）生理情况下，4岁以内的正常幼儿白细胞总数与淋巴细胞百分比均较高。

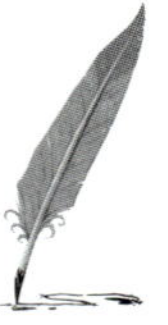

（2）传染性单核细胞增多症的病情较重，发热明显且持续时间较长，咽炎和淋巴结肿大，外周血中异型淋巴细胞在10%以上，嗜异凝集试验阳性，可与本病鉴别。

（3）急性淋巴细胞白血病的临床症状严重，且逐渐加重，肝、脾明显肿大，外周血和骨髓中出现原始和幼稚淋巴细胞，而红细胞和血小板则减少。

（4）伤寒、布鲁氏菌病及结核病可有淋巴细胞增多，但数量均低于本病。

（5）百日咳患儿常见淋巴细胞反应，其白细胞可升至（15~50）$\times 10^9$/L，淋巴细胞占白细胞的70%~90%，但其临床咳嗽特征及细菌检查结果可与本病区别。

扫码“看一看”

第四节　类脂质沉积病

类脂质沉积病（1ipoid storage disease）又可称为神经类脂质病，是一组因参与类脂代谢的酶缺陷而导致类脂质沉积于体内肝、脾、淋巴结、骨髓以及中枢神经等组织中的常染色体隐性遗传性疾病。本病临床表现有贫血、肝脾及淋巴结肿大、中枢神经系统症状和视网膜病等，预后不佳，死亡率较高。较常见的有戈谢病、尼曼匹克病，以儿童发病多见，少数至青春期或以后才有明显症状。

一、戈谢病

【概述】戈谢病（Gaucher disease，GD）又称葡萄糖脑苷脂病，是一种脂质代谢障碍的常染色体隐性遗传性疾病，于1882年由Gaucher首先描述。由于β-葡萄糖脑苷脂酶缺乏或减少，导致单核-巨噬细胞系统的细胞内积聚着大量葡萄糖脑苷脂，形成形态特殊的戈谢细胞，可累及脾、肝、骨髓和淋巴结。戈谢病根据起病年龄、病程缓急和有无神经系统症状，常分为3型。

（1）Ⅰ型　慢性型，又称成人型戈谢病，最常见，病程缓慢，患者常有贫血、肝脾肿大早期症状，骨骼损害较明显，X线显示骨质疏松或溶骨改变，早期最典型的异常为股骨下端样状增宽呈“三角烧瓶样”，此型无中枢神经系统受累。

（2）Ⅱ型　急性型，又称婴儿型戈谢病，常于1岁内发病，病情发展较快，患者常有肝脾肿大，主要有中枢神经系统症状，如运动功能退行性变和痉挛。

（3）Ⅲ型　亚急型，又称青年型戈谢病，较为罕见，起病较缓慢，可有肝脾肿大，有中枢神经及内脏受累，呈进行性精神运动迟缓。

【实验室检查】

1. 血象　部分患者有轻度或中度贫血，白细胞计数和血小板数减少，可有网织红细胞计数增多，血片偶见戈谢细胞。

2. 骨髓象　骨髓增生活跃，各系细胞基本正常，部分患者可见红系、粒系和巨核系幼稚细胞增多。骨髓涂片出现数量不等的戈谢细胞（可达10%以上）是本病特征性表现。戈谢细胞胞体大，直径20~80μm，胞核小，1~2个，偏位。胞核圆形、椭圆形或不规则形，染色质粗糙，偶见核仁。胞质丰富，淡蓝色，无空泡，胞质中含有许多起皱的波纹状纤维样物质，排列如蜘蛛网状或洋葱皮样（图17-4）。

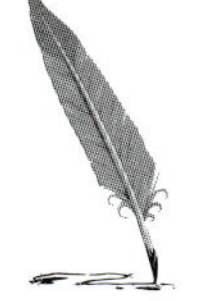

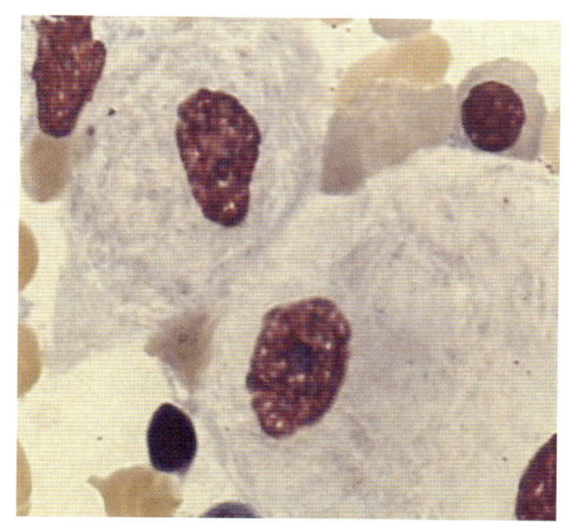
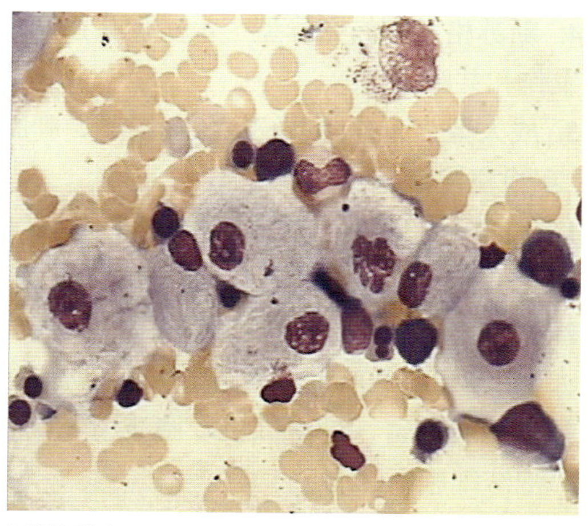

图17-4　戈谢细胞（瑞特染色，×1000）

3. 细胞化学染色　戈谢细胞糖原染色、酸性磷酸酶染色及苏丹黑B染色阳性或强阳性，过氧化物酶和碱性磷酸酶染色阴性。

4. β-葡萄糖苷脂酶活性检查　常检测外周血白细胞或成纤维细胞β-脑苷脂酶活性，是诊断本病的“金标准”。

5. 其他检查　淋巴结、脾、肝穿刺或印片镜检可见到戈谢细胞。

6. X线检查　有骨质疏松或溶骨改变，股骨下端可见样状增宽的“三角烧瓶”样畸形。

【诊断/鉴别诊断】凡临床有贫血伴肝、脾肿大者，骨髓涂片或肝、脾或淋巴结活检中找到较多戈谢细胞可作出本病的诊断。测定白细胞或成纤维细胞中的β-葡萄糖苷脂酶活性，其活性降低对诊断有决定性意义；血清酸性磷酸酶升高可协助诊断。

本病主要与可引起假戈谢细胞的疾病相鉴别，如慢性粒细胞白血病、多发性骨髓瘤、珠蛋白生成障碍性贫血、地中海贫血、先天性细胞发育不良贫血和获得性免疫缺陷综合征等。

二、尼曼-匹克病

【概述】尼曼-匹克病（Niemann-Pick disease，NPD），也称神经鞘磷脂沉积病（sphingomyelinosis），是由神经鞘磷脂酶活性降低或缺乏导致神经鞘磷脂不能被水解而使其在单核-巨噬细胞中积，从而引起的一种常染色体隐性遗传病。该病于1914年由Niemann首先报道，1922年由Pick详细描述了病理变化，因而称之为尼曼-匹克病。根据发病年龄和有无神经症状，临床可将本病分为5型。

1. 典型婴儿型（急性婴儿型）　最常见，常于婴儿出生3个月内出现易激惹，进行性肝、脾、淋巴结肿大，体重减轻、呕吐，伴黄疸、贫血、运动和智能发育减退。体格检查可见全身肌张力降低，腱反射减弱，智能低下，眼底黄斑区有樱桃红斑点；并有失明、耳聋、吞咽困难、全身抽搐、痉挛性瘫痪和病理反射等。患儿常在2~4岁内死于脾功能亢进、肝衰竭及反复感染。极少数病例于起病后相对稳定，可活至10岁左右。

2. 内脏婴儿型（慢性内脏型）　此型患儿除肝、脾大之外，生长发育正常，不伴经系统体征和智能障碍。

3. 少年型（亚急性少年型）　发病相对较晚，常于1~6岁出现症状。步态不稳和共济失调为常见的首发症状。随后发现肝、脾大，肌张力降低，腱反射异常等。

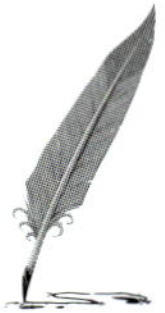

4. 新苏格兰家族变异型 本病症状在儿童后期出现，神经系统表现行为异常、力减退、癫痫发作和共济失调等。

5. 成人型 无神经系统症状，以肝、脾肿大为主要表现。

【实验室检查】

1. 血象 轻至中度贫血，呈正细胞性。白细胞及血小板正常，晚期减少。淋巴细胞及单核细胞可有空泡，电镜下证实为含脂粒的溶酶体。

2. 骨髓象 骨髓增生活跃，各种细胞比例正常，可见尼曼－匹克细胞。其特征为：胞体巨大，直径20~90μm，呈圆形、椭圆形或三角形；胞核1~2个，较小，呈圆形或椭圆形常偏位；胞质丰富，染淡红色，胞质中充满神经鞘磷脂颗粒，泡沫状，大小均匀透明，也称为“泡沫细胞”（图17-5）。

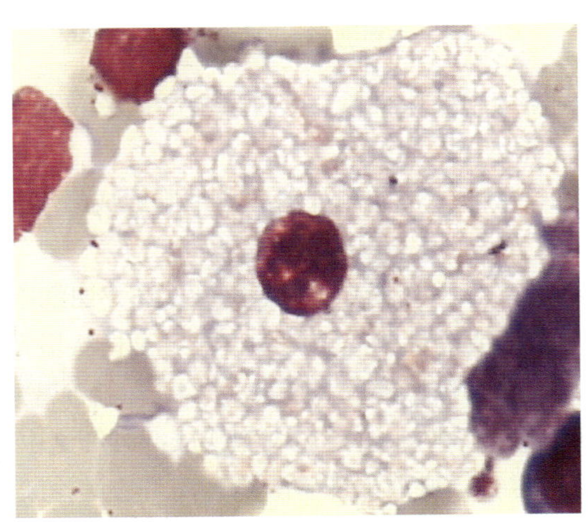

图17-5 尼曼－匹克细胞

3. 细胞化学染色 PAS染色后尼曼－匹克细胞空泡中心为阴性，泡壁呈弱阳性。苏丹黑染色呈强阳性，SudanⅢ（脂类）染色呈阳性。酸性磷酸酶、碱性磷酸酶、过氧化物酶染色均呈阴性。

4. 其他检查 患者骨髓培养及肝、脾、肺、直肠等组织、器官活检显示神经磷脂酶活性降低，部分胆固醇及磷脂增高。

5. 鉴别 尼曼匹克细胞与戈谢细胞的鉴别见表17-7。

表17-7 尼曼－匹克细胞与戈谢细胞的鉴别

鉴别点	尼曼－匹克细胞	戈谢细胞
胞体	大，直径20~90μm	大，直径20~80μm
胞核	常为1个，染色质较疏松	可为多个，染色质较浓密
胞质	丰富，瑞特染色呈现空泡状或泡沫状，含神经鞘磷脂	丰富，瑞特染色呈紫蓝色，有洋葱皮样或蜘蛛网状结构，含葡萄糖脑苷脂
吞噬现象	不明显	有吞噬现象
PAS染色	泡壁弱阳性，空泡中心阴性	强阳性
ACP染色	阴性反应	强阳性反应

【诊断/鉴别诊断】

1. 肝、脾肿大，伴有贫血。

2. 骨髓、肝、脾和淋巴结等组织中有成堆的泡沫细胞即可诊断。骨髓涂片中见到泡沫细胞有重要参考诊断价值。周围血白细胞和组织培养的成纤维细胞中神经鞘磷脂酶活力测定具有特异诊断意义。

3. 有条件可检测神经鞘磷脂酶的活性，对诊断有决定性意义。

4. 本病主要与骨髓涂片及组织活检可发现泡沫细胞的其他疾病相鉴别，包括慢性粒细胞白血病、免疫性血小板减少症、珠蛋白生成障碍性贫血、先天性红细胞增殖异常性贫血及其他一些脂质代谢性疾病等。

第五节　噬血细胞综合征

【概述】噬血细胞综合征（hemophagocytic syndrome，HPS）也称噬血细胞性淋巴组织细胞增生症（hemophagocytic lymphohistocytiosis，HLH），又称反应性组织细胞增生症，是一组由于各种致病因素导致组织细胞反应性增生疾病。1979年Risdall等首先报道，本病临床表现复杂多样，其特征多见发热，肝、脾肿大，单核-巨噬细胞增生活跃，且吞噬血细胞现象。根据病因分为原发性和继发性两种。

原发性噬血细胞综合征，其包括家族性HPS、X连锁淋巴细胞增殖性疾病等，是一种因不同基因缺陷而导致的常染色体隐性遗传病，多见于婴幼儿。继发性噬血细胞综合征，其常由感染、肿瘤、药物等因素所致，是具有HPS临床特征的多种疾病，包括感染相关性噬血细胞综合征和肿瘤相关性噬血细胞综合征，感染相关性HPS常发生于免疫缺陷者，此型多与病原体感染有关，尤以病毒感染（EB病毒）较多见；肿瘤相关性HPS常多与淋巴瘤和急性淋巴细胞白血病有关，发病机制尚不明确。

【实验室检查】

1. 血象　外周血全血细胞减少，尤其以血小板减少最为明显，血片可见组织细胞。

2. 骨髓象　早期表现为骨髓增生活跃，噬血现象不明显，常表现为反应性组织细胞增生；随病情进展，红系、粒系和巨核系均减少，组织细胞明显增多，大多数小于30%，易见组织细胞吞噬红细胞现象，被吞噬的红细胞为数个至十多个不等。

3. 淋巴结活检　显示病变淋巴结有完整包膜，但淋巴细胞减少，吞噬性组织细胞增多，生发中心区域消失。

4. NK细胞活性检查　NK细胞活性下降。

5. 其他检查　血液中各种炎性细胞因子水平升高，病毒感染引起者，血清相关病毒抗体（IgM及IgG）效价升高。患者可有凝血障碍，PT延长，血浆纤维蛋白原减少，FDP、血清铁蛋白及乳酸脱氢酶升高，还有血清转氨酶、胆红素增高及氮质血症等。

【诊断/鉴别诊断】

1. 发热超过1周，热峰≥38.5℃。

2. 肝、脾肿大伴全血细胞减少，累及两个以上细胞系，骨髓增生减低，肝功能异常，凝血功能障碍、高铁蛋白血症。

3. 噬血细胞≥2%，累及骨髓、肝、脾、淋巴结及中枢神经系统组织。

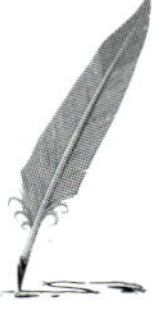

4. 注意与恶性组织细胞病鉴别 本病在临床上难以与恶性组织细胞病相鉴别，其鉴别要点见表17-8。

表17-8 噬血细胞综合征与恶性组织细胞病鉴别

鉴别点	噬血细胞综合征	恶性组织细胞病
发病机制	各类诱因所导致组织细胞增多	病因与发病机制尚未明
临床症状	有贫血及出血症状，无进行性衰竭，病情在数周内可以缓解	高热首发，肝、肾进行性衰竭多见，病程短，常半年内死亡
NAP	活性增高	活性降低
组织细胞	形态多为成熟型、单核样或淋巴样，持续时间短，消失快	形态异常
血清铁蛋白	增高	明显增高

知识链接

恶性组织细胞病，简称恶组，是组织细胞及其前体细胞异常增生的恶性疾病。临床表现为发热，消瘦，全血细胞减少，肝、脾、淋巴结肿大。多见于青年人，起病急，预后差。

扫码“看一看”

第六节 脾功能亢进

【概述】脾功能亢进（hypersplenism，HP）简称脾亢，是指各种原发或继发病因引起的脾肿大和外周血细胞减少并伴有骨髓细胞不同程度成熟障碍的一种综合征。主要临床特点是脾肿大、一系或多系血细胞减少，脾切除后血象恢复，症状缓解。

脾亢分为原发性和继发性，发病机制目前仍不明确，主要有脾阻留吞噬学说、体液学说和免疫学说，脾亢发生常见原因见表17-9。脾功能亢进除脾肿大、外周血减少引起贫血、感染和出血共性外，其他临床特征、血细胞减少程度随原发病而异（表17-9）。

表17-9 脾功能亢进常见原因

分类	常见原因
原发性脾亢	病因不明确
继发性脾亢	感染性疾病：传染性单核细胞增多症、亚急性感染性心内膜炎、粟粒性肺结核、布鲁菌病、血吸虫病、黑热病及疟疾等
	免疫性疾病：自身免疫性溶血性贫血、类风湿关节炎的Felty综合征、系统性红斑狼疮及结节病等
	淤血性疾病：充血性心力衰竭、缩窄性心包炎、Budd-Chiari综合征、肝硬化、门静脉或脾静脉血栓形成等
	血液系统疾病：①溶血性贫血：遗传性球形细胞增多症、地中海贫血及镰形细胞贫血等。②浸润性脾大：各类急慢性白血病、淋巴瘤、骨髓增生性疾病及脂质贮积病、恶性组织细胞病及淀粉样变性等
	脾脏疾病：脾淋巴瘤、脾囊肿及脾血管瘤等

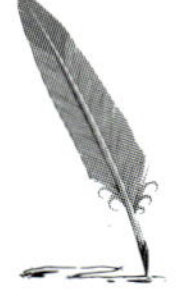

【实验室检查】

1. 血象　全血细胞减少，也可一系或二系血细胞减少。早期白细胞及血小板减少，白细胞减低以中性粒细胞减少为主，淋巴细胞和单核细胞相对增多，形态大致正常。重度脾亢时可出现三系明显减少。贫血多为正细胞性或小细胞性贫血，网织红细胞增高。

2. 骨髓象　骨髓增生活跃或明显活跃，各系细胞均增生，常有不同程度的成熟障碍，以粒系和巨核系细胞的成熟障碍易见，但形态大致正常。

3. 其他检查

（1）血细胞生存时间检测　将放射性核素^{51}Cr标记红细胞，显示红细胞寿命明显缩短，可低于15天，对本病诊断有价值；血小板和白细胞生存时间多用二异丙酯氟磷酸（DF^{32}P）示踪法测定。

（2）脾脏容积测定　将用^{51}Cr标记的红细胞经静脉注入体内，定时检测红细胞在血液循环中的清除率，同时检测脾脏中红细胞的阻留指数。不同脾肿大的患者，脾脏对红细胞阻留的能力不同。

【诊断/鉴别诊断】

1. 脾肿大　经查体、放射性同位素或影像学检查证实。

2. 外周血细胞减少　其中红细胞、白细胞或血小板可有一种或多种同时减少。

3. 增生性骨髓象　骨髓增生活跃或明显活跃，部分骨髓象有轻度成熟障碍表现。

4. 脾切除后外周血象接近或恢复正常。

5. 将^{51}Cr标记的红细胞或血小板注入体内，体表放射性测定发现脾区体表放射性比率大于肝脏2~3倍，提示标记的血细胞在脾内过度破坏或滞留。

其中前四条对判断脾亢更具诊断价值，但应注意与再障、恶性组织细胞增生症、阵发性睡眠性血红蛋白尿等鉴别。

本章小结

本章重点论述粒细胞减少与缺乏症、类白血病反应、传染性单核细胞增多症、脾功能亢进、类脂质沉积病等其他白细胞疾病，对病因、发病机制及临床特点做了简要介绍。粒细胞减少症与缺乏症的临床诊断主要依据实验室检查，但应注意与白细胞不增多性白血病及恶组相鉴别；类白血病反应，应注意与白血病，尤其是慢性粒细胞白血病鉴别。传染性单核细胞增多症是由EB病毒引起的传染病，主要依据临床表现和外周血象中异型淋巴细胞数量、抗EBV抗体、嗜异性凝集试验等进行诊断，应注意与ALL以及其他病原微生物引起的传染性单核细胞增多综合征鉴别。传染性淋巴细胞增多症，临床较为少见。脾功能亢进是以脾大、血细胞减少为主要表现的综合征。类脂质沉积病为遗传性疾病，较为少见。

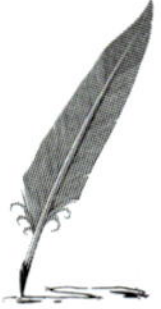

习 题

一、选择题

[A1/A2 型题]

1. 脾功能亢进的主要特征错误的是

A. 脾大
B. 一系或多系血细胞减少
C. 网织红细胞计数增高
D. 脾脏切除可纠正血象改变，缓解症状
E. 骨髓造血细胞降低

2. 传染性单核细胞增多症可出现的表现中错误的是

A. 发热
B. 淋巴结肿大
C. 嗜异性凝集试验阴性
D. 淋巴细胞比例增加
E. 异性淋巴细胞比例超过10%

3. 戈谢细胞组织化学染色可出现

A. 糖原染色阳性
B. 酸性磷酸酶染色阴性
C. 苏丹黑B染色阴性
D. 过氧化物酶阳性
E. 碱性磷酸酶染色阳性

4. 成人粒细胞缺乏症是指外周血白细胞计数及中性粒细胞绝对值持续低于下列哪一项

A. 白细胞计数 $<3\times10^9/L$，中性粒细胞绝对值 $<1.8\times10^9/L$
B. 白细胞计数 $<2\times10^9/L$，中性粒细胞绝对值 $<0.5\times10^9/L$
C. 白细胞计数 $<2.5\times10^9/L$，中性粒细胞绝对值 $<1.5\times10^9/L$
D. 白细胞计数 $<1.5\times10^9/L$，中性粒细胞绝对值 $<0.8\times10^9/L$
E. 白细胞计数 $<3\times10^9/L$，中性粒细胞绝对值 $<1.4\times10^9/L$

5. 临床上最常见的类白血病反应的类型是

A. 淋巴细胞型
B. 单核细胞型
C. 中性粒细胞型
D. 嗜碱性粒细胞型
E. 嗜酸性粒细胞型

6. 关于类白血病反应下列哪一项是错误的

A. 中性粒细胞型：白细胞总数 $>50\times10^9/L$，同时伴有3%以上幼稚粒细胞
B. 淋巴细胞型：白细胞增多，常为（20~30）$\times10^9/L$，分类淋巴细胞>40%
C. 单核细胞型：白细胞总数 $>30\times10^9/L$，其中单核细胞>20%
D. 嗜酸性粒细胞型：嗜酸性粒细胞显著增多>20%，均为成熟细胞
E. 白细胞不增多型：白细胞总数 $<10\times10^9/L$

二、简答题

类白血病反应与慢性粒细胞白血病如何区别？

（杨 茜）

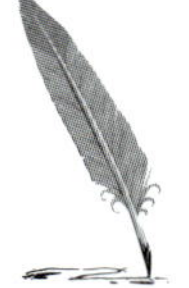

第四篇

血栓与止血检验及其应用

第十八章

血栓与止血检验

学习目标

1. **掌握** 生理性止血三大参与因素及其作用；内源性凝血和外源性凝血过程中各涉及凝血因子及其生理性凝血机制差异；CFT、BT、CRT的测定原理、操作方法、结果判断、注意事项及临床意义；血浆鱼精蛋白副凝固试验（3P试验）、血浆纤维蛋白（原）降解产物检测和D-二聚体检测的原理、注意事项及临床意义。

2. **熟悉** 血管壁的止血与抗血栓功能；各抗凝物质抗凝机制；各抗凝物质相关检验的原理、注意事项及临床意义；纤维蛋白溶解系统的组成和纤溶机制；纤溶酶原和活性检测、组织型纤溶酶原激活物含量和活性检测的原理、注意事项及临床意义。

3. **了解** 内皮细胞与血小板花生四烯酸代谢及其生理意义；血栓的分类，血栓的形成机制及其对机体的影响；各抗凝物质生化结构和性质、纤维蛋白溶解系统生化结构和性质。

4. 具有正确采集和处理用于血栓与止血检验标本的能力。

5. 能根据患者状况正确选择检验项目，分析患者止、凝血功能状态。

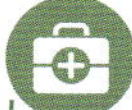

案例讨论

【案例】

患者，女，35岁。高热数日，皮肤多处片状瘀斑。BP 80/45mmHg，HR 115次/分，Hb 90g/L，WBC 18×10^9/L，血小板55×10^9/L，Fg 0.3g/L，粪便潜血（++），血培养发现大肠埃希菌生长。

【讨论】

1. 根据以上资料，该患者初步诊断是什么？

2. 如需确诊，还需要哪些资料和实验室检查？

第一节　血管壁止血作用及检验

扫码“学一学”

一、血管壁结构与作用

血管基本上是一个密闭的管道系统，以保证血液有序地在其中不停顿、不外溢地流动。

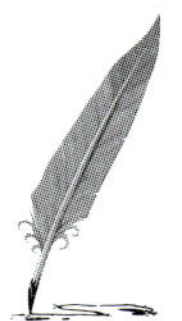

这种管道是由连续的管壁所围绕而成的，要保证血管的正常作用就必须是既具有一个完整的管壁结构，而不至于发生血液外渗；又具良好管壁顺应性和光滑平整的内侧面，并有释放活性物质的功能，而不至于使血液流动受阻，甚至中止。这就涉及血管壁的结构以及相关的止血作用。参与止血作用的血管主要是小动脉、小静脉、毛细血管和微循环血管，这些血管的功能和组织结构虽不完全相同，但基本上均可分为内皮层、中膜层和外膜层三部分。正常的血管壁结构对防止出血或血栓形成有着重要作用。

（一）血管壁的结构

1. 内皮层 由一组单层扁平状、连续排列的内皮细胞构成。它含有许多细胞器，其中有棒管状小体（weibel-palade小体），该小体是由单层膜结构包裹着的一系列管道结构的细胞器，可合成和贮存多种活性蛋白，包括血管性血友病因子（vWF）、外裹的膜上表达P-选择素。生理情况下，内皮细胞排列在基底膜上，内皮细胞和基底膜共同构建起双重屏障以防止血液外渗。内皮下组织则由少量平滑肌细胞和散在的巨噬细胞以及其中的细胞间外间质所组成的内皮下基质所构成。

2. 中膜层 由基底膜、微纤维、胶原、平滑肌和弹力纤维构成，动脉平滑肌较厚，静脉较薄，毛细血管则没有平滑肌。起支撑内皮细胞、诱导血小板黏附和聚集，并启动凝血过程的作用。另外还参与血管的舒缩功能。

3. 外膜层 主要由疏松结缔组织构成，含有螺旋状或纵向分布的弹性纤维和胶原纤维以及神经纤维和滋养血管，是血管壁与组织之间的分界层。处在中膜外的一层疏松结缔组织被称为外膜（adventitia）。外膜中有神经末梢和滋养血管，其主要作用是完整地、连续地将血管与周围组织器官分隔开。

知识链接

血管是生物运送血液的管道，依运输方向可分为动脉（artery）、静脉（vein）与毛细血管（capillary）。动脉从心脏将血液带至身体组织，静脉将血液自组织间带回心脏，微血管则连接动脉与静脉，是血液与组织间物质交换的主要场所。各种生物拥有的血管型态各不相同。开放式循环（open circulation）生物，如昆虫，只有动脉。血液自动脉流出直接接触身体组织，再由心脏上的开孔回收血液。闭锁式循环（closed circulation）生物，如哺乳类、鸟类、爬虫类、鱼类，则由动脉连接毛细血管再接至静脉，最后回归心脏。

（二）血管壁的止血作用

1. 收缩反应增强 当小血管受损时，通过神经轴突反射和收缩血管的活性物质如儿茶酚胺、血管紧张素、内皮素、肾上腺素、5-羟色胺和血栓烷A_2（TXA_2）等使受损的血管发生收缩，损伤血管壁相互贴近，伤口缩小，血流减慢，凝血物质积累，局部血黏度增高，有利于止血。后三者由血小板释放，具有强烈的缩血管作用。表18-1是参与血管舒缩的部分物质。

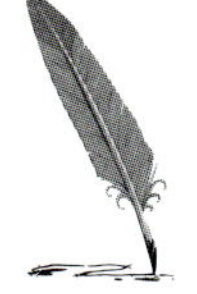

表18-1　调节血管舒缩功能的体液活性物质

缩血管物质	舒血管物质
儿茶酚胺	乙酰胆碱
去甲肾上腺素	激肽
血管紧张素	核苷酸（腺嘌呤）
血管加压素	前列环素（PGI_2）
内过氧化物（PGG_2，PGH_2，PGD_2）	低血氧
血栓烷 A_2（TXA_2）	H^+ 增高
纤维蛋白肽（FPA）	CO_2 增高
纤维蛋白肽（FPB）	K^+ 增高
肾上腺素（也有扩张作用）	组胺（兼有收缩血管作用）
5-羟色胺（5-HT 兼有扩张血管作用）	NO
内皮素	

2. 血小板的激活　小血管损伤后，血管内皮下组分暴露，致使血小板发生黏附、聚集和释放反应，结果在损伤的局部形成血小板血栓，堵塞伤口，也有利于止血（一期止血）。当血中血小板活化因子（PAI）浓度达到相当高的时候，可直接引发血栓形成。

3. 凝血系统激活　小血管损伤后，内皮细胞合成的组织因子释放入血，激活外源性凝血途径，同时内皮下胶原等组织暴露，激活凝血因子Ⅻ，启动内源凝血系统；释放组织因子，启动外源凝血系统。最后在损伤局部形成纤维蛋白凝血块，堵塞伤口，有利于止血（二期止血）。

4. 局部血黏度增高　正常情况下，内皮细胞可以合成纤溶酶原活化抑制剂PAI，血管壁损伤后通过分泌入血的PAI增多，PAI 活性增高可组织血液凝块的溶解，局部血管通透性增加，血浆外渗，血液浓缩。血黏度增高，血流减慢，使血管的促血栓功能增强，并阻止血凝块的溶解，有利于止血。

二、血管壁功能检验

（一）出血时间测定

见同套教材《临床检验基础》。

（二）束臂试验

【原理】束臂试验又称毛细血管脆性试验（capillary fragile test　CFT），是通过手臂局部加压，使静脉血流受阻，对毛细血管壁施以压力，观察一定范围内新出现的出血点的数量，来评估血管壁的完整性及脆性，血管壁的脆性、结构和功能、血小板的数量和质量、血管性血友病因子有关。出现某种因素有缺陷，血管壁的脆性和通透性增加，出血点则增加。

【器材】血压计、直尺、听诊器、计时器。

【操作步骤】

1. 将血压计袖带束缚于被检者上臂，然后在其前臂肘窝下4cm处画一直径5cm的圆圈。
2. 观察圆圈内有无出血点并标记。

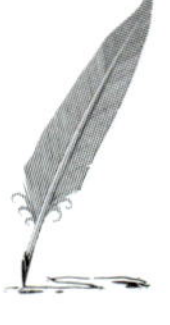

3. 将血压计充气，使压力维持在收缩压与舒张压之间，一般在为12.0～13.3kPa（90～100mmHg），保持8分钟，然后解除压力。

4. 待血循环恢复2分钟后，计数观察圆圈中新的出血点。

【参考值】男性<5个；女性及儿童<10个。

【临床意义】新出血点的数目超过正常为阳性，见于以下情形。

1. 血管壁的结构和功能异常 如遗传性出血性毛细血管扩张症、过敏性紫癜、单纯性紫癜以及其他血管性紫癜。

2. 血小板数量和质量异常 如原发性和继发性血小板减少症、血小板增多症、遗传性和获得性血小板功能紫癜、血小板无力症等。

3. 血管性血友病（vWD）。

4. 其他 如维生素C或P缺乏症、少数正常妇女、高血压、糖尿病、慢性肾炎等。

【注意事项】

1. 束臂试验不宜在7天内在同一侧上臂做此试验，如有出血点在实验前把旧出血点标记清楚。

2. 观察出血点时应选择适宜的光线、角度，避免漏掉。

3. 服用一些药物（如阿司匹林、双嘧达莫等）时，可出现假阳性结果。

4. 45岁以上女性以及病毒感染者有时也可出现假阳性结果。

5. 操作应仔细，测量血压应准确，加压时间勿过长或过短。如很快呈现阳性现象可提前减压，中止试验。

【应用评价】本试验对检查毛细血管壁的缺陷比检查血小板的缺陷稍敏感。许多有血管或血小板异常并有出血症状的患者，本试验可呈假阴性；而许多无症状的人可以呈阳性。

（三）血浆vWF检测（血浆血管性血友病因子检测）

【原理】通过瑞斯托霉素存在的条件下，vWF通过与血小板膜GPIb-Ⅸ相互作用，使正常血小板发生聚集。聚集的强度与被检血浆中vWF的量和（或）质有关，将正常人混合血浆作为100%瑞斯托霉素辅因子，用缓冲液稀释成不同稀释度，用不同稀释度健康人混合血浆在同样条件下测定血小板聚集反应。以正常血浆的稀释度及其相应的透光度，绘制标准曲线。根据被检血浆的透光度从标准曲线中计算出血浆中vWF瑞斯托霉素辅因子（vWF ristocetin cofactor，vWF：Rcof）的含量，结果用正常对照的百分比表示。

【参考值】50%～150%。

【临床意义】

1. 血浆血管性血友病因子减低见于

（1）先天性疾病 血管性血友病，为常染色体遗传性出血性疾病，vWF质或量异常。

（2）获得性疾病 ①产生抗vWF抗体，见于自身免疫性疾病、恶性肿瘤、淋巴增殖性疾病。②vWF结构异常，见于骨髓增殖异常综合征、溶血性尿毒综合征。

2. 血浆血管性血友病因子增高见于

（1）血管内皮损伤 如缺血性心脑血管病、周围血管病。

（2）高凝状态疾病 如肾病综合征、妊娠高血压、尿毒症等。

（3）其他 如大手术后、糖尿病、高脂血症、DIC等。还可见于剧烈运动后、高原反应等应激状态时。

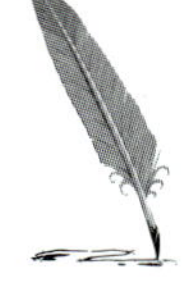

【应用评价】vWF是一种重要的血浆成分。vWF可同时与胶原纤维和血小板结合，当血管破裂时大量血小板以vWF为中介，黏附在胶原纤维上，形成血栓，得以止血。当vWF基因发生缺失、插入点突变、剪切点替换或提前形成转录终止信号时，导致血浆vWF量有显著减低或有质的缺陷，不能完成其正常的止血功能时，即为vWD（血管性假血友病）。

（四）血浆内皮素-1检测

【原理】血浆内皮素-1（endothelin-1，ET-1）检测ELISA法：用抗兔IgG单克隆抗体包被固相载体，标本中抗原（ET-1）与酶标ET-1竞争性地与兔抗ET-1抗体结合，洗涤后加底物显色根据吸光度的值即可推算出ET-1浓度。

【参考值】健康人血浆内皮素ET为1.0 pg/ml。

【临床意义】血浆内皮素有3种异构体，包括ET-1、ET-2和ET-3，EF-1的缩血管效应最强，主要来源于血管内皮细胞。血浆ET-1增高可见于心绞痛、心肌梗死、缺血性脑血管病、原发性高血压病、高脂蛋白血症、肾衰竭、肺动脉高压休克及DIC等。

【应用评价】血浆内皮素测定可作为了解管内皮损伤程度的一项指标，在高血压、脑血管意外患者的发病中具有重要的诊断作用。检查结果呈阳性，即血浆内皮素大于1.0 pg/ml，提示可能患有心血管、呼吸系统、消化系统、神经系统等疾病。

（五）血浆血栓调节蛋白检测

【原理】

1. 血浆血栓调节蛋白（thrombomodulin，TM）抗原含量（TM：Ag）测定　ELISA双抗体夹心法或放射免疫分析法（RIA）均可用于测定血浆中TM的含量。

2. 血浆TM活性测定　凝血酶单独激活蛋白C的速率很缓慢，当加入TM后，凝血酶激活蛋白C的速率可增加1000~2000倍。在一定浓度的凝血酶催化下，一定范围内活化蛋白C（APC）的生成量与待测血浆中的TM活性呈比例关系，APC分解发色底物（S2336）释放出黄色对硝基苯胺（paranitroaniline，pNA），pNA在405nm波长处有最大吸收峰，通过自动凝血分析仪动态监测吸光度的变化量可测定TM的活性（TM：A）。

【参考范围】血浆TM：Ag 20~35ng/m，TM：A68%~120%。

【临床意义】血浆TM减低见于TM缺乏症，患者的血栓性疾病发病率增高。多种累及血管内皮损伤的疾病，如糖尿病、肾小球疾病、系统性红斑狼疮（SLE）、弥散性血管内凝血（DIC）、急性心肌梗死、脑梗死等，血浆TM可增高，且与vWF升高呈正相关。

【应用评价】有学者认为TM：Ag可作为血管内皮损伤的最佳标志物之一。一般情况下首选测定TM：Ag，但TM：A同时测定有助于诊断与鉴别TM缺乏症。

（六）血浆6-酮-前列腺素F1α检测

【原理】用6-酮-前列腺素F1α（6- keto-PGF1α）或去甲基6酮前列腺素F1α（DM-6- keto- PGF1α）和牛血清白蛋白的连接物包被酶标反应板，加入待测标本或标准品（6-keto- PGF1α或DM-6- keto- PGF1α）和一定量的抗6- keto- PGF1α或DM-6- keto- PGF1α的抗体，包被抗原与待测标本中抗原竞争性与抗体结合，抗体与包被抗原结合的量和待测标本或标准品中抗原（6- keto- PGF1α或DM-6- keto- PGF1α）的含量呈负相关，通过酶标第二抗体检测抗体结合量，加底物显色后测定吸光度值，通过标准曲线即可计算出待测标本中6- keto- PGF1α或DM-6- keto- PGF1α的含量。

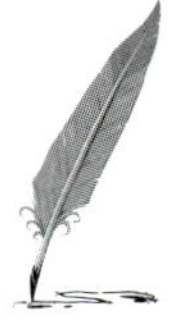

【参考值】(17.9 ± 7.2) ng/L。

【临床意义】先天性花生四烯酸代谢缺陷或口服阿司匹林，6-keto-PGF1α或DM-6-keto-PGF1α可显著减低。血栓性疾病，如糖尿病、动脉粥样硬化、急性心肌梗死、心绞痛、脑血管病变、血栓性血小板减少性紫癜等，6-keto-PGF1α或DM-6-keto-PGF1α可明显减低。

【应用评价】内皮细胞合成的前列环素（PGI_2）半衰期较短，在30分钟内很快转变为无活性稳定的6-keto-PGF1α，后者在体内可经肝脏氧化代谢转变为DM-6-keto-PGF1α，测定两者含量可间接反映内皮细胞合成PGI_2的多少。DM-6-keto-PGF1α比6-keto-PGF1α更能准确地反映体内PGI_2的生成水平，可作为反映血管内皮早期损伤的指标之一。通过竞争性ELSA或放射免疫分析（RIA）均可进行定量但以前者更常用。

考点提示 血管壁的结构、止血作用及其功能。

扫码"学一学"

第二节　血小板止血作用及检验

一、血小板止血作用

血小板来源于巨核细胞，是最小的血细胞。其形状不规则，有质膜，没有细胞核，一般呈圆形，静息状态下呈双凹碟形，直径1~4μm，体积小于红细胞和白细胞，具有运动和变性能力。由细胞膜包裹着含颗粒的胞质。正常状态下，血小板在血管内以单个形式循环并不与其他细胞类型和其他血小板相互作用。当血管内皮细胞层损伤，暴露出内膜下基质成分如胶原等时，血小板可黏附到受损的血管内皮上，相互聚集，促使凝血酶的生成。最终通过形成血小板血栓和凝血酶将纤维蛋白原转变为纤维蛋白而达到止血的作用。

扫码"看一看"

（一）血小板组成与结构

血小板是一个无核的细胞，其细胞膜和细胞质组成成分与其他造血细胞类似。瑞特染色后光学显微镜下血小板质呈灰蓝淡红色，无细胞核，中心部位有较多紫红色嗜苯胺蓝颗粒，电子显微镜下，血小板结构可分为表面结构、溶胶质层结构、细胞器内容物。

1. 血小板的表面结构　血液循环中正常血小板表面是平滑的，电镜下可看到一些小的凹陷，被称为开放通道系统（open canalicular system，OCS）。血小板表面最主要的结构有细胞膜及其组成成分膜蛋白和膜脂质。膜蛋白的主要成分是糖蛋白（glycoprotein，GP）如GPⅠb、GPⅡa、GPⅢa、GPⅣ、GPⅤ和GPⅨ等构成各种血小板糖蛋白。这些糖蛋白的糖链部分与其他血细胞一样，向膜的外侧生长，在血小板膜外形成一个细胞外衣，血小板的细胞外衣有15~20nm厚，这层外衣在血小板也叫糖萼（glycocalyx），是许多物质的受体。而众多的糖蛋白也构成了特殊的血小板血型抗原系统，其中的GPⅠa、GPⅠb、GPⅡb、GPⅢa等已被确定为血小板特异抗原。它们对维持血小板膜内外离子梯度和平衡起着重要作用。膜脂质磷脂占总脂质量的75%~80%，胆固醇占20%~25%，糖脂占2%~5%。磷脂主要由鞘磷脂（sphingomyelin，SPH）和甘油磷脂组成，后者包括磷脂酰胆碱（PC）、磷脂酰乙醇胺（PE）、磷脂酰丝氨酸（PS）、磷脂酰肌醇（PI）以及少量溶血卵磷脂等。各磷脂在血小

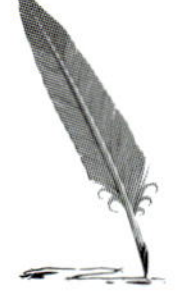

板两侧呈不对称分布，在血小板未活化时，SPH、PC和PE主要分布在质膜的外侧面，而PS主要分布在内侧面；血小板被激活时，PS转向外侧面，可能成为血小板第3因子（PF_3）。血小板膜糖蛋白见表18–2。

表18–2　血小板膜糖蛋白

名称	CD名称	相对分子质量	染色体定位	特性
GPⅠa	CD49b	160000	5	与GPⅡa形成复合物，是胶原的受体
GPⅠb	CD42c	165000	22	与GPⅨ形成复合物，是vWF的受体，参与血小板黏附反应，缺乏或减少时血小板黏附功能减低，见于巨大血小板综合征
GPⅠc	CD49f	148000	2，12	与GPⅡa形成复合物，是Fn的受体，也是层素受体
GPⅡa	CD29	130000	10	与GPⅡa和Ⅰc形成复合物，是胶原和Fn的受体
GPⅡb	CD41a	Ⅱb为147000	17	GPⅡb与Ⅲa形成复合物，是纤维蛋白
GPⅢa		Ⅲa为105000		原（Fg）的受体，参与血小板聚集反应，缺乏或减少时血小板聚集功能减低，见于血小板无力症，也是vWF和Fn的受体，参与血小板黏附反应
GPⅣ	CD36	88000		是TSP的受体
GPⅤ		82000		是凝血酶的受体，缺乏或减少见于巨大血小板综合征
GPⅨ	CD42a	22000	3	与GPⅠb形成复合物，同GPⅠb

2. 血小板溶胶质层结构　膜内侧的微管、微丝和膜下细丝，这三者称为血小板溶胶凝胶区。微管是一种非膜性管道结构，位于血小板膜下，呈环形排列，有8~24层。构成微管的主要成分是微管蛋白，是由两种结构基本相同的单体结合一些高分子量蛋白聚合而成的二聚体。一定数量的二聚体排列成细丝状，并围绕成微管。血小板中的排列对维持血小板的形状有重要作用。微丝是一种实心的细丝结构，静息状态下血小板微丝是不明显的。当血小板被激活时，细胞基质中出现大量微丝。微丝主要含有肌动蛋白细丝，它是血小板中含量最丰富的蛋白质，肌动蛋白以球形的肌动蛋白单体（G）和纤维肌动蛋白微丝两种形式存在。膜下细丝是质膜下方的一种细丝，主要分布于质膜与环形微管之间的区域，其结构和作用与微丝相似。血小板的收缩实际上是肌动蛋白粗丝相互滑动、收缩蛋白收缩的结果，血小板变性、伸展和形成伪足，血小板内容物移向血小板中央部位，参与血小板释放反应。

3. 血小板的细胞器内容物　血小板有多种细胞器。最重要的是一些颗粒成分，由α–颗粒、δ–颗粒（致密颗粒）、γ–颗粒（溶酶体）组成。α–颗粒是血小板中最多的颗粒，分泌蛋白质的主要贮存部位。其中富含血小板第4因子（PF_4）、β血小板球蛋白（β–TG）和蛋白多糖。PF_4和β–TG都是血小板特异的蛋白质，PF_4在α–颗粒中与一种蛋白多糖载体形成四聚体复合物，并以此形式释放出来。α–颗粒分泌的内皮细胞生长因子能刺激内皮细胞增生和血管生成，因子Ⅴ、ⅩⅢ、蛋白S、PAI–1和α–纤溶酶抑制物也存在于α颗粒中。δ–颗粒（致密颗粒）比α–颗粒小，每个血小板中有3~8个致密颗粒。致密颗粒的内容物有很高的电子密度，在颗粒内容物与界膜之间常有一层透亮的间隙。血小板活化时从致密颗粒释放出大量ADP，是导致血小板聚集的一个重要途径。γ–颗粒（溶酶体）在血小板中数目较少，外有界膜包围，可通过电镜细胞化学的方法加以鉴别，内含有10多种酸性水解酶，是细胞的

消化装置。

（二）血小板花生四烯酸代谢

血小板花生四烯酸（AA）是含有20个碳原子的不饱和脂肪酸，连接在PC、PE和PI甘油骨架的第二位碳原子上。血小板受刺激时，胞质内Ca^{2+}浓度升高，激活PLA_2和PLC，在二者的作用下，AA从这些磷脂中游离出来。在环氧酶作用下，AA转变为前列腺素环内过氧化物（PGG_2，PGH_2）。PGG_2和PGH_2在血栓烷（thromboxane，TX）合成酶作用下生成血栓烷A_2（TXA_2），后者极不稳定（半衰期约为30秒钟），很快自发地转变为稳定而无活性的最终产物血栓烷B_2（TXB_2）。PGG_2和PGH_2可在各种异构酶的作用下转变为前列腺素D_2、E_2和F_2（PGD_2、PGE_2、PGF_2）或分解成丙二醛（malondialdehyde，MDA）和十七碳羟酸（12L–hydroxy–5，8，10–hepta decatrienoic acid，HHT）。TXA_2是腺苷酸环化酶的重要抑制剂，使cAMP生成减少，从而促进血小板聚集和血管收缩。必须指出，血管内皮细胞膜上的PGG_2和PGH_2，在PGI_2合成酶作用下转变成PGI_2，后者极不稳定（半衰期为2~3分钟），很快自发地转变为稳定而无活性的最终产物6–酮–PGF1α。PGI_2是腺苷酸环化酶的重要兴奋剂，使cAMP生成增加，从而抑制血小板聚集和扩张血管。因此，TXA_2和PGI_2在血小板和血管的相互作用中形成一对生理作用完全相反的调控系统，保持血管和血小板的正常功能（图18–1）。

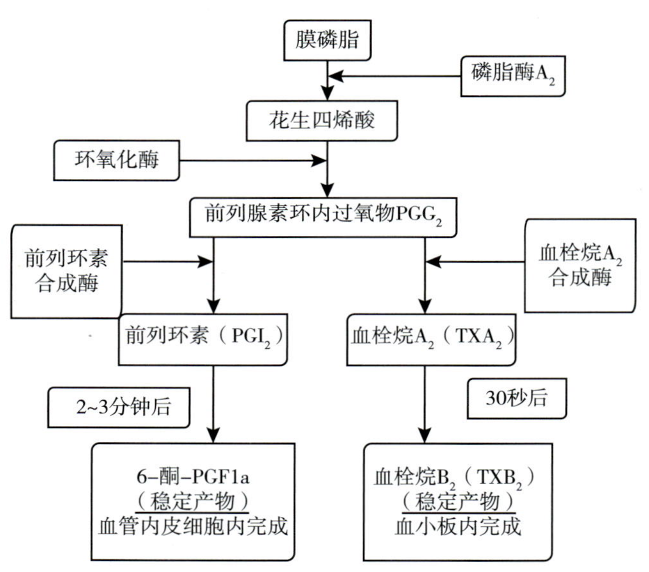

图18–1　花生四烯酸代谢示意图

（三）血小板活化表现

血管内90%以上的血小板都是静息状态，保证健康人不会因血小板过度活化而引起血栓性疾病。血小板参与止血通过三个步骤：首先血小板与胶原物质间粘着，以防止血液从损伤的血管内皮外流；其次是加速内皮损伤处的凝血因子活化，使纤维蛋白在损伤处沉着；最后释放血小板内容物，活化更多的血小板，并促使血管收缩以利于伤口的愈合。

1. 血小板形态变化　血小板与胶原间的粘连，血小板与血小板间的黏附，由静息状态下圆盘形转变成骨架蛋白滑动后出现的多角形或多伪足形活化形态。

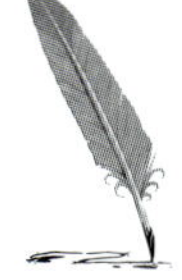

2. 血小板糖蛋白表达　血小板表面都有大量作为各种物质受体的糖蛋白，并由此覆盖着整个血小板表面。个别糖蛋白在静息的血小板表面是不表达或极少表达的。其中GPⅡb/Ⅲa受体和α颗粒膜上的P-选择素。GPⅡb/Ⅲa在血小板变性前，藏于血小板内侧，在血小板活化变形后，可暴露于血小板表面。P-选择素因为存在于血小板内的α颗粒膜上，一般不会表达于血小板细胞外衣上。当血小板活化时，α颗粒受刺激向血小板膜下聚拢，在将α颗粒内容物释放出来的同时，α颗粒膜上的P-选择素也融合在血小板表面"外衣"上，使血小板表面表达P-选择素。P-选择素在血小板表面的表达已成为观察血小板活化的指标之一。GPⅡb/Ⅲa分子的构象发生改变，暴露出纤维蛋白原（Fg）的受体并与Fg结合，使血小板发生聚集。

3. 血小板内容物释放　血小板的内容物很多，包括蛋白类和非蛋白成分。其中有三种物质只能在血小板内生成：β-TG、PF_4和TXA_2较稳定的代谢产物。TXB_2水平明显增高，预示血小板活化。

（四）血小板的止血作用

血小板在止血血栓的病理生理过程中起着重要作用。具有黏附、聚集、释放、促凝、血块收缩等功能参与止血及凝血的过程。其中血小板黏附和释放处于中心环节。血小板的功能缺陷或异常是出血性疾病或血栓性疾病的重要病因（图18-2）。

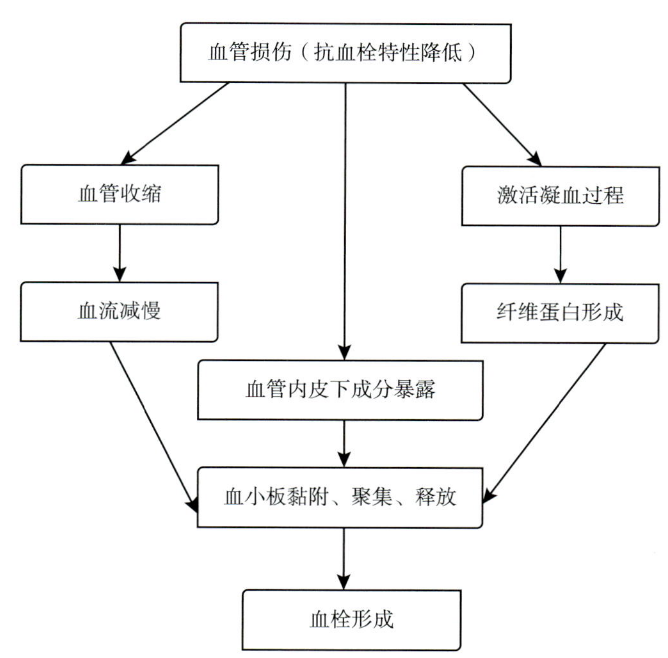

图18-2　血小板止血作用示意图

1. 黏附功能　血小板黏附（adhesion）是指血小板黏附于血管内皮、内皮下的组织或其他异物表面的特性。其黏附作用实际上是血小板膜糖蛋白Ⅰb（GPⅠb）通过血液中血管性血友病因子（vWF）的桥联作用，使血小板的黏附功能有利于止血和损伤血管壁的修复。血小板的这种功能首先保证了血管受损时参与一期止血。随后可激活血小板，使血小板聚集、释放活性物质、参与二期止血，并形成较牢固的血栓。在动脉粥样硬化、糖尿病等病理情况下，血管内皮广泛损伤，血小板黏附活性明显增强，会增加患者血栓形成的风险。迄今

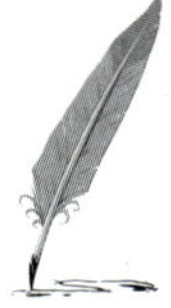

确定的参与血小板黏附的物质和相关受体见表18–3。

表18–3 参与血小板黏附的蛋白和受体

蛋白名称	受体
胶原	GPⅠa/Ⅱa，GPⅡb/Ⅲa，GPIV，GPVI
Fg	GPⅡb/Ⅲa
Fn	GPⅠc/Ⅱa，GPⅡb/Ⅲa
TSP	VnR，GPIV，整合素相关蛋白
Vn	VnR
vWF	GPⅠb/Ⅸ，GPⅡb/Ⅲa
Ln	GPⅠc/Ⅱa

2. 聚集功能 血小板聚集（aggregation）是指血小板与血小板之间相互黏附，这是形成血小板血栓的基础，也是血小板进一步活化和参与二期止血、促进血液凝固的保证。血小板黏附于受损的血管内皮下组织时，很多活性物质（如胶原、凝血酶、ADP等）可诱导血小板发生聚集反应。血小板聚集在血小板之间进行，是血小板膜糖蛋白Ⅱb/Ⅲa（GPⅡb/Ⅲa）、纤维蛋白原（Fg）、钙离子相互作用的结果。GPⅡb/Ⅲa是Fg的受体，在Ca^{2+}的作用下与Fg结合，从而介导血小板聚集。涉及血小板膜表面受体GPⅡb/Ⅲa胶原、纤维蛋白原和Ca^{2+}，三者缺一不可。通常，血小板聚集发生在血小板活化后，血小板内活性物质释放时发生聚集；也能在体内外活性物诱导下发生聚集反应。表18–4是部分血小板诱聚和促释放反应物质。

表18–4 血小板诱聚和促释放反应物质

低分子物质	蛋白水解酶	颗粒或巨分子	凝集素
ADP	凝血酶	胶原	瑞斯托霉素
肾上腺素	胰蛋白酶	微纤维	牛因子Ⅷ
5–HT	蛇毒	病毒	酵母多糖
血管加压素	纤溶酶	免疫复合物	多聚赖氨酸
花生四烯酸	IgG 聚集物	抗血小板抗体	
PGG_2/PGH_2		乳胶颗粒	
TXA2		内毒素	
PAF		细菌	
A23187		肿瘤细胞	

3. 释放反应 体内血小板活化后或体外血小板被机械或诱聚剂等激活后，血小板α、γ及溶酶体等贮存颗粒中的内容物通过OCS释放到血小板外的过程称为血小板释放反应（release）。

血小板释放的产物包括蛋白类、胺类、离子类等。其中最主要的是两种特异性蛋白类物质：β血小板球蛋白和血小板第4因子。血小板释放反应的机制仍不清楚，目前倾向于贮

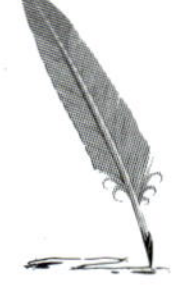

存颗粒膜与OCS膜的融合和胞吞胞饮作用，来完成血小板的释放。

4. 促凝反应 血小板促凝作用主要涉及血小板磷脂中的PF_3。血小板被激活后暴露于血小板外膜上，并在PF_3表面完成因子X和Ⅱ的活化，另外，血小板内容物中包含种类较多的凝血因子，血小板活化释放时可加强局部的凝血作用。

5. 血块收缩 血小板在纤维蛋白网架结构中心，血小板变形后的伪足可以搭在纤维蛋白上，当血液凝固时，激活的血小板释放出血栓收缩蛋白，在挤出纤维蛋白网隙中血清的同时，也加固了血凝块，有利于止血和血栓的形成。

血小板既是一期止血的重要因素，又参与了二期止血的各个环节，在止血血栓过程中扮演着重要角色，但有很多生理或病理过程仍不清楚。

知识链接

1882年意大利医师比佐泽罗发现一些物质在血管损伤后的止血过程中起着重要作用，才首次提出血小板的命名。近年来，血小板减少症的发病率逐年上升，据统计每10万人中，就有5~10名原发性血小板减少患者，还不包括继发性的血小板减少症患者。我国为了让大家重视血小板，将每年的3月20日定为中国血小板日。

二、血小板检验

（一）血小板计数

见同套教材《临床检验基础》。

（二）血块收缩试验

【原理】血块收缩试验（clot retraction test，CRT）观察血液凝固后，血小板释放出血栓收缩蛋白，使纤维蛋白网收缩，挤出血清，形成退缩的血块。在一定条件下，按规定时间析出的血清量占原有血量的百分数，表示血块收缩程度。本试验主要反映血小板收缩功能情况，为血小板的筛查功能试验。

【器材】离心机、水浴锅、5ml刻度离心管、无菌注射器等、软木塞中央带一根长14cm、下端呈锥形的玻璃棒。

【操作步骤】

1. 按常规法采集安静状态下空腹静脉血5ml，沿管壁缓慢注入5ml刻度离心管。
2. 将玻璃棒插入血液中，并加盖软木塞。
3. 置37℃水浴锅中1小时后，将血块从刻度离心管中提出，弃除。
4. 将离心管经相对离心力1600g（3000r/min）离心10分钟后，观察血清析出量。
5. 计算

$$\text{血块收缩（\%）}=\frac{\text{血清量（ml）}}{\text{全血量（5ml）}\times\text{血浆比容（\%）}}\times 100\%$$

【参考值】48%~64%。

【临床意义】血块收缩率<45%表示血块收缩不良或不能收缩。见于以下情况。

1. 血小板减少（$<50\times10^9/L$）。

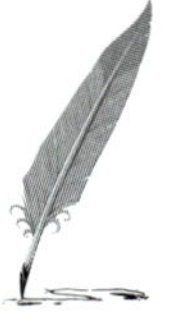

2. 血小板功能异常，如血小板无力症。

3. 凝血因子缺乏。

4. 纤维蛋白原或凝血酶原显著降低等。

【注意事项】

1. 温度必须控制在37℃，过高或过低会影响测定结果。

2. 静脉采血5ml应足量，并顺利快速地完成。5ml刻度离心管应清楚准确，且清洁干燥。

3. PRP需要进行血小板数的调整，血小板过高或过低会影响测定结果。红细胞过多或过少均影响血块收缩。

【应用评价】全血定量法：静脉血注入有刻度的离心管，待血液凝固后剔除血块，再将离心管血清离心后，读取血清量，计算血块收缩率。此法需同时作用红细胞比积测定。血浆定量法：先制备富血小板血浆，然后加入氯化钙或凝血酶，使血浆凝固，去除血浆凝块，读取血精准体积，再计算血块收缩率。由于有更准确的血小板功能实验，CRT现已少用。定性法：静脉血静置于37℃水浴箱中，在不同时间内分别观察血块收缩情况。本法为简单的定性方法，可作为临床上粗略判断血小板的功能之用。

（三）血小板黏附试验

【原理】血小板黏附试验（platelet adhension test，PAdT）玻珠柱法：利用血小板具有黏附异物表面的特性，当一定量血液通过一定量玻璃珠柱后，一定数目的血小板黏附在玻璃珠上，形成的血小板聚集体被滞留在玻珠柱内。故通过玻珠柱后的血小板数减低，比较通过玻珠柱前后的血小板之差，即可计算出血小板黏附百分率。

【器材】注射器、7号注射针头、刻度吸管、硅化试管、血细胞计数板、秒表、显微镜、血小板稀释液、EDTA-Na_2、血小板黏附管（玻珠柱）。

【操作步骤】

1. 将玻珠柱两端分别与注射针头和注射器连接。

2. 将止血带缚于被检者上臂，行肘静脉穿刺。

3. 当血液接触玻璃珠时立即开动秒表，掌握好血液通过玻珠柱的速度，使血液在通过四等分的玻珠柱时，每段的时间为5秒，共计20秒。

4. 然后以同样的速度再抽血6~7秒，使血液进入与注射器连接端的塑料接头中。

5. 分别采集玻珠柱前端和后端血液，进行血小板计数（均做2次，取平均值）。

6. 计算

$$\text{血小板黏附率（\%）}=\frac{\text{柱前血小板数}-\text{柱后血小板数}}{\text{柱前血小板数}}\times 100\%$$

【参考值】62.5%±8.6%。

【临床意义】血小板黏附率增高，常见于一些血栓前状态与血栓性疾病，如急性心肌梗死、脑血栓形成、心绞痛、动脉硬化、糖尿病、高脂蛋白血症等疾病。血小板黏附率降低可见于一些遗传性与获得性血小板功能缺陷病，如血小板无力症、巨血小板综合征、肝硬化、尿毒症、骨髓增生异常综合征（MDS）、单克隆高球蛋白血症等。血管性血友病、低纤维蛋白原血症和服用抗血小板活化药物等也常见于血小板黏附率降低。

【注意事项】

1. 采血过程必须顺利，血管不宜太粗，血流速度平稳、避免产生气泡、溶血和凝块。

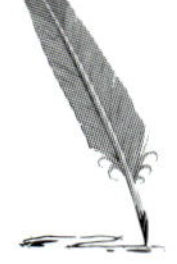

2. 器材要标准化，使用的试管应硅化处理。

3. 严格控制血液通过玻珠柱的速度，流速太快则黏附率降低，流速太慢则黏附率增高。

4. 红细胞比容增高时，黏附率也随之增高。

5. 玻珠柱用前应放置在干燥器中储存，受潮后黏附率下降，用后即弃去。

6. 检测前1周，禁服阿司匹林药物。

7. 血小板计数要准确，需做2~3次取平均值。

【应用评价】本试验血小板黏附试验方法较多，如玻球瓶法、玻珠柱法和玻璃滤过器法等，其参考范围各不相同。由于目前PAdT的影响因素较多，难以标准化，结果变异较大，临床应用有一定局限性。

（四）血小板聚集试验

【原理】血小板聚集实验（PAGT）比浊法：在血小板聚集仪特定的连续搅拌条件下，在富血小板血浆（PRP）中加入血小板聚集诱导剂，使血小板发生聚集，PRP悬液浊度随之下降，透光率增加，光电池将透过光的强度变化转为电讯号的变化，并记录在纸上。根据记录的曲线即可计算出血小板的程度和速度，以此来分析血小板聚集能力。

【器材】

1. 血小板聚集仪和记录仪。

2. 血小板计数板、显微镜、离心机。

3. 试管、移液器及注射器（均需硅化或塑料制品）

4. 富血小板血浆（PRP）及乏血小板血浆（PPP）。

5. 血小板聚集诱导剂：如ADP、肾上腺素、胶原、花生四烯酸、凝血酶等（可选用任意一种）。

【操作步骤】

1. 用塑料注射器顺利抽取静脉血4.5ml，注入含有0.5ml的0.109mol/L枸橼酸钠溶液的硅化试管中，充分混匀。

2. 1000r/min离心10分钟，分离富血小板血浆（PPP），要求血小板浓度为（200~400）×10^9/L。

3. 将剩余的血液以3000r/min离心20分钟，分离乏血小板血浆（PPP），血小板数<（10~20）×10^9/L。

4. 将PPP调整PRP血小板至（200~400）×10^9/L。

5. 先将PPP加入比色杯中，插入测定孔中，调仪器“0”点；然后将PRP加入比色杯（体积视聚集仪而定）中，放入测定孔内，调节透光度为10，并加搅拌磁棒，在37℃预热3分钟。

6. 打开记录仪走纸开关，描记10秒的PRP基线，随后在PRP中加入诱导剂，同时开始搅拌（1000r/min）。测定时间为6~10分钟，记录纸的走纸速度一般为2cm/min，记录聚集波型。

【参考值】血小板最大聚集率：（1）ADP（3.0μmol/L）50%~79%，ADP（10.0μmol/L）>60%；（2）COL（3mg/L）52.0%~91%；（3）AA（20mg/L）56%~82%；（4）EPI（0.4mg/L）50.0%~85.6%；RIS（1.5g/L）58%~76%。

【临床意义】

1. 增高　反应血小板聚集能力增强。见于血栓前状态和血栓性疾病，如心肌梗死、心绞痛、妊娠高血压综合征、静脉血栓形成、高脂血症等。

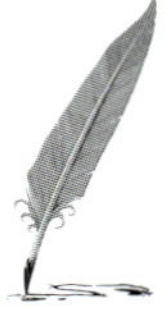

2. 减低 反应血小板聚集功能减低。见于血小板无力症、巨大血小板综合征、MDS、服用抗血小板药物、低（无）纤维蛋白原血症等。

【注意事项】

1. 抽血要顺利，不可反复穿刺和混入气泡，接触血小板的器皿必须为硅化或塑料制品，否则可影响血小板聚集力，甚至使原来正常者出现异常结果。

2. 血浆pH为6.8~8.5的标本可获得最佳聚集效果，pH低于6.4或高于10.0时，将会使聚集受抑或消失。

3. 采血前禁止饮用牛奶，豆浆类脂肪食物。禁止服用阿司匹林、双嘧达莫、肝素、双香豆素等可抑制血小板聚集的药物。采血前1周内不应服此类药物。

4. PRP避免混杂红细胞、溶血、血浆脂类会降低悬液透光度、掩盖血小板聚集变化。

5. 标本应在3小时内完成检测，放置过久会降低血小板聚集的强度和速度，放置温度以15~25℃为宜，温度过低会导致血小板激活，过高则使血小板聚集为减弱。

6. 钙是血小板聚集中的重要因素，由于EDTA整合Ca^{2+}作用强，使ADP不能引起血小板聚集，因而不用EDTA作抗凝剂。ADP在保存中会自动分解产生AMP，所以配制成溶液后应在-20℃冰箱中贮存，肾上腺素应避光保存。诱导剂的种类和浓度对血小板聚集结果有影响，因此临床判断时应该注明所用的诱导剂浓度，以便进行对比。如需进行多种诱聚剂测定，应优先进行花生四烯酸和瑞斯托霉素聚集实验，因二者诱导的聚集反应对血浆的pH的变化较敏感。

【应用评价】本试验主要用于观察血小板的聚集功能，不同的诱导剂其参考范围不同。在用于协助诊断血小板聚集功能疾病时，常用花生四烯酸和瑞斯托霉素作为诱导剂。另外，在血小板浓度过低时，本法的敏感性降低。

（五）血小板第3因子有效性检测

【原理】血小板第3因子有效性检测（platelet factor 3 availability test，PF_3aT）是将正常人和患者富血小板血浆（PRP）和乏血小板血浆（PPP）交叉配合，以白陶土作激活剂，促使PF_3形成，再测定各组标本的凝固时间，比较各组时差，从而得知PF_3是否有缺陷。

【参考值】第一组比第二组的结果延长不超过5秒。若延长超过5秒，则为PF_3aT有效性减低。第三组与第四组为对照，在血友病时第3组也会延长。

【临床意义】PF_3aT减低见于先天性血小板第3因子缺乏症、MDS、SLE、血小板减少症、急性白血病、AA、DIC以及某些药物的影响。

【应用评价】本试验血小板在活化过程中膜表面暴露的磷脂酰丝氨酸（PS），是结合活化凝血因子（FⅤa和FⅩa）、加速凝血活酶生成的关键因素。用凝固法测定PF_3有效性，方法简便，与银光素标记Annexin Ⅴ检测血小板PS具有相似的意义，但更有助于判断凝血过程中血小板膜PS暴露是否正常。由于检测结果的变异较大，PF_3aT现已较少应用。

（六）血小板膜糖蛋白检测

【原理】应用抗人血小板膜糖蛋白（platelet membrane glycoprotein）Ⅰb、Ⅱb和Ⅲb单克隆抗体与被检者血小板膜相应糖蛋白的特异免疫反应，通过放射免疫分析可以定量测定血小板膜相应糖蛋白的含量。

【参考值】每个血小板含GPⅠb分子数为（1.05~2.03）$\times 10^4$；GPⅡ/Ⅲa分子数为（1.26~3.64）$\times 10^4$。

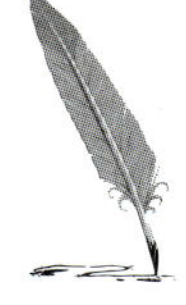

【临床意义】

1. GPⅠb缺乏　见于巨大血小板综合征。

2. GPⅡ/Ⅲa　见于血小板无力症。

3. 致密颗粒缺乏（Ⅰ型）　见于血小板贮存池缺陷病。

4. 血栓前状态与血栓性疾病　见于急性心肌梗死、心绞痛、急性脑梗死、脑动脉硬化、糖尿病、高血压病、外周动脉血管病等，可见血小板活化显著增加。

【应用评价】本试验血小板膜糖蛋白测定对血小板功能缺陷病具有特异性诊断价值，对血小板活化检测具有较高的灵敏度与特异性，血小板膜纤维蛋白原受体（FIB-R）数增加可以反映早期的血小板活化水平增高。

（七）β-血小板球蛋白和P-选择素检测

【原理】血浆β-血小板球蛋白和P-选择素检测，酶标双抗夹心法：用抗β-TG和P-选择素抗体包被酶标反应板，与血浆中抗原（β-TG和P-选择素）发生特异性结合，再加入酶标记的抗β-TG和P-选择素抗体，通过底物显色，其显色的深浅与受检血浆中β-TG和P-选择素的含量成正相关，从标准曲线中计算出受检血浆中β-TG和P-选择素的含量。

【参考值】血浆β-TG 16.4 ± 9.8ng/ml；P-选择素9.4～20.8ng/ml。

【临床意义】血浆β-TG和表面P-选择素表达增强发生在血小板激活及其释放反应亢进，是血小板活化的特异分子标志物之一。见于血栓前状态和血栓栓塞性疾病，增高见于动脉粥样硬化、糖尿病、深静脉血栓（DVT）、急性心肌梗死、DIC、脑血栓、妊娠高血压综合症和恶性肿瘤等。

【应用评价】血浆β-TG和表面P-选择素是血小板体内激活的特异性指标。可用来评价某些免疫反应、药物、生物因素和体内外活性物质对血小板的活化作用，还可以作为评价生物医用材料血液相溶性的一个重要指标。

（八）血栓烷B_2检测

【原理】用血栓烷B_2（thromboxane B_2，TXB_2）牛血清蛋白包被酶标反应板，与被检血浆或TXB_2标准品和抗TXB_2抗体竞争性结合。包被TXB_2与抗TXB_2抗体结合的量与被检血浆中TXB_2的含量成负相关。加入过量酶标记第二抗体，再加底物显色，根据吸光度（A值）即可计算出被检血浆中TXB_2的含量。

【参考值】28.2～124.4ng/L。

【临床意义】

1. TXB_2增高　见于血栓前状态和血栓性疾病，如心肌梗死、心绞痛、糖尿病、动脉粥样硬化、妊娠高血压综合症、DVT、肺梗死、肾小球疾病、高脂血症、大手术后等体内血小板易于活化的疾病。

2. TXB_2减低　见于先天性血小板环氧酶或TX合成酶缺乏症，服用抑制环氧酶或TX合成酶的药物如阿司匹林、磺吡酮、咪唑及其衍生物等。

【应用评价】本试验是用血栓烷A_2的稳定水解产物TXB_2来推测TXA_2的含量。用于检测原发性血小板减少性紫癜，冠心病、血栓性疾病。血栓烷A_2是由多种细胞中的花生四烯酸形成的，它能引起血小板不可逆的积聚，并能收缩血管和平滑肌。跟绝大多数脂质调节剂一样，是一种非循环激素。TXA_2能快速无酶促水解形成TXB_2，然后很快代谢掉，其代谢产物在肾脏被清除。因此可以通过检测其代谢产物来检测TXB_2的含量。

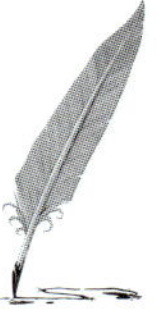

（九）血小板相关抗体检测

【原理】 血小板相关抗体检测（platelet associated antibody，PAIg）ELISA法：以PAIgG为例，将抗人IgG抗体包被在酶标反应板孔内，与待检血小板溶解液中IgG结合，再加入酶标记的抗人IgG抗体，使形成包被抗人IgG抗体-IgG-酶标记抗人IgG抗体复合物。最后加入底物显色，颜色深浅与血小板溶解液中的PAIgG含量成正相关。根据被检者所测得的吸光度（A），从标准曲线中计算出血小板溶解中的PAIgG含量。

【参考值】 PAIgG：0~78.8ng/10^7血小板；PAIgM：0~7.0ng/10^7血小板；PAIgA：0~2.0ng/10^7血小板。

【临床意义】

1. 作为ITP诊断的指标之一 90%以上ITP患者的PAIgG增高，若同时测定PAIgA、PAIgM和PAC3，则阳性率可高达100%。

2. 作为ITP观察疗效及判断预后的指标 ITP患者经激素治疗有效者，PAIgG水平下降。如PAIgG在2周之内下降者其预后较好。

3. 其他 PAIgG增高也可见于同种免疫性血小板减少紫癜（多次输血、输血后紫癜）、药物免疫性血小板减少性紫癜、恶性淋巴瘤、慢性活动性肝炎、SLE、CLL、MM、Evan综合征、良性单株丙球蛋白血症等。

【应用评价】 本实验是免疫性血小板减少性紫癜诊断、疗效及预后估计重要指标，也有助于其他血小板疾病的免疫机制研究。在ITP中，PAIgG测定阳性率占90%以上，因此PAIgG测定显得最为重要。

（十）血小板寿命检测

【原理】 血栓烷B_2（TXB_2）和丙二醛（MDA）是血小板花生四烯酸代谢中环氧化酶途径的稳定代谢产物。MDA法：血小板花生四烯酸的环氧化酶途径的主要产物之一，阿司匹林不可逆性抑制血小板环氧化酶活性，故TXB_2和MDA生成量明显减少甚至受到抑制，直至骨髓新生成的血小板才能重新恢复环氧化酶活性。因此观察服用阿司匹林后血小板TXB_2和MDA恢复至服药前水平的时间，可以推断血小板的寿命。可用实验方法：ELISA法或RIA测定TXB_2和MDA的含量。

【参考值】 TXB_2法：9.6~12天；MDA法9~12天。

【临床意义】 血小板寿命缩短见于以下情形。

1. 血小板破坏增多性疾病 如ITP、药物免疫性血小板减少性紫癜、输血后紫癜、脾功能亢进和SLE。

2. 血小板消耗过多性疾病 如DIC、TTP、HUS。

3. 高凝状态和血栓性疾病 如心肌梗死、心绞痛、糖尿病伴血管病变、高脂血症、外科大手术、脑血管病变、肺梗死、DVT、恶性肿瘤、心瓣膜修复术、冠状动脉移植术和妊娠高血压综合征等。

4. 其他 观察抗血小板药物疗效的指标。

【应用评价】 TXB_2和MDA的测定用非放射性核可避免使用放射性核素，操作简便，服药后2~4天开始取血，隔日测定一次，一般到第12天停止取血。此法特别适用于孕妇和儿童，但测定的准确度不如放射性核素法，而且不适用于血小板减少性紫癜患者，因为患者服用阿司匹林后有加重出血的危险性。

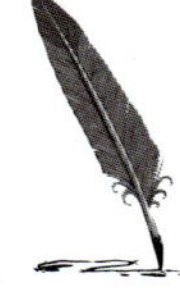

考点提示　血小板组成与结构及其功能。

第三节　血液凝固及凝血因子检验

一、凝血机制

机体的凝血系统是非常精妙的平衡系统，由凝血与抗凝两方面组成，在正常生理状态下，两者维持着动态平衡，血液在血管中维持着流动状态，而血管损伤时快速形成凝块，当止血功能障碍时，便发生血栓栓塞或出血现象。

（一）凝血因子一般特性

凝血因子（coagulable factor）也称凝血蛋白（coagulable protein），由国际凝血因子命名委员会规定，以罗马数字命名除激肽系统以外的凝血因子。凝血因子为Ⅰ～XⅢ，正常血液中除了因子Ⅲ为组织因子，分布在全身组织外，其他都可以在血浆中找到。除因子Ⅳ为Ca^{2+}外，都是蛋白质。因子Ⅵ是Ⅴ因子的活化形式而被废除。Ⅰ因子一般被称为纤维蛋白原。根据凝血因子的作用理化性质可分成4组（表18-5）。

1. 依赖维生素K的凝血因子　此组因子包括的因子凝血酶原（prothrombin）（因子Ⅱ）、因子Ⅸ、因子Ⅶ、因子Ⅹ。该组凝血因子为丝氨酸蛋白酶的前体，必须经过蛋白酶切割活化才能出现酶的活性。另外，蛋白C、蛋白Z、蛋白S也属此类。其共同特点是分子结构的N端含有9～12个γ-羧基谷氨酸（γ-carboxyglutamic acid，γ-Gla）残基，后者必须依赖维生素K在肝脏因子合成的最后环节转接上去。凝血酶原（Ⅱ）是凝血酶的前身物质，血浆中含量为10～15mg/dl，分子量为68000的糖蛋白。在凝血机制中起着中心的作用。在激活的因子Ⅴ和其他细胞提供的磷脂表面存在的条件下，被激活的因子Ⅹ激活形成凝血酶。凝血酶是一种蛋白水解酶，对多种凝血因子具有水解作用。凝血酶使纤维蛋白原转变成纤维蛋白。因子Ⅶ即稳定性因子（stable factor），TF是因子Ⅶ的辅因子，参与外源性凝血途径的激活。因子Ⅸ即血浆凝血活酶成分（plasma thromboplastin component，PTC），Ⅶa是因子Ⅸa的辅因子，参与内源性凝血途径。因子Ⅹ：Ⅴa是因子Ⅹa的辅因子，与其辅因子和细胞膜结合并形成蛋白水解活化形式，参与内源性凝血途径和外源性凝血途径及共同途径。

2. 接触激活凝血因子　此组因子包括因子Ⅺ、Ⅻ、PK，为接触激活因子，其共同途径是通过接触反应启动内源凝血途径。因子Ⅻ和PK应不是机体正常止血功能所必需的凝血因子，不过它们参与涉及抗凝血、纤溶系统及激肽产生的炎症反应。因子Ⅺ即血浆凝血活酶前质（plasma thromboplastin antecedent，PTA），是丝氨酸蛋白酶前体酶原，有高分子激肽原、凝血酶原、血小板、因子Ⅻ及凝血酶等的结合位点，参与内源凝血途径的激活。因子Ⅻ即接触因子（hageman factor），参与内源凝血途径的启动因子。激肽激肽释放酶原（prekallikrein，PK）又称Fletcher因子，激活后变成激肽释放酶（kallirein，K），参与内源凝血途径的激活。因子Ⅻ、PK可以被凝血酶或表面带负电荷的体外物质所激活，与血液凝固的接触活化有关，可表现在活化部分凝血活酶时间测定（activated partial thromboplastin time，APTT）中。

3. 促凝血酶辅因子　此组因子包括因子Ⅰ、Ⅴ、Ⅷ、高分子量激肽原和组织因子。因子Ⅰ即纤维蛋白原（fibrinogen，Fg），为两个单位组成的二聚体蛋白，每个单位都有α、β、γ

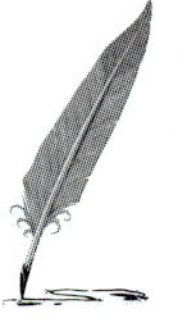

表18-5　凝血因子的一般特点

因子	Ⅰ	Ⅱ	Ⅲ	Ⅴ	Ⅶ	Ⅷ	Ⅸ	Ⅹ	Ⅺ	Ⅻ	PK
相对分子质量	341	7.2	4.5	33	5.0	33	5.7	5.6	12.5	7.6	8.5~8.8
氨基酸残基数	2964	579	263	2196	406	2332	416	448	607	596	619
基因所在染色体	$4q^{23-32}$	$11p^{11\sim}q^{12}$	$1p^{21-22}$	$1q^{21-25}$	$13q^{34\sim}q^{ter}$	Xq^{28}	Xq^{26-27}	$13q^{34\sim}q^{ter}$	$4q^{35}$	$5q^{33\sim}q^{ter}$	?
基因长度（kb）	α5.4β8.6γ8.4	21	12.4	80	13	186	34	25	23	11.9	?
外显子数	α5β8γ10	14	6	25	9	26	8	8	15	14	?
mRNA 长度（kb）	α2.2β1.9γ1.6	2.1		7.0	2	9.0	2.8	1.5	?	2.4	?
酶原结构含 CHO%	［α（A）β（B）γ］$_2$3	单链 7~10	单链	单链 13	单链 50	单链	单链 17	双链 15	双链 5.0	单链 17	单链 15
激活后结构		A 链 B 链			重链 轻链		重链 轻链	重链 轻链	重链 轻链	重链 轻链	
贮存稳定性	稳定	稳定		不稳定	稳定	不稳定	较稳定	稳定	稳定	稳定	稳定

因子	Ⅰ	Ⅱ	Ⅲ	Ⅴ	Ⅶ	Ⅷ	Ⅸ	Ⅹ	Ⅺ	Ⅻ	PK
酶活性		丝氨酸蛋白酶	辅因子	辅因子	丝氨酸蛋白酶	辅因子	丝氨酸蛋白酶	丝氨酸蛋白酶	丝氨酸蛋白酶	丝氨酸蛋白酶	丝氨酸蛋白酶
电泳分析所在部位（球蛋白）	γ	α	βα		β	α2β	αβ	α	βα	βα	γ
半寿期（h）	72~108	96		15~36	4~6	15	24	30~50	52	48~60	
生成部位和是否依赖维生素 K	肝	肝	组织内皮细胞、单核细胞	肝	肝	不明	肝	肝	肝	肝	肝
血浆浓度（mg/L）	2000~4000	100		50~10	0.5	0.1	5	10	4	2.9	35~40
在 BaS_{O2} 吸浆中	有	无		有	无	有	无	无	有	有	有
在血清中	无	有 10%~15%		无	有	无	有	有	有	有	有

三条肽链，凝血酶作用的底物。因子Ⅴ即易变因子（labile factors），是一种糖蛋白，血浆中最不稳定的凝血因子，在凝血过程中，作为因子Ⅹa的辅因子，加速对凝血酶原的激活。因子Ⅷ即抗血友病球蛋白（antihaemophilia globulin，AHG），是血浆凝血因子含量最低者，在血浆中与vWF形成复合物，为因子Ⅸ的辅因子，vWF是作为因子Ⅷ的载体蛋白，保护因子Ⅷ不被破坏而顺利完成凝血作用。高分子量激肽原（high molecular weight，HMWK）又称Fitzgerald因子，是一个由626个氨基酸残基组成的糖蛋白，在凝血过程中K激活后释放生理效应，参与内源凝血途径的激活。因子Ⅲ即组织因子（tissue factor，TF），是唯一不存在于健康人血浆中的凝血因子，其广泛存在于各种组织中，尤其是脑、胎盘和肺组织中含量极为丰富。此外，单核–巨噬细胞也可表达TF。在凝血过程中，TF作为辅因子与因子Ⅶ结合，可作为Ⅶa的辅因子参与因子Ⅹ的激活。

4. 纤维蛋白凝块形成中的凝血因子　纤维蛋白原及因子ⅩⅢ在凝血过程中参与最后一步止血血栓的形成。纤维蛋白原是一种大分子糖蛋白，被凝血瀑布反应中最终生成的凝血酶转化成不溶性纤维蛋白多聚体。因子ⅩⅢ为纤维蛋白稳定因子（fibrinogen factor），是一种半胱氨酸转谷氨酰胺酶原，被凝血酶激活成为ⅩⅢa，后者使纤维蛋白多聚体交联形成稳固血栓。因子Ⅳ（钙离子Ca^{2+}）：存在于血浆中，可能与其他二价金属离子（Mg^{2+}、Zn^{2+}）参与凝血途径的多个环节，如内源性凝血、外源性凝血Ⅹa生成、凝血酶及纤维蛋白生成。

（二）凝血机制

关于血液凝固机制，在20世纪60年代初期Davie和Ratnoff等提出瀑布学说，认为血液凝固是血液由液体状态变为凝胶状态，是一系列的酶促反应过程，每个凝血因子被前一个因子所激活，最后生成纤维蛋白。这一过程分为内源性凝血途径和外源性凝血途径。主要区别在于启动的方式和参与的凝血因子不同。结果形成两条不同的因子Ⅹ激活通路。又经过其他学者的多年探索，对凝血机制进行了补充和完善。现认为，两个凝血途径并非各自独立，而是相互关联的，在整个凝血过程中发挥不同的作用（图18–3）。

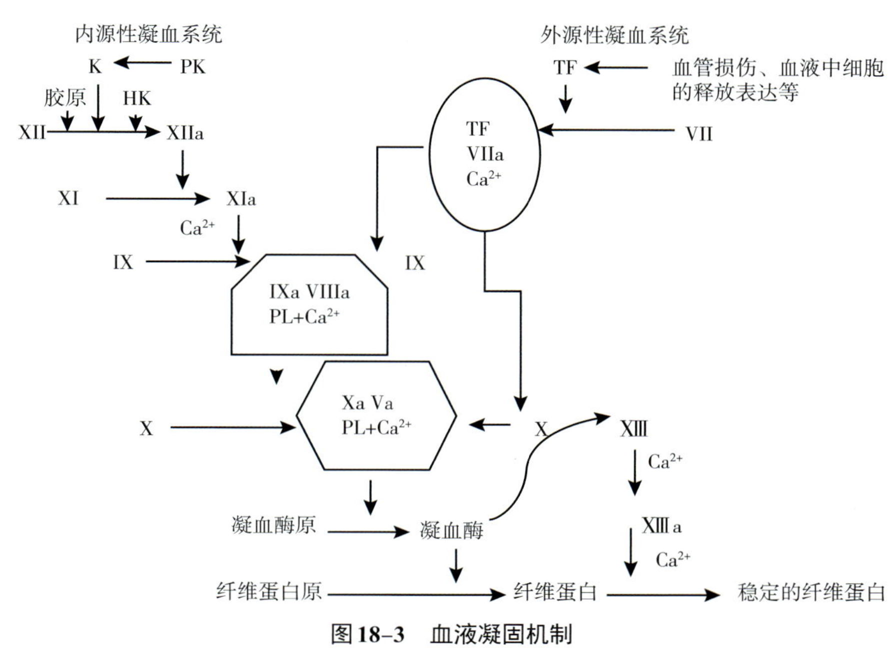

图18–3　血液凝固机制

1. 内源性凝血途径 内源性凝血途径（intrinsic pathway）指参与凝血的因子全部来源于正常血液中的凝血蛋白和Ca^{2+}。从因子Ⅻ被激活到因子Xa形成的过程。由血液与带负电荷的异物表面（体外的玻璃、白陶土、体内的胶原等）接触后而发生改变被激活。当血管损伤时，内皮下胶原暴露，FⅫ与之接触而被激活为FⅫa，FⅫa激活FⅪ。在Ca^{2+}存在条件下，FⅪ激活FⅨ。FⅨa、FⅧa及PF_3在Ca^{2+}的参与下形成复合物激活FX。FⅨ同时又能被TF、Ⅶa复合物激活，FⅪ也能由TF、Ⅶa复合物最终形成的凝血酶正反馈激活。FⅪ、FⅨ的激活均存在着替代途径。由此，可见内源凝血途径在接触激活生理性凝血过程中并不起主要作用。

2. 外源性凝血途径 外源性凝血途径（extrinsic pathway）参与凝血的因子不完全来自血液中，部分由组织中进入血液。从因子Ⅲ的释放到因子X被释放的过程。血管内皮细胞在受到各种因素的刺激下可表达TF，TF进入血液启动凝血。TF进入血液后使FⅦ活化，并与之形成TF：Ⅶ复合物，进而激活FX。同时又能激活FⅨ来促进内源性凝血途径的过程，体内凝血途径主要由TF启动的。

3. 共同凝血途径 在内源和外源凝血途径中，FX被活化为FXa。共同凝血途径是从因子X的激活到纤维蛋白形成的过程。包括凝血酶原酶的生成、凝血酶生成及纤维蛋白形成三个阶段。在钙离子参与下，FXa具有对凝血酶原的催化活性，但效率比较低，在少量的凝血酶作用下，因子V被激活为Va。在FVa和血小板膜磷脂双层中的磷脂酰丝氨酸（PS）参与下，其催化活性大大提高。在凝血酶作用下，纤维蛋白的Aa链被凝血酶裂解后，从氨基端释放出纤维蛋白肽A（FPA），形成失去FPA的纤维蛋白多聚体。凝血酶同时激活FXⅢ，使之转变为FXⅢa，后者使纤维蛋白单体间交联后形成不可溶的纤维蛋白凝块。

二、凝血因子检测

（一）凝血时间测定（CT）

【原理】 静脉全血与普通试管接触后，血液中凝血因子Ⅻ被激活，启动内源性凝血途径，最后生成纤维蛋白而使血液在试管内凝固，此过程所需要的时间即为凝血时间（clotting time，CT），是检测内源性凝血活性的一项筛选实验。

【参考值】 普通玻璃试管法：4~12分钟；塑料试管法：10~20分钟；硅化试管法：15~30分钟。

【临床意义】

1. CT延长见于

（1）凝血因子Ⅷ、Ⅸ、Ⅻ血浆水平明显减少，如血友病甲、乙、丙型。

（2）血管性血友病。

（3）严重的凝血酶原、因子V、因子X及纤维蛋白原缺乏，如肝病、阻塞性黄疸、新生儿出血症等。

（4）纤溶增强使纤维蛋白原降至1~2g/L以下或生成大量纤维蛋白降解产物（FDP）时，如DIC、原发性纤溶等。

（5）血液循环中存在抗凝物质增加，如抗因子Ⅷ、Ⅸ抗体，系统性红斑狼疮抗凝物质等。

2. CT缩短见于

（1）高凝状态　如促凝物质进入血液及凝血因子的活性增高等情况。

（2）血栓性疾病　如心肌梗死、不稳定型心绞痛、脑血管病变、糖尿病伴血管病变、肺梗死、深静脉血栓形成、妊娠高血压综合征和肾病综合征等。

【应用评价】本试验试管法不敏感，仅能检出水平FⅧ：C<2%的重型血友病患者。但方法简单：硅管法敏感，使血液凝固更接近生理状态。可检出因子FⅧ：C<45%的亚临床型血友病。

（二）活化凝血时间测定（ACT）

【原理】静脉全血离体后至完全凝固所需的时间即为凝血时间。反应内源性凝血系统各凝血系统各凝血因子活性的筛选实验。活化凝血时间（ACT）是指试管中加入白陶土–脑磷脂混悬液以充分激活因子Ⅻ，并为凝血反应提供丰富的催化表面，以提高本实验的敏感性，是反映内源性凝血系统敏感的筛选实验之一。

【参考值】（1.77 ± 0.76）分钟。

【临床意义】ACT是监测体外循环肝素用量的常用指标之一，在肝素化后使ACT保持在360~450秒为宜，在肝素中和后ACT应小于130秒。本试验较敏感，可检出因子Ⅷ：C小于45%的亚临床型血友病患者。

【应用评价】本试验活化凝血时间ACT试剂用于新鲜全血活化凝血时间的测定，广泛应用于肝素治疗的监控，心脏外科手术、心脏导管插入术、透析和重症监护患者凝血功能的监测，筛选某些与凝血有关的疾病等。

（三）活化部分凝血活酶时间测定（APTT）

（四）凝血酶原时间测定（PT）

（五）凝血酶时间测定（TT）及纠正试验

（六）血浆纤维蛋白原含量测定（Fg）

见同套教材《临床检验基础》。

（七）血浆凝血因子Ⅱ、Ⅴ、Ⅶ、Ⅹ促凝活性测定

【原理】外源性凝血途径筛选异常或怀疑维生素K缺乏和继发于肝脏病变的出血病变可选择本试验。将受检血浆分别与因子Ⅱ、Ⅴ、Ⅶ、Ⅹ基质血浆混合，作血浆凝血酶原时间测定。将受检者血浆测定结果与正常人新鲜混合血浆比较，分别计算出各自的因子Ⅱ：C、Ⅴ：C、Ⅶ：C、Ⅹ：C促凝活性。同时测定健康人新鲜混合血浆PT并制作标准曲线，与受检血浆测定结果比较。

【参考值】FⅡ：C：97.7% ± 16.7%；FⅤ：C：102.4% ± 30.9%；FⅦ：C：103% ± 17.3%；FⅩ：C：103% ± 19.0%或者因子Ⅱ：C：81%~115%；因子Ⅴ：C：72%~132%；因子Ⅶ：C：86%~120%；因子Ⅹ：C：84%~122%。

【临床意义】

1. 因子Ⅱ：C；因子Ⅴ：C；因子Ⅶ：C；因子Ⅹ：C水平增高，同因子Ⅷ：C；Ⅸ：C；Ⅺ：C测定，但肝脏疾病除外。

2. 因子Ⅱ：C、Ⅴ：C、Ⅶ：C、Ⅹ：C水平减低见于肝脏病变，维生素K缺乏（因子Ⅴ：C除外），DIC和口服抗凝剂等；先天性上述因子缺乏（较少见）；血循环中存在上述因子的抑制物。另外淀粉样变和异常蛋白血症时可表现出Ⅹ：C下降；因子Ⅶ：C下降在肝病的早期即可发生；而单纯因子Ⅴ缺乏较罕见，即便DIC时也是如此。

【应用评价】凝血因子促凝活性检测较抗原检测更能客观反映凝血因子在血液凝固中的作用。而直接检测诸因子促凝活性更敏感可靠的指标，是诊断这些因子的缺陷的主要依据。活性增高主要见于血栓前状态和血栓性疾病。血浆中存在抑制物时，相应因子的水平也降低。

（八）血浆凝血因子Ⅷ、Ⅸ、Ⅺ、Ⅻ促凝活性测定

【原理】在受检血浆中分别加入乏因子Ⅷ、Ⅸ、Ⅺ、Ⅻ的基质血浆、白陶土脑磷脂悬液和钙离子溶液，记录各自的纤维蛋白丝出现所需时间。同时将正常人混合血浆与乏因子血浆混合，测定纤维蛋白丝出现所需时间制成相应标准曲线，将受检血浆测定结果与标准曲线比较，找出对应的相当浓度来反映受检者凝血因子Ⅷ、Ⅸ、Ⅺ、Ⅻ的促凝活性。

【参考值】FⅧ：C：103%±25.7%；FⅨ：C：98.1%±30.4%；FⅪ：C：100%±18.4%；FⅫ：C：92.4%±20.7%或者因子Ⅷ：C：77.3%～128.7%；因子Ⅸ：C：67.7%～128.5%；因子Ⅺ：C：71.7%～113.1%；因子Ⅻ：C：56.5%～99.5%。

【临床意义】

1. 因子活性增高 见于高凝状态、血栓前状态和血栓性疾病，如静脉血栓形成、肺栓塞、妊娠高血压综合征和某些恶性肿瘤。

2. 因子活性减低 因子Ⅷ：C减少见于血友病A（其中重型≤2%；中型>2%而≤5%；轻型>5%而≤25%；亚临床型>25%而≤45%）、血管性血友病（尤其是Ⅰ型和Ⅲ型）、DIC以及因子Ⅷ抑制物的存在；因子Ⅸ：C减低见于血友病B（临床分型同血友病A）、肝脏病变、维生素K缺乏症、DIC、口服抗凝剂和因子Ⅸ抑制物；因子Ⅺ：C减低见于因子Ⅺ缺乏症、肝脏病变、DIC和因子Ⅺ：C抗体存在及部分血栓患者。

【应用评价】在FⅧ：C、FⅨ：C、FⅪ：C、FⅫ：C活性测定中，由于将待测血浆均进行了一定比例的稀释，可以避免一些异常抗凝物的干扰。但是高浓度的肝素、纤维蛋白/纤维蛋白原降解产物（FDP）、自身抗体（如因子抑制物）等，可能引起因子活性的假性减低。发色底物测定FⅧ：C、FⅨ：C测定结果影响因素比乏因子血浆纠正试验少，准确度和精密度都更高。

（九）凝血因子ⅩⅢ定性试验

【原理】激活的因子ⅩⅢ可以溶于尿素溶液的可溶性纤维蛋白单体交联后形成不溶性的纤维蛋白凝块。在钙离子作用下，使纤维蛋白原转变成纤维蛋白凝块。如果受检血浆不缺乏因子ⅩⅢ，在钙化凝固后不再溶于尿素溶液，如果受检血浆中缺乏因子ⅩⅢ，则聚合物可溶于5mol/L尿素溶液中。如果受检者血浆不缺乏因子ⅩⅢ，则形成的纤维蛋白凝块不溶于尿素5mol/L溶液中。

【参考值】24小时内纤维蛋白凝块不溶解。

【临床意义】24小时内凝块完全溶解或部分溶解，则提示存在因子ⅩⅢ先天性或获得性缺乏，后者主要表现在肝脏病变、系统性红斑狼疮、类风湿关节炎、恶性淋巴瘤、转移性肝

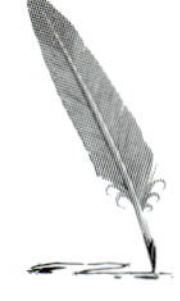

癌、恶性贫血、DIC和原发性纤溶亢进等。

【应用评价】凝血因子Ⅻ缺乏使纤维蛋白单体不能有效地交联成稳定的纤维蛋白，从而导致血块松散，引起出血，但并不影响内外源凝血途径，因此APTT、PT正常。

考点提示　凝血因子特征和凝血机制及其功能测定。

扫码“学一学”

第四节　抗凝物质及检验

一、抗凝物质及其作用

（一）抗凝血酶

人类抗凝血酶（antithrombin，AT）主要由肝细胞合成，经过修饰加工后成为可以分泌的形式，含有432个氨基酸残基，分子量为58KD。抗凝血酶是人体主要的体液抗凝物质。其基因位于1号染色体。除肝脏以外，其他脏器如肺、脾、肾、心、肠、脑等也有合成AT-Ⅲ的能力，血管内皮细胞、巨核细胞也是AT的合成场所。在肝素的存在下，AT抑制凝血酶、因子Ⅹa、Ⅺa、Ⅸa及其他丝氨酸蛋白酶。由肝素促进的AT-凝血酶和AT-FXa灭活反应是肝素的主导抗凝机制。AT对丝氨酸蛋白酶的灭活作用涉及丝氨酸蛋白酶活性位与AT反应位之间形成1：1克分子结合的复合物。凝血酶与AT形成复合物TAT在体内半寿期只有5分钟，通过肝细胞处理从血循环中被清除。AT缺乏是发生静脉血栓和肺栓塞的常见原因之一。

考点提示　抗凝血酶如何抗凝。

（二）蛋白C抗凝系统

1. 蛋白C系统的特性　1976年瑞典的Stenflo发现并命名蛋白C（protein C，PC）。PC是一种依赖维生素K的蛋白质，具有抗凝作用。后来发现蛋白C系统除PC外，还包括蛋白S（protein S，PS）、血栓调节蛋白（thrombomodulin，TM）和内皮细胞蛋白C受体（endothelial protein C receptor，EPCR）。

（1）PC　人类PC基因位于2号染色体，蛋白质在肝细胞合成，是维生素K依赖糖蛋白，由两条多肽链组成（图18-4）。

（2）PS　1977年美国的Discipio成功分离命名为PS。它是一种单链糖蛋白，共由635个氨基酸组成，分子量为64 kD，其基因位于第3号染色体上。PS也是由肝细胞合成的依赖维生素K的蛋白质。20世纪80年代中期在血管内皮细胞和血小板α-颗粒中发现PS的存在。PS为活化PC的辅因子，缺乏PS易发生血栓形成。

（3）TM　1982年由Esmon在兔肺中分离获得。人类TM基因位于第20号染色体，编码575个氨基酸的蛋白质。TM是分子量为105 kD的单链糖蛋白，血浆中含量为20g/L。已知TM存在于除脑血管外的所有血管内皮细胞中，淋巴管内皮细胞、成骨细胞、血小板、原始巨核细胞及循环单核细胞中也有发现。TM与凝血酶结合后大大加速PC的活化。

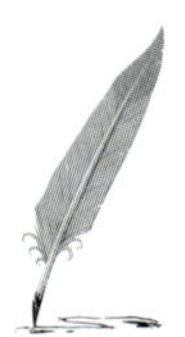

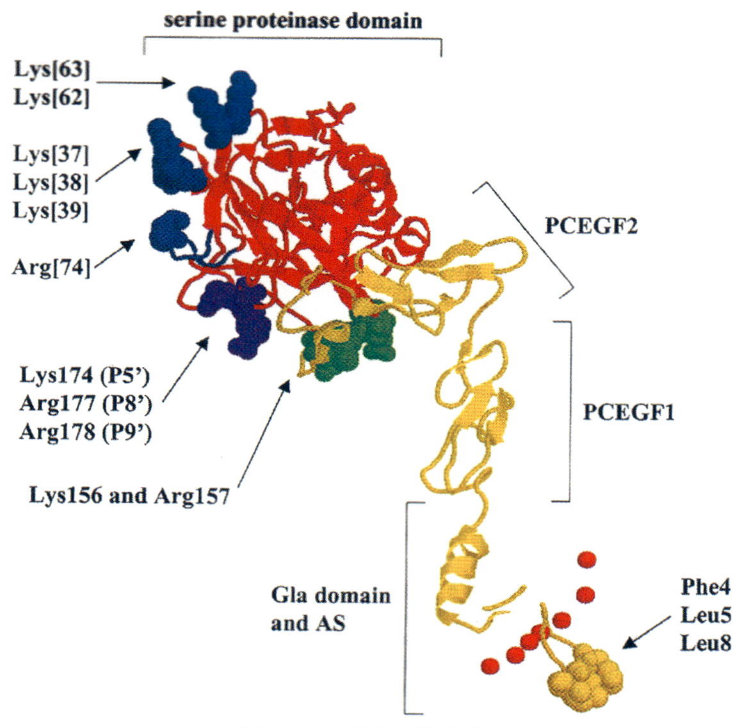

图18-4　蛋白C结构模式

（4）EPCR　1994年由Fukudome等首先分离鉴定出EPCR。EPCR是贯穿于内皮细胞表面的单链糖蛋白，分子量为46 kD，成熟EPCR由221个氨基酸残基组成。人类EPCR基因位于第20号染色体。EPCR可结合PC以及活化PC，调节PC活化和活化PC的功能。

2. 蛋白C系统的抗凝作用　PC必须转变成具有丝氨酸蛋白酶活性的形式，即活化的PC（activated protein C，APC）才能发挥其抗凝作用。凝血酶是PC唯一的生理性活化剂，而凝血酶对PC的激活过程相当缓慢且受钙离子的抑制。TM可大大加速凝血酶对PC的激活。首先内皮细胞表面表达EPCR，与蛋白C结合，结合于EPCR的蛋白C可被TM与凝血酶复合物激活。APC与PC都与EPCR具有极强的亲和力。与EPCR结合的APC失去其抗凝活性。活化的蛋白C必须与膜表面反应才能发挥其抗凝作用，而高亲和性膜反应需要PS的存在。PS在血浆中以游离形式以及与补体4b结合蛋白（C4bp）结合的两种形式存在，只有游离的PS才能作为APC的辅因子参与抗凝机制。

APC的作用靶之一是抑制位于血小板膜表面的因子Va。结合在血小板膜表面的因子Va起着因子Xa受体的作用，由它们构成的凝血酶原复合物可迅速使凝血酶原转变成凝血酶。因子Va对APC的抑制作用特别敏感，特别是在因子Va的水平非常低的情况下。因此，APC实际具有阻止凝血酶原复合物集中的作用。APC的另一作用靶是因子Ⅷa，因子Ⅷa与因子Va同属于凝血蛋白辅因子，它们在凝血瀑布反应中的作用极为相似。APC对因子Ⅷa的灭活导致因子Xa生成减少，进而影响凝血酶的生成。虽然，现在也有人认为PS可直接抑制因子Xa的活性，而具有独立而完整的抗血液凝固作用。但比较肯定的是游离PS参与APC的灭活因子Va和Ⅷa的作用。另外，APC可抑制因子Xa与血小板膜磷脂的结合；激活纤溶系统；增强AT-Ⅲ与凝血酶的结合。

（三）蛋白Z抗凝系统

20世纪90年代前后，又发现了两个新的血液凝固调节蛋白，即蛋白Z（protein Z，PZ）和蛋白Z依赖的蛋白酶抑制物（protein Z-dependent protease inhibitor，ZPI）。并发现PZ和ZPI的缺陷可导致血栓形成，但PZ和ZPI对血液凝固的调节都是既广泛又有限的。

PZ也是一种维生素K依赖的糖蛋白，由肝细胞合成分泌后进入循环血液中。分子量为62KD，其基因定位于13号染色体，血中浓度为0.6~5.7 mg/L。华法林可使PZ水平下降到正常时的15%以下，DIC、肝病、骨髓纤维化以及新生儿的PZ水平都是很低的。而凝血酶可以与PZ结合，也可以将PZ裂解。

ZPI是一种丝氨酸蛋白酶，分子量为72 KD，为肝细胞合成分泌，由423个氨基酸残基组成，ZPI在血液凝固或血栓形成时会被大量消耗。

PZ与PZI主要灭活因子Xa，并需要Ca^{2+}和磷脂的存在。作为丝氨酸蛋白酶的ZPI，能与Xa和Ⅺa结合并将其灭活，却与血液中存在的其他丝氨酸蛋白酶不同，不具备明显抑制FⅡa、FⅦa、FⅨa、FⅫa、KK、APC、t-PA、u-PA和纤溶酶等的作用。

（四）组织因子途径抑制物

组织因子途径抑制物（tissue factor pathway inhibitor，TFPI）是一种与脂蛋白结合的生理性丝氨酸蛋白酶抑制物。20世纪90年代才被正式命名和确定。现在认为其在生理性抗凝血蛋白作用中占相当重要的比重，并且直接参与了血液凝固的全过程。TFPI是一单链糖蛋白，成熟分子包含有276个氨基酸残基（图18-5）。其基因表达在人类2号染色体，分子量不完全相同，大多为36~43kD，也有少量高分子形式，除血浆中存在TFPI之外，血小板α颗粒和溶酶体颗粒中也有TFPI的存在，当血小板活化后释放入血浆。

TFPI是主要的凝血调节物，它直接抑制因子Xa，并以依赖Xa的形式在Ca^{2+}存在的条件下抑制TF-Ⅶa复合物。其作用机制可能为：TFPI首先结合于FXa的活性中心，形成TFPI-FXa，然后在Ca^{2+}的存在下，与TF/FⅦa复合物形成多元复合物，从而抑制外源性凝血途径。

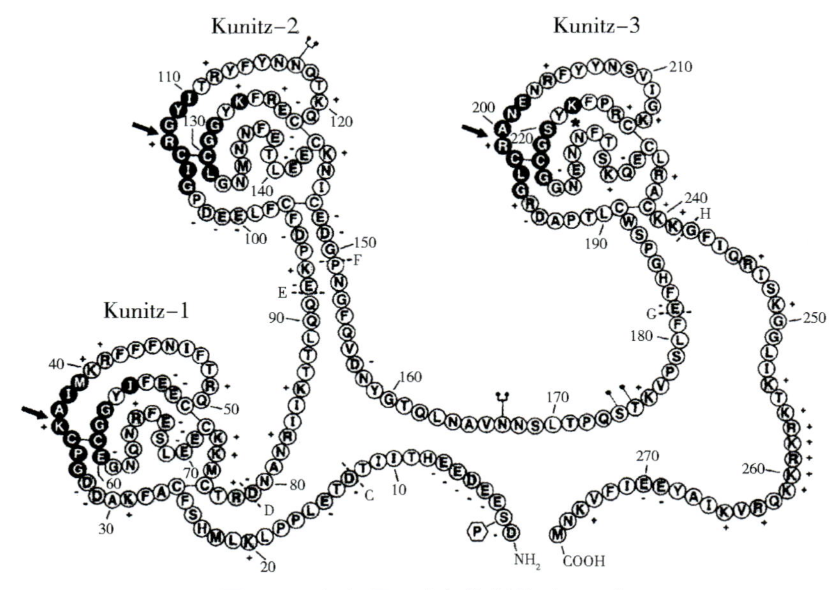

图18-5　组织因子途径抑制物（TFPI）

（五）其他抗凝物质

除以上抗凝血酶 、PC系统、蛋白Z抗凝系统、TFPI途径等主要的血液凝固调节蛋白之外，人体内还存在其他生理性血液凝固调节蛋白，如表面结合抑制物。

表面结合抑制物包括几种结构不同的血浆蛋白抑制物，它们共同的作用是干扰凝血因子的表面结合反应。

（1）磷脂酶A_2　1980年Verhey等发现，磷脂酶A_2结合于磷脂表层并水解磷脂成分，从而改变磷脂所具有的酶促反应表面的性质，影响多成分酶原复合物的形式。

（2）狼疮抗凝物（lupus anticoagulant，LA）　1980年由Thiagarajan等报道，狼疮抗凝物是获得性免疫球蛋白，可与血小板促凝磷脂表面结合。体外研究发现，它可抑制多成分酶复合物如凝血酶原酶的形成。

（3）维生素K依赖性凝血蛋白活化片段　1984年 Forman等观察到，凝血酶原和因子X激活时所释放的含谷氨酸活化肽片段，具有抑制外源凝血过程中因子X活化的作用。1985年Govers-Riem-Slag等注意到，它还抑制因子Xa对凝血酶原的激活作用。1986年Naworth等发现，由因子Xa释放的含谷氨酸残基的活化肽也可抑制由磷脂表面介导的反应。

（4）血管抗凝物（vascular anticoagulant，VA）　1985年Reutel-ingsperger等报道了一种血浆成分，称为血管抗凝物。它与带阴性电荷的磷脂具有高亲和性，但需要钙离子的存在。血管抗凝物干扰凝血因子与磷脂表面结合反应。

二、抗凝物质检测

（一）抗凝血酶含量检测（双抗夹心法）

【原理】将抗AT-Ⅲ抗体包被在固相板上，标本中的AT-Ⅲ与固相的抗AT-Ⅲ抗体相结合，再加入酶标的抗AT-Ⅲ抗体，则形成抗体-抗原-酶标抗体的复合物，加入显色基质后，根据发色的深浅来判断标本中的AT-Ⅲ含量。

【参考值】（0.29 ± 0.06）g/L。

【临床意义】

1. 遗传性AT缺乏　分为两型：①交叉反应物质（cross reacting material，CRM）阴性型（CRM-），即抗原与活性同时下降；②CRM+型，抗原正常，活性下降。

2. 获得性AT缺乏　①AT-Ⅲ合成降低，主要见于肝硬化、重症肝炎、肝癌晚期等，可伴发血栓形成；②AT-Ⅲ丢失增加，见于肾病综合征；③AT-Ⅲ消耗增加，见于血栓前期和血栓性疾病，如心绞痛、脑血管疾病、DIC等。

3. AT水平增高　见于血友病、白血病和再生障碍性贫血等疾病的急性出血期以及口服抗凝药治疗过程中。

【应用评价】

1. AT抗原下降（尤其是AT活性下降）是诊断高凝状态较好的指标。

2. 单独检测AT抗原含量不利于先天性AT缺乏的分型。

3. 在疑难诊断DIC时，AT-Ⅲ水平下降具有诊断价值。而急性白血病时AT-Ⅲ水平下降更可看作是DIC发生的危险信号。

4. 在抗凝治疗中，如怀疑肝素治疗抵抗，可用AT检测来确定；抗凝血酶替代治疗时，也应首选AT检测来监控。

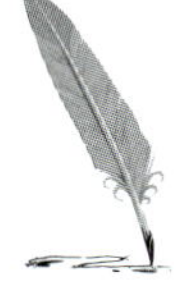

（二）蛋白C含量（双抗夹心法）及活性检测（发色底物法）

【原理】

1. 蛋白C含量（双抗夹心法） 将抗蛋白C抗体包被在固相板上，标本中的蛋白C与固相的抗蛋白C抗体相结合，再加入酶标的抗蛋白C抗体，则形成抗体–抗原–酶标抗体的复合物，加入显色基质后，根据发色的深浅来判断标本中的蛋白C含量。

2. 活性检测（发色底物法） 受检血浆中加入蛋白C激活剂（从蛇毒中提取），PC被激活为活化蛋白C（APC），APC作用于发色底物Chromozym PCA，释出显色基团PNA，其显色的深浅与受检血浆PC的活性成平行关系。

【器材】水浴箱，加样器，酶标仪。

【操作】蛋白C含量（双抗夹心法）

1. 采集静脉血，EDTA或肝素抗凝，1000g离心20分钟，分离血浆备用。
2. 试剂在室温平衡20分钟。
3. 设置空白孔、标准孔、待测样品孔，标准孔分别加不同浓度标准品50μl，待测样品孔待测血浆50μl，空白孔不加。
4. 标准孔、待测样品孔加入辣根过氧化物标记的检测抗体100μl，封板37℃孵育1小时。
5. 弃去反应孔内液体，在吸水纸上拍干，加入洗涤液，静置1分钟，甩去洗涤液，吸水纸拍干，重复洗板5次。
6. 每孔加入底物液A、B各50μl，混匀，37℃避光孵育15分钟。
7. 每孔加入终止液50μl，15分钟以内读酶标仪在450nm波长的OD值，根据标准品建立标准曲线，读取待测样品的蛋白C含量。

【参考值】蛋白C活性（发色底物法）：100.24％ ±13.18％；蛋白C含量（双抗夹心法）：3.0~5.2mg/l。

【注意事项】

1. 标本可用血浆或血清，注意防止溶血。
2. 试剂需要在室温平衡后才可使用。
3. 标本如不能及时检测可在–20℃分装保存，注意标本不能反复冻融。
4. 蛋白C含量（双抗夹心法）检测需要每次建立标准曲线。

【临床意义】

1. 增多 见于冠心病、糖尿病、肾病综合征、妊娠后期及炎症和其他疾病的急性期。

2. 减低 见于先天性PC缺陷患者：表现为反复的无明显原因的血栓形成。根据蛋白C活性和蛋白C含量可分为Ⅰ型（蛋白C含量与蛋白C活性均减低）和Ⅱ型（蛋白C含量正常而蛋白C活性减低）；获得性PC缺陷：如DIC、肝功能不全、手术后、口服双香豆素抗凝剂、呼吸窘迫综合征等。

【应用评价】目前认为蛋白C检测是易栓症诊断必不可少的指标，并可作为寻找静脉或动脉血栓的病因、诊断高凝状态的存在、肝病变和维生素K缺乏对凝血与抗凝蛋白的影响、先天性蛋白C缺陷症分类等的重要依据之一。酶联免疫吸附法（ELISA）敏感度高，特异性强，常作为蛋白C含量测定的实验室参比方法；需要注意的是蛋白C活性（发色底物法）在口服抗凝药时，不能真正地反映蛋白C活性，可采用APTT法等。

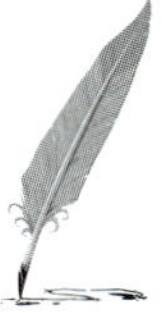

（三）总蛋白S含量检测（双抗夹心法）

【原理】将抗蛋白S抗体包被在固相板上，标本中的蛋白S与固相的抗蛋白S抗体相结合，再加入酶标的抗蛋白S抗体，则形成抗体–抗原–酶标抗体的复合物，加入显色基质后，根据发色的深浅来判断标本中的总蛋白S含量。

【参考值】19.0～26.8mg/L。

【临床意义】

1. 蛋白S为活化蛋白C的辅因子，增强活化PC与磷脂表面结合的亲和力，从而加速灭活FVa和FⅧa，先天性蛋白S缺陷常常发生严重的深静脉血栓。

2. 获得性蛋白S缺乏症常见于肝疾病、口服抗凝药物等。

【应用评价】PS为活化蛋白C的辅因子，增强活化PC与磷脂表面结合的亲和力，从而加速灭活FⅤa和FⅧa。由于单纯PS或PC缺乏引起的血栓性疾病并不多见，所以多采用PS和PC检测同时进行，而且单纯PS缺乏作为高凝状态的证据比单纯PC缺乏的价值更低。

（四）活化蛋白C抵抗检测

【原理】在凝血过程中，因子Va、Ⅷa参与使得凝血酶形成加快，而活化蛋白C具有灭活凝血因子Va、Ⅷa的作用，从而可以减缓凝血过程。在APTT检测过程中，如果加入活化蛋白C，则APTT延长。如果凝血系统中存在活化蛋白C抵抗，则APTT延长程度较正常对照轻。计算APC比值衡量样品是否存在活化蛋白C抵抗。

APC比值=（APC值–APTT值）/APTT值（APC值指加入活化蛋白C后APTT值）

【参考值】95%范围大于1.96。

【临床意义】用APTT检测APC比值，大于2.2可以认为不存在活化蛋白C抵抗，在1.8～2.2之间可疑，如果小于1.8则存在活化蛋白C抵抗，提示有可能发生血栓性疾病。

【应用评价】本方法简单，但误差较大，不同厂家的活化蛋白C性质不同，所以需要不同厂家批号的活化蛋白C必须建立各自的参考值。

（五）组织因子途经抑制物检测

【原理】组织因子途经抑制物活性检测，发色底物法：组织因子途经抑制物是外源凝血途径特异性抑制物，其首先和少量的因子Xa结合，在Ca^{2+}存在时，与因子TF–Ⅶa复合物结合，从而抑制因子复合物TF–Ⅶa对因子X的激活。检测溶液吸光度的变化，反映组织因子途经抑制物活性。

【参考值】0.97～1.35U/ml。

【临床意义】

1. 组织因子途经抑制物活性减低 可导致血液高凝状态。组织因子途经抑制物活性减低多为获得性的，如DIC、脓毒血症、大手术等。

2. 组织因子途经抑制物活性增强 组织因子途经抑制物为血管内皮细胞合成，如广泛性的血管内皮细胞损伤时，血浆组织因子途经抑制物活性增强，常见于致死性败血症、慢性肾衰竭等。

【应用评价】组织因子途经抑制物是TF–Ⅶa的天然抑制物，在维持正常凝血与抗凝血平衡中发挥调节作用。当血浆中肝素水平较高时，可使组织因子途经抑制物活性检测结果产生较大误差。

扫码“学一学”

第五节　纤维蛋白（原）溶解系统及检验

一、纤维蛋白（原）溶解系统

（一）纤维蛋白（原）溶解系统组成

纤维蛋白溶解系统（fibrinolytic system）简称纤溶系统，是指纤溶酶原（plasminogen，PLG）被特异性激活物转化为纤溶酶（plasmin，PL），纤溶酶降解纤维蛋白的过程。参与纤溶系统的酶都归类于丝氨酸蛋白酶。这些酶在血液中可通过二级或三级酶促反应活化，从而迅速地激活纤溶酶原，形成的纤溶酶最终降解纤维蛋白。纤溶系统主要成员有10余种，本部分重点阐述与纤溶酶促反应相关的蛋白质特性与作用。

1. 纤溶酶原（plasminogen，PLG） 人类PLG是一种单链糖蛋白，由790个氨基酸组成，基因位于第6号染色体，以无活性酶原的形式存在于血液中，半寿期约为2天。因其含糖的量和种类不同，在分离时可得到两种PLG，即天然的谷氨酸–PLG和赖氨酸–PLG。天然的谷氨酸–PLG（Glu–plasminogen），在少量纤溶酶的作用下谷氨酸–PLGN端裂解掉一短肽，露出赖氨酸残基而形成赖氨酸–PLG（Lys–plasminogen）。与天然的谷氨酸–PLG相比，赖氨酸–PLG被纤溶酶激活物激活的效率更高，与纤维蛋白的亲和力更高。

知识链接

PLG的空间三维构型对本身的活化过程有重大影响，完整的PLG分子紧密缠绕呈球状，PLG激活物的作用位点被隐蔽在分子内部。

当血液凝固时，PLG大量吸附于纤维蛋白网上，在组织型纤溶酶原激活物和尿激酶型纤溶酶原激活物的作用下，激活成纤溶酶，使纤维蛋白溶解。

除了对纤维蛋白（原）作用之外，纤溶酶还能水解纤维结合蛋白（fibronectin，FN）、凝血酶敏感蛋白（thrombospondin，TSP）、层素（laminin）、多种凝血因子以及某些胶原蛋白，提示PL可以参与结缔组织的破坏。

2. 纤溶酶原激活物

（1）组织纤溶酶原激活物（tissue plasminogen activator，t–PA）　t–PA属丝氨酸蛋白酶，基因位于8号染色体，主要由血管内皮细胞合成和释放，单核细胞、巨核细胞及间皮细胞也产生一定量的t–PA。t–PA在内皮细胞内合成时由562个氨基酸组成，经过修饰后分泌到血液的t–PA含530个氨基酸残基，分子量为68 kD，含糖基。t–PA的完整分子为单链，被PL切割后在天冬氨酸275–异亮氨酸276处肽键断裂，转化成由二硫键相连的双链t–PA。t–PA轻链含有丝氨酸酶家族典型的活性中心，其活性中心由组氨酸322、门冬氨酸374和丝氨酸478组成。其重链分出4个功能区域，每个功能区域由一个或几个外显子表达。缺少重链的t–PA对纤维蛋白的亲和力很低。应用分子生物学将重链的四个功能区域通过排列组合方式分别除去后，证明t–PA对纤维蛋白的亲和力依赖于F区域（finger domain）和K2区域（kringle domain）的存在。研究发现K2区域与纤维蛋白t–PA激活纤溶酶原密切相关。

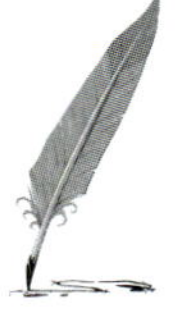

单链和双链t–PA均能与纤溶激活抑制物（PAI–1）结合，PAI–1与t–PA之间的结合位点在t–PA轻链的赖氨酸296到天冬氨酸304之间，该位点与t–PA纤溶酶原的结合部位无关。

（2）尿激酶型纤溶酶原激活物（urokinase plasminogen activator，u–PA） u–PA因人们最初从尿液中提纯而得名。肾小管部分上皮细胞、内皮细胞、单核细胞、成纤维细胞以及一些肿瘤细胞株均能合成和分泌u–PA。细胞内合成时为431个氨基酸的多肽，分泌时为411个氨基酸的单链糖蛋白，分子量为54 kD，半寿期约为8分钟。基因位于10号染色体。u–PA有两种类型，未活化的单链尿激酶常称为scu–PA（single chain urokinogen type p1asminogen activator，scu–PA），已活化的双链尿激酶称为tcu–PA（two chains urokinogen type plasminogen activator，tcu–PA）。tcu–PA是由scu–PA裂解而成，称为高分子量双链尿激酶（high molecular weight two chains urokinase，HMTtcu–UK），含重链和轻链两条肽链，重链可被纤溶酶进一步水解，丢失部分多肽片段，分子量变为33 kD，称为低分子量双链尿激酶（low molecular weight two chains urokinase，LMW tcu–UK）。两种u–PA均可以直接激活PLG，不需纤维蛋白作为辅因子，但scu–PA对纤溶系统的激活较tcu–PA为弱。各种不同形式的尿激酶按其体外激活谷–PLG的速度来排列为：HMW–tcu–PA>LMW–tcu–PA>scu–PA。

3. 纤溶抑制物

（1）纤溶酶原激活抑制物–1（plasminogen activator inhibitor type I，PAI–1） 血浆中的PAI–1主要由血管内皮细胞分泌，是一种单链糖蛋白，含379个氨基酸，分子量为52 kD，其基因位于7号染色体。血液中纤溶活性调节主要取决于内皮细胞分泌t–PA/PAI–1的相对比例。血小板的α–颗粒中富含PAI–1，全血PAI–1的3/4储存在血小板中，当血小板活化释放时，PAI–1被释放到血液中，抑制纤溶酶原激活物的活性，另外，单核细胞、成纤维细胞、平滑肌细胞和一些恶性肿瘤细胞也能合成分泌PAI–1。PAI–1主要是与u–PA或t–PA结合形成不稳定的复合物，使它们失去活性，其次也可抑制凝血酶、FXa、FⅫa、激肽释放酶和APC的活性。

（2）纤溶酶原激活抑制物–2（plasminogen activator inhibitor type II，PAI–2） PAI–2是首先从人体胎盘组织中提取分离出来的一种蛋白质，含415个氨基酸，分子量为46 kD，其基因位于18号染色体。正常人群中，PAI–2的血浆浓度极低，一般只在女子妊娠期间才升高。体外实验表明，PAI–2只能灭活已活化的t–PA和UK，而对单链t–PA和scu–PA（pro–UK）的抑制作用极微弱。根据其生化特性，一般认为PAI–2是尿激酶的主要抑制物。

（3）纤溶酶原激活抑制物–3（plasminogen activator inhibitor type III，PAI–3） 即蛋白C抑制物（protein C inhibitor，PCI），是由肝脏合成释放的一种广谱的丝氨酸蛋白酶抑制物，分子量为57 kD，血中浓度较高，主要抑制活化蛋白C和双链尿激酶。PCI另一特点是它的抑制活性受到肝素的调节。在肝素存在的条件下，PCI抑制活化蛋白C和双链尿激酶的速度提高近200倍，对t–PA的抑制速度提高近250倍，PCI灭活丝氨酸酶的方式是形成1∶1复合物，使蛋白酶失活。

（4）α_2–抗纤溶酶（α_2–antiplasmin，α_2–AP） α_2–AP是由肝脏合成分泌的一种单链糖蛋白，含452个氨基酸，分子量为67 kD。正常人血浆中浓度为1mol/L。α_2–AP以两种形式存在于血循环中，一种能与PL结合，约占总α_2–AP的70%，另一种为非纤溶酶结合型，无抑制功能。α_2–AP的主要功能是抑制PL、凝血因子（FXa、FXa、FⅫa）、胰蛋白酶、激肽释放酶等以丝氨酸为活性中心的蛋白酶。其发挥作用的机制为：①与PL以1∶1的比例形成

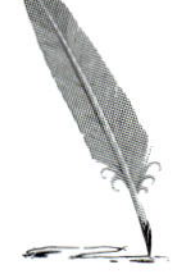

复合物；②FⅫa使$α_2$-AP以共价键与纤维蛋白结合，减弱纤维蛋白对PL作用敏感性。

（5）$α_2$-巨球蛋白（$α_2$-macroglobulin，$α_2$-MG）　$α_2$-MG是由两个完全相同的亚基组成的大分子糖蛋白，每个亚基含有1451个氨基酸，总分子量为725 kD。$α_2$-MG主要由肝和巨噬细胞产生，正常血浆中浓度为2~5mol/L。$α_2$-MG可以分别与PL、t-PA、UK、激肽释放酶结合。这些复合物形成后，丝氨酸蛋白酶活性中心并没受到破坏，但由于$α_2$-MG的分子巨大，所产生的空间位阻效应使这些酶不能与其相应的底物结合，从而产生抑制效应。

（6）其他抑制物　①C_1-抑制物（C_1-inhibitor），为分子量105 kD的单链糖蛋白，可分别抑制FⅫa、FⅪa、激肽释放酶和纤溶酶。②富含组氨酸糖蛋白（histidine rich-glycoprotein，HRGP），是为一种分子量为75 kD的糖蛋白，可通过与纤维蛋白竞争结合纤溶酶原，使纤溶酶原在纤维蛋白的结合量减少，从而抑制了过度纤溶。③蛋白酶连接抑制素-I（protease nexin I，　PNI），为一种结合在细胞表面的糖蛋白，亦属于Serpin家族成员。在体外实验中，它亦能抑制tcu-PA和t-PA，并能微弱地抑制纤溶酶和胰蛋白酶。因此，它亦是一种广谱的丝氨酸蛋白酶抑制物。另外，肝素能提高PNI的抑制活性。

（二）纤维蛋白（原）溶解机制

纤维蛋白溶解过程是一系列蛋白酶催化的连锁反应，主要分为两个阶段，即PLG在其激活物的作用下转变成PL和PL水解纤维蛋白（原）及其他蛋白质的过程。

1. 纤溶酶原激活途径

（1）内激活途径　是指通过内源性凝血系统的有关因子裂解PLG形成PL的途径。FⅫ经接触活化成为FⅫa，后者使前激肽释放酶转变为激肽释放酶，激肽释放酶能激活PLG为PL，此是继发性纤溶的理论基础。

（2）外激活途径　主要是指t-PA和u-PA使PLG转变为PL的过程。此是原发性纤溶的理论基础。

（3）外源性激活途径　即由外界进入体内的药物，如链激酶（streptokinase，SK）、尿激酶（urokinase，UK）和重组t-PA注入体内，使PLG转变成PL，此是溶栓治疗的理论基础。

2. 纤维蛋白（原）降解机制及降解产物

（1）纤维蛋白原的降解　纤溶酶作用于纤维蛋白原，其酶切点是赖氨酸-精氨酸之间的肽键。首先，纤溶酶水解释放出两条多肽，即$Bβ_{1\sim42}$和Aα链上裂解下来碎片A、B、C、H等极附属物，这两种多肽可作为早期纤溶标志物，留下的片段称为X片段。X片段继续被纤溶酶作用，裂解为D片段及Y片段；Y片段再进一步被裂解为D和E片段。纤维蛋白原在纤溶酶的作用下产生的降解产物是由X、Y、D、E、$Bβ_{1\sim42}$和极附属物A、B、C、H碎片组成，统称为纤维蛋白原降解产物（FgDP）。

（2）可溶性纤维蛋白的降解　纤维蛋白原在凝血酶的作用下，分别从Aα链及Bβ链裂解下纤维蛋白肽A和纤维蛋白肽B，形成纤维蛋白Ⅰ和Ⅱ（可溶性纤维蛋白单体）。纤维蛋白Ⅰ在纤溶酶的作用下，先从其Bβ链上裂解出小肽$B_{1\sim42}$，再从其Aα链裂解出A、B、C、H极附属物，最终形成X'、Y'、D和E'。在纤溶酶的作用下纤维蛋白Ⅱ中Bβ链被裂解释放出肽$B_{15\sim42}$，然后又从Aα链裂解出A、B、C、H极附属物，最终也降解出X'、Y'、D和E'碎片。

（3）交联纤维蛋白的降解　纤维蛋白Ⅰ和Ⅱ可自行发生聚合，经因子ⅩⅢa作用而形成交联的纤维蛋白。后者在纤溶酶的作用下，除形成X'、Y'、D和E'碎片外，还生成D-二聚

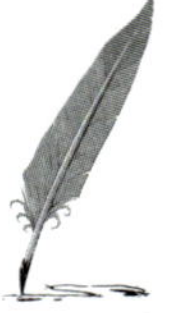

体以及复合物DD/E、DY/YD、YY/DXD等。这些产物统称为纤维蛋白降解产物（fibrin degradation products，FbDP）。

（三）纤维蛋白（原）降解产物作用

纤维蛋白原降解产物（FgDP）和纤维蛋白降解产物（FbDP）统称为纤维蛋白（原）降解产物（FDP），均具有抗血液凝固的作用。

1. 碎片X 因与可溶性纤维蛋白单体结构相似，故可与纤维蛋白单体竞争凝血酶，并可与其形成复合物，以阻止FM的交联。

2. 碎片Y和D 可抑制纤维蛋白单体的聚合和不溶性纤维蛋白的形成。

3. 碎片E 竞争凝血酶而发挥抗凝作用。

4. 极附属物A、B、C、H可延长APTT及凝血时间。

5. 所有的碎片均可抑制血小板聚集和释放反应。

二、纤维蛋白溶解系统检验

（一）纤溶酶原和纤溶酶原活性检测

【原理】

1. 纤溶酶原抗原 酶联吸附实验双抗体夹心法：将纯化的兔抗人纤溶酶原抗体包被在酶标反应板上，加入受检血浆，血浆中的纤溶酶原（抗原）与包被在反应板上的抗体结合，然后加入酶标记的兔抗人纤溶酶原抗体，酶标抗体与结合在反应板上的纤溶酶原结合，最后加入底物显色，显色的深浅与受检血浆中纤溶酶原的含量呈正相关。根据受检者测得的A值，从标准曲线计算标本中PLG的抗原含量。

2. 纤溶酶原活性检测 发色底物法：纤溶酶原在链激酶或尿激酶作用下转变为纤溶酶，纤溶酶作用于发色底物（S-2251），释放出对硝基苯胺（PNA）而显色。颜色深浅与纤溶酶活性呈正相关。

【器材】

1. 酶联吸附实验双抗体夹心法 酶标仪、酶标板、水浴箱、加样器等。

2. 发色底物法 酶标仪、酶标板、试管、水浴箱、加样器等。

【操作】

酶联吸附实验双抗体夹心法：

1. 用100mg/L纯化的兔抗人PLG抗体包被酶标板，37℃孵育3小时，4℃放置过夜，用Tris-Tween20洗涤液洗涤3次。

2. 取健康人混合血浆作为标准品，按PLG含量倍比稀释成10个不同浓度，用0.01mol/L PBS-Tween20稀释200倍，作为标准品。

3. 将稀释好的待测血浆和不同浓度的标准品加入包被好的酶标板反应孔中，每孔100μl，37℃温育2小时，用Tris-Tween20洗涤液洗涤3次。

4. 加入用10g/L BSA-PBS- Tween20稀释的HRP-兔抗人PLG抗体，每孔100μl，37℃温育1小时。

5. 加入1mg/ml底物邻苯二胺，每孔100μl，37℃温育20分钟。

6. 加入终止液终止反应。

7. 用酶标仪492nm波长读取吸光度A值。

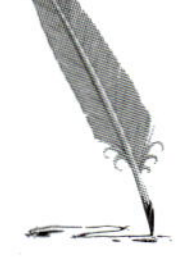

8. 以标准品PLG含量对数作为横坐标，相应各孔的吸光度A值作为纵坐标，绘制标准曲线。

9. 依据待测品的吸光度A值从标准曲线上读取PLG含量。

发色底物法：

1. 标本准备　标准管加标准血浆0.1ml，加50%甘油溶液2ml，加入尿激酶溶液40μl，检测管加待检血浆50μl，加50%甘油溶液1ml，加入尿激酶溶液20μl。标准管和待测管37℃温育1小时，为纤溶酶生成做准备。

2. 按照下表加样

表18-5　发色底物法测定PLG活性操作步骤

试剂	标准管						空白管	待测管
已温育标本（ml）	0.12	0.10	0.08	0.06	0.04	0.02	/	0.10
50%甘油溶液（ml）	/	0.02	0.04	0.06	0.08	0.10	0.12	0.02
Tris-缓冲液（ml）	0.07	0.07	0.07	0.07	0.07	0.07	0.07	0.07
发色底物（ml）	0.02	0.02	0.02	0.02	0.02	0.02	0.02	0.02
37℃温育1.5小时								
50%乙酸溶液（ml）	0.05	0.05	0.05	0.05	0.05	0.05	0.05	0.05
标准PLG活性（%）	120	100	80	60	40	20		

3. 用空白管调零，用酶标仪405nm波长读取各管的吸光度A值。以标准管A值作为纵坐标，标准管相应的PLG活性为横坐标，做直线回归，依据待测管A值在回归方程中计算出相应的PLG活性。

【参考值】PLG抗原含量（双抗体夹心法）：0.18～0.25g/L；PLG活性（发色底物法）：57.72%～113.38%。

【注意事项】

1. 标本采集用枸橼酸钠抗凝采血过程顺利，止血带不可束缚过长，以免导致PLG假性减低；标本不能溶血或凝血；标本采集后应立即送检。

2. PLG抗原测定稳定，分离后的待检血浆可在-30℃保存2个月。

3. 注意药物对PLG活性影响，如口服避孕药可使PLG活性轻度增高，溶栓药物能使PLG活性减低。

【临床意义】

1. 活性增强　表示其激活物的活性（纤溶活性）减低，见于血栓前状态和血栓性疾病。

2. 活性减低　表示纤溶活性增高，除了常见于原发性纤溶症和DIC外，还见于前置胎盘、肿瘤扩散、大手术后、肝硬化、重症肝炎、门脉高压、肝切除等获得性纤溶酶原缺乏症。

3. PLG缺陷症　可分为交叉反应物质阳性（CRM+）型（PLG：Ag正常和PLG：A减低）和CRM-型（PLG：Ag和PLG：A均减低）。

【应用评价】PLG测定可替代早先的优球蛋白溶解时间测定和染色法进行的纤溶酶活性测定，尤其是PLG活性测定，在单独选用时较为可靠。在溶栓治疗时，因使用的溶栓酶类不同，在治疗开始阶段PLG含量和活性的下降，不一定是纤溶活性增高的标志，应同时进

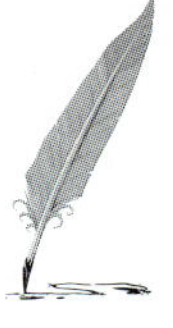

行FDP的测定，以了解机体内真正的纤溶状态。先天性纤溶酶原缺乏症必须强调抗原活性和含量同时检测，以了解是否存在交叉反应物质。

（二）组织型纤溶酶原激活物含量和活性检测（双抗夹心法和发色底物法）

【原理】

1. 组织型纤溶酶原激活物含量 双抗夹心法：将纯化的组织型纤溶酶原激活物（t-PA）单克隆抗体包被在固相载体上温育，然后加含有抗原的标本，标本中的t- PA抗原与固相载体上的抗体形成复合物，此复合物与辣根过氧化物酶标记的t- PA单克隆抗体起抗原抗体结合反应，形成双抗体夹心免疫复合物，后者可使邻苯二胺基质液呈棕色反应，其反应颜色深浅与标本中的t-PA含量呈正比关系。

2. 组织型纤溶酶原激活物活性检测 发色底物法：在组织型纤溶酶原激活物（t-PA）和共价物作用下，纤溶酶原转变为纤溶酶，后者使发色S-2251释放出发色基团PNA，显色的深浅与t-PA ：A呈正比关系。

【参考值】t-PA抗原含量（双抗夹心法）：1.5～10.5μg/L；t-PA活性（发色底物法）：300～600 U/L。

【临床意义】

1. t- PA抗原或活性增高 表明纤溶活性亢进，见于原发和继发性纤溶亢进症，如DIC，也见于应用纤溶酶原激活物类药物。

2. t- PA抗原或活性减低 表示纤溶活性减弱，见于高凝状态和血栓性疾病。

3. 溶栓治疗监控 静脉注射t-PA 10～20分钟后，血浆t- PA抗原或活性达到参考值上限的2～3倍时可取得比较好的疗效。

【应用评价】

影响血浆t-PA 的因素比较多，如剧烈运动、应激反应等可使之升高，并随年龄增长而升高；标本采集的过程如压脉带的使用、标本溶血等或者标本中其他抗体如类风湿因子、嗜异性抗体等可以影响t-PA检测。

（三）血浆鱼精蛋白副凝固试验（3P试验）

【原理】在凝血酶的作用下，纤维蛋白原释放出肽A、B后转变为纤维蛋白单体（FM），纤维蛋白在纤溶酶降解的作用下产生纤维蛋白降解产物（FDP），FM与FDP形成可溶性复合物，硫酸鱼精蛋白可使该复合物中FM游离，后者又自行聚合呈肉眼可见的纤维状、絮状或胶冻状，反映FDP尤其是碎片X的存在。

【参考值】阴性。

【临床意义】

1. 阳性 DIC的早期或中期。本试验假阳性常见于大出血（创伤、手术、咯血、呕血）和样品置冰箱等。

2. 阴性 正常人、DIC晚期和原发性纤溶亢进。

【应用评价】3P试验主要反映血浆是否存在可溶性纤维蛋白单体FM，只要有可溶性纤维蛋白单体FM和大片段FDPs（X片段）同时存在，试验才呈现阳性。该试验对继发性纤溶亢进特异性较高，但是敏感度差。作为手工定性项目，目前临床开展较少。

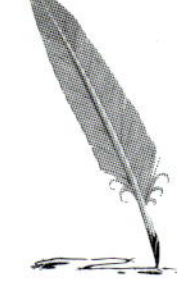

（四）血浆纤维蛋白（原）降解产物检测

【原理】胶乳凝集法：用抗纤维蛋白（原）降解产物（FDP）抗体包被的胶乳颗粒与待测血浆中的FDP形成肉眼可见的凝集物，是检测FDP的定性试验，标本倍比稀释后进行半定量检测。

【参考值】阴性。

【临床意义】原发性纤溶亢进时，FDP含量可明显升高；DIC时，血浆FDF显著升高，诊断特异性和敏感度高达95%；深静脉血栓、肺梗死、急性早幼粒细胞白血病和溶栓治疗时，FDP显著升高；某些恶性肿瘤、肝胆疾病、肾脏疾病、急性感染、外科手术及外伤，FDF常轻度升高。

【应用评价】血浆FDF升高，间接反映机体纤溶活性亢进，可以作为纤溶活性的筛查指标之一。血浆FDF检测方法各有各的优缺点，手工胶乳凝集法检测血浆FDF操作简单、快速，比较适合于床边检测，常作为筛查试验应用。缺点是不能准确定量，半定量需要多次倍比稀释，浪费试剂且结果重复性差，不适用于大批标本的测定。

（五）D-二聚体检测

【原理】用抗D-二聚体抗体包被的胶乳颗粒与待测血浆中的D-二聚体形成肉眼可见的凝集物，是检测D-二聚体的定性试验，标本倍比稀释后进行半定量检测。

【参考值】阴性。

【临床意义】

1. 血栓前状态和血栓性疾病 肺栓塞和活动性深静脉血栓形成时，D-二聚体显著升高，反之，则发生急性或活动性血栓形成的可能性较小。陈旧的静脉血栓，D-二聚体可不升高。动脉血栓性疾病，如冠心病、动脉硬化等，血浆D-二聚体增高不如静脉血栓显著。

2. 早期诊断DIC的重要依据 其阳性出现早于FDP和3P试验。D-二聚体FDP联合检测有利于提高DIC诊断灵敏度和特异性，尤其是对于早期DIC更具诊断价值。

3. 继发性和原发性纤溶亢进鉴别诊断的重要指标 继发性纤溶亢进时，血浆D-二聚体显著升高，而原发性纤溶亢进时，D-二聚体一般不升高，仅见FDP增高。

【应用评价】D-二聚体是继发性先容亢进筛查的重要指标，是机体活动性血栓形成的特异性标志物，是筛查与辅助诊断血栓性疾病最常用的实验室检查项目。

本章小结

正常生理状态下人体止血、凝血、抗凝血和纤溶系统保持动态平衡，维持血液在血管内自由流动。任何单一或多个因素异常都可能导致出血性或血栓性疾病。生理性止血过程可以分为一期止血（血管和血小板止血）、二期止血（凝血系统和抗凝血系统）和纤维蛋白溶解三个时相。

血管壁包括三层结构，内层发挥重要和直接的止凝血作用，包括参与小血管收缩、血小板激活、血液凝固、抗凝血和抗纤维蛋白溶解的作用。

血小板主要结构包括表面结构、骨架系统和细胞内容物以及特殊膜系统。血小板的结构是功能的基础。血小板主要通过黏附、聚集、释放、促凝及血块收缩等参与一期和二期

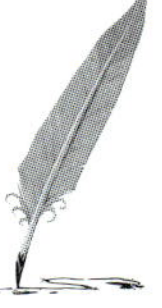

止血。人体经典的凝血因子包括Ⅰ～ⅩⅢ，共12个。除Ca^{2+}外都是蛋白质。生理状态下凝血因子一般处于无活性的状态。在一些因素作用下可以激活凝血因子，产生一系列的酶促反应。凝血过程可以人为分为内源性凝血过程和外源性凝血过程。内外源凝血过程在体内并非平行和独立的，而是彼此密切联系的。

生理情况下，人体抗凝血系统主要包括细胞和体液抗凝，其中体液抗凝发挥主要的抗凝作用。体液抗凝主要通过下调凝血因子活性从而抑制凝血反应，包括抗凝血酶、蛋白C系统、蛋白S系统和组织因子途径抑制物等。

纤维蛋白溶解系统主要包括纤溶酶原、纤溶酶激活物、纤溶酶及纤溶抑制物等。纤溶酶原的激活三个途径包括：内激活途径、外激活途径及外源性激活途径。纤溶降解产物统称为纤维蛋白（原）降解产物FDPs，其作用包括阻止纤维蛋白单体的交联、聚合并抑制凝血活酶的生成等。

本章选用了血管内皮细胞、血小板、凝血因子、抗凝物质和纤维蛋白溶解系统常用的试验，可以为大多数的出血和血栓性疾病的诊断、治疗监控等提供实验依据。

扫码“练一练”

习　题

一、选择题

［A1/A2型题］

1. 下列哪种疾病时，血浆蛋白C活性肽测定含量不增高

A. DIC　　B. 肝病

C. 深静脉血栓形成　　D. 缺血性心脏病

E. 急性心肌梗死

2. 血管性血友病时

A. 出血时间和血小板计数均正常　　B. 出血时间延长和血小板减少

C. 出血时间延长和血小板正常　　D. 出血时间延长和血小板增多

E. 出血时间缩短和血小板正常

3. 在纤维蛋白降解过程中，由可溶性纤维蛋白形成不溶性纤维蛋白的过程，除Ca^{2+}外，还需要哪种凝血因子

A. Ⅻ　　B. Ⅻa　　C. ⅩⅢ　　D. ⅩⅢa　　E. Ⅹa

4. 35岁男性，自幼有鼻出血史，有时出血时间持续时间较长，近5年有牙龈出血，间歇有无痛性血尿，平时皮肤小伤口出血不易止血。实验室检查：APTT延长，PT延长，PLT 200×10^9/L；BT 3.5分钟（正常对照4分钟），该患者最有可能诊断是

A. 缺乏因子vWF　　B. 缺乏因子Ⅹ

C. 缺乏Ⅶ因子　　D. 缺乏因子Ⅷ

E. 缺乏因子Ⅸ

［A3/A4型题］

（5～7题共用题干）

45岁男性，确诊慢性肝病10年，反复牙龈出血、鼻出血及皮肤紫癜半年。查体：面色灰暗，可见肝掌和蜘蛛痣，皮肤散在瘀点、瘀斑，肝肋下未及，脾肋下4.5cm，腹

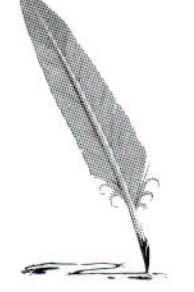

水征（–）。

5. 根据患者的病情，下列哪项凝血检查不可能出现异常

A. PT　B. CT　C. APTT　D. TT　E. BT

6. 如果实验室检查显示PT延长，那表示下列哪组凝血因子缺乏

A. Ⅱ Ⅶ Ⅸ Ⅹ　B. Ⅻ Ⅺ Ⅴ Ⅰ

C. Ⅳ Ⅸ Ⅺ Ⅷ　D. Ⅸ Ⅺ Ⅶ Ⅲ

E. ⅡⅤ Ⅶ Ⅹ

7. 患者导致凝血异常主要的原因是

A. DIC　B. 营养不良

C. 肝脏病变　D. 雌激素灭活异常

E. vWF因子缺乏

（8～10题共用题干）

18岁男性，踢足球后右膝关节肿胀疼痛就诊。检查：右膝关节局部肿胀，压痛明显，膝关节及其周围组织有大片瘀斑，其哥哥具有类似表现。

8. 采集病史应重点了解

A. 有无外伤　B. 家族史

C. 不良习惯　D. 服药史

E. 既往病史

9. 实验室检查重点检查项目是

A. APTT　B. CT　C. TT

D. FDP　E. D–二聚体

10. 根据上述检查初步诊断为血友病A，有助于进一步确定诊断的检查是

A. 因子Ⅷ促凝活性　B. 因子Ⅸ促凝活性

C. 因子Ⅻ促凝活性　D. 因子Ⅶ促凝活性

E. 因子Ⅹ促凝活性

二、案例分析题

某女，30岁，月经量增多半年，皮肤瘀点、瘀斑2个月就诊。实验室检查：Hb 90g/L；WBC 8.9×10^9/L；PLT 42×10^9/L；BT 5分钟（正常对照4分钟）；骨髓象示巨核细胞增生明显活跃，以颗粒型巨核为主。

1. 根据以上资料，该患者初步诊断是什么？

2. 如需确诊，还需要实验室检查？

（张文娟　李宝华）

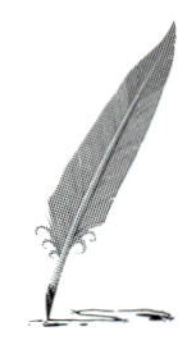

第十九章

血栓与止血检验的临床应用

学习目标

1. **掌握** 血栓与止血筛选试验及临床应用；过敏性紫癜的临床表现和实验室检查特点；原发性、继发性血小板减少性紫癜主要鉴别点；弥散性血管内凝血实验室诊断指标。

2. **熟悉** 血管性血友病实验室检查特点；血栓性血小板减少性紫癜的实验室诊断；血友病的临床表现及实验室检查；抗血栓和溶栓治疗的实验室检测；凝血功能异常性疾病的实验室检测。

3. **熟悉** 血栓性疾病的实验室检测。

4. 具有常见止血与血栓疾病的实验室诊断能力。

5. 能根据血栓与止血性疾病特点选择实验室检查项目。

案例讨论

【案例】

患者，男性，13岁，因骑自行车被刮倒，膝关节受伤，血肿达半月不消入院。3年前患者双膝关节不明原因红、肿、热、痛，被认为是“关节炎”，治疗后痊愈。检验结果：Hb 120g/L，PLT 150×10^9/L，BT 3分钟（正常对照4分钟），CT 18分钟（正常对照12分钟），APTT 90秒（正常对照30秒），PT 14秒（正常对照13秒），TT 16秒（正常对照为18秒）。

【讨论】

1. 根据以上资料，该患者初步诊断是什么？
2. 如需确诊，还需要哪些资料和实验室检查？

第一节　血栓与止血筛选试验应用

血液在血管内自由流动是机体止血、血液凝固和血液凝固调节的动态平衡过程。若止血、血液凝固和血液凝固调节机制活性增强，将会导致血栓前状态（prethrombotic state）或血栓形成（thrombosis）；相反，会导致低凝状态（low coagulation state）或出血倾向（hemorrhage trend）。

出血性疾病（hemorrhagic disease）是由于多种原因导致机体止血、凝血功能障碍或抗

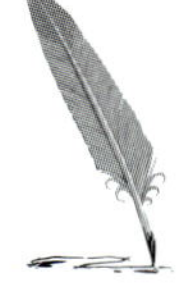

凝血、纤维蛋白溶解亢进，引起的自发性或轻微损伤后出血难止的一类疾病。本类疾病的诊断，除病史、家族史和临床表现外，实验室检查具有重要价值。不同原因出血性疾病的临床特点见表19-1。

表19-1 不同原因的出血性疾病临床特点

特点	凝血异常	血管及血小板异常
瘀点	罕见	特征性表现
浅部瘀斑	常见，一般大且孤立	很常见，一般小而多
关节血肿、深部血肿	特征性表现	罕见
迟发性出血	常见	罕见
表皮破损处出血	少量	持续，往往不易止血
患者性别	多数先天性疾病发生于男性	常见女性发病

出血性疾病的实验室检验一般包括筛选试验和确诊试验。

筛选试验包括一期止血缺陷试验、二期止血缺陷试验、纤溶亢进的筛选试验等。

一、一期止血缺陷筛选试验

一期止血缺陷是指血管壁和血小板异常所引起的止血功能缺陷。若临床出现不同程度的出血，筛选试验可选择血小板（PLT）计数、出血时间（bleeding time，BT），临床应用时分为以下四种情况。

1. BT和PLT均正常 除健康人之外，多数是由于单纯血管壁通透性和（或）脆性增加所致的血管性紫癜，如遗传性出血性毛细血管扩张症、过敏性紫癜和单纯性紫癜等。

2. BT延长，PLT减少 多数是由于血小板数量减少所引起的血小板减少性紫癜，如原发性和继发性血小板减少性紫癜。可加做血小板寿命和血小板表面相关抗体测定。

3. BT延长，PLT正常 多数是由于血小板功能异常或某些凝血因子缺乏所致的出血性疾病，如遗传性、获得性血小板功能异常症或血管性血友病（vWD）、低（无）纤维蛋白原血症。其中vWD通常在口服阿司匹林后出现BT延长（阿司匹林耐量试验阳性）。

4. BT延长，PLT增多 常见于原发性和继发性（反应性）血小板增多症。

二、二期止血缺陷筛选试验

二期止血缺陷主要涉及凝血因子和抗凝血物质的异常。临床出现不同程度的出血时，常可选择凝血酶原时间（prothrombin time，PT）、活化部分凝血活酶时间（activated partial thromboplastin time，APTT）作为筛查试验，临床应用分为以下四种情况。

1. APTT和PT均正常 见于健康人或血栓与止血改变处于代偿阶段，若临床有较明显的延迟性出血，则见于遗传性或获得性因子XIII缺乏症、异常纤维蛋白原血症等。

2. APTT延长，PT正常 多数是由于内源凝血途径缺陷所致的出血性疾病，如血友病甲、乙和因子XI缺乏症，血管性血友病；因子XII缺乏可以表现为APTT延长和PT正常，但临床上出血不明显或表现为血栓栓塞症状。

3. APTT正常，PT延长 多数是由于外源性凝血途径缺陷所致的出血性疾病，如遗传性或获得性因子VII缺乏症。

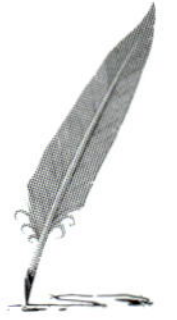

4. APTT和PT均延长 多数是由于共同途径缺陷所致的出血性疾病，如遗传性或获得性因子X、V、凝血酶原缺陷和纤维蛋白原缺陷症等。

此外，临床应用肝素治疗时，APTT相应延长；应用口服抗凝剂治疗时，PT相应延长。

三、纤溶活性亢进筛选试验

纤溶活性亢进是指纤维蛋白（原）和某些凝血因子被纤溶酶降解所引起的出血，血浆FDP定量和血浆D-二聚体可作为筛选试验，临床应用有四种情况。

1. FDPs和D-二聚体均阴性 表示纤溶活性正常，临床出血症状可能与纤溶无关。

2. FDPs阳性，D-二聚体阴性 见于纤维蛋白原被降解而纤维蛋白未被降解，即原发性纤溶亢进。见于原发性纤溶、肝病、纤溶初期、剧烈运动、类风湿关节炎等。

3. FDPs阴性，D-二聚体阳性 理论上只见于纤维蛋白被降解，而纤维蛋白原未被降解，实际上多属于FDPs假阴性。

4. FDPs和D-二聚体均阳性 表示纤维蛋白原和纤维蛋白同时被降解，最常见于继发性纤溶，如DIC和溶栓治疗后。

通过上述试验，结合临床资料对检验结果进行综合分析，对出血性疾病做出诊断和鉴别诊断。

考点提示 一期、二期止血缺陷的概念，其筛选试验的项目及临床应用。

第二节　出血性疾病检验的临床应用

出血性疾病是由于多种原因导致机体止血、凝血功能障碍或抗凝血、纤维蛋白溶解过度，而引起的自发性出血、轻微外伤后过度出血或出血难止的一类疾病。在临床上根据出血性疾病的病因可分为血管壁异常性、血小板性及凝血功能异常性等疾病类型。

一、血管壁异常性疾病

（一）过敏性紫癜

【概述】过敏性紫癜（allergic purpura）又称Schonlein-Henoch综合征，是一种常见的血管变态反应性疾病，机体对某些致敏物质（如细菌、病毒、寄生虫、药物、食物、花粉等）发生变态反应导致毛细血管脆性和（或）通透性增加，血液外渗，产生紫癜、黏膜及器官出血。本病好发于儿童和青少年，多数于发病前1~3周有上呼吸道感染等前驱症状，随后出现以紫癜为主的典型症状，伴有头痛、发热、腹胀腹痛、关节周围疼痛等。主要分为以下四种类型。

1. 皮肤型 最常见，四肢皮肤紫癜对称分布，分批出现，大小不等，呈紫红色，略高出皮肤，偶有痒感。以下肢及臀部多见，躯干极少。

2. 腹型 除皮肤紫癜外，因消化道黏膜及腹膜脏层毛细血管受累，产生消化道症状及体征，以腹痛常见，常为脐周、下腹部阵发性绞痛，伴皮肤紫癜，腹痛、恶心、便血、腹泻，需与急腹症鉴别。

3. 关节型 除皮肤紫癜外，因关节部位血管受累出现关节肿胀、疼痛、压痛及功能障

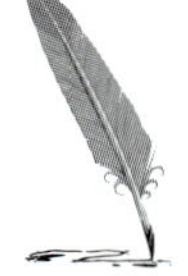

碍等表现（约1/2有关节症状），多发生于膝、踝、腕、肘等大关节。关节肿胀较轻，呈游走性，反复发作，经数日而愈，不遗留关节畸形。

4. 肾型 病情严重，除皮肤紫癜外，出现血尿、蛋白尿及管型尿。症状可出现于任何时期，但以紫癜发生后1周多见。一般认为尿变化出现愈早经过愈重，少数因反复发作演变为慢性肾炎（血尿、蛋白尿、水肿）、肾病综合征（大量尿蛋白、低蛋白血症、水肿、高脂血症），甚至导致肾衰竭，过敏性紫癜所引起的肾损害称为过敏性紫癜性肾炎。

有两种以上并存者称为混合型。除以上常见类型外，少数患者还可累及眼部、脑及脑膜血管，出现视神经萎缩、虹膜炎、视网膜出血及水肿、中枢神经系统症状和体征。

【实验室检查】

1. 毛细血管脆性试验（束臂试验） 30%~50%患者束臂试验阳性。

2. 血常规 白细胞正常或轻度升高，红细胞及血红蛋白正常或轻度降低，取决于出血的严重程度；血小板多正常。

3. 凝血相关检查 PT、APTT、TT、Fg及血块收缩时间等均正常。

4. 尿常规 肾型或混合型可有血尿、蛋白尿，偶有管型尿。

【诊断和鉴别诊断】

1. 诊断过敏性紫癜的诊断依据

（1）发病前1~3周有上呼吸道感染史。

（2）典型的四肢皮肤紫癜，分批出现，均匀分布，可伴腹痛、关节肿痛、血尿等症状或过敏史。

（3）血小板计数、血小板功能及凝血相关检查正常，束臂试验可能阳性。

（4）排除其他原因所致的血管炎或紫癜。

2. 鉴别诊断 本病需与如下疾病相鉴别：①遗传性毛细血管扩张症；②单纯性紫癜；③免疫性血小板减少症；④风湿性关节炎；⑤肾小球肾炎；⑥系统性红斑狼疮；⑦外科急腹症。本病具有特殊临床表现及大多数实验室检查正常，鉴别一般无困难。

（二）血管性血友病

【概述】血管性血友病（von willebrand disease，vWD）是常见的遗传性出血性疾病之一，由于体内血管性血友病因子（von willebrand factor，vWF）基因缺陷造成血浆vWF数量减少或质量异常。国外患病率高达1%~3%。本病为常染色体遗传病，多为显性遗传。根据遗传方式、临床表现及实验室检查可分为三种类型，即1型（经典型）、2型和3型（重型）。

患者多数症状体征较轻微，发病隐匿。常表现为皮肤瘀斑、黏膜出血、月经量增多等，或出现手术、创伤及分娩时出血过多，但极少表现为组织（如深部肌肉及关节腔）的出血。

【实验室检查】

1. 出血时间测定 BT延长是诊断vWD的重要标准之一，1型vWD变异较大，BT可正常或接近正常。

2. APTT和凝血因子Ⅷ活性（FⅧ：C）测定 患者常有APTT延长和FⅧ：C的缺乏，70%患者FⅧ：C介于10%~40%。重型者FⅧ：C及FⅧ：Ag达3%~5%，而部分2型患者FⅧ含量可正常。

3. vWFAg定量 多数患者vWF：Ag减低，是诊断vWD的重要指标。患者vWF：Ag异常发生率约40%。

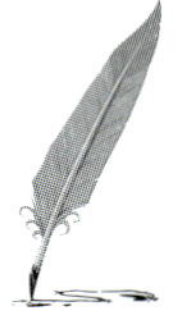

4. vWF多聚物分析 一般采用SDS凝胶电泳分析。在vWD分型诊断中有较大价值。

5. 瑞斯托霉素诱发血小板聚集反应（RIPA） 是检测vWF功能活性较敏感的筛选试验。vWD缺乏vWF瑞斯托霉素辅因子活性，将瑞斯托霉素加入患者富血小板血浆中，血小板无聚集反应，大部分vWD患者RIPA减低或缺如。

另外，胶原结合试验、FⅧ结合试验、vWF基因检测、vWF因子活性测定等检测项目vWD的诊断及分型中也发挥着重要作用。

【诊断和鉴别诊断】

1. 诊断 主要表现为不同程度的出血，也可能是轻微的，仅在手术中或外伤时发生；血小板正常；出血时间延长或阿司匹林耐量试验阳性；APTT延长或正常；FⅧ：C正常或降低；vWF降低，正常者可出现不同程度的vWF多聚体异常。必须排除血小板功能缺陷疾病。

2. 鉴别诊断 本疾病需与血友病和血小板无力症相鉴别。

（三）其他血管壁异常性疾病

1. 遗传性出血性毛细血管扩张症

【概述】遗传性出血性毛细血管扩张症是一种由于毛细血管壁遗传性发育不全所引起的出血性疾病。本病呈常染色体显性遗传，主要病理缺陷是部分毛细血管壁的中层缺乏弹力纤维和（或）平滑肌层，引起病变部位的局部血管扩张、扭曲和破裂出血。主要临床特征：①成簇的毛细血管扩张：多见于上半身，如面部、唇部、口腔、鼻腔、胸部上肢和手指等。多为红色或暗红色，压之褪色，呈针头状、结节状、蜘蛛网状或瘤状突起；②反复同一部位出血：幼年多见鼻出血、齿龈出血，成年有胃肠道、泌尿道、呼吸道反复出血，女性月经量增多、手术、创伤和分娩后出血难止。

【实验室检查】由于患者血管壁脆弱，束臂试验常阳性，BT延长，其他血栓与止血检验结果多为正常，出血严重者有小细胞低色素性贫血。阳性家族史、毛细血管扩张及同部位反复出血有助于诊断，血管造影有确诊价值。基因检查有助于诊断未发病者，预防严重的脑或肺出血。病变部位组织病理学检查可见毛细血管壁缺乏弹力纤维和（或）平滑肌层，此是确诊的佐证。

【诊断和鉴别诊断】2000年国际HHT基金科学顾问委员会诊断标准如下：①鼻出血：反复、自发性鼻出血；②毛细血管扩张：位于特征部位（如口唇、手指和鼻部）多发毛细血管扩张；③内脏损害：如胃肠毛细血管扩张（伴或不伴出血），肺动静脉、肝脏动静脉、脑动静脉和脊椎动静脉畸形；④家族史：根据上述诊断，患者一级亲属中，至少有1位诊断为遗传性出血性毛细血管扩张症。以上符合3项即可确诊，符合2项为疑诊，少于2项可能性不大。本病需与蜘蛛痣、红痣、小静脉扩张等疾病鉴别。

2. 其他血管性紫癜 包括家族性单纯性紫癜、巨大海绵状血管瘤、全身弥漫性血管角化病、共济失调毛细血管扩张症、维生素C缺乏症等。这些紫癜都是由于血管壁的通透性、脆性增加或由于免疫球蛋白（IgG、IgM）免疫复合物沉积于血管壁所致。临床特征是皮肤反复发作性紫癜，有时伴有黏膜出血倾向。除束臂试验阳性外，其他血栓与止血检验多数正常，依据临床表现及实验室检查等可确定诊断。

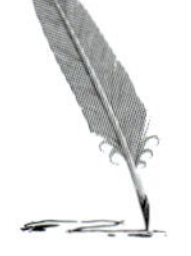

二、常见血小板疾病

扫码“看一看”

（一）免疫性血小板减少症

【概述】免疫性血小板减少症（immune thrombocytopenia，ITP）也称原发性血小板减少症，是一种因免疫因素导致血小板破坏过多而引发的疾病。本病多发于儿童、青壮年，以外周血血小板减少、血小板生存时间缩短为特征，儿童患者（急性型）多由病毒抗原激发机体产生抗体，抗体附着于血小板表面并使血小板致敏，后者再被单核-巨噬细胞系统破坏导致血小板减少；成人患者（慢性型）多由机体产生原因不明的抗血小板抗体，该抗体与血小板膜糖蛋白结合，引起血小板在单核-巨噬细胞系统（如脾脏）中过多过快地破坏而导致血小板减少。

临床上分为急性型和慢性型两种：①急性型，典型者见于3~7岁儿童，常在紫癜出现前1~3周有上呼吸道感染病史，起病急骤，常伴有发热、皮肤紫癜、黏膜出血及泌尿道、胃肠道等内脏出血，少数患者可发生颅内出血，病程呈自限性，多数患者在半年内自愈；②慢性型，多见于青壮年。发病前常无诱因，起病缓慢，临床表现以皮肤、黏膜出血为主，女性患者可表现为月经量过多，脾脏不大或稍大。病程长达1至数年，且反复发作。

【实验室检查】

1. 血象　血小板明显减少，急性型较慢性型显著；血小板形态可有改变，如体积增大、形态异常、颗粒减少、染色过深等。除严重出血外，一般无明显贫血及白细胞减少。

2. 止血血栓检查　与血小板减少有关的检查异常，如BT延长、束臂试验阳性、血块收缩不良等。

3. 骨髓象检查　骨髓增生活跃或明显活跃，巨核细胞常增多，成熟障碍，以幼稚型巨核细胞和颗粒型巨核细胞增多为主，可见胞质颗粒减少，嗜碱性较强，产血小板型巨核细胞明显减少甚至缺如，细胞质中出现空泡变性。在少数病程较长的难治性ITP患者，骨髓中巨核细胞数可减少。

4. 诊断ITP的特殊检查　①血小板相关抗体测定，有助于鉴别免疫性与非免疫性血小板减少，有助于ITP的诊断；②血小板生成素（TPO）的测定，可以鉴别血小板生成减少（TPO水平增高）和血小板破坏增加（TPO水平正常），从而有助于鉴别ITP与不典型再生障碍性贫血或低增生骨髓增生异常综合征。

【诊断和鉴别诊断】

1. 诊断　ITP为临床排除性诊断，其诊断要点包括：临床上出血症状、至少两次血常规检查提示血小板减少、脾脏不大、骨髓巨核细胞增多伴成熟障碍、抗血小板抗体增高、排除继发性血小板减少和泼尼松治疗有效等。

2. 鉴别诊断　需要鉴别的疾病包括继发性血小板减少症，如脾功能亢进、再生障碍性贫血、白血病、系统性红斑狼疮、骨髓增生异常综合征、药物性免疫性血小板减少等。

考点提示　ITP的临床特征和实验室检查特点。

（二）血栓性血小板减少性紫癜

【概述】血栓性血小板减少性紫癜（thrombotic thrombocytopenic purpura，TTP）是一种微血管性出血综合征，由于遗传或获得性因素造成血管性血友病因子裂解酶（vWF-

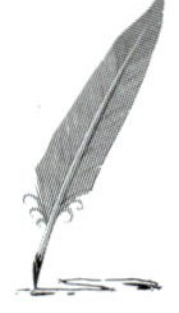

cleaving protease，vWF-CP）质的缺陷或量的缺乏所致。本病起病急骤，10~40岁年龄高发，多见于儿童和青壮年女性。临床表现为典型的“三联征”：血小板减少、微血管病性溶血性贫血、神经精神症状；若同时伴发热和肾损伤，称为“五联征”。

【实验室检查】

1. 血象和骨髓象 正细胞正色素性贫血，网织红细胞显著增高；95%的患者血涂片上可见红细胞碎片、有核红细胞及异形红细胞；白细胞总数常增高，伴中性粒细胞核左移；96%以上患者可见血小板减少，多为（10~50）$\times 10^9$/L。骨髓象可见红系细胞增生明显活跃，巨核细胞增生或正常，常伴成熟障碍。

2. 溶血指标 检查TTP以血管内溶血为特征，可见血清游离血红蛋白和非结合胆红素增高，结合珠蛋白降低，血清LDH浓度升高，但Coombs试验阴性。

3. 血管性血友病因子检测 可见vWF-CP出现质的缺陷或量的缺乏为诊断TTP的“金标准”。

【诊断和鉴别诊断】

1. 诊断 主要依据：①血小板减少；②微血管病性溶血性贫血。次要依据：①神经精神症状；②发热，体温高于38.3℃；③肾脏损伤。主要依据加上任何一项次要依据即可考虑诊断本病。

2. 鉴别诊断 应与下列疾病鉴别：溶血性尿毒症综合征、DIC、Evans综合性和系统性红斑狼疮等。

（三）遗传性血小板功能异常疾病

【概述】遗传性血小板功能异常疾病，主要包括血小板无力症和巨大血小板综合征等。患者临床表现为皮肤和黏膜轻度至中度的出血，手术、创伤和分娩后出血加重，且难于止血。

1. 血小板无力症（Glanzmann thrombasthenia，GT）为常染色体隐性遗传性疾病。该病的基本缺陷是血小板膜糖蛋白GPⅡb/Ⅲa异常，同时伴有编码GPⅡb/Ⅲa基因的缺陷，导致患者的血小板对多种诱导剂（胶原、ADP、凝血酶等）无反应。临床以皮肤黏膜出血为主，可有外伤或手术后出血不止，随年龄增加有减轻趋势。实验室检查：GPⅡb/Ⅲa减少或质量异常，出血时间延长，PF_3有效性下降，血块收缩功能不良或正常。

2. 巨大血小板综合征是一种常染色体隐性遗传性疾病。该病的基本缺陷为血小板膜糖蛋白GPⅠb/Ⅸ的异常导致血小板黏附能力减低，临床表现为自发性皮肤黏膜出血、牙龈出血、月经过多等。轻者可无症状。实验室检查：血小板数量减少、体积增大，出血时间延长、血小板黏附能力下降、对瑞斯托霉素不发生聚集反应、血小板GPⅠb/Ⅸ减少等。

三、常见凝血功能异常疾病

（一）血友病

【概述】血友病（hemophilia）是因遗传性FⅧ和FⅨ基因缺陷引起的激活凝血酶原酶的功能障碍而导致的一组出血性疾病。其中FⅧ基因缺陷所致的血友病称为血友病A（hemophilia A，HA），也称血友病甲或FⅧ缺乏症；而FⅨ基因缺陷所致的血友病称为血友病B（hemophilia B，HB），也称血友病乙或FⅨ缺乏症。血友病A与血友病B的发病率为138：20。（15~20）/10万男孩中有发病，此发病率在所调查的不同的种族和地域之间没有

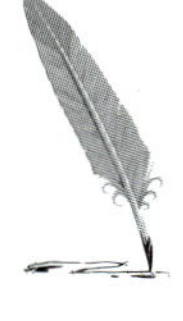

差异。发病率以血友病A最多占85%，血友病B占15%。

血友病A与血友病B的遗传方式均为×连锁（伴性）隐性遗传，血友病C为常染色体不完全隐性遗传。女性血友病患者所生的女儿均为致病基因携带者，所生儿子均为患者。女性携带者所生的女儿50%为健康人，50%为致病基因携带者；所生的儿子50%为患者，50%为健康人。但也有部分血友病患者无遗传性家族史，用基因技术检测可发现患者存在基因缺陷，推测可能是母体妊娠过程中胎儿出现自身基因突变导致。

本病主要临床特点为自幼自发性出血或轻微外伤后出血难止，出血部位常为负重的大关节腔内（如肩、肘、腕、髋、膝、踝关节）和负重的肌群内（如肱三头肌、腰大肌、股四头肌、腓肠肌等）。关节腔内长期反复出血可导致关节腔纤维组织增生、粘连，造成关节畸形与残疾，也可有“血友病假瘤”形成。血友病患者皮肤瘀斑、黏膜出血也较多见；重型血友病可发生内脏出血（如咯血、血尿、黑便）或颅内出血。

【实验室检查】

1. 筛检试验　APTT延长，PT正常。

2. 凝血因子促凝活性　检测因子活性（FⅧ：C、FⅨ：C）减低是常用的确诊试验。

3. 凝血因子抗原含量检测　因子抗原含量（FⅧ：Ag、FⅨ：Ag）减低或正常。

4. 携带者和产前诊断　采用基因探针、限制性片段长度多态性、DNA印迹技术作携带者和产前诊断。

5. 排除试验　做BT和vWF：Ag检测以排除vWD；做复钙交叉试验以排除各因子的抑制物（尤其FⅧ抑制物）。

6. 基因诊断　结合分子生物学技术进行基因诊断，可确定基因突变的类型，为研究病因、发病机制和基因治疗奠定理论基础。

【诊断】无论是否有明显的家庭史，是否存在出血，一旦确诊FⅧ：C或FⅨ：C显著降低，无vWF明显减少，排除获得性因素，即可诊断血友病。血友病的严重程度由各种因子的活性百分率来确定。有条件可进一步检测相关因子的抗原含量。

考点提示　血友病的分型，血友病诊断需要完善的实验室检查。

（二）肝脏疾病引起的凝血障碍

【概述】人体内绝大多数凝血因子、抗凝蛋白及纤溶成分均在肝脏合成，同时部分凝血因子也在肝脏灭活，因此严重肝脏病常引起止凝血障碍，出血是主要临床表现，也是死亡的主要原因之一。出血常表现为皮肤瘀斑、黏膜出血、月经过多、内脏出血等，且出血与肝功能损害的严重程度呈正比。

造成肝脏病出血的原因和机制较复杂，主要包括以下几方面。

1. 凝血因子和抗凝蛋白的合成减少　当肝细胞受损或坏死时，肝细胞合成凝血因子和抗凝蛋白的能力减低，导致凝血和抗凝机制紊乱。

2. 凝血因子和抗凝蛋白消耗增多　肝脏病易并发原发性纤溶或DIC，此时血浆中纤溶酶增高，可以水解纤维蛋白（原）和多个凝血因子，同时消耗大量的抗凝蛋白，使血浆中凝血因子和抗凝蛋白降低。

3. 异常抗凝物质和血FDP增多　肝脏病时，肝细胞合成肝素酶的能力减低，使类肝素抗物质不能及时被灭活而在循环血液中积累。此外，高纤溶酶血症致使纤维蛋白（原）降

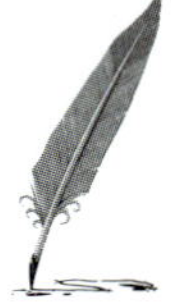

解，产生的FDP增高。

4. 血小板减少及其功能障碍 在肝炎病毒损伤骨髓造血干/祖细胞、脾功能亢进和免疫复合物等因素的作用下，抑制血小板的生成和血小板黏附、聚集、释放等功能，致使血小板数减少，寿命缩短及功能低下。

【实验室检查】肝脏病时血栓与止血的检测结果见表19-2。

表19-2 主要肝脏疾病时血栓与止血的检测结果

	急性肝炎	慢性肝炎	重症肝炎	肝硬化	原发性肝癌	肝叶切除
凝血试验						
APTT	N/↑	↑	↑↑	↑/N	↑	↑
PT	N/↑	↑	↑↑	↑/N	↑	↑
TF	N/↑	↑	↑↑	↑/N	↑↑	↑
HPT	N/↓	↓	↓↓	↓	↓	↓
凝血因子						
依K因子活性	N	↓/↓↓	↓↓	↓↓	↓/不定	↓
Fg和FⅤ：C	N/↑	N/↓	↓	↓/↓↓	↓/不定	↓
FⅧ：C	N/↑	↑/N	↑↑	↑↑	↑	↑
vWF：Ag	↑	↑	↑↑	↑↑	↑	↑↑
抗凝试验						
AT	N/↓	↓	↓↓	↓	↑/N	↓
PC和PS	N/↓	↓	↓↓	↓↓	↓/N	
类肝素物质	N	N/↓	↑↑	↑	↑	N/↑
HC-Ⅱ	N/↓	↓	↓↓	↓	↓	↓
纤溶试验						
ELT	N	N/↓	不定	↓	不定	↓
t-PA	↑	↑	↑↑	↑↑	↑	↑
PAI	↓	↓	↓↓	↑↑	↓	↓
PLG	N	↓	↓↓	↓	↓	↓
α_2-PI	N	↓	↓	↓	↓	↓
FDP	N/↑	N/↑	↑↑	↑↑	↑	↑
D-D	N/↑	N/↑	↑	↑	↑	↑/N
血小板试验						
PLT	N	N/↓	↓	↓	不定	↓
血小板功能	N/↓	↓/N	↓	↓/N	↓/N	N
膜糖蛋白	N	↓	↓	↓	↓	
BT	N	N	↑	↑	N	N

【诊断】

1. FⅦ：C减低　可作为肝脏病早期诊断指标之一。

2. Fg和FV：C减低　反映肝脏病严重或进入肝硬化。

3. 异常凝血酶原增高　是诊断原发性肝癌的参考指标之一。

4. FⅧ：C和vWF水平越高，反映肝脏病越严重；FⅧ：C降低提示肝脏病并发DIC。

5. FⅫa　Ag、AT水平低于35%或PLG水平低于20%提示预后不良。

总之，肝脏病常呈多个凝血因子异常，需综合分析。

（三）维生素K缺乏引起的凝血障碍

【概述】维生素K缺乏引起的凝血障碍是指因维生素K缺乏而导致的FⅡ、FⅦ、FⅨ、FⅩ缺乏所引起的一系列症状。FⅡ、FⅦ、FⅨ、FⅩ在肝内的合成需要依赖维生素K，由于维生素K缺乏，导致上述凝血因子合成减少或结构异常。本症常有明确病因，并呈多个凝血因子联合缺乏，临床上除原发病的表现外，尚可见皮肤、黏膜和内脏出血倾向。常见病因主要包括以下几种。

1. 吸收不良综合征　维生素K在肠道内吸收不良：①完全阻塞性黄疸和胆汁丧失过多引起肠内胆盐缺乏，影响维生素K的吸收；②结肠炎、肠瘘和肿瘤导致肠道吸收功能不良；③长期口服石蜡油类润滑剂，引起肠道中脂溶性维生素K排出过多等。

2. 肠道灭菌综合征　经常服用肠道灭菌类抗生素导致肠道正常菌群失调，引起细菌合成的维生素K减少。

3. 新生儿出血症　新生儿出生3~7天时从母体获得的维生素K已消耗殆尽，而此时新生儿尚缺乏肠道正常菌群，不能自身合成维生素K，且其肝脏功能尚未完善，不能合成正常依赖维生素K的凝血因子。

4. 口服抗凝剂　香豆素类衍生物（华法林等）可抑制羧基化酶的活性而产生拮抗维生素K的作用，使依赖维生素K的凝血因子活性缺乏。

【实验室检查】

1. 筛选试验　可以选择APTT和PT。但依赖维生素K的凝血因子活性下降至健康人30%~35%以下，才可能出现APTT和PT延长。

2. 确诊试验　直接测定血浆维生素K的浓度，成人血浆维生素K<100ng/L，新生儿脐血维生素K<50ng/L即可诊断，由于技术及条件限制目前应用较少。

【诊断和鉴别诊断】

1. 诊断

（1）APTT和PT延长。

（2）存在干扰维生素K吸收的基础疾病和口服抑制维生素K抗凝剂。

（3）有出血的临床表现及维生素K治疗有效。

2. 鉴别诊断　需要进行鉴别的疾病为获得性抗凝物质增多和DIC。

（四）弥散性血管内凝血

【概述】弥散性血管内凝血（disseminated intravascular coagulation，DIC）是由于血液内凝血机制被激活，以血栓、出血及微循环障碍为特征的一组综合征。它不是一个独立的疾病，而是多种病因引起的血栓与止血病理生理改变的一个中间环节，是多种疾病均可产生

的一种严重并发症。其特点为患者体内形成广泛性微血栓，从而使大量血小板和凝血因子消耗，导致凝血活性下降，从而引起继发性纤溶亢进。

1. 原发性疾病 本症常继发于严重感染（重症肝炎、败血症）、大面积烧伤、广泛性手术、严重创伤、恶性肿瘤（急性早幼粒细胞白血病、肿瘤广泛转移等）、产科意外（胎盘早剥、羊水栓塞）以及其他疾病（呼吸窘迫综合征）等。

2. DIC 临床表现除原发病表现外，可有：①广泛性出血、注射部位和手术创面渗血难止，大片状皮肤瘀斑、血肿以及广泛的黏膜和内脏出血；②休克、微循环衰竭等；③微血栓栓塞；④微血管病性溶血性贫血；⑤多器官功能衰竭，是引起DIC的主要死亡原因。

【实验室检查】

1. 反映凝血因子消耗的实验室检查 血小板数量减少，PT、APTT延长、Fg含量减低。

2. 反映纤溶系统亢进的实验室检查 纤维蛋白（原）降解产物（FDP）、D-二聚体增高，3P实验阳性。

由于DIC是一个动态的病理生理变化过程，不能仅靠一个实验室指标及一次检查结果得出结论，故上述试验的动态监测对DIC诊断更有意义。

【诊断和鉴别诊断】

1. 诊断标准 是目前我国通用的DIC诊断标准。

（1）存在易致DIC的基础疾病 感染、恶性肿瘤、病理产科、大型手术及创伤等。

（2）有下述2项以上临床表现 ①严重或多发性出血；②不能用原发病解释的微循环障碍或休克；③广泛性皮肤、黏膜栓塞、灶性缺血性坏死、脱落及溃疡形成，或不明原因的肺、肾、脑等脏器衰竭；④抗凝治疗有效。

（3）实验室检查 符合下述3项以上：①$PLT<100 \times 10^9/L$或进行性减少；②$Fg<1.5g/L$或进行性减少；③3P试验阳性或$FDP>20\mu g/L$；④PT延长/缩短>正常对照值3秒或动态变化；⑤外周血涂片：破碎/异常红细胞>10%；⑥$ESR<15mm/h$。

2. 鉴别诊断 DIC为继发性纤溶，与原发性纤溶症临床表现相似，有时难以鉴别，但它们的发病机制和治疗原则完全不同，临床实验室检查可作为鉴别的依据。如原发性纤溶时血小板多正常，D-二聚体正常，3P试验阴性，而继发性纤溶（DIC）患者血小板进行性下降，D-二聚体进行性增高及3P试验阳性。

（五）获得性抗凝物质增多

正常人体内可以含有一定量的循环抗凝物质（或抑制物），但不会引起出血。病理情况下，循环抗凝物质增多则可使凝血发生障碍引起出血。常见的血液中抗凝物质增多见于以下几种情况。

1. 肝素样抗凝物质增多

【概述】肝素样抗凝物质可加速抗凝血酶对多个活化凝血因子的灭活，其增多见于肝素治疗、严重肝脏病、DIC、急性白血病、恶性肿瘤等。肝素样抗凝物质可抑制FⅧ、FⅨ、FⅤ、FⅩ、FⅫ及凝血酶活性引起出血。临床表现为皮肤、黏膜及消化道出血；静脉穿刺、活检、术后伤口严重出血，严重可危及生命。

【实验室检查】PLT正常或减低，BT正常或延长；APTT、PT、TT均延长，不能被正常人血浆纠正，但可以被鱼精蛋白或甲苯胺蓝纠正；血浆肝素浓度增高。

【诊断】肝素样抗凝物质增多诊断：符合以下三项中的两项即可诊断。①肝病史或肝素

类药物使用史；②TT延长可以被鱼精蛋白、甲苯胺蓝、肝素酶纠正，肝素测定符合肝素样抗凝物质增多；③有恶性肿瘤尤其是血液系统恶性肿瘤。

2. 狼疮样抗凝物质增多

【概述】狼疮样抗凝物质是一种抗磷脂抗体，多数为IgG，少数为IgM或两者并存，主要通过结合磷脂复合物阻断磷脂表面发生的凝血反应引起的凝血障碍，其增多见于系统性红斑狼疮、类风湿关节炎、恶性肿瘤等。临床表现为血栓栓塞、流产，部分有皮肤、黏膜和内脏出血。

【实验室检查】PT缩短，APTT延长，不被正常血浆纠正；狼疮样抗凝物质检测结果阳性有确诊价值。

【诊断】狼疮样抗凝ELSA法检测阳性即可诊断。

3. FⅧ因子抑制物

【概述】血友病A（HA）患者接受含有FⅧ的血液制品替代治疗一段时间后可产生特异性抑制或灭活FⅧ促凝活性的抗体，此类情况可见于10%~20%的HA患者。FⅧ抑制物也可见于非HA患者。由于机体多种抗体与FⅧ有交叉反应性而产生一种自身抗体，该抗体能灭活FⅧ：C，致使FⅧ：C活性降低，临床症状类似于重型血友病A，亦称获得性血友病。此类抗体发生率为1/100万，男女患病率均等，多在60岁以后发病，50%伴有其他自身免疫性疾病，如系统性红斑狼疮、类风湿关节炎、药物（如青霉素，α-干扰素等）治疗、支气管哮喘、恶性肿瘤、皮肤病、妊娠或分娩后等。

【实验室检查】PT、TT正常；APTT延长且不能被正常血浆所纠正，检测FⅧ：C水平可随孵育时间延长而进行性下降。FⅧ抑制物定量抗体滴度增高有助于本病诊断。

【诊断】FⅧ抑制物定量抗体滴度≥0.5U可明确诊断。

第三节　血栓性疾病诊断的临床应用

一、概述

血栓形成（thrombosis）是指血液在心血管系统管腔内，发生凝固或血液中某些成分凝集形成固体质块的过程。血栓栓塞（thromboembolism）是血栓由形成部位脱落，在随血流移动的过程中部分或全部堵塞某些血管，引起相应组织和（或）器官缺血、缺氧、坏死（动脉血栓）及淤血、水肿（静脉血栓）的病理过程。血栓形成和血栓栓塞两种病理过程所引起的疾病，称为血栓性疾病（thrombotic diseases）。

血栓性疾病严重威胁人类的生命健康，其发病率高居各种疾病之首，且近年来还有渐增之势，是当代医学研究的重点和热点之一。

（一）血栓分类

1. 根据血栓成分及结构的不同分为四种类型

（1）白色血栓　又称血小板血栓或析出性血栓，主要由血小板和少量纤维蛋白构成，常为附壁血栓，多见于流速较快的动脉内。

（2）混合血栓　在结构上分为头、体、尾三部分，头部由白色血栓形成，体部由红色

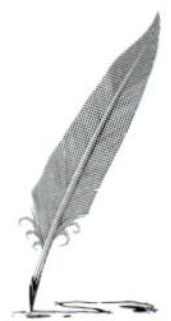

血栓与白色血栓组成，尾部由红色血栓形成。血栓头部常黏附于血管壁，形成附壁血栓。

（3）红色血栓　外观呈暗红色，主要结构为红细胞、白细胞，多见于血流淤滞的静脉内。血栓与管壁黏附较疏松，易脱落形成栓塞。

（4）透明血栓　存在于微循环的血管内，又称微血栓，多见于DIC、休克。

2. 根据血栓形成的部位分为三种类型

（1）静脉血栓　静脉血栓以下肢深静脉血栓形成最为多见，如股静脉、腘静脉，其次为肠系膜静脉及门静脉等。多为红细胞血栓或纤维蛋白血栓。

（2）动脉血栓　动脉血栓形成多见于冠状动脉、脑动脉、肠系膜动脉及肢体动脉等。血栓类型早期多为血小板血栓、后期为纤维蛋白血栓。

（3）毛细血管血栓　毛细血管血栓常见于DIC、TTP及溶血尿毒综合征（HUS）等。

二、常见血栓性疾病

（一）深静脉血栓形成

【概述】深静脉血栓形成（deep vein thrombosis，DVT）是指血液在深静脉内血流缓慢或停滞形成血栓和栓塞。多见于静脉血液异常淤滞（患者手术后长期卧床）、静脉壁损伤（化学、感染和机械损伤等）或血液呈高凝状态（血液黏滞度和凝固性增高）等原因。病变常累及下肢静脉、股静脉、肠系膜上静脉和肝静脉等，尤其好发于损伤或功能不全的静脉瓣部位。

血栓形成后，少数能自行消融或局限于发生部位，大部分会扩散至整个肢体的深静脉主干，若不能及时诊断和处理，多数会演变为血栓形成后遗症，有些还可能并发肺栓塞，造成严重的后果。本病的临床表现随血栓所在部位和涉及的范围而异，多为胀痛、痉挛性疼痛、紧张感、卧床或抬高患肢可缓解。浅表静脉怒张，受累皮肤颜色、温度和感觉改变等。

【实验室检查】

1. 全血黏度和血浆黏度增高。
2. Fg含量和vWF ∶ Ag增高。
3. 抗凝血酶Ⅲ、蛋白C、蛋白S减低。
4. 纤溶酶原水平降低，纤维蛋白（原）降解产物（FDP）、D-二聚体水平增高。
5. 部分患者血小板功能亢进（β-TG、PF_4升高）。

（二）急性心肌梗死

【概述】急性心肌梗死（acute myocardial infarction，AMI）是一种常见动脉血栓栓塞性疾病，是指冠状动脉闭塞或血流中断，使部分心肌严重缺血缺氧导致组织坏死的疾病。其发生发展的基础通常是冠状动脉粥样硬化（80%以上），故是冠状动脉粥样硬化性心脏病（coronary atherosclerotic heart disease，CAD）中最为严重的一种。冠脉内膜下出血或冠脉持续性痉挛，使管腔发生持久而完全的闭塞，导致该冠脉所供应的心肌严重的持续性缺血、缺氧引起心肌坏死。

【实验室检查】

1. 患者血管内皮细胞损伤的检测指标（vWF、TM、ET-1）增高。

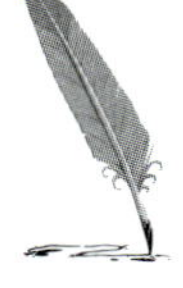

2. 血小板黏附和聚集功能增强，血小板释放因子β-TG、PF_4、5-HT和P-选择素增高。花生四烯酸代谢产物TXB_2增高。

3. 纤维蛋白肽A（FPA）、凝血酶原片段1和2（F_{1+2}）、血浆凝血酶-抗凝血酶复合物（TAT）、血栓前体蛋白（TpP）升高，6-酮-PGF1α降低。

4. 抗凝血酶活性多降低。

5. 纤溶活化物质增多，如：FDPs、D-二聚体、PAP、纤维蛋白肽$B\beta_{15\sim42}$等。

（三）脑梗死

【概述】脑梗死（cerebral infarction）又称缺血性脑卒中，是由于多种原因所致的局部脑组织血液供应障碍，导致脑组织缺血、缺氧性坏死，产生临床上对应的神经功能缺失表现。本症主要包括脑血栓形成（cerebral thrombosis）和脑血栓栓塞（cerebral embolism）。

脑血栓形成是一种最常见的脑动脉血栓栓塞性疾病，它是在脑动脉粥样硬化或动脉炎的基础上，血管内皮细胞损伤、血小板活化、纤溶活性减低，血液黏滞性和凝固性增高，血流减慢或淤滞，导致血管管腔狭窄或闭塞，引起与闭塞血管相应的脑组织缺血、缺氧，严重可致脑组织局部损伤或坏死。

脑栓塞是指身体其他部位的栓子（血栓、脂肪栓、感染性栓子、气栓、肿瘤细胞、纤维软骨等）脱落，随血流进入脑动脉而阻塞血管，引起该动脉相关脑组织缺血性坏死，发生的局灶性神经功能缺损性脑血管病变。

患者起病急骤，是发病最急的疾病之一，大多数患者病前无任何前驱症状，部分患者可能有头昏、一时性肢体麻木、无力等短暂性脑缺血发作表现。患者多在睡眠或休息时发病，约半数患者起病时有意识障碍，但持续时间短暂。脑梗死多数发生在颈内动脉系统，特别是大脑中动脉最常见，常见对侧中枢性偏瘫、偏侧性感觉障碍、主侧半球受累或失语。

（四）肺梗死

肺梗死（pulmonary infarction，PI）是肺栓塞后因血流阻断而引起的肺组织坏死。肺栓塞（pulmonary embolism，PE）是由于内源性或外源性的栓子堵塞肺动脉主干或分支，引起肺循环障碍的临床和病理生理综合征，10%～15%的肺栓塞可病理发展为肺梗死，严重者可以危及生命。肺栓塞、肺梗死的发生与下肢静脉血栓（DVT）有明显相关性。PE的发生年龄多在50～65岁，女性高于男性。久病卧床、大手术后、静脉曲张、血栓性静脉炎、创伤、肿瘤、妊娠等可导致深静脉血栓脱落进入肺动脉。

【实验室检查】

1. 纤溶活性增高，纤维蛋白（原）裂解片段（FDP）增高，90%患者血浆D-二聚体增高。D-二聚体检测有较高的敏感性，但特异性低，阴性预测值99%～100%，故对排除肺栓塞有重要价值。

2. 血栓调节蛋白、vWF：Ag、TXB_2和P-选择素等可增高。

3. 血WBC及血沉可增高。

（五）血栓前状态

【概述】血栓前状态（prethrombotic state）也称血栓前期（prethrombotic phase），是指凝血、抗凝及纤溶机制平衡失调，血液某些成分的生物化学和血液流变学发生变化，导致的一种病理状态。这些变化可以反映：①血管内皮细胞受损或受刺激；②血小板和白细胞被

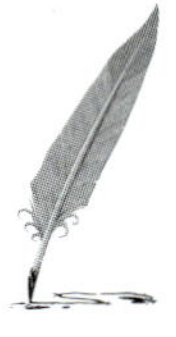

激活或功能亢进；③凝血因子含量增高或被活化；④抗凝蛋白含量减少或结构异常；⑤纤溶成分含量减低或活性减弱；⑥血液黏度增高和血流减慢等。在这一病理状态下，血液有可能发生血栓形成或血栓栓塞。但必须指出，一般所指的高凝状态仅限于体内凝血因子的血浆水平升高和（或）凝血因子被激活，引起血液凝固性增强的一种病理过程。血栓前状态包含高凝状态。血栓前状态仅仅是一种病理状态，可以长期存在，临床上常无特异的症状和体征。

【实验室检查】一般的止凝血检查（BT、PLT、APTT、PT和ELT等）对血栓前状态的诊断缺乏敏感性和特异性，不能满足临床和研究的需要。目前，国内外均采用检测血栓与止血分子标志物的方法对血栓前状态进行判断。

血栓前状态不是一种疾病，不能简单通过实验检测来进行诊断。分子标志物检查也只能反映在某些条件下，血管内皮细胞、血小板、凝血因子、血液凝固调节蛋白和纤溶成分发生的变化，这些物质在活化或代谢的过程中表现出某些特征或释放出某些产物。分子标志物与血栓形成并无直接相关性，但可用于参考。一般认为，当内皮细胞、血小板、凝血因子、血液凝固调节蛋白和纤溶成分中有任何三类分子标志物发生趋向于血栓形成的改变，则确定体内存在血栓前状态是比较可信的。

考点提示 急性心肌梗死的实验室检测指标。血栓前状态的定义。

第四节 抗血栓和溶栓治疗监测中应用

临床上常用抗凝药物、抗血小板药物和降纤药物来预防血栓形成（抗栓治疗），用纤溶进剂来进行溶栓治疗。但是这些药物若应用过量，可引起出血；而用量不足则达不到治疗效果。因此，临床在应用这些药物的过程中，必须区别不同情况，选择相应的实验室监测指标，以指导和调整临床的合理用药。

一、抗血栓治疗的监测

抗血栓治疗的常用药物是肝素（普通和低分子量肝素）和口服抗凝剂，其目的是降低血浆凝血因子的活性或阻止凝血因子的激活，从而降低血液的凝固性，预防血栓形成或阻止其发展。

（一）普通肝素

普通肝素（unfractionated heparin，uFH）出血的发生率为7%~10%，血小板减少发生率为0~5%。为防止出血并使药物发挥最大疗效，建议选用以下实验室监测指标。

1. 活化部分凝血活酶时间（APTT） 本试验简便、敏感、快速、实用，是监测肝素的首选指标。在应用中等以上剂量肝素（>1000U/24h）时，APTT应达到正常对照的1.5~2.3倍，此时抗凝效果最好，且出血风险最小，APTT达到正常对照的1.5倍为肝素起效阈值，超过正常对照的2.5倍时出血概率增加。

2. 活化凝血时间（ACT） 在体外循环和血液透析中，需要应用大剂量uFH作为抗凝剂，此时选用ACT作为监测指标。在体外循环过程中维持ACT在300~400秒为宜；应用鱼

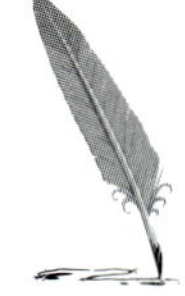

精蛋白中和肝素，使ACT恢复正常范围（74~125秒）。

3. 抗凝血酶活性（AT–Ⅲ：C）测定 主要用于较大剂量和持续应用肝素时的监测。正常血浆AT–Ⅲ：C水平为80%~120%，此时应用普通肝素有较好的抗凝效果。在应用肝素的全过程中，务必定时检测AT：Ⅲ，使其维持在正常范围内。若AT–Ⅲ：C低于正常范围应停用肝素，有诱发血栓形成的危险性，需及时补充血浆或抗凝血酶制剂。

4. 血小板计数 肝素可致血小板减少，常发生于应用肝素后2~14天。若PLT<50×10^9/L需停用肝素或必要时输注单采血小板悬液，以将血小板提高至80×10^9/L以上。

5. 血浆肝素浓度 直接监测血浆肝素浓度，使其维持在0.3~0.7U/ml为安全、有效的范围。

（二）低分子肝素（LMWH）

应用低分子肝素也可引起出血，其发生率仅为普通肝素的1/3，相比普通肝素出血并发症少、较少引起继发性血小板减少及功能障碍、皮下注射吸收率高等优势。常规剂量LMWH作皮下注射时，可不监测。但大剂量静脉持续滴注时，需做实验室监测。

1. 血小板计数 用药前及用药后每周检测1~2次，若血小板<50×10^9/L时，应停用肝素或必要时输注单采血小板悬液，以将血小板提高至80×10^9/L以上。

2. 抗FXa活性测定 国际上推荐选用抗FXa活性测定作为大剂量LMWH监测指标。一般维持血浆浓度在0.2~0.5AXaIU/ml为宜。

（三）口服抗凝剂

目前国内主要以维生素K拮抗剂华法林为代表，它对依赖维生素K的凝血及抗凝因子活性均有抑制作用。由于华法林的治疗窗较窄或个体对口服抗凝剂的耐受性不同，易导致出血，建议选用以下指标进行监测。

1. 血浆凝血酶原时间（PT） 是监测维生素K拮抗剂的首选指标，在口服抗凝的治疗过程中，PT维持在至正常的1.5~2.0为宜，既维持最佳药效，又能避免抗凝过度引起出血。目前，WHO推荐应用INR（国际标准化比值）作为口服抗凝剂的监测指标，我国口服抗凝剂的INR一般要求维持在1.8~2.5为佳。

2. 凝血酶原片段1+2（F_{1+2}） F_{1+2}是凝血酶原酶裂解凝血酶原产生的一种多态片段，它反映了凝血酶的生成和凝血酶原酶的活性。F_{1+2}对口服抗凝剂的监测较INR更为特异和敏感，但费用昂贵，临床应用少。

3. 其他试验 尿隐血试验或尿红细胞检测，每天1次。若尿隐血试验阳性或尿红细胞增多，表明有出血现象，需及时调整口服抗凝剂的用量。

二、溶栓治疗的监测

溶栓治疗主要目的是用溶栓药物溶解已经形成的血栓，如治疗深静脉血栓、急性心肌梗死、脑梗死等。溶栓治疗的主要并发症是出血。为达到较好的溶栓效果，尽量避免出血并发症的发生，常选用以下实验室指标定期进行检测。

常用检测项目包括Fg、TT、FDPs等的检测。链激酶（SK）、尿激酶（UK）或重组组织型纤溶酶原激活物（rt–PA）等溶栓药物输入体内均可通过外源性激活途径使纤溶酶原转变为纤溶酶，后者裂解纤维蛋白和（或）纤维蛋白原，产生大量FDPs，使血浆Fg含量降

低，TT延长，FDPs升高。当血浆Fg含量>1.5g/L，TT≤正常对照的1.5倍，FDPs<300μg/L，提示纤溶活性不足；但是当Fg<1.5g/L，TT>正常对照值的3倍，FDPs>400μg/L时，其出血风险增加3倍。因此，目前多数学者认为维持Fg在1.2~1.5g/L，TT为正常的1.5~2.5倍，FDPs在300~400μg/L为溶栓疗效最佳且出血风险最小的指标。

另外，在溶栓开始后，血浆Fg下降至1.0g/L以下，治疗3天后血小板低于50×10^9/L，APTT延长到正常对照值的2倍以上，表示血液的凝固性明显下降，有出血的风险，临床应该及时采取措施来预防患者出血。

三、抗血小板药物治疗的监测

抗血小板药物是指在体内或体外均有抑制血小板功能和代谢的药物。小剂量阿司匹林75~100mg/d、双嘧达莫100~150mg/d和氯吡格雷75mg/d无须作实验室监测。应用较大剂量的上述抗血小板药物时，在用药开始的1~2周内，至少每周检测1次PAgT（血小板聚集试验）、BT和PLT，待进入稳定期后改为每2~4周检测1次，使血小板最大聚集率降至正常的50%，BT延长为治疗前的1.5~2.0倍，PLT≥50×10^9/L为宜。血栓弹力图（TEG）为监测抗血小板药物治疗的较为理想的实验室检查项目。

知识链接

血栓弹力图（TEG）的优势：传统凝血指标主要为血小板计数、纤维蛋白原浓度、凝血酶原时间、活化部分凝血活酶时间和凝血时间等，但这些方法只能反映凝血全过程中片段性、部分性变化，难以全面预测凝血和血栓风险，判断预后。而TEG能够对凝血因子、血小板聚集功能及纤维蛋白等进行综合评价。TEG操作简便快速，有更高的灵敏度和准确性。临床主要用于动态监测凝血过程和功能、指导成分输血及评估肝素和抗血小板治疗的效果等。

四、降纤药的监测

Fg是构成血液黏度的重要因素之一，因此应用蛇毒类降纤药物可降低Fg水平，从而降低血液黏度，防止血栓形成和血栓栓塞性疾病的发展。应用蛇毒类药物常选用Fg和PLT作为监测指标，使血浆Fg和PLT分别维持在1.25~1.5g/L和（50~60）$\times 10^9$/L。若Fg<1.0g/L或PLT<50×10^9/L，出血风险显著增高。各种蛇毒分解Fg时间不同，应在用药后每12小时检测1次连续3天，以后每天1次，再检测3天为宜。

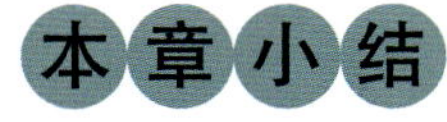

本章小结

实验室凝血功能试验项目繁多，在诊断血栓与出血性疾病时选择合适的筛选试验尤为重要。应根据疾病原因、疾病进展程度和临床表现选择适宜的检验项目，从而能够快速、准确地诊断疾病，有利于及时治疗。如怀疑DIC发生时，FDPs、D-二聚体及凝血四项当为首选检验项目。

出血性疾病是机体止、凝血功能障碍或抗凝血、纤维蛋白溶解过度，所引起的出血为

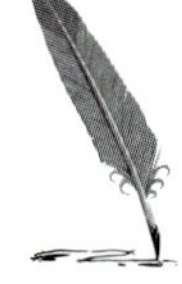

特征的一类疾病。在临床上可分为血管壁异常性（过敏性紫癜）、血小板性（免疫性血小板减少症）及凝血功能异常性（血友病）等疾病类型。在疾病诊治过程中需结合临床特征，有针对性地选择相关的实验室检查项目，从而帮助临床上对疾病诊断和治疗做出判断。如血友病的诊断试验需进行血浆FⅧ、FⅨ活性（FⅧ：C、FⅨ：C）和抗原（FⅧ：Ag、FⅨ：Ag）测定以及染色体分析、基因表达产物检测等。

根据血栓成分、结构及形成部位不同，血栓分为多种类型。常见的血栓性疾病有深静脉血栓、急性心肌梗死、脑梗死及血栓前状态等，根据血栓形成的原因、累及部位及引起的临床症状和严重程度，选择合适的实验室检验项目。

抗栓和溶栓治疗监测的目的是在保证安全的前提下最大程度的提高药物疗效，尽量减少出血风险。有针对性的列举常见的肝素、低分子肝素、口服抗凝剂、溶栓药物、抗血小板药物及降纤药等实验室监测指标。如华法林抗凝治疗中首选PT或INR监测；溶栓治疗监测常选用Fg、TT、FDPs等的检测。

扫码“看一看”

习　题

一、选择题

［**A1/A2型题**］

1. 血友病乙型缺乏以下凝血因子

A. FⅡ　　B. FⅤ　　C. FⅧ　　D. FⅨ　　E. FⅩ

2. 监测肝素抗凝剂的首选指标是

A. BT　　B. PLT　　C. APTT　　D. PT　　E. TT

3. 监测维生素K拮抗剂华法林的首选指标是

A. BT　　B. PLT　　C. APTT　　D. PT　　E. TT

4. 大关节腔和肌肉群内出血的常见疾病是

A. 白血病　　B. ITP　　C. 血友病
D. 过敏性紫癜　　E. 原发性纤溶症

5. 肝硬化患者易发生凝血障碍的主要原因是

A. 某些因子缺乏　　B. 血小板减少
C. 血液中抗凝物质增加　　D. 维生素K缺乏
E. 组织因子缺乏

6. 出血时间延长的原因主要是

A. 因子Ⅰ减少　　B. 因子Ⅶ减少
C. 因子Ⅷ减少　　D. 因子Ⅻ减少
E. 血小板减少或功能异常

7. FDPs阳性，D-二聚体阳性，见于

A. DIC和溶栓治疗后　　B. 肝病
C. 剧烈运动　　D. 类风湿关节炎
E. 疲劳

8. 血小板膜糖蛋白Ⅱb/Ⅲa复合物与血小板

A. 黏附功能有关　　B. 聚集功能有关

C. 释放功能有关　　D. 收缩血管功能有关

E. 维护血管内皮完整性有关

9. 一患者术后伤口渗血不止，临床怀疑有DIC，应选择的筛选试验是

A. BT、FT、CT　　B. PLT、Fg

C. PLT、CT、BT　　D. CT、PT、APTT

E. PT、APTT、PLT

10. 溶栓治疗的监测指标主要有

A. Fg、TT、D–二聚体、FDP　　B. PT、APTT、TT

C. Fg、TT、FDP　　D. D–二聚体、PT、APTT

E. D–二聚体、FDP、PT、APTT

11. 13岁女性患者，以鼻出血入院，查血常规提示PLT 1×10^9/L，RBC、Hb及WBC无异常，凝血常规无异常，骨髓检查示巨核细胞常显著增多，以颗粒型巨核细胞为主，产血小板型巨核细胞减少，考虑该患者所患疾病的是

A. 急性粒细胞白血病　　B. 免疫性血小板减少症

C. 巨幼细胞贫血　　D. 缺铁性贫血

E. 溶血性血

12. 62岁，男性患者，因诊为“冠心病”连续服用肠溶阿司匹林6个月，偶然发现皮肤出血点，最可能出现异常的实验室检查项目为

A. 血小板计数　　B. 凝血时间测定

C. 血浆凝血酶原时间测定　　D. 出血时间测定

E. 血块收缩试验

二、案例分析题

19岁男性患者，因双膝关节肿胀疼痛2天入院，入院前做双杠运动后即感觉双膝关节疼痛，继而肿胀，当地按外伤给予止疼，消炎等对症治疗无效。自幼年起经常出现活动时或轻微损伤后皮肤血肿，有时伴关节轻微肿胀，经止血、输注血浆后可以缓解。患者舅舅有类似情况。

1. 该患者最有可能的诊断是？

2. 本病根据病因及发病机制可分为几种类型？

3. 如需确诊，尚需完善哪些实验室检查？

（曹婷婷　高菊兴）

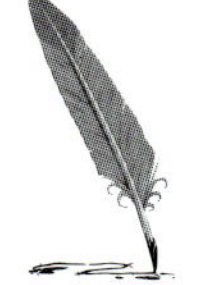

参考答案

第一章

1.B　2.B　3.C　4.E　5.D　6.C　7.D　8.D　9.C　10.D　11.B　12.A　13.C　14.D　15.B　16.D　17.C　18.ADE　19.BCD　20.ABCD　21.ABDE

第二章

1. A　2. E　3. E　4. A　5. B　6. D　7. B　8. A　9. B　10. C　11. E　12. D　13. C　14. B　15. A　16. D　17. E　18. E　19. C　20. B　21. E　22. A　23. C　24. D　25. B

第三章

1.A　2.A　3.D　4.D　5.D　6.B　7.A　8.E　9.E　10.D　11.E　12.D　13.C　14.D　15.D

第四章

1.E　2.E　3.B　4.E　5.A　6.B　7.D　8.A

第五章

1.C　2.E　3.C　4.E　5.B　6.D　7.E　8.A　9.D　10.E　11.E　12.C　13.B　14.C　15.A　16.C　17.B　18.A　19.A　20.A　21.B　22.B

第六章

1.B　2.D　3.B　4.D　5.B　6.D　7.C　8.C　9.A　10.C　11.B　12.A　13.A　14.D

第七章

1.D　2.E　3.D　4.A　5.A　6.C　7.D　8. A　9.C　10.C　11.A　12.C

第八章

1. A　2. E　3. A　4. B　5. C　6. D　7. C　8. B　9. C　10. E　11. B　12. E　13. A　14. A　15. D　16. A　17. C

第九章

1.C　2.C　3.D　4.E　5.C　6.D　7.B　8.E　9.E　10.E　11.A　12.E　13.E　14.A　15.C　16.E　17.A　18.C　19.B　20.D　21.B　22.E　23.E　24.C　25.B　26.E　27.E　28.E　29.D　30.A

第十章

1.E　2.E　3.C　4.E　5.D　6.D　7.C　8.A　9.D　10.A　11.A　12.C　13.E　14.E　15.C　16.E

第十一章

1.D　2.D　3.D　4.D　5.D　6.A　7.E　8.B　9.B　10.C　11.B　12.E　13.A　14.C　15.B　16.E　17.D　18.BE　19.ABCD　20.ABCDE　21.B　22.CDE　23.ABCE　24.BC　25.BCDE　26.BCDE　27.ABE　28.ABC　29.ABCD　30.ABD

第十二章

1.B 2.B 3.B 4.C 5.D 6.C 7.B 8.D 9.D 10.C 11.D 12.D 13.E

第十三章

1.B 2.C 3.D 4.E 5.C 6.B 7.E 8.C 9.A 10.E 11.B 12.B 13.D 14.B

第十四章

1.A 2.B 3.D 4.D 5.D 6.E 7.E 8.B 9.D 10.A 11.D 12.C 13.D 14.A 15.C 16.E 17.C 18.A 19.B

第十五章

1.A 2.D 3.B 4.E 5.B

第十六章

1.C 2.B 3.E 4.B 5.A 6.D 7.E 8.C 9.A 10.A 11.B

第十七章

1. C 2. C 3. A 4. B 5. C 6. C

第十八章

1.B 2.C 3.D 4.B 5.E 6.E 7.C 8.B 9.A 10.A

第十九章

1. D 2.C 3.D 4.C 5.A 6.E 7.A 8.B 9.E 10.A 11.B 12.D

参考文献

［1］夏薇，陈婷梅.临床血液学检验技术［M］.北京：人民卫生出版社，2015.

［2］尚红，王毓三，申子瑜.全国临床检验操作规程［M］.4版.北京：人民卫生出版社，2015.

［3］侯振江，杨晓斌.血液学检验［M］.4版.北京：人民卫生出版社，2017.

［4］侯振江，尹利华，唐吉斌.血液学检验技术［M］.武汉：华中科技大学出版社，2013.

［5］许文荣，王建中.临床血液学检验［M］.5版.北京：人民卫生出版社，2012.

［6］陈方平.临床检验血液学［M］.北京：高等教育出版社，2006.

［7］胡翊群，胡建达.临床血液学检验［M］.2版.北京：中国医药科技出版社，2004.